DE

L'ATAXIE LOCOMOTRICE

ET EN PARTICULIER DE LA MALADIE APPELÉE

ATAXIE LOCOMOTRICE PROGRESSIVE

ACADÉMIE IMPÉRIALE DE MÉDECINE

EXTRAIT

DU RAPPORT GÉNÉRAL SUR LES PRIX DÉCERNÉS EN 1864

(Séance publique annuelle du 13 décembre 1864.)

On sait que dans ces derniers temps, les médecins ont particulièrement étudié une affection à marche tantôt lente et tantôt rapide, étrange dans ses manifestations, d'une terminaison presque toujours funeste, et que la plupart ont désigné sous le nom d'*ataxie locomotrice progressive*.

L'Académie a voulu être édifiée sur ce point : trois mémoires d'un mérite réel lui ont été envoyés, et tous les trois, bien qu'à des titres différents, ont fixé son attention.

Celui qui a dû être placé au premier rang est dû à un praticien de Paris, M. le docteur Paul Topinard ; son travail est une véritable monographie, l'histoire de l'ataxie locomotrice s'y trouve exposée d'une manière complète, et l'Académie se plaît à reconnaître que pour faire cette histoire, M. Paul Topinard a suivi une méthode essentiellement scientifique ; il a pris pour base, des observations au nombre de 252, dont 43 inédites, ce qui lui a permis d'arriver à des conclusions rigoureuses ; parmi ces conclusions il en est une d'une haute importance pour les hommes de science, car elle définit parfaitement l'affection, et lui assigne sa véritable place dans l'ordre pathologique ; suivant l'auteur, l'ataxie locomotrice progressive constitue un état pathologique distinct, sans toutefois être une entité morbide ; c'est une *espèce* qu'il classe dans le groupe des affections comprises sous le nom de myélites chroniques. Sans approuver de tout point les idées de M. Topinard, l'Académie trouve que cet observateur a fait preuve d'un excellent esprit d'analyse, en soumettant toutes les parties de la question au creuset de l'observation, que son travail pour le fond comme pour la forme est une œuvre excellente. Aussi n'a-t-elle pas hésité à lui décerner un prix.....

Paris. — Imprimerie de E. Martinet, rue Mignon, 2.

DE
L'ATAXIE LOCOMOTRICE

ET EN PARTICULIER DE LA MALADIE APPELÉE

ATAXIE LOCOMOTRICE PROGRESSIVE

PAR LE DOCTEUR

PAUL TOPINARD

Ancien interne des hôpitaux,
Membre de la Société médicale d'observation, etc.

Ouvrage couronné par l'Académie impériale de médecine

(PRIX CIVRIEUX, 1864.)

PARIS

J.-B. BAILLIÈRE et FILS

LIBRAIRES DE L'ACADÉMIE IMPÉRIALE DE MÉDECINE

Rue Hautefeuille, 19.

Londres,	Madrid,	New-York,
Hippolyte Baillière.	C, Bailly-Baillière.	Baillière Brothers.

LEIPZIG, E. JUNG-TREUTTEL, QUERSTRASSE, 10.

1864

PRÉFACE

Depuis quelques années, une heureuse innovation s'opère dans la science médicale. Auparavant, ce qui s'écrivait hors de France n'était connu que d'un petit nombre de praticiens. Aujourd'hui on veut savoir ce qui se fait parallèlement à nous dans les autres pays ; on veut puiser directement dans les textes anglais, allemands, suédois. Peut-être personnellement ne sommes-nous pas étranger à ce progrès (1)? Ses conséquences en sont frappantes pour l'ataxie locomotrice progressive. Cette maladie était signalée à Paris, il y a quatre ans à peine, bien qu'elle eût été décrite ailleurs sous d'autres noms. Aujourd'hui, grâce à l'impulsion nouvelle, son histoire est fort avancée et, demain, sera probablement faite à l'égale de vingt autres maladies étudiées depuis Hippocrate.

L'Académie de médecine, dont la tâche est de désigner chaque année quelques-unes des questions controversées, a voulu aider à ce résultat : « *Faire l'histoire de l'ataxie locomotrice progressive* », tel est l'un des programmes qu'elle a tracés à la fin de l'année 1862 (2). Ayant déjà pris quelque intérêt à ce sujet, nous nous y sommes adonné davantage.

(1) Paul Topinard, *Quelques aperçus sur la chirurgie anglaise.* Paris, 1860.
(2) *Bulletin de l'Académie impériale de médecine.* Paris, 1862.

Tout d'abord, la précision de ces termes nous a embarrassé. Fallait-il prendre la question à la lettre et accepter comme démontrée la maladie que M. Duchenne (de Boulogne) venait de désigner ainsi, ou bien s'élever plus haut et aborder, sans idée préconçue, l'ataxie locomotrice dans son ensemble?

Deux opinions étaient en présence. L'une, relativement ancienne, confondant volontiers l'ataxie locomotrice et l'ataxie locomotrice progressive, admettait cette dernière comme une entité morbide caractérisée essentiellement par la présence (un jour ou l'autre) de l'ataxie locomotrice et par une marche progressive. L'autre, d'origine récente, réservait la question d'entité et n'admettait qu'un symptôme, l'ataxie locomotrice, commun à des affections très-diverses.

Adopter immédiatement l'une ou l'autre opinion ne nous convenait pas plus que de faire de l'éclectisme de parti pris. La conduite que recommande Descartes était seule conforme à la situation. Il s'agissait d'oublier ce que nous avions lu et de procéder à une analyse consciencieuse des observations publiées et des nôtres, sans nous laisser distraire par aucune influence étrangère.

C'est dans cet esprit que nous avons abordé la question successivement à ces deux points de vue, en commençant par le plus général. Le lecteur jugera ainsi par lui-même des difficultés du sujet et se formera avec nous une conviction personnelle.

Le présent travail se divise donc naturellement en deux parties très-distinctes.

Dans la première partie, nous regardons l'ataxie locomotrice comme un phénomène du domaine de la pathologie générale, comme un symptôme dont nous poursuivons minutieusement la recherche dans les principaux groupes de maladies. Les cas les plus simples étudiés, nous passons à de plus difficiles. Alors, n'ayant plus devant nous que les maladies chroniques ordinaires de la moelle d'une part, et un certain nombre d'ataxies complexes de l'autre, nous nous demandons s'il y a lieu de croire à une maladie nouvelle que la présence de l'ataxie locomotrice caractériserait plus spécialement. C'est ainsi que se détache un groupe d'observations reliées ensemble, non-seulement par la présence de l'ataxie et de quelques autres symptômes, mais encore par une physionomie et des allures communes.

La deuxième partie, plus étendue, traite de l'espèce morbide représentée par ce groupe. Elle répond directement à la question de l'Académie et forme une histoire complète (croyons-nous) de la maladie à laquelle s'attache, en France, le nom de M. Duchenne (de Boulogne).

La clinique sera le but constant de nos efforts, et nous éviterons autant que possible les discussions qui ne tendraient pas à un résultat dans cette voie.

Notre méthode nous faisant une obligation de posséder le plus grand nombre possible de faits, on trouvera réunies dans ce travail les 252 observations sur lesquelles il s'appuie.

Les unes sont empruntées à diverses publications. Les autres, au nombre de 41, ont été prises et suivies par nous-même ; deux nous ont été données par MM. Cornil et Collet, internes des hôpitaux. Parmi ces 43 dernières, toutes inédites, 4 sont accompagnées d'autopsie.

Afin que le lecteur puisse contrôler nos assertions, et malgré la longueur de quelques-unes de ces observations, nous les reproduisons toutes ; celles qui ne nous appartiennent pas en abrégé, les nôtres *in extenso*.

Ces **252** observations se répartissent ainsi :

136 d'ataxie locomotrice progressive, dont 46 avec autopsie ;

70 d'états morbides divers, s'accompagnant d'ataxie locomotrice ;

46 sans ataxie, et cependant directement liées à notre sujet.

Paris, 20 décembre 1863.

Une année s'est écoulée ; l'Académie de médecine nous a fait l'honneur de couronner notre travail. Nous le publions, espérant que nos confrères l'accueilleront avec une égale bienveillance. Nous avons fait à notre Mémoire quelques corrections qui n'ont porté que sur la forme. Nos opinions sur l'ataxie locomotrice et, en particulier, sur l'ataxie loco-motrice progressive ne se sont pas d'ailleurs modifiées ; et pour mettre cet ouvrage au courant de l'année 1864, il nous a suffi d'y ajouter un court appendice.

Qu'il nous soit permis de remercier ici nos bons amis, M. Cornil, pour les soins éclairés qu'il a apportés dans les recherches micrographiques que nous lui avons demandées, et M. Auguste Vénard, dont le concours intelligent ne nous a jamais fait défaut.

20 décembre 1864.

PAUL TOPINARD.

DE
L'ATAXIE LOCOMOTRICE

ET EN PARTICULIER DE LA MALADIE APPELÉE

ATAXIE LOCOMOTRICE PROGRESSIVE

PREMIÈRE PARTIE.
DE L'ATAXIE LOCOMOTRICE.

CHAPITRE PREMIER.

PRÉLIMINAIRES.

Le mot *ataxie* (de α privatif, et τάξις, ordre) remonte à Hippocrate, qui l'appliquait, dans son sens étymologique, aux désordres morbides anormaux proprement dits. Galien le réservait spécialement pour les inégalités du pouls. Sydenham expliquait certaines névroses par l'ataxie des esprits animaux, c'est-à-dire par un défaut d'ordre dans leur prétendue circulation.

C'est en souvenir de cette locution du clinicien anglais que Selle adopta l'adjectif *ataxique* pour dénommer son troisième ordre de pyrexies, c'est-à-dire « les fièvres désordonnées, ni continentes, ni régulièrement rémittentes ». Pinel l'imita en désignant de même son cinquième ordre nosologique, dont « le caractère distinctif consiste dans une marche tumultueuse avec toutes les apparences de la confusion et du désordre ».

Il était nécessaire de préciser le sens à donner au mot

ataxie. C'est ce que firent MM. Andral et Bouillaud sans s'écarter de sa valeur traditionnelle. « Les lésions de l'innervation, dit le premier, se traduisent par des phénomènes qu'on peut rapporter à une exaltation des forces vitales, à leur abaissement au-dessous du type normal et à leur perversion. » (Andral, *Anat. path.*, t. I, p. 570.) Les muscles réagissent-ils avec excès, c'est de l'hyperdynamie ou contracture; répondent-ils faiblement à leur excitant physiologique, c'est de l'adynamie ou paralysie; leurs contractions sont-elles anormales, irrégulières, c'est de l'ataxie. M. Bouillaud (*Nosographie médicale*, 1846) en admet plusieurs espèces. Comme exemple portant sur les centres nerveux ganglionnaires, il cite les irrégularités de rhythme du cœur. Il donne le bredouillement, le bégayement pour des ataxies partielles, insiste sur l'ataxie cérébelleuse, et mentionne, à propos de la paralysie des aliénés, l'ataxie générale du mouvement.

Rien de plus net, de plus rationnel et de plus physiologique que cette manière de concevoir l'ataxie. La perversion, la dépravation, le déréglement, l'incohérence, l'irrégularité seraient les synonymes du caractère auquel elle se reconnaît. Dans le groupe des phénomènes ataxiques du mouvement rentreraient la chorée, le tremblement, les convulsions cloniques, le nystagmus, la carphologie. Car « l'agitation désordonnée de la chorée n'est à la rigueur ni un excès, ni un défaut, mais une sorte d'aberration, de désordre, d'incoordination, d'ataxie de l'action nerveuse normale qui préside aux mouvements » (Bouillaud). Car le tremblement sénile ou alcoolique se compose d'oscillations rhythmiques sans but, que la volonté ne peut régler ou suspendre. Car surtout, les convulsions cloniques sont l'expression la plus élevée de la dépravation et de l'incohérence de la fonction musculaire ou nerveuse; les mouvements désordonnés s'y succèdent dans les directions les plus diverses et échappent à tout contrôle, à toute coordination, etc. Mais le temps et l'usage, souverains en matière de langage, n'ont pas consacré cette acception simple et facile. On convient que la chorée et les convulsions sont une perversion du mouvement, mais on se refuse à y voir des phénomènes ataxiques des organes de la locomotion, c'est-à-dire de l'ataxie locomotrice.

Cette dénomination aujourd'hui ne s'applique plus qu'à une portion des phénomènes auxquels son étymologie lui donne droit. Les praticiens notamment la réservent à une série de désordres particuliers et mal définis, comme la maladresse des mains, l'incertitude de la marche, la difficulté d'aller droit, la perte d'équilibration, l'agitation désordonnée, le défaut de coordination, le désaccord des contractions synergiques, etc., dont les caractères communs seraient : 1° de coïncider avec une intégrité plus ou moins réelle de la puissance musculaire ; 2° d'apparaître ou de s'accroître par l'occlusion des yeux : caractères insuffisants ! Car il est impossible, malgré la perfection attribuée au dynamomètre, de mesurer au juste la force ou la faiblesse d'un individu alité et débilité ; et il y a longtemps, ainsi que l'a dit spirituellement M. Guérard, que le jeu du tapis vert de Versailles a appris la difficulté d'aller droit les yeux fermés.

Aussi avons-nous été surpris de voir l'un de nos jeunes agrégés les plus distingués dire, sans avoir donné préalablement une définition : « Reconnaître l'incoordination des mouvements est une tâche aisée pour quiconque a examiné attentivement, fût-ce un seul ataxique. » (*Pathologie de* Requin, t. III, p. 687.) D'habiles praticiens ont contribué, au lit même du malade, à nous faire penser autrement.

Il y a quelques années, l'incoordination ou l'ataxie des mouvements n'était connue que par les expériences de MM. Flourens, Bouillaud et Magendie. Elle se rencontrait très-rarement dans la clinique. Aujourd'hui on la découvre à tout instant, quelques personnes avec une propension trop paternelle. C'est que chacun en étend ou en restreint le sens, et l'interprète un peu à sa guise. Les physiologistes, prenant l'ataxie locomotrice comme synonyme de troubles de la faculté de coordination des mouvements volontaires de la locomotion et de l'équilibration, tels qu'ils les ont vus dans leurs expériences sur le cervelet, sont tenus d'y rattacher les impulsions irrésistibles de recul, d'inclinaison ou de rotation. M. Bouillaud y joint les mouvements de la chorée, la démarche de gens affaiblis spéciale aux paralytiques généraux, etc. Marcé, ayant vu pendant deux ou trois jours la titubation, l'impossibilité de se diriger les yeux fermés chez des individus atteints d'alcoolisme aigu, a désigné ces accidents sous le nom d'ataxie locomotrice.

Le sujet de notre observation n° 244, très-facile à émouvoir, fut pris tous les matins, au commencement de son séjour à l'hôpital, d'un tremblement des membres supérieurs que l'on qualifia d'ataxie; il se familiarisa avec le passage de la visite; au bout d'une dizaine de jours, le phénomène disparut. Un médecin distingué m'affirmait une ataxie alcoolique au seul aspect d'une agitation convulsive, limitée aux doigts, et consistant en mouvements saccadés d'abduction et d'adduction qui enlevaient aux actes toute précision. Rien autre chose ne venait à l'appui de cette assertion (obs. n° 34). Notre malade, n° 70, était parfaitement maître de ses mouvements, et marchait avec le secours de la vue sans trébucher ni hésiter. Mais venait-il à fermer les yeux, on observait quelques légers troubles d'équilibration. Il fut mis à l'usage du nitrate d'argent. En Allemagne surtout, l'incapacité de se tenir et de marcher sans le secours de la vue, est une condition suffisante pour qu'aussitôt on applique le mot ataxie. Le sujet de notre observation n° 25, atteint de tumeur à la base du crâne, présentait une démarche toute particulière. Il se précipitait en avant, parce que, disait-il, sa tête trop lourde l'emportait dans ce sens. Il commandait très-bien à ses jambes, posait le pied où il voulait, et combinait intelligemment ses mouvements pour garder l'équilibre. Or, M. le professeur Trousseau désignait sous la même dénomination les troubles spéciaux d'équilibration qu'offrait ce malade, et l'agitation désordonnée dont était pris, chaque fois qu'il voulait mettre pied à terre, un de ses voisins (obs. n° 202), mort depuis avec une dégénérescence de la moelle.

L'unanimité ne se rencontre donc pas sur ce qu'il faut et ce qu'il ne faut pas appeler ataxie locomotrice, et, même au lit du malade, ce n'est pas toujours une tâche aisée de se prononcer.

Si de la clinique on se transporte aux observations écrites, on est en général encore plus embarrassé. Le doute naît une fois sur deux sur la justesse de l'interprétation. Ici, l'auteur parle d'un faiblesse paralytique, et croit prouver l'ataxie en ajoutant que cette faiblesse s'accroît par l'occlusion des yeux. Là, il raconte que le malade est maladroit et incapable de se tenir ferme, que sa démarche est incertaine, et ajoute plus bas qu'il y a aussi des tremblements ou des mouvements convulsifs, sans s'apercevoir que ceux-ci suffisent à expliquer les désordres de la locomotion. Le plus souvent, dans une observation d'ailleurs détaillée, on ne trouve que ces mots laconiques : *actes mal coordonnés*, *démarche chancelante*, comme s'il ne pouvait en être ainsi sans qu'il y ait ataxie dans le sens que lui accorde M. Trousseau ou M. Duchenne; ou bien : *défaut d'harmonie dans les mouvements*, comme s'il était démontré que l'expression fût toujours synonyme d'ataxie; ou bien : *le sujet trébuche, titube, vacille, hésite*, etc.

Nous avons retrouvé les mêmes expressions dans une foule d'observations où certainement il n'y avait pas lieu de croire à l'ataxie, et qui avaient trait à une cachexie, une chlorose, une pléthore, une convalescence de maladie aiguë, une affection du cœur, une névrose ou une maladie des cordons antérieurs de la moelle, etc.

Un homme est pris d'étourdissements, a fait usage d'opium, de hachisch, ou abusé de boissons alcooliques : il chancelle, marche de travers, et les troubles s'accroissent s'il ferme les yeux. L'observateur écrira volontiers : *mouvements incertains*, *mal coordonnés*, etc. Est-ce à dire qu'il est ataxique ? Certainement non. Pour me servir d'une excellente expression populaire, cet homme n'a plus sa tête, voilà tout.

On ne saurait trop recommander aux auteurs d'observations de renoncer à ces périphrases ambiguës et de les remplacer par de bonnes descriptions que le lecteur appréciera ; ou, s'ils sont obligés d'écourter, d'écrire tout simplement ataxie locomotrice, on n'aurait ainsi qu'à se reporter à l'acception adoptée par les savants qui ont attaché leur nom à cette dénomination.

Avant de continuer, il serait donc urgent d'indiquer le sens auquel il convient de restreindre l'expression en question. Mais fixer ce sens, avant d'avoir fait connaître et discuté les diverses significations que les auteurs lui attachent et surtout les faits cliniques sur lesquels ils s'appuient, serait procéder d'une façon arbitraire et contrairement à la méthode d'analyse que nous nous sommes imposée.

Aussi nous contenterons-nous provisoirement de la définition suivante, large et susceptible de comprendre tous les cas suspects, sauf à proposer plus tard, s'il y a lieu, pour la clarté du langage et de la clinique, d'en restreindre l'étendue :

L'ataxie locomotrice est un désordre de la fonction qui préside à la progression, à l'équilibration et autres actes de musculation volontaire, désordre non causé par la paralysie, l'atrophie musculaire, une déformation du squelette, etc., et différent du tremblement, de la chorée et des convulsions générales ou partielles, toniques ou cloniques.

Arrêtons-nous sur deux ou trois points.

Elle est un désordre de musculation volontaire, c’est-à-dire que ses manifestations ont lieu dans les muscles de la vie de relation. Elle a été indiquée (ou soupçonnée) dans les actes d’équilibration, de progression, de préhension, du toucher, dans le jeu de la physionomie, la mastication, l’articulation des sons, les mouvements de la tête et ceux des globes oculaires. Le pharynx, soustrait dans ses deux tiers inférieurs à l’empire de la volonté, est quelquefois atteint dans la maladie de Duchenne, mais par un trouble paralytique probablement. Bien que Galien ait mentionné l’ataxie du pouls et M. Bouillaud celle du rhythme du cœur, leur pensée n’a pas eu d’écho, et l’on n’a pas employé ce mot à l’égard des désordres de myotilité des bronches, du tube intestinal, des réservoirs et conduits glandulaires. Du hoquet persistant et idiopathique, par exemple, on ne s’est pas avisé de faire une ataxie du diaphragme.

Elle est indépendante de la paralysie, c’est-à-dire que son existence est compatible avec l’intégrité la plus parfaite de la force motrice; ce qui est loin de signifier qu’elle ne puisse exister dans un membre paralysé incomplétement. Nous n’avons pas dit : complétement, car, l’ataxie s’adressant à l’activité musculaire, il est évident que le phénomène sera atténué d’abord, puis anéanti quand la paralysie deviendra complète.

Les auteurs emploient comme synonymes les expressions ataxie locomotrice, ataxie musculaire et défaut de coordination. Ont-ils raison? En nous tenant rigoureusement à la valeur des mots, la première est, ainsi que nous venons de le dire, un désordre de l’équilibration, de la locomotion, c’est-à-dire d’actes complexes, qui ne sauraient avoir pour siége un muscle, un nerf déterminé, ni même un petit nombre. Elle présume la coopération de plusieurs organes et la lésion fonctionnelle d’un point central capable de les influencer en même temps ou tour à tour. Ce point central ne se conçoit que dans un plexus nerveux, dans des ganglions, à la moelle ou dans l'encéphale. Mais un plexus ne possède les conditions requises qu'en apparence; les fibres nerveuses ne s'y anastomosent pas, ne s'y fusionnent pas. Les ganglions du grand sympathique, logés dans l'abdomen, le thorax et le cou, sont en relation avec les actes organiques; et les ganglions spinaux, annexés aux racines postérieures des nerfs rachidiens, ne sauraient agir sur les mouvements volontaires que par l'intermédiaire de la moelle.

Que reste-t-il? L'axe cérébro-spinal, c'est-à-dire le cerveau et la moelle. En effet, la clinique, la physiologie et l'anatomie pathologique se réunissent pour y placer sa cause immédiate et son point de départ; et nous aurons à en distinguer au moins deux formes parfaitement distinctes, l'une que nous appellerons encéphalique, assez rare, l'autre, médullaire, très-commune.

Les causes immédiates de l'ataxie locomotrice sont centrales, mais ses manifestations sont périphériques. Or, l'ataxie musculaire est un désordre siégeant dans le muscle (ou dans son nerf moteur). Elle est précisément cette manifestation périphérique, considérée en elle-même, et indépendamment de ses relations avec le système nerveux. Quelques exemples sont utiles.

Tel malade, dont la puissance musculaire est conservée, ne peut se maintenir debout les pieds rapprochés, ni marcher sans trébucher. Une force intérieure le précipite en avant. Néanmoins il remédie très-bien au désordre à l'aide de contractions musculaires appropriées, et ne tombe jamais. Pour élargir sa base de sustentation, il écarte les pieds de la quantité nécessaire. Pour lutter contre l'impulsion en avant, il redresse le tronc et la tête. Il sait que sa maladie n'est pas dans ses jambes; il a le sentiment que, saisi à l'improviste par un paroxysme, il est capable de les mouvoir et de les diriger sans délai, en vue du but qui est d'éviter une chute imminente. « Le mal est dans ma tête et non dans mes jambes », répétait le sujet de l'observation n° 25. Eh bien, cet individu est atteint de désordres d'équilibration et de progression, c'est-à-dire d'ataxie locomotrice, mais n'a pas de troubles de musculation, d'ataxie musculaire.

Tel autre, voulant se lever et marcher, et n'y pouvant réussir, parce que ses muscles, rebelles aux ordres de sa volonté, se contractent irrégulièrement et semblent frappés de folie, a au contraire de l'ataxie musculaire. Incapable de se diriger et de garder l'équilibre, il a en même temps de l'ataxie locomotrice.

Il y a donc une différence sensible entre ces deux phénomènes. L'un concerne le système nerveux, l'autre le muscle; l'un comporte une influence encéphalique ou médullaire, l'autre n'a égard qu'au désordre périphérique. L'ataxie musculaire entraîne forcément l'ataxie locomotrice, sans que la réciproque soit nécessairement vraie.

La troisième expression, absence ou défaut de coordination, introduite par M. Flourens, n'est guère plus précise que les autres phrases : incertitude de la marche, maladresse des mains, jetées dans une observation pour tout renseignement. Elle est une appréciation plus qu'un fait, et peut s'appliquer à des cas où il n'y a ni ataxie locomotrice proprement dite, ni ataxie musculaire. Elle se lie tantôt à la simple faiblesse paralytique ou à l'anesthésie des extrémités, tantôt à des maladies des centres nerveux ou circulatoires, etc.

Il est donc regrettable de voir ces trois expressions employées comme synonymes. Sans qu'on s'en rende compte, ce sera et c'est une source de plus d'une dissidence.

Ces préliminaires posés, voyons où dans quelles conditions et sous quelles formes se rencontrent les désordres en question de la locomotion.

Ce que personne ne nie, je suppose, c'est qu'avant tout ils

constituent un phénomène morbide du ressort de la pathologie générale au même titre que les contractures, l'hydrophobie ou l'albuminurie. Libre à d'autres d'absorber le symptôme dès sa naissance au profit d'une entité nouvelle. Ces désordres, en effet, M. Flourens les a découverts il y a plus de quarante ans, en opérant sur des animaux. Todd, en 1847, les a formellement décrits dans certaines prétendues paralysies. N'est-il pas à présumer qu'ils vont se rencontrer en d'autres circonstances encore, ainsi que M. Teissier (de Lyon) a commencé à le démontrer. C'est ce que nous allons rechercher le plus méthodiquement possible.

Quelques troubles portant sur les fonctions d'équilibration et de locomotion, distincts de la paralysie, de la chorée, etc., se montrent parfois dans le cours de maladies aiguës. La carphologie, les soubresauts des tendons, l'hésitation de la langue dans les fièvres graves, sont de l'ataxie musculaire partielle et non de l'ataxie locomotrice. La possibilité d'accidents méritant réellement cette dénomination s'y conçoit cependant. Ainsi les congestions du cerveau ou de la moelle affectant certaines régions, sont susceptibles de la produire, ainsi que nous le verrons. Les cas de *delirium tremens* rapportés par M. Bourdon et Marcé sont dans ces conditions. Une réaction fébrile exagérée pourrait sans doute donner le même résultat. Mais quittons ce terrain pour nous occuper exclusivement des maladies chroniques.

Inutile de revenir sur une vérité évidente *à priori*, et que toutes les autopsies (moins une peut-être!) contenues dans ce travail confirmeront *à posteriori*, c'est que l'ataxie de la fonction locomotrice a sa raison d'être, médiate ou immédiate, dans le système nerveux, et pour plus de précision, dans l'axe cérébro-spinal. Nous n'avons donc à nous préoccuper que des états morbides susceptibles d'agir directement ou indirectement sur ce centre. Quels sont-ils? D'abord les lésions *cum materiâ* de l'encéphale, du cervelet, de la moelle allongée et de la moelle épinière; c'est évident; puis les maladies capables de troubler les fonctions de ces organes en leur apportant un sang modifié dans sa quantité ou sa qualité; celles qui, comparables à l'action d'une épine sur l'organisme, l'irritent et réagissent par action réflexe; et enfin les névroses, dont la localisation exacte et le mode d'action nous échappent.

Certes, une classification basée sur ces données implique une connaissance parfaite de la nature et du mécanisme des actes pathologiques, connaissance que nous sommes loin de posséder. Aussi courons-nous le risque de ne pas toujours examiner ces maladies à leur place. Par exemple, la catégorie des ataxies réflexes qu'autorisent la physiologie et l'admission, unanime aujourd'hui, des paralysies réflexes, est sujette à controverse. Les ataxies par intoxication, attribuées à l'action directe d'un sang vicié sur la substance médullaire, blanche ou grise, peuvent bien parfois être d'ordre réflexe. Mais l'étude que nous allons entreprendre dans cette première partie n'est qu'une simple ébauche, et plutôt un cadre destiné à fournir des cases vides aux travailleurs.

Ainsi il y a lieu de rechercher l'ataxie locomotrice dans 1° les maladies des centres nerveux : hémisphères cérébraux, cervelet et moelle ; 2° les maladies du sang, parmi lesquelles nous rangeons les intoxications et, à tort ou à raison, les diathèses ; 3° les affections viscérales opérant par action réflexe ; 4° les névroses. S'il y a une ataxie idiopathique, les cas en sont disséminés dans cette division.

Nous commencerons par l'ataxie cérébelleuse, qui a ses droits d'ancienneté, et nous finirons par les maladies *cum materiâ* de la moelle, où il y a beaucoup à s'étendre.

CHAPITRE II.

ATAXIE DANS LES AFFECTIONS CÉRÉBELLEUSES ET CÉRÉBRALES.

ARTICLE PREMIER.

ATAXIE DANS LES AFFECTIONS CÉRÉBELLEUSES.

Depuis Willis, les doctrines les plus contradictoires ont été émises sur le rôle fonctionnel du cervelet. Celle qui en fait un centre coordinateur du mouvement en vue de la station et de la progression a soulevé le moins d'opposition. M. Flourens est entré dans cette voie en 1822. Il nous suffira de rappeler sa première expérience : « Je retranchai le cervelet par couches successives sur un dindon. Aux premières couches, hésitation et manque d'harmonie dans les mouvements ; aux moyennes couches, démarche chancelante et embarrassée ; aux dernières couches, perte de tout équilibre et de toute locomotion régulière. » Voilà qui est net ; c'est bien de l'ataxie locomotrice. Le célèbre physiologiste a conclu que le cervelet est le siége exclusif du principe qui coordonne les mouvements volontaires.

M. Bouillaud, en 1827, s'occupant de réfuter les opinions de Gall sur la génération, modifia ses expériences et arriva à un résultat analogue. Pour lui, il existe dans le cervelet une force locomotrice spéciale qui préside à l'association des mouvements dont se composent les divers actes de la progression et en particulier de l'équilibration. Magendie, MM. Hertwigt, Longet, Leven et Ollivier, Dalton, etc., sont arrivés aux mêmes conclusions. Mais le problème est moins simple que ne l'indique l'observation laconique de M. Flourens que nous venons de reproduire.

A la suite de ces lésions plus ou moins profondes, l'animal chancelle, se consume en vains efforts pour se maintenir debout, tombe dans tous les sens, fait un mouvement à gauche quand il veut en faire un à droite, recule quand il veut avancer, roule sur lui-même, tourne et pivote sur son ventre, etc. En outre, la lésion partielle des parties voisines donne lieu à quelques phénomènes du même genre qui peut-être sont appelés à expliquer les précédents. Ainsi, après une section de l'un des pédoncules cérébelleux inférieurs, le corps de l'animal se courbe en arc à concavité regardant le côté de la blessure. La section d'un pédoncule cérébelleux moyen, ou des fibres du pont de Varole qui le continuent, donne lieu à un mouvement gyratoire du côté de la blessure. La même section portant sur les pédoncules cérébraux amène aussi un mouvement gyratoire, mais du côté opposé à la lésion ; tandis que, pratiquée quelques lignes plus en avant et comprenant la partie postérieure des couches optiques, la rotation se fait du même côté que la lésion. M. Poelman a observé, pendant plusieurs mois, un chien qui exécutait le mouvement de manége toujours dans le même sens. Ce chien fut tué. A l'ouverture du crâne, on trouva dans le cervelet, et particulièrement dans l'un des pédoncules cérébelleux moyens et dans le pont de Varole, des concrétions calcaires nombreuses.

Le mécanisme de ces mouvements irrésistibles de côté résulterait de la paralysie inégale des muscles antagonistes rotateurs et abducteurs du cou et de la colonne vertébrale. Les quadrupèdes en effet, dans le mouvement gyratoire, inclinant la tête et même la patte du côté des muscles sains, et cherchant à reporter leur corps dans la direction ordinaire, s'impriment un mouvement de manége ou de rotation qui dure tant qu'un obstacle ne vient pas l'arrêter malgré eux. L'homme, dans les mêmes conditions, éprouverait une tendance semblable, si son intelligence n'intervenait heureusement, et si son mode de progression, comme bipède, ne l'y soustrayait presque nécessairement. Nous verrons, en effet, dans l'observation n° 21 ci-dessous, que cette rotation n'apparaît qu'au lit, lorsque le malade s'agite.

Constatons donc, d'une part, que notre nature humaine nous garantit de certains phénomènes ataxiques, et d'autre part, que, chez les animaux, ils ne sont pas exclusivement la conséquence d'une blessure du cervelet, mais encore de celle d'organes voisins. M. Brown-Séquard refuse même au cervelet la fonction que lui assigne M. Bouillaud, et localise la faculté d'équilibration à la face postérieure de la protubérance annulaire.

Le retranchement de couches successives, l'ablation totale, la piqûre, la brûlure, ne sont pas d'ailleurs des opérations si bénignes qu'on ne puisse leur supposer quelque influence sur les parties voisines. Les expérimentateurs ont-ils assez tenu compte de l'épanchement du sang, de la sérosité, d'une tuméfaction passagère, d'une congestion, d'une action réflexe? La congestion notamment n'est-elle pas aussi prompte à disparaître sur le cadavre qu'à se former sur le vivant?

Si nous sommes aussi sévère sur des résultats unanimes obtenus sur les animaux par les physiologistes les plus éminents, c'est que la pathologie ne les confirme que médiocrement. Depuis quarante années que l'attention est attirée sur la bizarrerie de ces troubles de coordination, certes un nombre considérable d'observations ont été publiées sur les maladies du cervelet et des organes voisins; et celles qui ont échappé à la publicité n'ont pas dû être celles qui ont présenté ces désordres.

Eh bien, nous avons parcouru soigneusement les recueils anglais et français; et, après avoir écarté les cas aigus où l'agitation musculaire peut s'expliquer par la fièvre et la réaction, et ceux où la présence simultanée de la paralysie nous eût gêné, nous ne sommes parvenu à rassembler que vingt-quatre cas où il en soit fait mention.

Voici leur indication sommaire. Ce qui a trait à l'ataxie locomotrice y est reproduit textuellement.

Obs. I. — Tumeur de la base du cervelet. Femme de trente-cinq ans. Démarche tremblante et irrégulière, comme une personne portant un fardeau sur sa tête. (*Walk tremulous and unsteady, like a person balancing a burden on the head.*) Paralysie de la jambe gauche trois jours avant la mort. (Abercrombie, *Diseases of the brain and spinal chord.* Edinburgh, 1836.)

Obs. II. — Ramollissement de l'hémisphère cérébelleux gauche. Homme de quarante ans. Pas de paralysie. Les mouvements des membres, à droite comme à gauche, étaient parfois tellement brusques et désordonnés qu'ils ressemblaient à des mouvements convulsifs. (Andral, *Clinique médicale,* 4e édit., t. V, p. 670.)

Obs. III. — Lobe cérébelleux gauche réduit en bouillie. Homme de quarante-quatre ans, ayant reçu un coup sur l'occiput trois ans auparavant. Il agite continuellement ses bras et ses jambes et exécute les mouvements qui lui sont commandés. Pas de paralysie. (Monod, *Nouvelle biblioth. méd.,* 1828.)

Obs. IV. — Cervelet réduit à un kyste purulent. Homme de 46 ans, d'une bonne santé. Il chancelait sur ses jambes et manquait souvent de tomber en avant. (Lallemand, *Quatrième lettre sur l'encéphale,* 1830.)

Obs. V. — Tubercules miliaires anciens du cervelet. Enfant de 15 ans. La marche devint d'abord difficile, et il lui fut bientôt impossible de faire quelques pas sans le secours d'un bras. Lorsqu'il marche, ses jambes fléchissent ; il craint de tomber et une force invincible le pousse toujours à tomber à gauche. Jusque-là pas de paralysie. Mort prompte à la suite d'une hémorrhagie cérébelleuse. (Fleury, de Clermont-Ferrand, *Moniteur des hôpitaux,* 1856, p. 141.)

Obs. VI. — Atrophie du cervelet dont la substance grise avait entièrement disparu. Femme entrée à la Salpêtrière, en 1842, âgée de 49 ans. Démarche chancelante, lorsqu'elle se promène dans les salles ; obligée de se tenir aux lits ou bien aux murs pour ne pas tomber, elle n'avance qu'en s'élançant d'un point solide à un autre et avec une certaine rapidité, pour éviter de rester un instant sans appui. Il lui est surtout difficile de descendre les escaliers, en s'aidant d'une chaise ou se tenant fortement à la rampe. Elle risque de tomber à chaque marche, mais ne tombe presque jamais. Lorsqu'on lui tend les bras pour qu'elle s'y appuie, elle s'en saisit de l'une ou de l'autre main avec tant de force qu'elle fait mal. A succombé à une attaque de ramollissement de l'un des hémisphères cérébraux. (Vulpian, *Thèse de* Lanoix. Paris, 1863.)

Obs. VII. — Apoplexie cérébelleuse. Femme de 80 ans. La malade cherche à se lever, mais la station verticale est impossible, elle s'affaisse. Pas de paralysie. (Vulpian, *loc. cit.*)

Obs. VIII. — Tubercules du volume d'un marron dans la partie moyenne du cervelet. Fille de 8 ans. Elle ne pouvait faire un pas sans le secours d'un aide, ses jambes se croissant et n'exécutant que les mouvements les plus irréguliers. (Toulmouche, *Gazette méd.*, 1845.)

Obs. IX. — Atrophie accidentelle complète du cervelet. Elle se laissait tomber souvent. (Combette, *Anatomie pathol.* de Cruveilhier, 15e livr.)

Obs. X. — Hémorrhagie cérébelleuse récente. Femme âgée admise à la Salpêtrière. Tendance à pencher la tête vers la gauche. Pas de paralysie. (Vulpian, *loc. cit.*)

Obs. XI. — Kyste séreux du cervelet. Homme de 50 ans. Pas de paralysie. Il ne peut se servir de sa main droite pour porter une cuiller à sa bouche. Il chancelle, incapable de se maintenir dans la station verticale et de faire quelques pas. Soutenu par deux personnes, il peut marcher, mais se fatigue promptement. (Hérard, *Gaz. des hôpitaux*, 1860.)

Obs. XII. — Sclérose du cervelet. Femme de 72 ans. Pas de paralysie. Épilepsie. Les bras ont des mouvements mal coordonnés et les jambes fléchissent et s'embarrassent l'une dans l'autre quand elle marche. (Moreau, de Tours, *Gaz. des hôpitaux*, 1863.)

Obs. XIII. — Tubercules du cerveau et du cervelet. Garçon de 4 ans et demi. Pas de paralysie. Pas de mouvements désordonnés au repos; mais quand le malade veut agir ou marcher, ses actes sont incertains et vacillants. Ce n'est qu'après une série d'oscillations que la main arrive jusqu'à l'objet et peut le saisir. (Décès, *Bulletins de la Soc. anat.*, 1856.)

Obs. XIV. — Abcès du cervelet. Homme de 40 ans. Tendance à tomber en avant comme s'il voyait un précipice à ses pieds. (Gall, *Fonct. du cerveau*, t. III, p. 341.)

Obs. XV. — Cancer du cervelet. Homme de 33 ans. Démarche chancelante d'un homme entre deux vins. (Bayle, *Rev. médicale*, 1824.)

Obs. XVI. — Ramollissement général du cervelet. Homme de 65 ans. Il ne pouvait marcher qu'avec un bâton. S'il cherchait à marcher vite, il tombait aussitôt. Affaiblissement graduel du mouvement. (Bianchi, *Gaz. hebdom.*, 1855.)

OBS. XVII. — Trois tubercules crus du cervelet. Femme de 26 ans. Le bras gauche est continuellement en mouvement. Durant le sommeil, elle est tout à fait tranquille et les mouvements convulsifs cessent. Elle ne peut se porter sur ses membres inférieurs ; mais elle peut les soulever sur son lit. (Shute, *the Lancet*, London, 1857.)

OBS. XVIII. — L'individu succomba à une hémorrhagie cérébelleuse avec hémiplégie, mais avant cet accident, il avait gardé pendant quelque temps une démarche chancelante. (Guiot, *Clin. des hôpitaux*, t. I ; rapporté par Andral, *Clin. méd.*, t. V.)

OBS. XIX. — Désorganisation complète du cervelet. Le malade présentait une singulière tendance à reculer. Quand il se levait, le premier mouvement de ses pieds avait lieu sur les parties latérales, sans sortir du point où il était. Pour changer de place, il portait ses pieds de devant en arrière. (Peliet, *Journal de physiol. expér.*, t. VI.)

OBS. XX. — Kyste ossiforme du cervelet. Une petite fille âgée de 20 mois, présentait un balancement continuel de la tête de droite à gauche et de gauche à droite. (Andral, *Clin. méd.*, 4e édit., t. V, p. 697.)

OBS. XXI. — Ancien foyer cérébelleux cicatrisé. Vieillard de 70 ans. Lorsque, étant couché dans le décubitus latéral, on le remue pour le mettre sur le dos, il subit une espèce de mouvement de rotation à droite. Bien qu'au lit il agite parfaitement ses membres, il ne peut se tenir seul debout. Il tombe en avant et sur le côté droit. S'il veut essayer de faire un pas, étant soutenu, ses membres inférieurs se portent dans des directions tout autres que celles qu'il veut leur donner. Quelques mois après, le malade succombe à une hémorrhagie cérébrale. (Hillairet, *Gaz. hebdom.*, 1839.)

OBS. XXII. — Absence congénitale complète de la moitié du cervelet. Femme de 45 ans. Si, par hasard, elle entreprenait quelque chose d'un peu délicat, elle était prise aussitôt d'un tremblement convulsif des mains, dû à la crainte subite qui s'emparait de son esprit. Elle craignait toujours de tomber quand elle marchait, son pas n'était jamais bien sûr ; mais cette circonstance paraissait tenir seulement à l'extrême défiance qu'elle avait d'elle-même. Le mouvement n'a jamais été compromis. (Andral, *loc. cit.*, p. 713.)

OBS. XXIII. — Homme de 36 ans. Chancre induré il y a quatre mois, et ulcération de l'arrière-gorge actuellement. Douleur vers la région cérébelleuse. Parole embrouillée. Démarche chancelante, indécise ; quelquefois un mouvement de recul se manifeste auquel le malade est obligé d'obéir. Guérison par l'iodure de potassium. (Gros et Lancereaux, *Affections nerveuses syphilitiques*, obs. 162.)

Obs. XXIV. — Tumeur cancéreuse en arrière du bulbe rachidien comprimant un peu cet organe et le vermis inférieur du cervelet. Lorsqu'il est couché, amaurose et strabisme externe. Lorsqu'il est debout, titubation, perte d'équilibre, chute et vomissements. (Chassaignac, *Soc. de chirurgie*, 1853.)

Les phénomènes indiqués dans cette liste sont de trois genres : propulsion insolite ; troubles de la station et de la locomotion avec désordre de motilité ; troubles d'équilibration simple.

Dans le premier genre, les malades sont sollicités par une force irrésistible à avancer (deux cas), à reculer (deux cas), à se porter à gauche (deux cas), à se porter à droite (un cas). La tête est animée d'un balancement d'un côté à l'autre, une fois, et le corps d'une rotation vers la droite, une autre fois. Ce sont bien les actes connus des physiologistes ; mais méritent-ils le nom d'ataxie locomotrice ? Oui, si on le prend comme synonyme de désordre de la faculté ou de la fonction d'équilibration et de locomotion. Non, si l'on confond cette expression avec celle d'ataxie musculaire. Mérite-t-elle d'être appelée défaut de coordination ? Je n'ose l'affirmer. Notez qu'il n'est pas fait mention d'une agitation désordonnée, sans harmonie, mais d'un acte dont l'exécution exige une série de contractions musculaires passablement coordonnées en vue d'un but qu'elles atteignent, quelque bizarre qu'il soit. (En passant, ceci nous prouve encore une fois la nécessité dont nous parlions tout à l'heure de ne pas confondre les trois dénominations ci-dessus.) Dans les hôpitaux, il nous a été donné de voir des propulsions insolites de ce genre, dans des maladies diagnostiquées cérébelleuses ; jamais nous ni nos confrères n'étions enclins à en faire un désordre de la motilité, mais bien un désordre cérébral. Si le phénomène est quelquefois la conséquence d'une paralysie des muscles rotateurs du cou et du rachis, ce qui est douteux chez l'homme, plus souvent il dépendrait de la perversion fonctionnelle d'une faculté d'un ordre plus élevé, comme chez le malade de Gall. Dans cette pensée, nous adoptons, pour cette forme d'ataxie locomotrice, l'épithète de *cérébelleuse* ou *encéphalique*, qui engage peu et circonscrit l'interprétation.

Les deuxième et troisième genres sont moins nets, parce que les descriptions en général sont trop écourtées. 17 fois sur 23, le mode d'ataxie qu'elles indiquent y existe isolé ou combiné à la forme précédente.

D'une part, il y est fait mention de mouvements brusques et désordonnés ou d'une incapacité de marcher et de se tenir debout, paraissant liée à un défaut de coordination musculaire (obs. n°s 2, 6, 11, 12, 13). C'est une forme d'ataxie locomotrice (ici rare), sur laquelle nous sommes destiné à nous étendre, et que, vu sa fréquence ailleurs et sa physionomie caractéristique, nous appellerons *commune*, ou *ataxie locomotrice proprement dite*.

D'autre part, il n'est plus question d'impulsion insolite, ni de mouvements désordonnés, mais simplement d'une démarche singulière et d'une impossibilité au malade de garder l'équilibre. Le n° 7, sans avoir de paralysie, « s'affaissait dès qu'elle voulait se lever ». L'expression « s'affaissait » exclut l'idée d'agitation simultanée. Le malade d'Abercrombie « marchait comme une personne portant un fardeau sur sa tête », absolument comme l'individu dont nous allons donner à l'instant l'observation. En les rapprochant des faits analogues que nous avons vus par nous-même et analysés avec soin (obs. n°s 25, 38, 43), ces cas nous portent à admettre, à côté des désordres d'équilibration de la forme commune précédente et qui s'y accompagnent d'une sorte d'insubordination des muscles, l'existence d'un défaut d'équilibration tout particulier dans lequel le sens d'équilibration en lui-même serait troublé. (Le mot sens employé ainsi est emprunté à Romberg, *Lehrbuch der Nervenkrankheiten.*) Les individus atteints de ce symptôme, bien que possédant la plénitude de leur contrôle sur les muscles, semblent avoir perdu la notion de la verticale et tombent sans motif. Nous proposons de réunir cette forme à celle que caractérisent les impulsions insolites sous la même dénomination d'*encéphalique* qui rappelle leur origine probable.

Si cette distinction se confirmait de deux sortes de défaut d'équilibration, l'une (d'origine encéphalique) sans troubles musculaires simultanés, l'autre (d'origine médullaire) avec troubles musculaires simultanés, elle serait une ressource précieuse pour certains diagnostics. Ci-joint une observation qui le montrera. Le malade, atteint évidemment de tumeur de la base du crâne, fut longtemps regardé comme ayant une ataxie locomotrice progressive. Cependant le désordre de la locomotion ne ressemble que de loin à l'ataxie proprement dite. Ce qu'il présente ce sont les deux formes encéphaliques que nous venons d'indiquer : le trouble simple du sens de l'équilibration et une impulsion irrésistible à tomber du côté où il incline la tête.

Obs. XXV. — *Céphalée, vomissements, amblyopie, attaques épileptiformes. Troubles d'équilibration et de progression. Tendance à se précipiter du côté où s'incline la tête chez un sujet atteint de névromes multiples.*

D... (François), 32 ans, ouvrier mécanicien, est entré le 24 juin 1862 à l'Hôtel-Dieu, dans le service de M. Trousseau, salle Sainte-Agnès, n° 2.

Sa grand'mère maternelle, asthmatique, avait des crises nerveuses. Son père, sa mère, ses six sœurs n'ont jamais eu d'attaques de nerfs ou autres indices de névrose générale ou partielle. Pendant son enfance, il eut de l'incontinence d'urine, et, à plusieurs reprises, des convulsions graves. Depuis, il a été sujet à des céphalalgies intenses. A 13 ans, il eut une ostéite suppurée du fémur droit dont la cicatrice, adhérente à l'os, est encore visible. Jamais il n'eut de ganglions cervicaux engorgés, d'ophthalmies ni d'otorrhées. En fait d'accidents vénériens, il n'accuse qu'une uréthrite. En 1852 ou 1853, il tomba dans un escalier de 10 pieds de hauteur, roula plusieurs marches et se heurta la tête contre la pierre. Cependant il se releva seul, et, à part les ecchymoses et les bosses sanguines, il ne s'en ressentit pas.

Vers la même époque survint à gauche un prolapsus de la paupière supérieure qui dura quarante-huit heures et s'accompagna de céphalalgie susorbitaire et d'amblyopie. Cette dernière a fait des progrès, la vision a disparu, mais depuis un an s'est un peu améliorée. En 1857, les désirs vénériens et les aptitudes aux érections furent supprimées, mais depuis un an tendent à revenir sous forme d'érections nocturnes et de rêves lascifs suivis d'éjaculation. En 1860, douleurs atroces dans les jambes, et en outre, l'année suivante, dans les poignets, comparables, d'après lui, à une balle qui tout à coup parcourrait l'axe du membre tantôt de bas en haut, tantôt de haut en bas. Ces douleurs persistent aujourd'hui avec une moindre intensité. En même temps de la faiblesse se manifeste dans les jarrets. Trois mois après, le soir à sa sortie de l'atelier, il était obligé de s'appuyer sur une canne et de se cramponner le long des murs pour rentrer chez lui. En janvier 1861, D... entre à l'hôpital Saint-Louis, où M. Denonvilliers lui enlève une tumeur (névrome) située en avant de la tête du péroné gauche. A la fin de l'année, il entre pour la première fois à l'Hôtel-Dieu, où M. Trousseau constate une anesthésie des pieds et des jambes jusqu'aux genoux, et une ataxie locomotrice, et le traite par les bains sulfureux et l'électricité localisée. Enfin, en juin 1862, l'anesthésie et la faiblesse des jambes, un instant améliorées, ayant subi une recrudescence, il revient chercher les soins de M. Trousseau qui le soumet au même traitement, sans résultat cette fois.

Jusque-là le malade n'avait jamais eu d'étourdissements, de vertiges, d'attaques convulsives. Les symptômes suivants caractérisaient la maladie : céphalalgie, douleurs dans les membres, anaphrodisie, amblyopie à gauche, sentiment de faiblesse dans les membres inférieurs, persistance de la force musculaire, désordres de l'équilibration et de la marche, surtout les yeux fermés. Il y avait lieu de songer à la maladie dite de Duchenne. En effet, du 16 juillet au 24 octobre, il prend de 2 à 3 centigrammes de nitrate d'argent par jour. Dans les six premières semaines, il va mieux, les reins lui paraissent plus souples, les jambes plus solides ; mais un jour éclatèrent des accidents de la plus haute gravité qui forcèrent à cesser l'emploi de ce médicament.

Tout à coup, le 24 octobre 1862, sans que, la veille ou le matin, il eût éprouvé du malaise ou tout autre phénomène prodromique, il se sent pris de nausées, court aux cabinets, est saisi d'un violent vomissement et aussitôt tombe foudroyé, en proie à une attaque épileptiforme. La connaissance ne revient un peu que six heures après. En trois jours, il eut quinze attaques, dans l'intervalle desquelles il eut alternativement du coma, du délire, du hoquet, de violents maux de tête et des vomissements. Les convulsions portaient tantôt sur une moitié du corps, tantôt sur l'autre, tantôt sur la totalité des membres et la tête. Le quatrième jour, D... commença à reconnaître les assistants et à pouvoir parler. Huit jours après il était entièrement revenu à l'état où il se trouvait avant cette crise, mais n'avait aucun souvenir de ce qui s'était passé durant les trois premiers jours. On lui administra d'abord un vomitif additionné de musc, puis de la glace, du thé chaud, du café noir. M. Trousseau et M. Duchenne lui-même, en présence de ces accidents, rejetèrent leur premier diagnostic d'ataxie locomotrice progressive et songèrent à une tumeur de la base de l'encéphale. Depuis lors, la mémoire a diminué, l'appétit aussi ; il est resté un tremblement des membres supérieurs et la vision tend à revenir.

État actuel, 1er février 1862. — D..., un peu pâle et amaigri, est cependant assez bien musclé. Il n'a pas eu de céphalalgie depuis dix jours ; auparavant elle était permanente le jour et la nuit, et consistait en battements dans la région sourcilière gauche et plus souvent dans les deux. Elle a été soulagée et enrayée par des compresses de cyanure de potassium en solution. L'intelligence est nette, bien que la mémoire soit moindre depuis la crise d'octobre.

L'ouïe, très-dure à gauche, est presque éteinte à droite. L'œil gauche ne distingue que les objets volumineux et vivement colorés. La vision de ce côté est meilleure dans une demi-obscurité et par l'emploi de lunettes biconcaves. La pupille est petite à droite, la vue est normale quoique un peu myope. Symétrie parfaite de la face, du voile du palais, de la langue. Celle-ci, tirée hors de la bouche, vacille. Bégayement léger et enrouement lorsque le malade vient de parler vite et longtemps. Pas de dysphagie. Anaphrodisie moindre depuis un an. Pas de troubles urinaires. Constipation habituelle. — Rien d'anormal au cœur. Aucun indice de tuberculisation pulmonaire ; cependant le creux sous-claviculaire à droite résonne moins à la percussion qu'à gauche, et, au sommet du poumon droit, on perçoit de l'autophonie. Inappétence. Ni rachialgie, ni douleur en ceinture.

La position des membres, l'état de relâchement ou de contraction des muscles, leur pincement sont nettement perçus partout. La sensibilité cutanée au tact et à la douleur, affaiblie d'une quantité presque inappréciable aux membres inférieurs, est intacte aux membres supérieurs. Le chatouillement de la plante des pieds est perçu et suivi de mouvements réflexes comme à l'état normal. Les corps chauds et froids donnent le degré de sensation habituel. Pourtant D.. affirme que ses pieds et ses jambes sont engourdis et qu'ils l'étaient davantage lors de sa première entrée à l'Hôtel-Dieu.

Puissance musculaire conservée dans les membres supérieurs, dans le membre inférieur droit et dans la cuisse gauche. En revanche, les divers mouvements des pieds et ceux du gros orteil à gauche sont presque nuls, ainsi que l'extension et la flexion des quatre derniers orteils du même côté, mais à un bien moindre degré. Nous verrons plus loin que cette paralysie partielle peut être attribuée à la présence d'un névrome dans le creux du jarret correspondant. Frémissements fibrillaires et locaux çà et là dans les muscles.

Les membres supérieurs sont atteints d'un léger tremblement qui s'accroît lorsque le malade veut se livrer à un acte de précision. Ainsi il écrit mal et est fort long à enfiler une aiguille. Ce tremblement rappelle celui des alcooliques, ne s'accroît pas quand les yeux sont fermés et ne simule aucunement les mouvements choréiques ou ataxiques.

Aucune irrégularité dans les mouvements volontaires du membre inférieur droit lorsque le malade, couché, a les yeux fermés. Légères saccades dans les mouvements du membre gauche qui cependant s'arrête exactement au point qu'on lui indique. La station, les yeux fermés et les pieds rapprochés, est passablement maintenue. Lorsque D... tient d'une main les tringles de son lit, il marche avec autant de précision et de sûreté qu'une personne saine; mais dès qu'il abandonne son point d'appui et qu'il s'avance dans la salle, l'incertitude de sa démarche se caractérise; son pied gauche est porté avec brusquerie en avant et en dehors, ses jambes sont démesurément écartées, il se balance à droite et à gauche, et cependant il ne craint pas de tomber et ne tombe pas. La démarche est plus singulière lorsqu'il ferme les yeux ; il paraît ivre et ses bras s'agitent comme ceux d'un danseur de corde inhabile. Sa tête tend à se fléchir et le corps à suivre la même impulsion. Si au contraire, et incidemment, sa tête se dévie en arrière ou de côté, le tronc suit la même direction ; en sorte que la chute est toujours imminente de côté, en arrière et le plus souvent en avant. A priori, on croirait voir un ataxique, tandis qu'après examen, on trouve un désordre dans l'équilibration qui est tout différent.

Il me reste à énumérer un certain nombre de tumeurs très-remarquables qu'on découvre çà et là au-dessous de la peau. Ainsi on rencontre au tiers supérieur et au côté interne du bras gauche, sur le trajet du nerf médian, deux tumeurs espacées de 3 centimètres, la supérieure grosse comme une petite fraise, l'inférieure comme une noisette, offrant au doigt une surface égale, résistante, élastique, et déterminant par la pression des fourmillements le long du bord interne du médius, dans le petit doigt et l'annulaire. — A la partie inférieure de l'aisselle droite, là où est le nerf médian, une tumeur de même nature, du volume d'une petite noix, qui, par la pression, occasionne la même douleur. — Au côté interne de l'astragale gauche, et profondément, une grosseur comme un pois dont la pression éveille des fourmillements dans tous les orteils. — Profondément encore, en arrière et au-dessus de l'anneau du soléaire gauche, une autre tumeur du volume d'une noisette dont la pression donne lieu à une douleur locale très-vive, à de la formication le long du gros orteil et du bord interne du pied, et à quelques mouvements réflexes. C'est à ce névrome qu'est due sans doute la paralysie partielle du pied décrite plus haut. — Au côté externe du creux poplité droit, entre l'aponévrose et la peau, une tumeur grosse conme un haricot, appréciable seulement lorsque la jambe est étendue. On y détermine par la pression une douleur locale, mais aucune douleur éloignée. — A la partie antérieure du péroné droit, la cicatrice d'une tumeur analogue enlevée, en 1861, par M. Denonvilliers. —Enfin, au niveau de l'apophyse épineuse de la douzième vertèbre dorsale, une tumeur plus complexe, double, adhérente d'une part à la peau qui est brune et flétrie, et d'autre part à l'aponévrose sous-jacente. Lorsqu'on saisit ces deux tumeurs en masse et qu'on les attire à soi, le malade se cambre vivement par une sorte de contracture des muscles dorsaux, et ressent en ce point une douleur tout à fait semblable à celle que détermine la pression des névromes ci-dessus des nerfs médians. — Outre ces nombreuses tumeurs, on découvre encore çà et là, à l'avant-bras par exemple, et en avant du tibia, de petits corps cartilagineux, mobiles, très-durs et indolents, du volume d'une lentille. —Puis, au côté interne et à la partie inférieure du bras gauche, en arrière des vaisseaux et nerfs, une induration, en forme de cordon vertical, qui nous a paru ressembler à la cloison aponévrotique et intermusculaire qui serait hypertrophiée. Il est intéressant de noter que la pression de ces dernières tumeurs est indolente lorsqu'on comprime latéralement, et qu'une douleur locale ou éloignée n'est provoquée que lorsqu'on touche certain point de la tumeur ou qu'on l'aplatit fortement contre une surface osseuse; ce qui nous autorise à croire qu'elle se compose en majeure partie de portions indolentes, comme du tissu fibreux et d'autres portions très-sensibles, en un mot qu'elles sont plus fibreuses que nerveuses.

Traitement actuel par l'essence de térébenthine à l'intérieur.

19 mars. — Les éminences thénar et hypothénar des deux côtés, mais davantage du côté droit, commencent à s'atrophier.

1er mai. — Depuis quelque temps le malade est sujet à des étourdissements qui durent de dix à quinze minutes et pendant lesquels il demeure
assis, étranger à tout ce qui l'entoure.

4 mai.—Cette nuit, D... a été pris d'une nouvelle attaque épileptiforme
qui a duré une heure ou deux et a été suivie d'un sommeil prolongé. Le
veilleur qui seul en a été témoin ne peut dire si les convulsions ont
prédominé d'un côté du corps. Ce matin, il s'est réveillé très-fatigué, sans
appétit, et ne sachant pas ce qui s'est passé. Expectation.

11 mai. — D... revient à son état antérieur et recouvre l'appétit.

21 mai.—Il me fait part d'un phénomène singulier qui lui arrive souvent
depuis quelques jours. Lorsque son attention est vivement sollicitée ou
qu'il parle un peu de temps, sa gorge s'embarrasse peu à peu, sa parole
se voile, la tête lui tourne et les sons finissent par manquer, bien qu'il
puisse encore articuler tout bas et que le souffle persiste. Après dix minutes de repos, la voix revient.

Depuis hier il se trouve mieux ; ses jambes sont moins roides, il monte
plus facilement les escaliers ; sa tête, plus légère, a mieux la notion d'équilibre et n'emporte plus le corps. Je constate en effet une grande amélioration ; il marche droit, sans crainte, et trébuche à peine. L'occlusion des
yeux n'exagère plus l'anomalie de la démarche. La céphalalgie frontale est
tolérable, mais permanente. La vue, à gauche, serait un peu meilleure,
l'ouïe, au contraire, plus dure. La langue, tirée hors de la bouche, tremble.
L'atrophie musculaire des mains fait des progrès.

15 juillet.—Il n'a pas eu d'autre attaque épileptiforme. La marche est un
peu plus assurée ; mais, pendant cette opération, la tête lui paraît lourde.
Moins de céphalalgie. Embarras passager de la parole comme ci-dessus.
L'atrophie musculaire a fait des progrès considérables, surtout aux deux
mains et à l'épaule droite ; le trapèze, les interosseux des doigts, les muscles des éminences thénar et hypothénar ne réagissent plus à droite par
l'électricité, et réagissent moins à gauche. Une pilule d'extrait de belladone
chaque jour et électricité localisée, quotidiennement depuis trois mois.

Exeat, sans qu'il y ait du nouveau vers le 10 août.

En résumé, le sieur D... a eu des convulsions graves dans
son enfance. A treize ans, il a eu une ostéite suppurée. A vingt-
deux ans, il fait une chute sur la tête dont il ne ressent aucun
accident immédiat. Vers la même époque survient un prolapsus de la paupière gauche qui dure quarante-huit heures, et
un affaiblissement de la vue qui, en quelques années, aboutit

à une amaurose complète à gauche. Des céphalalgies auxquelles il a toujours été sujet prennent plus d'intensité. Il a de l'anaphrodisie, des douleurs dans les membres inférieurs et des névromes disséminés par tout le corps. A l'Hôtel-Dieu, il est d'abord considéré comme ataxique et traité par le nitrate d'argent; mais à la suite d'une crise grave de huit jours de durée, dans laquelle dominent les attaques épileptiformes, les vomissements, le délire, la céphalée, le coma, le hoquet, M. Trousseau et M. Duchenne lui-même rejettent cette pensée et diagnostiquent une tumeur cérébrale. Le 1ᵉʳ février 1863, les symptômes dominants sont l'amblyopie à gauche, le tremblement des membres inférieurs, la perte d'équilibration s'exagérant lorsque la vue n'intervient pas, la tendance à tomber dans la direction où se fléchit la tête, et le plus souvent en avant, une diminution de l'audition des deux côtés, le tout sans troubles dans l'émission des urines et des matières fécales, sans anesthésie notable, sans perte de la puissance musculaire.

Le diagnostic est aussi certain que si l'encéphale était exposé à nos regards. Les attaques épileptiformes, les vomissements, la céphalalgie, les troubles de la vue et l'impulsion à se précipiter en avant indiquent le siége de la lésion; les nombreuses tumeurs fibreuses et fibro-nerveuses disséminées à la surface du corps sous le tégument externe désignent sa nature. Je n'insisterai que sur les troubles réputés ataxiques.

Lorsqu'on le prie d'exécuter diverses épreuves, il y consent avec plaisir. Il n'en éprouve ni appréhension, ni fatigue. Il sait qu'il ne tombera pas, même en fermant les yeux. Il se met en position, s'élance en avant comme un fou, écartant instinctivement les pieds et étendant les bras qui lui servent de balancier. Ses mouvements, bien coordonnés, se succèdent rapidement, parce que sa tête, l'emportant en avant, il est obligé d'aller vite pour rattraper son centre de gravité. Il pose ses pieds où bon lui semble. Les temps normaux de la marche sont tous indiqués. D'ailleurs cet homme est intelligent et rend ainsi compte de son état : « Ma maladie n'est pas dans mes jambes, qui sont solides, mais dans ma tête qui m'entraîne du côté où je l'incline, en avant ou de côté. »

On a vu que le cervelet n'est pas le seul organe situé à la base du crâne, dont la lésion s'accompagne de phénomènes susceptibles de rentrer dans l'ataxie locomotrice. Nous nous contenterons d'en donner un exemple. Il démontre l'obligation d'être fort réservé au lit du malade et de préférer pour le diagnostic l'expression : affection de la région cérébelleuse ou de la base du crâne, à celle de : affection du cervelet.

Obs. XXVI. — Tumeur d'origine inflammatoire du pédoncule cérébral droit. Ni céphalalgie, ni vomissements. Diplopie, strabisme divergent. Chute de la paupière supérieure gauche. Lenteur des idées et de la parole. Incontinence d'urine. Tendance à tomber en avant. Le malade succombe à une attaque d'hémiplégie à gauche, accompagnée de roideur. (Paget, *Medical Times*, 1855.)

En somme, négligeant les expériences des physiologistes, dont les résultats ne peuvent rigoureusement s'appliquer à l'homme, et nous appuyant sur les faits cliniques, nous concluons que les maladies du cervelet, caractérisées habituellement par les symptômes suivants : céphalalgie, vomissements, troubles oculaires, paralysie, attaques épileptiformes, etc., présentent également, et d'une façon exceptionnelle, le symptôme ataxie locomotrice pris dans son acception la plus large. Il s'y rencontre sous trois formes : impulsions insolites dans lesquelles les mouvements sont coordonnés tant bien que mal; diminution de la faculté d'équilibration, indépendante de toute insubordination musculaire; et troubles de locomotion semblables à ceux que nous décrirons dans l'ataxie locomotrice progressive. Les deux premières méritent de s'appeler encéphaliques, la troisième est la forme commune.

L'insuffisance de nos connaissances ne permettant pas encore de distinguer cliniquement les lésions du cervelet de celles qui atteignent les pédoncules cérébelleux, les pédoncules cérébraux et le pont de Varole, nous étendons à ces dernières, et sous toutes réserves, nos conclusions ci-dessus, bien que notre unique exemple ait trait à une seule forme d'ataxie.

ARTICLE II.

ATAXIE DANS LES AFFECTIONS CÉRÉBRALES.

Dans les opérations volontaires de la locomotion et de l'équilibration, il y a des muscles qui se contractent, la moelle ou le cervelet qui les règlent et des hémisphères cérébraux qui interviennent de temps à autre d'une façon précise ou indéterminée. J. Müller même n'hésite pas à placer dans l'encéphale la faculté de contracter les muscles et de diriger les mouvements. Il est donc possible que nous rencontrions l'ataxie dans les maladies de la substance blanche ou grise de ces hémisphères.

Aliénation mentale.

Certains désordres des facultés intellectuelles peuvent-ils se traduire par des désordres d'équilibration et de progression dignes d'être appelés ataxiques? C'est notre sentiment. D'autre part, les maladies de l'axe cérébro-spinal ayant généralement une tendance à la diffusion de bas en haut ou de haut en bas, les deux ordres de phénomènes ne s'associeront-ils pas dans l'occasion, le fait dominant étant tantôt l'ataxie, tantôt l'aliénation? C'est incontestable.

Nos observations nᵒˢ 156, 173, 178, 203, sont des exemples

de maladies de la moelle avec ataxie locomotrice dans lesquelles l'aliénation est apparue secondairement.

Nous avons consacré peu de temps à rechercher le cas inverse dans les services spéciaux. Sur les 97 observations contenues dans le t. Ier des *Arch. des maladies mentales*, on n'entrevoit l'ataxie que deux fois, la première dans une paralysie générale, la seconde dans l'observation résumée ci-après. Quoique l'auteur en fasse une paralysie générale, nous n'y voyons pour notre part que des accès de manie avec paralysie, ce qui est bien différent.

OBS. XXVII. — Charles, 56 ans. Pas d'aliénés dans la famille. A la suite d'un empoisonnement, accès de manie qui a duré quinze jours. Treize ans après, nouvel accès. Esquirol diagnostiqua une paralysie générale; MM. Falret et Voisin également. L'embarras de la parole, le tremblement des membres, l'incohérence continuèrent. Les forces lui revenant, il se remit peu à peu à marcher, avec deux aides, puis des béquilles, enfin sans soutien. Guérison qui dura huit années. Nouvel accès de délire furieux avec embarras de la parole ; « il marchait en fauchant, et le désordre musculaire se rapprochait beaucoup de l'ataxie locomotrice de M. Duchenne. » Au bout de cinq ans, nouvelle guérison. (Brierre de Boismont, *Archiv. des maladies mentales*, 1861, t. I, p. 436.)

L'auteur est-il suffisamment autorisé à parler d'ataxie ? Nous ne le croyons pas. Le mot « en fauchant » entraîne l'idée de paralysie et condamne l'appréciation qui suit. L'observation n° 30 est un meilleur exemple de maladie mentale avec ataxie locomotrice.

Apoplexie cérébrale.

Les accidents traumatiques, les épanchements sanguins étant de nature aiguë, ne sauraient présenter de troubles de myotilité se rapportant à l'ataxie locomotrice telle que nous la comprenons. Cette exclusion n'a plus de motifs pour les lésions chroniques qu'ils laissent après eux. L'observation suivante des suites d'une hémorrhagie cérébrale, rentrerait dans notre cadre, à en croire son auteur.

Obs. XXVIII. — Homme de 64 ans. En 1848, affection cérébrale inconnue ayant laissé à sa suite de la claudication. En 1853, attaque d'hémiplégie à droite, précédée d'étourdissements. Retour du mouvement. En 1859, M. Hillairet constate la démarche suivante : Après une dizaine de pas exécutés régulièrement, le malade s'arrête, la jambe droite légèrement élevée au-dessus du sol, et exécutant une sorte de sautillement composé de deux ou trois mouvements rapides d'élévation et d'abaissement du corps sur la jambe gauche en équilibre ; puis, pour se remettre en route, il frappe deux ou trois fois le sol de la droite plus ou moins fortement. D'autres fois, la jambe droite est seulement élevée, fléchie à angle droit, et reste une ou deux secondes dans cette position. En outre, le malade éprouve toujours une sensation de poids qui l'entraîne en avant dans sa marche. (Hillairet, *Gaz. méd.*, 1859.)

Ramollissement cérébral.

Le ramollissement cérébral et la paralysie générale progressive se touchent cliniquement de si près, que la constatation de l'ataxie dans l'une la fait présumer possible dans l'autre. L'observation de M. Teissier est la seule encore qui confirme cette prévision.

Obs. XXIX. — Homme de 63 ans. Pendant dix mois, étourdissements et bourdonnements d'oreille habituels. Il y a sept mois, céphalalgie suivie un matin d'embarras de la parole et de paralysie des jambes. Aujourd'hui, en 1861, l'intelligence est affaiblie; il rit et pleure facilement ; il est ataxique des membres inférieurs, bien que la puissance musculaire ait une énergie surprenante. Vision et sensibilité intactes. Pas de douleurs. (Teissier, *De l'ataxie musculaire*, obs. 7, Paris, 1862.)

Paralysie générale progressive.

Il suffit d'avoir vu un seul paralytique général avancé pour se rappeler combien son équilibre est instable, ses mouvements indécis et sa démarche vacillante. Les expressions qu'on emploie sont celles qui, dans la maladie de Duchenne, servent à peindre l'ataxie. Mais le moindre examen montre que cette incertitude et cette titubation ne sont pas de l'ataxie et tiennent purement et simplement, sinon à la paralysie (MM. Falret et Lasègue rejettent ici ce mot), du moins à l'affaiblissement musculaire général.

Nous avons été étonné de voir M. Bouillaud soutenir une autre opinion. « Il n'y a aucune paralysie, écrit ce professeur, ni du mouvement, ni du sentiment, et, malgré cela, ils ne peuvent mettre à profit leurs contractions musculaires ; il y a désordre, déséquilibration des mouvements, absolument comme chez les animaux privés de cervelet. Et l'on a appelé cette affection paralysie générale des aliénés ! Singulière paralysie, en effet, que cette affection où les mouvements et la sensibilité sont conservés, mais où la coordination des mouvements est abolie ! »

En présence de cette assertion précise, le doute nous semblait interdit. Mais ayant examiné attentivement, et à leur insu, bon nombre de paralytiques généraux ordinaires, nous n'eûmes pas la chance sans doute de tomber sur un cas de ce genre. Toujours l'incertitude des mouvements s'expliquait par la faiblesse musculaire ou la faiblesse intellectuelle ; et jamais nous n'avons vu de ces mouvements brusques et saccadés, analogues à l'ataxie commune médullaire qui nous servait de terme de comparaison.

Nous avons notamment passé en revue dans le service de M. Baillarger, à la Salpêtrière, onze paralytiques aliénées. Mes notes indiquent assez communément une sorte de balancement ou d'oscillation du tronc à droite et à gauche, mais pas d'ataxie réelle. L'occlusion des yeux ne donnait lieu à aucune hésitation digne d'être notée, dans les jambes ou les mains. La seule malade chez laquelle un doute fut permis se trouve ainsi indiquée sur mes notes : « Un peu d'indécision dans la marche, les yeux fermés. La malade écarte un peu trop les pieds, s'appuie sur ses talons plus que sur ses orteils, et semble vouloir tomber en avant. « Et ces résultats ont d'autant plus de valeur que, ce jour-là, j'arrivais avec la presque certitude de trouver le contraire, et que j'en fus désappointé. L'ataxie locomotrice n'est donc pas un symptôme habituel de cette maladie. (Voyez la définition, page 6.)

Mais ne pourrait-il, dans la masse, se rencontrer une forme particulière que M. Bouillaud aurait eu en vue le jour où, à sa clinique, en 1855, il s'exprimait comme nous venons de le voir? C'est notre avis. En voici la preuve.

Obs. XXX. — *Paralysie générale des aliénés à forme ataxique.*

Hôtel-Dieu, service de M. Barth, salle Sainte-Madeleine, n° 22. D... (Arsène), 37 ans, entré le 18 mai 1863.

L'état actuel de ce malade s'opposant à ce que nous accordions confiance à ses renseignements, je transcris d'abord les notes qu'a bien voulu me communiquer l'interne du service.

« Chancre il y a sept ans, excès alcooliques habituels. Pas de spermatorrhée. Début, croit-il, du jour au lendemain, après un excès de table, par des douleurs fulgurantes dans les membres inférieurs, de l'engourdissement de la main gauche et une impossibilité de se tenir sur ses jambes. Voici les symptômes constatés le jour de son entrée : embarras de la parole, hésitation à propos de certaines syllabes, tremblement de la lèvre comme chez les paralytiques généraux. Anesthésie très-incomplète des membres inférieurs ; sensibilité thermoscopique conservée. Pupille droite dilatée. Langue déviée à droite. Dysurie. Au lit, le malade conserve l'intégrité de ses mouvements, mais il y a défaut d'harmonie des antagonistes ; il ne peut se tenir sur ses jambes.

23 juin. — Deux pilules de nitrate d'argent d'un centigramme chacune, à partir de ce jour.

13 juillet. — Sensibilité profonde intacte. Le matin, la vue est un peu troublée et il y a des tremblements des mains.

26 juillet. — M. Duchenne diagnostique « une ataxie locomotrice progressive à marche aiguë à laquelle est surajoutée une paralysie générale à son début ». Pour cette dernière, il s'appuie sur le trouble de la parole.

Le 15 octobre, voici ce que je constate moi-même. Il a bon appétit et dort bien. Sa physionomie est épanouie ; il paraît heureux et se livre très-volontiers à l'hilarité ; il est très-loquace sans qu'il y ait de suite dans ses idées ni dans ses mots. Nous ne parvenons à découvrir au-

cune pensée prédominante. Ses voisins cependant affirment qu'il parle souvent d'argent. Il se dit riche et avoir 20 francs à dépenser par jour. Il affirmait récemment qu'un des malades sortants devait lui donner 200 francs.
Outre l'incohérence de langage, nous constatons un embarras de la prononciation et un tremblement de la langue. Celle-ci, tirée hors de la bouche, se
dévie à droite. Sans que l'on puisse prononcer le mot hémiplégie,
il est certain que la puissance musculaire est inégale des deux côtés de la
face. Lorsqu'il rit, la bouche se dévie à gauche, la commissure gauche
s'élève, et de ce côté, le sillon naso-buccal est plus profond. Les deux
paupières, les deux pupilles, sont semblables. Il affirme y voir bien clair.

La force musculaire est affaiblie partout, mais plus aux membres inférieurs qu'aux supérieurs. Les fléchisseurs de la main serrent peu. Lorsqu'on ordonne au malade d'étendre la jambe, il le fait avec toutes les apparences de la vigueur et parvient à la maintenir quelques instants en
faisant un grand effort et prenant une attitude forcée et bizarre; mais
la pression avec un seul doigt suffit pour vaincre instantanément sa
faible résistance. De plus, quand on le prie de mouvoir son membre, il
s'empresse de le saisir entre ses mains pour le déplacer. Il est donc évident qu'il y a semi-paralysie des membres inférieurs plus prononcée à
gauche, et simple affaiblissement des supérieurs.

Quant à l'ataxie locomotrice, voici le résultat : Couché, il exécute tous
les mouvements qu'on lui indique en les portant d'un bond à leur maximum, comme s'il lâchait une détente siégeant auprès des articulations.
Nous ne pouvons venir à bout d'obtenir de la stupidité de ce malade un seul
mouvement, les yeux étant fermés. Cependant la notion des attitudes et la
conscience des mouvements spontanés semblent conservées. Le trouble de la locomotion est plus manifeste lorsqu'il se lève. Il ne peut rester
un seul instant debout, et, pour se rendre jusqu'au poêle, il se traîne à
l'aide de ses bras, accroupi sur le plancher. Aucune incertitude accusée
dans les membres supérieurs. Le signe de la croix, l'acte de porter une
cuiller à sa bouche sont exécutés avec précision.

La sensibilité cutanée au tact, à la douleur et au froid est conservée partout. Nous ne constatons qu'un retard de quelques secondes dans la transmission des impressions aux jambes, notamment à la face externe
de la droite. Jamais d'étourdissements, de perte de connaissance, de
céphalalgie ni de rachialgie. Aucun trouble fonctionnel des organes pelviens.

Ce qui a rapport au début de la maladie me paraît devoir
être négligé dans cette observation à cause de la nullité intellectuelle du sujet.

Le présent peut ainsi se résumer : jamais de céphalalgie, ni d'étourdissement, trouble oculaire douteux, embarras de la prononciation, tremblement de la langue, incohérence de langage, délire ambitieux, affaiblissement musculaire général, plus accusé aux membres inférieurs et à la langue, sensibilité cutanée à peine altérée, sens musculaire conservé, tremblement des membres supérieurs le matin, ataxie irrécusable, et douleurs probables des membres inférieurs, aucun trouble pelvien.

Dans ce tableau complet de la paralysie générale des aliénés, il ne manque rien. Une objection unique a été soulevée, l'âge du sujet. Mais c'est précisément à la période moyenne de l'existence qu'elle est plus commune, et notre sujet a trente-sept ans. D'ailleurs, qu'y a-t-il en faveur de la maladie de Duchenne? L'ataxie, voilà tout. Les troubles oculaires et les douleurs sont bien suspects. La dilatation de la pupille au début appartient également à la paralysie et n'existait plus le jour de mon examen. Le malade m'a affirmé qu'il ne souffrait nulle part. Quant aux troubles pelviens, ils manquent, ce qui est assez rare dans l'ataxie progressive. En présence de la description ci-dessus, on ne peut soutenir l'intégrité de la puissance musculaire dont M. Duchenne lui-même fait l'un des caractères essentiels de sa maladie. Notre diagnostic est donc celui que j'ai entendu soutenir à ce dernier par M. E. Vidal, c'est-à-dire : paralysie générale progressive des aliénés (1).

L'observation suivante de M. Baillarger, donnée par lui

____

(1) 9 janvier. — Aujourd'hui, la physionomie de ce malade est si caractéristique, que personne n'élèverait plus la moindre objection sur notre diagnostic. C'est cette figure étonnée et inerte qu'on n'oublie jamais une fois qu'on l'a remarquée et que l'on rencontre dans les salles de M. Baillarger et de M. Falret consacrées à ce genre de malades. D... n'est plus loquace ; il se tait et mange. Le membre supérieur droit est atteint de tremblement. Les mouvements des deux membres supérieurs sont incertains. Je parviens à lui faire élever péniblement la jambe droite, qui n'arrive qu'à 30 centimètres de hauteur environ, s'y maintient quelques instants et retombe épuisée. La jambe gauche se meut un peu mieux.

comme un exemple d'association de la paralysie générale et de
l'ataxie locomotrice progressive, se rapproche de la précédente.

Obs. XXXI.— X..., 40 ans. De 25 à 35 ans, douleurs subites dans les
jambes. A 35 ans, diplopie pendant six semaines. La marche devient embarrassée ; les mouvements, incertains, saccadés, ont quelque chose de
convulsif. A 36 ans, congestion cérébrale suivie d'embarras de la parole.
A 37, délire ambitieux aigu. Miction et défécation involontaires. Amélioration au bout de six mois ; les fonctions pelviennes se rétablissent ; l'embarras de la parole cesse. Plus de délire, mais l'intelligence reste faible, et
l'ataxie des membres inférieurs, très-intense, contraste avec l'intégrité
de la force motrice. Il y a deux ans que les choses sont dans cet état. (Baillarger, *Archives des mal. ment.*, 1861, p. 425.)

Nos motifs, pour ne pas voir dans ce cas deux maladies
associées, mais une seule, la paralysie générale à forme ataxique,
sont les suivants : la présence de la diplopie, quoique rare, dans
la paralysie, y a été observée ainsi que les douleurs. Celles-ci
ne sont pas dépeintes avec la physionomie qu'elles ont dans
l'ataxie progressive. Dans cette dernière maladie, l'embarras
de la parole n'est pas précédé de phénomènes que l'on puisse
dénommer aussi hardiment congestion cérébrale, et ne disparaît jamais entièrement. Une telle amélioration de deux ans
portant sur tous les symptômes, sauf l'ataxie, ne s'est présentée
d'une façon indubitable qu'une fois sur nos 136 cas d'ataxie
progressive (1).

Nous sommes loin de nier la possibilité de la combinaison

Quant à l'ataxie locomotrice, on ne s'en apercevrait plus si on ne l'avait constatée
précédemment. Presque inappréciable du côté où la paralysie a fait des progrès,
elle l'est encore à gauche.

P. S. Depuis que j'ai écrit cette note, j'ai rencontré deux autres cas de paralysie générale à forme ataxique.

(1) Nous croyons devoir mettre, une fois pour toutes, le lecteur en garde contre
la confusion qui pourrait résulter des expressions : *ataxie, ataxie locomotrice,
ataxie progressive, ataxie locomotrice progressive.* Les deux premières sont toujours employées pour désigner le phénomène ou le symptôme ; les dernières pour

des deux maladies. La forme cérébrale que nous admettrons dans la maladie signalée par M. Duchenne nous pousse même à y croire ; mais nous disons qu'elle n'a pas été encore prouvée ; et, parmi les trois observations publiées par M. Baillarger, la plus démonstrative, c'est-à-dire celle-ci, est insuffisante et a toute espèce de raison d'être regardée comme le pendant de la précédente.

En résumé, il existe une forme rare de la paralysie générale progressive qui mérite la dénomination d'ataxique ; mais l'ataxie locomotrice n'est pas un symptôme habituel des paralysies générales progressives ordinaires.

L'admission de cette forme s'accorderait avec nos connaissances. Voici l'explication que nous en proposons et qui, peut-être, eût été mieux placée plus loin. Nous verrons bientôt que l'ataxie locomotrice d'origine médullaire a pour lésion anatomique une dégénérescence spéciale des cordons postérieurs sur une grande étendue remontant jusqu'au quatrième ventricule inclusivement. D'autre part, qu'est-ce que la paralysie générale, dans l'état actuel de la science ? Une dégénérescence diffuse de certaines parties de l'encéphale. Il y en a deux espèces : l'une, dans laquelle les troubles intellectuels débutent et dominent pendant tout le cours de la maladie (M. Calmeil, qui s'est attaché principalement à elle, en fait une encéphalite périphérique) ; l'autre, dans laquelle ces troubles s'effacent devant les phénomènes paralytiques proprement dits. Dans ce dernier cas, c'est moins à la substance grise des circonvolutions qu'il faut songer pour expliquer un délire faible ou inappréciable, qu'à un point situé beaucoup plus bas

désigner la maladie que M. Duchenne a appelée ainsi. Dans la seconde partie seulement, il nous arrivera quelquefois, par une licence de langage, de dire : Les *ataxiques*, pour désigner les individus atteints de la maladie que nous décrirons alors.

dont la lésion puisse expliquer physiologiquement les troubles prédominants de la myotilité et de la sensibilité. Eh bien, que la maladie descende davantage et atteigne ou le cervelet ou les cordons postérieurs de la moelle, et l'on verra apparaître des phénomènes ataxiques, c'est-à-dire ce que nous avons sous les yeux. Nous reviendrons sur cette hypothèse qui séduira certainement M. Baillarger.

CHAPITRE III.

ATAXIE DANS LES INTOXICATIONS, DIATHÈSES, ETC.

La pléthore et les anémies globulaire, fibrineuse, albumineuse, offrent-elles, parmi leurs symptômes nerveux, celui que nous étudions ? La pléthore, liée ou non à l'accroissement de fibrine du sang, et favorisée ou non par la coexistence de certaines maladies du cœur, est la source habituelle des congestions sthéniques. En déterminant l'hypérémie de la moelle spinale, de la moelle allongée ou du cervelet, elle pourrait donc donner lieu à de l'ataxie locomotrice.

L'anémie, dans des conditions tout opposées, produit des congestions asthéniques, et par conséquent, en s'adressant à la moelle, pourrait aussi occasionner l'ataxie. Sauf cette réserve, l'ataxie ne fait pas partie des symptômes de la chlorose non compliquée d'hystérie ou d'hypochondrie. Dans quelques observations de chlorotiques il est cependant fait mention d'une impossibilité de se tenir debout ou de faire un pas ; c'est de la faiblesse musculaire.

Les poisons et les miasmes, transportés par le sang jusqu'aux centres nerveux, y agissent directement sur leurs éléments anatomiques ou sur les parois des vaisseaux. Si les expériences des physiologistes se confirment, certains médicaments, ingérés à haute dose, auraient la propriété d'agir d'une façon toute spéciale sur les capillaires en général, et quelques-uns sur ceux de la moelle en particulier. « J'ai vu, dit M. Brown-Séquard, les vaisseaux de la pie-mère se rétrécir chez les chiens auxquels on avait donné de fortes doses de seigle ergoté et de belladone. » Il remarquait en même temps que le pouvoir réflexe était très-diminué. A côté de ces substances se placent l'iodure de potassium, le chanvre indien, la jusquiame et le mercure ;

tandis que dans la série des poisons dilatateurs des vaisseaux, se rangent la strychnine, l'opium, le phosphore, la cantharide. D'autres poisons encore, l'arsenic, le sulfure de carbone, l'alcool, le plomb, en agissant sur l'axe cérébro-spinal, engendrent les symptômes nerveux les plus variés. Rapprochons-en le défaut d'artérialisation du sang à la suite d'une asphyxie par le charbon, et les intoxications qui constituent l'ergotisme de la Sologne et la pellagre de la Lombardie.

N'y aurait-il pas lieu de soupçonner dans ce groupe très-dense la présence exceptionnelle de l'ataxie locomotrice? Ce mot a été prononcé, à propos de la belladone et de la pellagre, sans motifs suffisants. Dans l'observation, n° 107, d'ataxie locomotrice progressive, la cause occasionnelle du développement de la maladie était une asphyxie par le charbon répétée deux fois.

Intoxication par le sulfure de carbone.

Nous avons examiné chez deux ouvriers en caoutchouc les accidents névropathiques décrits par M. Delpech. Ni l'un ni l'autre n'offraient d'hésitation ou d'incertitude dans la marche et les actes du toucher; tous deux, les pieds rapprochés, se tenaient debout sans osciller.

Hydrargyrisme.

Nous avons trouvé un cas de tremblement mercuriel avec troubles intermittents d'équilibration méritant d'être rapprochés de l'ataxie, au même titre que la titubation signalée par Marcé dans l'alcoolisme aigu.

Obs. XXXII. — Hôpital Saint-Louis, salle Saint-Charles, n° 52, service de M. Hillairet. — Ch..., chapelier, 52 ans, est entré le 1ᵉʳ mai pour un tremblement mercuriel, léger aux membres inférieurs, fort aux membres supérieurs. Cet accident persiste depuis deux ans avec des alternatives d'amélioration et d'aggravation subordonnées à son travail. Les yeux ouverts ou fermés, sa démarche est régulière et assurée. Mais, tous les vingt pas environ, on le voit tout à coup chanceler et jeter quelques pas irréguliers vers la gauche ; il tomberait s'il ne savait résister et si le phénomène se prolongeait. Il raconte que, pendant ce moment très-court, il se sent attiré vers la gauche par une force irrésistible. Il n'a ni paralysie, ni anesthésie, ni douleurs, ni troubles de la vue. Traitement par les bains de vapeur.

Intoxication saturnine.

On ne trouve dans Tanquerel des Planches aucune phrase qui fasse supposer qu'il ait vu l'incertitude des mouvements parmi les symptômes de l'intoxication saturnine chronique. Sur une douzaine de saturnins que nous avons examinés, les uns atteints de paralysie plus ou moins incomplète des quatre membres, les autres de coliques, d'arthralgie ou d'anesthésie, aucun ne présentait d'ataxie; cela n'a pas laissé de doutes dans notre esprit. M. Teissier a été plus heureux.

Obs. XXXIII. — Homme de 24 ans, plombier. Liséré grisâtre des gencives. Début il y a trois mois par faiblesse de la jambe gauche, et troubles de la mémoire et de la vision. Vertiges. L'examen ophthalmoscopique a été négatif. Céphalalgie. Puissance musculaire intacte. Pas de douleurs. Anesthésie çà et là. Ataxie des membres inférieurs et supérieurs. Guérison par les bains sulfureux après trois mois de traitement. (Teissier, *loc. cit.*, obs. 4.)

Ici la présence accessoire de l'ataxie est évidente. Nous retrouverons dans la seconde partie de ce travail, à propos d'une autre maladie, l'ataxie locomotrice chez des peintres ou des plombiers ; mais la profession se borne à y jouer le rôle de cause favorisante, ou bien la coïncidence y est fortuite.

Alcoolisme.

Magnus Huss, M. Racle et Marcé sont les derniers auteurs qui aient insisté sur l'alcoolisme. Celui-ci s'exprime en ces termes : « Il y a dans le regard et l'attitude de l'individu habitué à boire et de l'ivrogne de profession, quelque chose qui est d'un grand secours pour reconnaître la maladie avant qu'on ne lui ait adressé la parole. Son teint spécial, souvent des traits anguleux, ou s'il est gras, l'injection des joues et du nez et leur coloration violacée, le tremblement des membres et fréquemment de tout le corps, ou bien un défaut de stabilité et de coordination des mouvements, assez semblables à une chorée commençante, sont autant d'indices que le praticien utilisera. » Plus loin il ajoute : « Il y a beaucoup de maladresse dans l'exécution des mouvements volontaires, même quand le corps n'est pas atteint d'un tremblement visible; ainsi ils renversent le liquide au moment de boire, et au lieu de moucher la chandelle, ils l'éteignent. »

On ne peut qu'être frappé de la distinction que fait l'auteur dans le premier passage entre le tremblement et cet autre phénomène, le défaut de stabilité et de coordination des mouvements, puis de la ressemblance de ce qu'il décrit avec ce qu'offrent les paralytiques généraux. La forme ordinaire de l'alcoolisme chronique, de même que la paralysie générale ordinaire, est caractérisée par un affaiblissement musculaire général. Le tremblement, d'autre part, est un phénomène bien commun dans l'alcoolisme, puisque sur 48 cas, il a existé 47 fois d'une façon continue, passagère ou périodique. N'y a-t-il donc pas lieu de douter de la justesse du mot coordination employé par l'auteur, et de rattacher l'attitude vacillante des individus atteints d'alcoolisme, de même que celle des paralytiques généraux, tout simplement à la faiblesse musculaire ou à un tremblement indistinct ?

Ayant rencontré un individu atteint d'alcoolisme chronique porté à un degré presque inconnu dans nos contrées, et ayant précisément entendu diagnostiquer chez lui une ataxie alcoolique, nous en avons pris l'observation en insistant exclusivement sur le point en litige, c'est-à-dire sur la différence qui

sépare l'incertitude des mouvements de l'ataxie locomotrice.
La voici :

Obs. XXXIV. — *Alcoolisme chronique. Désordre des mouvements simulant l'ataxie locomotrice.*

Hôpital Lariboisière, service de M. Hérard, salle Saint-Landry, n° 2. B..., 42 ans, ébéniste, entré le 6 août 1863.

Satyriasis habituel depuis l'âge de vingt-deux ans. Il y a six ans, à la suite de chagrins violents, il résolut de se suicider et se mit à boire tous les matins un litre, affirme-t-il, d'eau-de-vie et une chopine d'absinthe, outre ce qu'il lui arrivait à chaque instant de prendre dans la journée. Au bout de six mois de ce régime, il était parvenu à un degré extraordinaire d'abrutissement physique et moral. Il avait un tremblement général, une insomnie extrême, de l'anorexie, etc. Soigné par M. Hérard, il sortit guéri de l'hôpital après deux mois de séjour, et renonça aux boissons alcooliques. Cependant il conserva l'habitude de prendre un petit verre d'eau-de-vie tous les matins avec un morceau de pain. Il y a six mois, il fut progressivement pris de céphalalgie, de dureté de l'ouïe, de troubles de la vue, d'un tremblement général et d'attaques épileptiformes répétées. Il entra à la Pitié, puis ici.

État actuel, 14 août. — B... est dans un état de maigreur extrême ; les muscles des jambes en particulier sont réduits à presque rien. Sa face rouge exprime l'hébétude. Sa mémoire est très-bornée, son intelligence très-obtuse. Souvent il se parle tout haut à lui-même sans aucune suite de pensées. Par instants, la prononciation est très-difficile. Il accuse dans la tête, les gencives, les coudes, le bout des doigts, les jambes, des élancements vifs et de courte durée qui se répètent trois ou quatre fois par nuit. La sensibilité est également obtuse par tout le corps ; le froid, la piqûre, le pincement sont à peine perçus aux membres inférieurs et supérieurs et à la face. La sensibilité des muscles est également diminuée, mais bien plus aux mollets qu'aux avant-bras et au cou. Le malade n'a pas une notion exacte des mouvements qu'il exécute et de sa position. Il est très-faible, bien que ses muscles, essayés selon le procédé Duchenne, accusent encore une certaine vigueur. Ses bras, ses jambes, ses lèvres, sa langue, sont incessamment animés d'un tremblement assez fort. Lorsqu'il étend horizontalement ses mains, on voit ses doigts s'agiter irrégulièrement, se rapprocher et s'écarter par petites saccades. Quand il met pied à terre, les fléchisseurs des orteils sont pris de secousses convulsives qui lui font perdre parfois l'équilibre. Au milieu de tout cela, pas d'ataxie locomotrice réelle, et j'insiste d'autant plus que des médecins distingués ont appliqué ici le mot d'*ataxie alcoolique*. Je fais faire au malade le signe de la croix,

de chacune des deux mains; je lui fais prendre divers objets sur son lit ;
je le fais manger les yeux fermés. Dans tout cela, on ne constate aucune
brusquerie, aucune hésitation autre que celle qu'on observe chez tout individu atteint de tremblement, et l'on ne saurait appeler ataxie proprement
dite ces petites oscillations spontanées des doigts, quand la main est étendue. Quant à l'équilibration et à la marche, les pieds ne sont projetés ni
d'un côté ni de l'autre; ils se détachent du sol sans brusquerie ; le malade
est d'aplomb, ne trébuche jamais et va droit devant lui, même les yeux
fermés. La jambe gauche traîne un peu, mais à cause de la faiblesse musculaire prédominante de ce côté et d'une ancienne blessure de l'articulation
tibio-tarsienne. Outre ses attaques épileptiformes, B... est pris souvent d'é-
tourdissements qui lui font perdre l'équilibre, mais il a conscience que c'est
dû à l'étourdissement lui-même, à une perte momentanée de connaissance.

Les détails dans lesquels nous sommes entré nous dispen-
sent de tout commentaire. Cette observation et le texte de
Marcé démontrent ce que nous avons dit précédemment,
c'est qu'il est difficile parfois de séparer l'ataxie d'avec
l'incertitude de la station et de la marche et la maladresse des
mains, et combien il est important d'être réservé sur la dénomination de défaut de coordination que l'usage a fait synonyme
d'ataxie locomotrice. Mais de ce que ce dernier phénomène
n'est pas habituel à l'alcoolisme, il ne s'ensuit pas qu'il ne
puisse y exister exceptionnellement. Voici quelques faits qui
tendraient à le prouver.

Marcé a observé à Bicêtre deux cas d'ataxie passagère chez
des sujets atteints d'alcoolisme. Au milieu de symptômes
divers, il mentionne l'impossibilité de se diriger, et chez l'un
d'eux, de se tenir debout les yeux fermés, et de se soustraire
à un mouvement de recul.

Obs. XXXV.—*Delirium tremens*, à la suite duquel apparaissent successivement de la fièvre, des vomissements, du strabisme avec chute de la
paupière, de l'anesthésie et de l'analgésie des deux membres inférieurs ;
une impossibilité de diriger le mouvement de ces membres, bien que leur
force musculaire paraisse conservée ; des douleurs aiguës et de l'incontinence fécale et urinaire. Bientôt s'y ajoutent une véritable paralysie et une

pneumonie. L'autopsie ne put être faite. (Bourdon, *Archives gén. de méd.*, 1862, t. I, p. 393.)

. L'observation suivante n'a plus trait à des manifestations aiguës et passagères.

Obs. XXXVI. — Homme de 26 ans. Abus d'absinthe et intoxication paludéenne. Il y a six semaines, clignotement des paupières. Ce tremblement s'étend à tous les muscles des membres et les rend ataxiques. Prononciation difficile. Mouvements convulsifs du masque facial. Vision, sens génital, sensibilités cutanée et musculaire intactes. Pas de douleurs. Amélioration par les bains alcalins et térébenthinés. (Teissier, *loc. cit.*, obs. n° 3.)

Dans la prochaine, l'existence de l'alcoolisme n'est pas douteuse ; mais il s'y joint des complications qui nuisent à l'enseignement qui en ressort.

Obs. XXXVII. — H... (Louis), âgé de 39 ans, entré le 5 septembre 1861, salle Saint-Jérôme, n° 28, service de M. Moissenet, hôpital Lariboisière.

Son père a succombé à 60 ans ; sa mère se porte bien. L'une de ses sœurs est sourde, et, dans sa jeunesse, a eu des ganglions suppurés du cou. Quant à lui, il se rappelle avoir eu des gourmes du cuir chevelu dans son enfance, une incontinence d'urine qui a duré 14 mois, vers l'âge de 8 ans, et enfin avoir été longtemps sujet aux épistaxis. Sa santé ne s'est jamais dérangée autrement. Il n'a eu aucun accident rhumatismal, ni migraines, ni hémorrhoïdes, ni éruptions cutanées. A l'âge de 24 ans, il a eu une végétation du gland qu'il a fait tomber lui-même et qui a laissé une cicatrice. Aucun autre accident vénérien. Depuis longtemps il exerçait la profession de cultivateur, lorsque, il y a trois ans, sans cause occasionnelle, il fut pris de frissons et de douleurs vives dans les hanches, les genoux et les membres inférieurs, qu'il comparé à des coups de bâton. Cet état aigu ne dura qu'une nuit. Le médecin le déclara atteint d'une affection de la moelle et, pendant un mois, le traita par les bains sulfureux et salés. A cette époque il prenait fréquemment, le matin, une chopine de vin blanc. Sur l'avis de son médecin, il laissa sa profession fatigante et se mit marchand de vins. C'est alors qu'il fit un abus excessif des liqueurs alcooliques. Sans jamais être ivre, il prenait plusieurs fois par jour, notamment le matin, soit du vin blanc, soit de l'eau de-vie. Reconnaissant les fâcheux effets de cette habitude, il y renonça totalement il y a six mois, ainsi qu'à sa profession.

La mémoire de H... étant confuse, il est difficile d'établir la succession des symptômes. Il y a deux ans, des crampes dans les jambes auraient apparu et il aurait eu mal aux yeux. Progressivement la vision a diminué du côté droit; elle se serait opérée de côté seulement pendant six mois et se serait éteinte il y a un an, lorsqu'il commença à s'apercevoir d'un embarras dans la parole. Enfin, l'affaiblissement des membres inférieurs daterait de six à sept mois.

État actuel, 2 octobre 1861.—Amaigrissement et teinte pâle, terreuse ; la face seule est rouge, injectée. La circulation, peu active, n'offre rien à noter ; la respiration est normale, bien qu'il y ait expectoration habituelle et abondante d'un liquide gommeux, tenant en suspension des fragments de mucus épais, friables, d'un jaune mat. Depuis quelques jours, le malade accuse des sueurs générales précédées de chaleur. L'appétit est excellent, les digestions sont pénibles. Tout ce qu'il mange et la salive elle-même aurait un goût salé. L'intelligence est lourde et la mémoire diminuée. Les douleurs accusées par H... paraissent modérées, plus intenses le jour, surtout l'après-midi, vers quatre heures, et diminuent ou cessent dès qu'il se couche. Ce sont des courbatures dans les jointures, des élancements insignifiants dans les membres supérieurs, plus intenses dans les inférieurs, où ils s'irradient de la hanche vers les orteils, enfin une sorte de barre frontale s'accompagnant parfois d'éclairs douloureux vers le vertex.

L'articulation des sons est embarrassée, mais à un moindre degré depuis un mois ; la langue, tirée au dehors, est tremblante et sa pointe déviée à gauche ; la luette tombe régulièrement. Le sillon naso-buccal droit est plus profond, et la commissure droite plus attirée en dehors, quand le malade rit. La ligne médiane de la lèvre supérieure s'écarte vers la droite. Les traits de la moitié gauche de la face sont un peu effacés. Aucune différence dans les mouvements des paupières, qui s'exécutent normalement des deux côtés.

L'œil droit ne distingue plus que le jour de la nuit. Le gauche y voit bien et se meut régulièrement. Après diverses épreuves, je parviens à constater des altérations variées de l'ouïe. Ainsi l'oreille droite n'entend que les sons modérés, et ne distingue plus dès qu'on parle très-fort ; c'est le contraire pour l'oreille gauche, dont le malade prétend avoir perdu l'usage depuis dix-huit mois. Tintements, bruits de cloches très-fréquemment.

Muscles grêles, mais non atrophiés. La force musculaire, essayée sur les divers segments des membres abdominaux et thoraciques, est très-diminuée, plus aux inférieurs qu'aux supérieurs, plus à gauche qu'à droite. « Jadis je portais 700 livres, dit H.., aujourd'hui je ne peux plus lever 10 livres. »

Les mouvements volontaires des membres inférieurs et du membre supérieur gauche sont ataxiques, ainsi que le mettent en évidence la marche, la station verticale et l'action de faire le signe de la croix. On voit alors les jambes, surtout la gauche, se porter en dedans ou en dehors, ou être lancées en avant, d'une façon qui contraste avec la mesure et la précision ordinaires. L'occlusion des yeux exagère ces phénomènes. Quelquefois, tendance au recul, lorsqu'il veut marcher; quelquefois, accès de tremblement. Les articulations digitales des premières phalanges avec les deuxièmes sont un peu grosses. Varices aux jambes.

La sensibilité aux divers excitants est diminuée sur le côté gauche de la face, au bras et à la jambe gauches, mais d'une façon bien mieux caractérisée pour ces derniers. Le froid, faisant exception, est mieux perçu à la cuisse gauche qu'à la cuisse droite. Quand il entra à Lariboisière, la plante des pieds ne sentait plus la résistance, les aspérités du sol; aujourd'hui, cette sensibilité paraît revenue. Alternatives de constipation et de diarrhée; accès d'incontinence d'urine de jour ou de nuit. Depuis quatre ou cinq mois, les désirs vénériens et les érections spontanées ont diminué.

Le traitement par les pilules de belladone, institué il y a un mois par M. Moissenet, explique l'amendement survenu dans quelques-uns de ces symptômes.

L'alcoolisme n'y est pas douteux; mais n'existerait-il pas aussi une des maladies complexes de la moelle, dont nous nous occuperons; et l'ataxie ne serait-elle pas le fait de cette dernière et non de l'intoxication? Les accidents aigus rapportés à la moelle, dont la mémoire infidèle du malade ne peut fixer l'époque précise, porteraient à le croire. Ayant pris cette observation bien avant que nous nous occupions spécialement d'ataxie locomotrice, nous n'osons formuler une opinion personnelle; et la place que nous lui accordons ici se légitime par l'interprétation qu'en a donnée *de visu* le service lui-même. En tout cas, la tendance au recul lorsque le sujet veut avancer, n'appartient guère à la maladie de la moelle. L'un des cas de Marcé présentait le même symptôme.

On rencontre donc, dans l'alcoolisme, les deux formes

d'ataxie que nous connaissons, l'encéphalique et la commune. L'exemple suivant serait la forme intermédiaire, dont nous avons parlé sous le nom de défaut d'équilibration simple, et que nous avons qualifiée aussi, si l'on s'en souvient, d'encéphalique.

OBS. XXXVIII.—Hôpital Saint-Louis, pavillon Gabrielle, n° 17, service de M. Hillairet. Abus d'absinthe, de vermouth, d'eau-de-vie et de bière. Alcoolisme chronique depuis trois ans. Tremblement général. Faiblesse musculaire des bras et de la jambe droite. Sensibilité cutanée et musculaire intacte. Pas d'ataxie proprement dite dans la marche. Pas de maladresse des mains. Cependant, une fois ou deux en dix minutes, il oscille et trébuche soudainement pendant un instant, sans avoir à ce moment ni vertige ni étourdissement. Selon M. Hillairet, ce phénomène était bien plus fréquent il y a un mois.

Dans ces cinq ou six exemples, la maladie est l'alcoolisme, dont l'ataxie est le symptôme exceptionnel. Maintenant, l'abus des liqueurs fortes ne peut-il donner lieu à l'ataxie par un autre procédé, c'est-à-dire en favorisant le développement d'une espèce morbide autre portant sur la moelle ? C'est ce dont nous nous occuperons plus tard.

Intoxication paludéenne.

L'observation ci-dessus, n° 36, laisse à croire que, parmi les accidents névropathiques de la cachexie paludéenne, se trouve l'ataxie locomotrice. Mais les fièvres intermittentes tierces du sujet, après avoir résisté au sulfate de quinine, disparurent toutes seules à son retour en France, six semaines avant le développement des accidents en question. Les nombreux excès d'absinthe et la physionomie même des symptômes nous ont donc porté à rattacher ceux-ci, en adoptant l'opinion de l'auteur, à l'alcoolisme et non à une influence des miasmes paludéens, dont aucune observation, relative à l'ataxie locomotrice, n'existe encore dans la science.

La syphilis, le rhumatisme, comme la goutte, l'herpétisme et la scrofule ont pour caractère de sévir à la fois sur plusieurs points de l'organisme, soit en y déterminant des lésions appréciables, soit en n'y laissant aucune trace à l'autopsie. Nous aurons à nous demander plus tard s'ils agissent comme cause prédisposante ou comme cause déterminante dans l'éclosion de certaines maladies de la moelle ou du système nerveux, comme l'affection signalée par M. Duchenne. En ce moment, nous n'envisageons les manifestations diathésiques sous forme d'ataxie locomotrice, qu'en tant que leur importance ne les élève pas au rang de maladies propres. Nous ne nous arrêtons qu'à la syphilis et au rhumatisme.

Syphilis.

M. Bazin, refusant à la syphilis sa place parmi les diathèses, la range avec les maladies constitutionnelles, qu'il définit des maladies « caractérisées par un ensemble de produits morbides et d'affections très-variées, sévissant indistinctement sur tous les systèmes organiques ». Déjà Virchow avait poursuivi ce qu'il appelle les lésions actives ou primitives de la syphilis, dans la plupart des viscères : le testicule, le foie, le rein, le poumon, le thymus, le cerveau, etc.; en un mot, partout où se rencontre le tissu conjonctif ou ses dérivés. L'altération spécifique, selon le professeur de Berlin, c'est-à-dire l'atrophie et la destruction des éléments normaux, par suite d'un prolifération du tissu interstitiel, n'épargnerait aucun organe, sans en excepter les centres nerveux et ses irradiations.

L'ouvrage de MM. Gros et Lancereaux renferme 270 observations de syphilis intéressant, directement ou indirectement, le système nerveux. Dans ce nombre, 183 l'intéressent directement, dont 85, n'offrant aucune lésion matérielle appréciable, sont regardées comme des névroses. Les symptômes qui leur correspondent sont la paralysie, l'anesthésie, les convulsions épileptiformes, le délire, plusieurs variétés de douleurs , etc.

En présence de cette multiplicité de lésions n'épargnant aucun endroit, et de symptômes affectant toutes les formes, on serait en droit de présumer que, parmi les premières, il en est qui frappent les organes en rapport avec la coordination des mouvements volontaires, et que, parmi les seconds, se trouve l'ataxie locomotrice. Mais il ne suffit pas qu'une chose soit probable pour qu'elle existe ; et nous avons dû chercher dans les observations que le livre ci-dessus nous a épargné la peine de rassembler. Les chapitres : *Paralysies généralisées, Tumeurs intra-crâniennes, Affections intra-rachidiennes, Paraplégies, Névroses syphilitiques*, ont fixé principalement notre attention. Eh bien, sur un total de 270 cas, notre récolte s'est bornée à trois. L'un a été reproduit à propos de l'ataxie cérébelleuse, sous le n° 23. Voici les deux autres, réunis à un quatrième de M. Brown-Séquard. L'autopsie y fait défaut; mais la certitude du diagnostic, confirmée par l'efficacité du traitement spécifique, comble la lacune.

OBS. XXXIX. — Philippe, peintre en bâtiments, âgé de 55 ans. Accidents primitifs et secondaires, il y a deux ans. Fourmillements dans le pied gauche, il y a huit mois. Le malade, ne se sentant plus maître de ses mouvements, fait des zigzags en marchant, les jambes se jetant ou en avant ou sur les côtés. Douleurs ostéocopes. Plus tard, paralysie des membres inférieurs et éruptions de taches cuivrées. (Gros et Lancereaux, *loc. cit.*, obs. 165.)

OBS. XL. — Homme de 44 ans. A 22 ans, chancre et blennorrhagie. Six semaines plus tard, taches cuivrées sur tout le corps. A 32 ans, étourdissements, névralgies nocturnes, vomissements. Pertes de connaissance précédées d'un tremblement général. Ensuite, embarras de la parole. Hémiplégie faciale gauche. Prolapsus de la paupière supérieure du même côté. Diplopie. Mémoire affaiblie. Les muscles ont conservé leur force et leur sensibilité. La station verticale est difficile et chancelante. Le malade a besoin d'être soutenu pour ne pas tomber. Dans la progression, les mouvements sont irréguliers, non coordonnés, en zigzag. Si le malade, debout, vient à fermer les yeux, il perd l'équilibre et s'affaisse. Dans le décubitus dorsal, il peut soulever ses membres inférieurs au-dessus du plan horizontal et les mouvoir en tous sens. Amélioration considérable en six semaines par le calomel à doses réfractées et les pilules de Sédillot. (Hillairet, rapporté par Gros et Lancereaux, obs. n° 163.)

Obs. XLI. — Chancre induré il y a quinze ans. Depuis deux ans, faiblesse de la vue à droite. Diplopie. Douleurs dans les membres et la tête, plus fortes la nuit. Engourdissement et anesthésie incomplète des deux jambes. Difficulté considérable à diriger ses mouvements. Diminution du goût et de l'ouïe. Difficulté d'avaler. État cachectique. Traitement efficace par l'iodure de potassium. (Brown-Séquard, *Medical Times and Gazette*, 21 march, London.)

La description du phénomène qui nous intéresse est très-précise dans deux de ces observations. Dans l'une (n° 23), la forme encéphalique domine, ainsi que le faisait prévoir la lésion diagnostiquée du cervelet. Dans l'autre (n. 39), c'est la forme commune; elle dépend d'un produit morbide déposé quelque part à la partie inférieure de la moelle. Dans les deux autres (n°s 40 et 41), la description est moins nette et la localisation du mal peu facile; il est possible même qu'il s'y agisse de plusieurs produits disséminés, les uns, aux environs de la selle turcique, les autres, auprès de la queue de cheval. Nous reviendrons plus tard sur les difficultés de diagnostic que ces cas comportent, ainsi que sur les relations d'un tout autre genre de la syphilis et de l'ataxie dans certaines maladies propres de la moelle. Contentons-nous de constater à présent que sur 270 cas et plus de syphilis du système nerveux, 4 seulement ont répondu à notre attente.

Rhumatisme.

Malgré les recherches nombreuses entreprises sur la diathèse rhumatismale, et quoique plusieurs de ses manifestations aiguës soient parfaitement connues, elle n'en continue pas moins à rester l'un des points les plus obscurs de la patholo-gie, et à partager d'ailleurs ce fâcheux privilége avec la goutte, l'herpétisme et autres diathèses *sine materia*. La syphilis tout à l'heure, sous la forme de son virus au début, ou de ses dépôts plastiques disséminés plus tard, nous offrait quelque chose de palpable. Le rhumatisme, lui, frappe et ne laisse rien. Son action est vague et mystérieuse. Il atteint, dit-on, les tissus fibreux, c'est-à-dire les articulations, les muscles, les viscères, les enveloppes des nerfs et des centres nerveux qui en renferment. Il existe comme abstraction, et sa description ne peut s'isoler de celle de l'organe sur lequel il sévit. On ne trouve pas d'observations de rhumatisme tout court, mais d'ar-thrite, d'angine, de pleurésie rhumatismales. Les expressions : douleurs, paralysie rhumatismales, sont synonymes de névral-gie, de myalgie ou de myélite. Nous ne saurions donc nous occuper d'ataxie locomotrice à un point de vue général dans cette diathèse, pas plus que dans la goutte ou l'herpétisme.

Notre présente tâche serait de le poursuivre dans les organes. Il n'y en a que trois sortes à considérer : les muscles, les nerfs et les centres nerveux. L'ataxie de cause cérébrale ou céré-belleuse a été étudiée, et les faits y sont trop rares pour que nous ayons pu toucher à l'influence rhumatismale. L'ataxie d'origine médullaire sera bientôt abordée, et là, parmi les myélites chroniques, nous constaterons l'existence d'une ataxie non rhumatismale, mais symptomatique d'une affection de cause rhumatismale. Quant aux nerfs et aux muscles, la nature complexe du phénomène s'oppose à ce qu'il s'y manifeste. Un ou plusieurs muscles ou nerfs seront frappés dans leurs pro-priétés par une influence rhumatismale, nous le voulons bien, mais ce qui se produira sera une sorte de stupeur locale ou autre chose, d'où résultera l'incertitude des mouvements peut-être, mais ce ne sera pas de l'ataxie.

Pourtant nous aurions pu placer ici une observation d'ataxie de cause rhumatismale que nous réservons pour le diagnostic différentiel de l'ataxie progressive. Le peu de stabilité et de certitude des symptômes y éloigne l'esprit d'une affection à siége fixe et le reporte un peu vers une affection des troncs nerveux eux-mêmes (observ. n° 220).

Nous renvoyons donc le lecteur : 1° à notre chapitre sur les myélites, 2° à l'influence du rhumatisme sur la maladie dite de Duchenne, 3° au diagnostic différentiel de cette maladie et du rhumatisme.

CHAPITRE IV.

ATAXIES RÉFLEXES.

Sous le nom de paraplégies réflexes, MM. Rayer, Stanley, Graves, Trousseau, Brown-Séquard, ont désigné les paralysies, jusque-là regardées comme essentielles, qui surviennent à l'occasion d'une affection gastro-intestinale ou des voies génito-urinaires. M. R. Leroy (d'Étiolles) en énumère un nombre considérable rassemblé avec une certaine facilité. L'ataxie locomotrice ne pourrait-elle se produire dans les mêmes circonstances, coïncidant ou non avec l'affaiblissement de la force motrice ? Cette question a été posée sans recevoir de solution. Parmi les quatre observations qui vont suivre, les n°ˢ 42, 43, et surtout 45 en sont des exemples non douteux.

Affections vermineuses.

L'existence de symptômes nerveux dans les affections vermineuses, et en particulier dans le ténia, a été signalée par MM. Mérat, Louis et surtout Legendre. Ce sont des attaques épileptiformes, hystériformes, générales ou partielles, de la diplopie, de l'aliénation, etc. Or, quel mécanisme invoquer? Le sujet se porte admirablement; mais un corps étranger s'agite dans son intestin et en irrite les parois; par une action réflexe de la moelle, les convulsions s'opèrent. La diplopie, l'aliénation pour nous n'échappent pas à la même explication. L'analogie veut que l'ataxie se produise par le même procédé.

Obs. XLII. — Homme de 27 ans, atteint de ténia dont il a expulsé de nombreux débris. Attaques épileptiformes et plus tard hystériformes. Entre autres symptômes nerveux, se trouvent ceux-ci : chatouillement de la peau du petit doigt gauche, s'accompagnant de peu de sûreté des mouvements de cette main. Tendance invincible en marchant à s'incliner sur la gauche. Guérison radicale. (Legendre, *Arch. gén. de méd.*, 1850.)

Obs. XLIII. — Hôpital Lariboisière, salle Saint-Landry, n° 29, service de M. Hérard. Ch..., 46 ans, ébéniste, d'une excellente santé habituelle. Depuis deux mois, il éprouve du prurit à l'anus et de la diarrhée. De lui-même, il nous signale un phénomène singulier qui s'est présenté trois fois ce mois-ci. Il consiste, au dire du malade qui est très-intelligent, en une perte d'équilibre subite, pure et simple, qui dure quelques instants et ne s'accompagne d'aucun trouble momentané de la vue ou de l'ouïe. Pendant quelques secondes, il fait deux ou trois pas de travers en trébuchant et tout est dit. Aucun autre fait pathologique à noter. Pas d'excès alcooliques. Le jour même de son entrée à l'hôpital, il nous montre quelques membranes blanches qu'il a rendues par les selles. Ce sont des segments de *tænia solium*.

Obs. XLIV. — E. B..., enfant de 6 ans. Vers le 10 avril 1862, l'enfant ne pouvait plus marcher avec fermeté ni régularité. Si on l'asseyait sans la tenir par la main, elle tombait ; elle se mordait la langue en parlant. Le 19, elle rend une masse de vers (*trichocephale dispar*) ; le 21, paralysie complète des extrémités. Les 3 et 8 mai, nouvelle déjection de vers. Amélioration de la paralysie ; le 14, elle marche, mais chancelle encore, et parle très-imparfaitement. Le 30, guérison complète. (Gibson, *Lancet*, London, 1862.)

Les deux premiers cas ont trait à la forme encéphalique ; les malades perdaient momentanément la faculté de se maintenir en équilibre, ce qu'il ne faudrait pas confondre avec les vertiges et lipothymies que les individus qui ont des vers présentent quelquefois. Le troisième, assez mal décrit, indique des irrégularités de la station, de la marche et des mouvements de la langue ; Eisenmann y voit de l'ataxie.

Angine scarlatineuse.

A tort ou à raison, les pathologistes ont compris dans la classe des paralysies réflexes celles qui succèdent à la fièvre typhoïde, aux fièvres éruptives, à la diphthérite, etc. Sur une vingtaine d'observations, nous avons trouvé la suivante :

Obs. XLV. — J. H..., 40 ans. Scarlatine il y a trois mois, accompagnée d'une angine très-suspecte. Ne s'est jamais remis depuis. Six semaines après, engourdissement dans le bout des doigts qui s'étend et amène une diminution de la force. Un mois plus tard, catarrhe aigu; à sa suite, il cessa de faire de grandes courses. Faiblesse de la vessie et du rectum; engourdissement des membres inférieurs. Actuellement, 18 septembre 1862, il ne peut lever le pied et le reposer, ce qui rend la démarche irrégulière et quelque peu vacillante. Il y a jet en dehors (*throwing out*) presque spasmodique du pied. Anesthésie incomplète de la plante des pieds. En étendant la main et l'avant-bras, les doigts s'écartent avec exagération, et il y a constamment un tortillement des mains qui ressemble beaucoup à la chorée. Dysphagie. Le 16, les forces reviennent, la démarche est moins chancelante. Peu à peu la guérison s'est faite; les doigts obéissent bien à la volonté; la marche est ferme et sûre. (Headlaw Greenhow, 1862, *Lancet*, p. 590.)

Ce chapitre, bien que très-court, n'en démontre pas moins trois faits du plus haut intérêt, savoir : 1° l'existence d'ataxies locomotrices réflexes; 2° l'existence de l'ataxie locomotrice dans les maladies vermineuses; 3° son existence après une angine scarlatineuse ou diphthéritique.

CHAPITRE V.

ATAXIE DANS LES NÉVROSES.

Parmi les névroses sont l'épilepsie, l'hystérie, l'hypochondrie, la chorée, etc. On sait que la première se compose de
grandes attaques convulsives, de petites attaques ou vertiges,
et enfin d'attaques insolites sur lesquelles M. Trousseau a
insisté, et qui ne s'accompagnent pas de perte de connaissance
aussi nécessairement qu'on le croit généralement. Ne serait-il
pas naturel de concevoir l'une de ces dernières formes sous
l'aspect de troubles ataxiques portant sur l'équilibration seule
ou sur les mouvements des membres supérieurs ou inférieurs,
et indépendants de tout vertige ou étourdissement?

Ne serait-il pas plus simple de voir dans l'observation n° 217,
de M. Duguet, une épilepsie avec ataxie locomotrice, que d'accepter l'interprétation de l'auteur?

Dans la chorée, il y a évidemment défaut de coordination des
mouvements; M. Bouillaud l'a dit; mais il n'y a pas d'ataxie
comparable à ce qu'on observe dans les affections du cervelet
et à ce que nous décrirons dans l'ataxie locomotrice progressive.
Si on lit avec attention l'observation de la femme Gruyère, dans
l'*Anatomie pathologique* de M. Cruveilhier, où il est question
de chorée, on voit qu'il ne s'agit que d'ataxie musculaire; l'autopsie d'ailleurs infirmait la chorée.

L'hypochondrie, dans sa forme névropathique, se rapproche
tellement du nervosisme, c'est-à-dire de l'espèce protéiforme de
l'hystérie, que nous en reléguons les observations dans les
pages suivantes. Quant à une certaine observation insérée dans
les *Annales médico-psychologiques*, 1843, t. II, p. 151, et
dans laquelle nous ne savons plus quel auteur a vu un exemple
d'ataxie dans l'hypochondrie, nous l'avons lue, et ce n'en est
certainement pas.

Hystérie.

S'il est une maladie dans laquelle il soit permis de pressentir l'existence de troubles ataxiques, sous les formes encéphalique et commune tour à tour, certes c'est l'hystérie, où se donnent rendez-vous les phénomènes les plus bizarres, les plus divers. Telle a été notre pensée et celle de bien d'autres praticiens.

Et pourtant, après avoir feuilleté les recueils sur cette matière, de Pomme, Landouzy, R. Leroy (d'Étiolles) et Briquet, le résultat n'a pas répondu à notre attente. Est-ce parce que ce phénomène était ignoré il y a quelques années et que les auteurs sont enclins à négliger ce qu'ils ne connaissent pas? Sans plus de succès, nous avons parcouru le service des hystériques de M. Moreau, à la Salpêtrière. Certainement les livres et la pratique sont riches en troubles insolites de la motilité coïncidant avec l'intégrité ou l'affaiblissement médiocre de la puissance musculaire, tels que mouvements choréiformes, tremblement à grandes oscillations, convulsions partielles, étranges, survenant lorsque le malade touche la terre, marche ou ramasse un objet. Mais tout cela, bien que produisant l'incertitude et l'irrégularité de la marche et des mouvements, n'est pas de l'ataxie locomotrice dans l'acception que lui accordent les autorités médicales. Nous ne regardons pas non plus comme tels les désordres vagues et passagers d'équilibration ou de préhension qui apparaissent dans la forme vaporeuse, ou qui succèdent immédiatement aux attaques convulsives. Pour se servir du mot *ataxie*, il faut que l'impulsion irrésistible soit nettement caractérisée, que le trouble d'équilibration ne dépende pas d'un autre phénomène, ou que le défaut de coordination soit primitif dans de certaines limites.

Les observations suivantes que nous allons reproduire sommairement, selon la règle que nous nous sommes imposée, répondent, je crois, à cette obligation. Elles se partagent en trois groupes.

Obs. XLVI. — V... (Marie), 13 ans, est sujette, depuis l'âge de huit ans, à des douleurs intercostales. L'année dernière et cette année, syncopes sans mouvements convulsifs. Il y a trois ans, sorte de contracture des genoux pendant un mois, qui l'obligea à rester sur une chaise tout ce temps. « Il y a trois mois qu'elle éprouve des accidents particuliers dans la coordination des mouvements volontaires des membres inférieurs. Le matin, en se levant, elle n'a pu marcher, et le mouvement est revenu cinq minutes après; et depuis lors, chez elle ou dans la rue, pareil accident s'est reproduit. Il lui est arrivé quelquefois de vouloir s'arrêter et d'être entraînée en avant par une force invincible pendant cinq ou six pas. Ces phénomènes ne se sont accompagnés ni d'anesthésie, ni d'engourdissement, ni de contractures. » Le 29 avril 1859, il y a une paraplégie incomplète des mouvements. Le 6 mai, au moment où on la cautérise avec le fer rouge, elle se lève et court à l'autre extrémité de la salle. La guérison se confirme le lendemain. Le 24 août, aucun accident n'était revenu. (Bouchut, *Nervosisme*, obs. n° 22.)

Obs. XLVII. — H. A..., Arménien, âgé de 29 ans. Anémie. Dyspepsie. Photopsie et affaiblissement de la vue. Exaltation des autres sens. Hyperesthésie cutanée. Faiblesse musculaire. Les quatre membres sont le siège d'un tremblement, ou mieux d'une vibration continue qu'il ne peut maîtriser. « S'il veut écrire, la plume s'échappe brusquement de ses doigts. Il y a des heures dans la journée où les muscles semblent soustraits à l'influence de la volonté; ainsi, que le malade veuille exécuter un mouvement de progression en avant, au lieu d'avancer il recule, et cela malgré tous ses efforts. Il lui semble qu'une force invincible le pousse en arrière. » Aucun trouble intellectuel. Guérison par les voyages, le fer, etc.; mais fréquentes rechutes. (Bouchut, *loc. cit.*, obs. n° 28.)

Que voit-on dans ces deux cas? Dans le premier, une impulsion irrésistible à avancer, dans le second, à reculer, phénomène décrit dans la série de nos ataxies cérébelleuses, et semblable à ceux que MM. Bouillaud et Flourens ont obtenus sur leurs animaux, autrement dit la forme encéphalique.

Obs. XLVIII. — M..., percepteur, célibataire, menant une vie très-sédentaire. Surexcitabilité nerveuse sans chlorose ; hyperesthésie générale, particulièrement de l'odorat. Palpitations, vertiges, syncopes fréquentes. « Le 20 mai, la marche et la station verticale sont tout à fait impossibles, et la station assise n'est supportée qu'à la condition d'avoir la tête appuyée contre un obstacle fixe. » Ces accidents sont d'abord attribués à une affection de la moelle épinière. Cependant, étendu sur le dos, il exécute tous les mouvements, et n'a ni engourdissement, ni paralysie. Traitement pendant trois mois par l'hydrothérapie. Guérison complète. (Gillebert d'Hercourt, *Revue médicale*, 1853.)

OBS. XLIX. — Paralysie du bras et de la jambe gauche consécutive à l'hystérie chez une jeune religieuse. « La main, en écrivant, agit en sens inverse des mouvements que la malade veut lui imprimer. » (Landouzy, *Traité de l'hystérie*, obs. n° 289.)

OBS. L. — Femme de 40 ans, hystérique. En juin 1858, perte subite de connaissance, suivie d'une demi-paralysie des extrémités inférieures, à la suite de laquelle, trois mois après, la marche demeura incertaine. Intelligence très nette. Douleurs s'irradiant des lombes, et anesthésie cutanée des membres inférieurs. L'ataxie s'y caractérise davantage. Amélioration par la galvanisation. (Sellier, thèse de Strasbourg, 1860.)

M. Bouchut dit, à propos de l'observation n° 47, avoir vu d'autres faits du même genre, entre autres « un monsieur qui était obligé en marchant de s'appuyer sur les murailles ». Ces trois ou quatre cas se rapportent au genre de désordres locomoteurs de la maladie signalée par M. Duchenne. Le jeu combiné des muscles en vue de l'acte d'écrire, de la station et de la marche y est troublé.

Paralysie du sentiment d'activité musculaire. — Le troisième groupe d'observations, grossi de quelques cas étrangers à l'hystérie, se rattache à la discussion animée, soutenue, en 1858, entre deux savants également compétents en matière d'affection paralytique. L'un, M. Duchenne, venait de publier dans les *Archives* son célèbre mémoire sur l'ataxie locomotrice progressive ; l'autre, M. Landry, fit une réclamation de priorité basée sur ce que, deux années auparavant, il aurait signalé cette même maladie sous le nom de *paralysie du sens d'activité musculaire.* Débat bien inutile puisque tous deux avaient été devancés en Angleterre et en Allemagne.

Comme il est indispensable que nous nous expliquions sur ce point, et que la deuxième partie de ce travail ne nous en fournirait pas l'occasion, nous allons examiner tout de suite cette opinion de M. Landry, partagée encore par un certain nombre de médecins. D'ailleurs, la place que nous donnons à cette étude est en quelque sorte forcée. Dans l'état actuel de la science, la paralysie essentielle de la sensibilité musculaire semble appartenir à l'histoire de l'hystérie et des maladies qui la côtoient, comme l'hypochondrie ou la chlorose.

La conséquence de la réclamation de priorité de M. Landry est celle-ci : l'ataxie locomotrice est l'expression immédiate de l'anesthésie musculaire. Nous aborderons plus tard cette question si controversée de la sensibilité des muscles et des diverses formes qu'elle affecte aux yeux du physiologiste et du clinicien. Pour le moment supposons-la démontrée et voyons, à l'aide de faits, si les troubles de myotilité qu'elle détermine sont bien de l'ataxie locomotrice. Rappelons auparavant que le sens de la contraction a pour propriété singulière de pouvoir être remplacé par la vue. Par conséquent nous n'avons à prendre en considération, dans les observations ci-après, que l'état des mouvements non redressés par la vue, c'est-à-dire pendant l'occlusion des yeux ou dans l'obscurité.

Les observations de l'auteur du travail intitulé : *Paralysie du sentiment d'activité musculaire,* et inséré dans le *Moniteur des hôpitaux* de 1858, se composent : 1° de trois cas complexes dans lesquels sont réunis tous les signes de la maladie décrite par son adversaire, et qui seront reproduits en leur lieu et place ; 2° de cinq cas de la paralysie ci-dessus passablement dégagés de complications parallèles. Nous en donnons une analyse sommaire, en les faisant suivre d'autres cas empruntés à Yellowy, Ch. Bell, MM. Briquet et Duchenne.

Je résume les points à résoudre : L'anesthésie musculaire est-elle assez bien isolée pour qu'on ne puisse attribuer qu'à elle le trouble des mouvements, les yeux fermés ? Ces mouvements, les yeux fermés, sont-ils de l'ataxie ?

Obs. LI. — J. S..., 58 ans. Ayant laissé sa fenêtre ouverte pendant la nuit, il se réveille les pieds engourdis, mais non douloureux, et conservant le mouvement. Bientôt les mains s'affectent de même. Voici ce qu'on constate : L'anesthésie cutanée au tact, à la douleur, à l'électricité et à la température est absolue jusqu'au coude. Si l'on comprime le nerf cubital au niveau du coude, la sensation accoutumée ne s'étend qu'à la moitié supérieure de l'avant-bras. Une lancette, plongée dans la pulpe du pouce jusqu'à l'os, ne produit aucune douleur. Anesthésie semblable des pieds. L'auteur conclut à une insensibilité s'étendant jusqu'au muscle. Le mouvement est à l'état normal; et, cependant, le malade laisse tomber tous les objets, dès que son attention est détournée. Il lève très-bien une chaise, mais ne peut s'enlever du sol à l'aide des bras. (Yellowy, *London medic. chir. Transactions*, 1812.)

Obs. LII. — L..., âgée de 40 ans. Insensibilité complète des pieds et des mains depuis deux ans. Mouvements normaux; mais, en détournant les yeux, elle laisse tomber les objets qu'elle tient solidement en y regardant, etc. L'auteur rattache le phénomène à l'impossibilité de régulariser le degré de la contraction musculaire. (Yellowy, *loc. cit.*)

Obs. LIII. — Une mère perd la sensibilité d'un côté du corps, et la puissance musculaire de l'autre. Aussi longtemps qu'elle regardait son enfant, elle pouvait le présenter à son sein du bras qui avait conservé la puissance musculaire; mais, si les objets environnants venaient à distraire son attention de la position de son bras, les muscles fléchisseurs de ce dernier se relâchaient peu à peu, et l'enfant courait le risque de tomber. (Sir Ch. Bell, *The Hand, its mechanism, and vital endowments*, 5e édition, 1852, ch. IX.)

Obs. LIV. — Insensibilité de tout le corps chez un instituteur allemand. Muscles soumis à l'empire de la volonté, à la condition qu'il s'assure, par ses propres yeux, de leurs mouvements. Il marchait assez facilement ; cependant il lui semblait qu'il ne se servait pas de ses propres jambes. (Landry, *Monit. des hôpit.*, 1858, p. 1184.)

Obs. LV. — Paraplégie ne survenant que dans l'obscurité, chez une femme dont les membres inférieurs étaient complétement insensibles. Elle ne peut se relever de sa chaise, lorsqu'elle est surprise par la nuit. Elle

ne meut ses membres inférieurs qu'à la condition de les regarder. Cependant elle marche bien le jour et longtemps sans se fatiguer. (Duchenne,
Électrisation localisée, obs. n° 97.)

Obs. LVI. — Cœline, âgée de 19 ans. Hystérique. Anesthésie cutanée, dans tout le côté gauche. « Absence de conscience des mouvements
de ses doigts, qu'on peut fléchir ou étendre à son insu. Défaut d'appréciation du poids et de la consistance. Conservation de la force musculaire. »
(Landry, *loc. cit.*, p. 1184.)

Obs. LVII. — Homme de 40 ans. Douleurs dans les membres et le
dos, et hyperesthésie cutanée partielle, remplacée, depuis plusieurs mois,
par une anesthésie complète du membre supérieur droit, et incomplète du
membre supérieur gauche et des pieds. La force musculaire conservée
est égale des deux côtés. Du bras droit il ne distingue pas les corps lourds
des corps légers; il ne s'en sert qu'en le regardant. S'il a les yeux fermés
et qu'on lui ordonne un mouvement, il s'imagine obéir et laisse son bras
immobile. (Duchenne, *loc. cit.*, obs. n° 96.)

Obs. LVIII. — P... (Désirée), 18 ans. Hystérie convulsive dont la
première attaque remonte à l'âge de onze ans. Chlorose et dysménorrhée
à treize ans. Au milieu d'accidents variés, « elle remarqua, il y a quelques
mois, qu'il fallait qu'elle fixât les yeux sur ses membres en mouvement, et
qu'aussitôt qu'elle les perdait de vue, ces mouvements ne pouvaient plus
s'exécuter. » Anesthésie complète des muqueuses, de la peau et des muscles. La pression de ceux-ci, le déplacement des membres ne sont nullement sentis. Les bras tombent inertes le long du corps lorsque la malade
ne les voit pas. Elle ne marche qu'en tremblant et en regardant à ses
pieds. Pendant quatre ans et demi, cet état s'est amélioré, a récidivé
à plusieurs reprises, et finalement était à peu près de même lorsqu'on la
perdit de vue. (Briquet, *Traité de l'hystérie*, obs. n° 50.)

Obs. LIX. — B... (Julienne), 21 ans. A neuf ans et demi, attaques
d'hystérie qui depuis se sont renouvelées tous les trois mois environ.
A treize ans, chlorose. A dix-sept, affection nerveuse complexe qui a duré
hnit mois et a été remplacée par des vomissements pendant huit autres
mois. Depuis six mois, retour de troubles nerveux variés, parmi lesquels
nous citerons : la céphalalgie, l'épigastralgie, la dyspepsie, la dysurie,
l'anesthésie complète de la peau, des muqueuses accessibles à l'examen,
des os et des muscles. « Ceux-ci ne sentent pas la pression, il faut les
comprimer fortement contre les os pour que la malade distingue quelque
chose. Les mouvements qu'on imprime aux membres ne sont nullement
perçus et la malade n'en a pas conscience, si la vue n'intervient
pas. Les muscles des membres supérieurs sont notablement affaiblis;

néanmoins la malade travaille assez bien à la couture ; elle meut les doigts et les mains, mais si l'on empêche l'intervention de la vue, il n'y a plus de mouvement possible ; quels que soient les efforts de la volonté, l'immobilité est complète. Les membres inférieurs sont encore plus affaiblis ; la malade peut, au lit, exécuter quelques mouvements d'ensemble, mais elle ne peut remuer les orteils ; et quand elle est sur les jambes, celles-ci fléchissent tout de suite, et il y aurait infailliblement une chute. Aussi ne quitte-t-elle pas le lit. » Exeat dans le même état. (Briquet, *loc. cit.*, obs. n° 45.)

OBS. LX. — M. Duchenne a vu, avec M. Géry, un malade dont la main droite avait perdu la sensibilité tactile, et la gauche la sensibilité à la douleur. Sensibilité musculaire éteinte à droite. « Eh bien, malgré cela, tous les mouvements de sa main et de ses doigts étaient parfaitement normaux et étaient exécutés sagement et sans aucune brusquerie quand on ne l'empêchait pas de voir. » (Duchenne, *loc. cit.*, obs. n° 53.)

OBS. LXI. — Madame D... est prise, à l'âge de 50 ans, d'une attaque de nerfs, de chloro-anémie et d'engourdissement des quatre extrémités. Quelque temps après, on constate les faits suivants : Sensibilité cutanée et électro-musculaire perdue aux quatre membres. Notion des mouvements artificiels perdue. Force musculaire intacte. « Quand elle ne voit pas ses pieds, ses jambes, ses mains, elle les meut bien, mais ne perçoit pas la contraction musculaire ; alors elle ne peut se tenir debout et marcher, et elle laisse tomber ce qu'elle tient à la main. Si, au contraire, elle s'aide de la vue, elle remplit assez bien ces fonctions sans faire aucun mouvement désordonné. » (Duchenne, *Archives de méd.*, 1859, *Mémoire sur l'ataxie*, obs. n° 13.)

OBS. LXII. — Angélique, 46 ans, actuellement dans un état profondément cachectique, est sujette à des accidents hystériques depuis près de vingt ans. Elle s'aperçut, en 1849, que la main gauche s'affaiblissait et s'engourdissait. Exécution facile, mais sans mesure ni précision, de tous les mouvements. Elle n'apprécie ni leur étendue, ni leur énergie, ni leur pesanteur. Analgésie légère en divers points du corps. Vue très-affaiblie. (Landry, *loc. cit.*, obs. n° 5.)

OBS. LXIII. — Alphonse, âgé de 44 ans. Excès vénériens, privations, chagrins. Engourdissement des pieds en 1850, des cuisses et des mains en 1851. Six mois après, on constate que l'équilibre est incertain, que les mouvements des membres inférieurs sont brusques, inégaux, sans mesure, et que la main écrit mal. « Quand il regarde ses pieds, il les place assez facilement où il veut ; quand il les perd de vue, il ne sait où il les pose et ne peut mesurer leurs mouvements. » La sensibilité des muscles à l'électricité est conservée, et cependant il n'apprécie pas les contractions provoquées par elle. Les notions d'attitude et de pesanteur sont amoindries. Troubles divers de la sensibilité cutanée; ni rachialgie, ni autres douleurs, ni troubles oculaires. (Landry, *loc. cit.*, obs. n° 4.)

Si j'ai reproduit sommairement les deux premières observations, c'est qu'elles sont généralement ignorées et très-antérieures à celles de Ch. Bell, qu'on cite partout, et que l'auteur y attribue le phénomène à l'insensibilité des muscles et à la perte de la faculté de diriger leurs contractions. L'impossibilité de tenir les objets sans les regarder peut aussi bien y être rapportée à l'anesthésie des téguments. En tous cas, le texte assez détaillé démontre l'absence d'ataxie locomotrice.

Les mêmes réflexions s'adressent à l'observation de Ch. Bell. Le mot anesthésie, non suivi d'épithète, a toujours voulu dire insensibilité de la peau. Le relâchement des muscles y est décrit, mais non l'ataxie.

Dans les observations 54 et 55, le mot insensibilité est jeté sans spécification, et s'adresse probablement aux téguments. D'ailleurs la brusquerie, l'incertitude des mouvements, le défaut d'équilibration n'y sont pas indiqués, mais seulement l'inaptitude des malades à exécuter certains actes sans le secours de la vue.

Dans l'observation 56, la paralysie du sentiment d'activité musculaire est cette fois établie; mais d'irrégularité des mouvements, il n'en est pas fait la moindre mention.

Dans l'observation 57, il y a tout à la fois anesthésie cutanée et impossibilité de distinguer les corps lourds ou légers; mais d'ataxie point.

Les observations 58 et 59 sont détaillées et écrites de la main d'un maître. L'anesthésie musculaire y est admirablement mise en relief à côté de l'anesthésie cutanée. Les mouvements ne s'exécutaient pas, il y avait immobilité quand les yeux se fermaient. Rien n'y manque, sauf l'ataxie.

Dans les observations 60 et 61, M. Duchenne précise que les

mouvements sont faciles et non désordonnés, avec le secours de la vue, mais néglige de dire ce qu'ils deviennent lorsque cette intervention cesse.

M. Landry, directement intéressé au problème, commet la même faute. Voici toute sa phrase dans l'observation 62 : « Exécution des mouvements facile, mais sans précision ni mesure. » Dans quelles conditions ? Cela était nécessaire à dire, puisque la vue neutralise les effets de la perte du sentiment d'activité musculaire.

Dans l'observation suivante, n° 63, l'ataxie se trouve enfin décrite avec soin, quand les yeux sont ouverts ; mais la phrase est vague pour ce qui a lieu quand la vue n'intervient plus. D'ailleurs la conservation de la sensibilité des muscles à l'électricité permet un doute sur la perte de la sensibilité musculaire. Nous ne nions pas l'exagération de l'ataxie par l'occlusion des yeux ; toutes les ataxies locomotrices s'accroissent dans ces conditions ; mais nous disons que ces deux observations ne prouvent pas l'identité de l'ataxie et des désordres produits par la perte du sens musculaire.

Il résulte de cette analyse que ces treize observations se répartissent ainsi : cinq ne prouvent pas l'existence de l'anesthésie musculaire, et constatent simplement l'inaptitude du malade à se mouvoir sans le secours de la vue. Six établissent la coïncidence de l'anesthésie cutanée et musculaire et ne font aucune mention de troubles ataxiques. Deux enfin constatent la présence de l'ataxie locomotrice, mais l'une d'elles ne dit pas ce que sont les mouvements sans le secours de la vue, et l'autre ne démontre pas que l'exagération habituelle de ces phénomènes par l'occlusion des yeux soit liée aux troubles de la sensibilité musculaire. Donc aucune de ces observations ne prouve que l'abolition du sentiment d'activité et de la sensibilité musculaire produise de l'ataxie locomotrice. Elles se bornent en général à dire que cette abolition entraîne une inertie absolue du membre, une absence de mouvement.

Résumons-nous sur l'hystérie. L'absence d'ataxie dans les paralysies du sens musculaire, si communes dans cette névrose, diminue considérablement les probabilités que nous avions entrevues. Sur ces 13 derniers cas, il en est au moins 5 qui appartiennent à la forme convulsive, et 2 à la forme vaporeuse, ce qui fait 7, sur lesquels l'ataxie n'est mentionnée que deux fois. Ces 2 cas réunis aux 5 que nous avons donnés auparavant, c'est-à-dire 7 cas, voilà notre récolte pour l'hystérie. A quoi est due cette rareté? Serait-ce que la production de l'ataxie exige la présence d'une lésion matérielle, lésion à laquelle se refuse l'idée de névrose?...., L'existence confirmée d'ataxies d'ordre réflexe s'opposerait à cette supposition.

CHAPITRE VI.

ATAXIE DANS LES AFFECTIONS DE LA MOELLE ÉPINIÈRE.

ARTICLE PREMIER.

Jusqu'ici l'ataxie locomotrice s'est présentée à nous sous deux ou trois formes différentes, et toujours à titre de symptôme exceptionnel ou mal caractérisé, et nous n'avons pas eu une seule fois à nous arrêter pour examiner si l'un des états morbides correspondants méritait d'être élevé au rang d'espèce nouvelle. Dans ce chapitre il en sera autrement. Nous y rencontrerons une forme constante, celle que par anticipation nous avons appelée commune, et nous nous y trouverons en présence des observations que M. Duchenne a données pour type de sa maladie. Notre tâche devient donc délicate.

Les maladies limitées aux méninges ne nous arrêteront pas. Dans aucun cas il n'y est fait mention de troubles de locomotion se rapprochant de l'ataxie. Assez souvent, il est vrai, l'injection de la pie-mère et de l'arachnoïde a coïncidé avec la présence de ce symptôme, mais d'autres lésions sous-jacentes en rendaient parfaitement compte.

Les maladies aiguës de la substance même de la moelle ne rentrent pas dans notre programme. Disons seulement quelques mots de la congestion qui y apparaît isolément à l'état aigu, ou se montre dans le cours des affections chroniques de cet organe.

Congestion médullaire.

D'une manière générale, la congestion est le plus commun

des phénomènes de la pathologie, et l'agent, à la moelle comme ailleurs, d'un grand nombre de *processus* morbides.

Ollivier (d'Angers) n'a constaté anatomiquement à la moelle que l'engorgement des plexus veineux intra-rachidiens, la congestion apoplectiforme et la congestion méningée. Quant à la congestion de la substance médullaire proprement dite, blanche ou grise, il ne l'a jamais vue, ce qui est singulier. Faut-il croire à un privilége de cet organe? On sait qu'il est renfermé dans un étui fibro-vasculaire très-élastique, à ce point qu'au moindre débridement de la pie-mère, la pulpe nerveuse se précipite entre les lèvres et fait hernie. Cette élasticité n'a-t-elle pas pour résultat, aussitôt après la mort, d'expulser le sang contenu dans les vaisseaux capillaires, et dès lors d'effacer les traces déjà si fugaces de l'hypérémie?

L'analogie, d'une part, la vascularité de cet organe et l'activité de ses fonctions qui répondent à tous les actes de la vie végétative, d'autre part, nous portent au contraire à admettre la fréquence de sa congestion.

Chez ce malade de Hutin qui était pris de paralysie chaque fois qu'il se livrait à des efforts de défécation, il est probable que le sang refluait des plexus veineux intra-rachidiens dans la substance médullaire, les dimensions du canal rachidien et du canal de la dure-mère ne permettant pas à ces veines distendues d'exercer à la surface de la moelle une compression assez forte pour produire ce symptôme.

Un de mes clients, dans les mêmes conditions, est pris d'accidents analogues, palpitations, lipothymies, etc. La tendance aux syncopes persiste de plusieurs heures à un jour ou deux. Si le sang se bornait à remplir les plexus veineux, ces phénomènes se dissiperaient par un prompt retour de ceux-ci à leur volume normal; mais la prolongation des accidents prouve que la congestion asthénique a porté sur la substance médullaire elle-même.

Les individus atteints d'affection du centre spinal ont des troubles de myotilité et de sensibilité plus prononcés après être restés longtemps dans le décubitus dorsal, et voient ces désordres diminuer le matin, après s'être levés et avoir pris de l'exercice. N'est-ce pas une preuve que, pendant la nuit, le sang s'est accumulé, par hypostase, non dans les plexus veineux seulement, mais aussi dans les vaisseaux propres du tissu nerveux? Les crampes des mollets auxquelles certaines personnes sont sujettes la nuit et qui se dissipent par la station verticale sont du même ordre.

Gull montre des maladies de cet organe amenées subitement par un refroidissement brusque, par l'acte de lever un lourd fardeau. Est-il possible d'expliquer leur mécanisme autrement que par une congestion initiale? Pourquoi la moelle ne serait-elle pas affectée sthéniquement et asthéniquement, comme tous les autres viscères, dans les maladies du cœur, du poumon, dans les pyrexies? Un malade de M. Gubler, décédé dans le cours d'une variole confluente, avait la substance grise très-congestionnée. Si la science est pauvre en faits de ce genre, c'est que l'ouverture du rachis est une tâche pénible à laquelle on ne se décide que dans une nécessité absolue.

Dans la maladie qui fera l'objet de notre seconde partie, on découvre à l'œil nu, et encore mieux au microscope, des indices de poussées congestives intermittentes qui expliquent, de même que dans le ramollissement cérébral, la progression successive de la maladie. Dans les états morbides précédemment examinés, l'ataxie locomotrice, lorsqu'elle avait pour origine la moelle, n'a pu s'y produire que par deux mécanismes, ou par une sorte d'intoxication directe des éléments nerveux qui modifie leurs propriétés, ou par une action réflexe sur les capillaires dont le resserrement, suivi de dilatation, équivaut à une congestion qui a plus ou moins de durée. L'observation, n° 35, d'ataxie dans un cas de *delirium tremens* a été donnée par M. Bourdon comme un exemple de congestion.

Sans aller donc jusqu'à affirmer, comme les auteurs du *Compendium*, que la moelle épinière est plus disposée que tout autre organe à devenir le siége de congestions sanguines, nous croyons qu'elles y sont fréquentes et qu'elles jouent le rôle d'intermédiaire obligé dans le développement et l'évolution des affections chroniques de la moelle en général.

Ajoutons que rechercher les cas où elles se révèlent sous forme d'ataxie locomotrice, c'est parcourir, ainsi que nous le faisons, les nombreux états morbides dont la congestion est une des manifestations.

Avant d'aborder celles des maladies médullaires que l'on appelait il y a quelques années myélites chroniques, et que l'on ne sait plus comment désigner aujourd'hui, débarrassons-nous d'abord des mieux connues.

Apoplexie de la moelle.

Elle est une affection aiguë à son début et chronique lorsque le sang épanché s'est résorbé, et a laissé une trame celluleuse plus ou moins perméable à l'influx nerveux. Nous n'osons affirmer que, dans l'observation suivante où ces conditions existaient probablement, il faille voir de l'ataxie locomotrice.

Obs. LXIV. — Quinze ans auparavant, paralysie subite des mouvements et de la sensibilité dans la moitié inférieure du corps avec conservation de l'intelligence. Amélioration progressive du mouvement ; diagnostic rétrospectif : apoplexie de la moelle. Actuellement « il marche mal dans l'obscurité, et ne peut se tenir avec sûreté les yeux fermés. » (Brown-Séquard, *Medical Times and Gazette*, 1863.)

Tumeurs, etc., de la moelle.

Les fractures anciennes, les maladies des vertèbres, les tumeurs fibreuses, cancéreuses, vasculaires, implantées sur les os, la dure-mère ou la pie-mère, ou plongées dans le tissu

même de la moelle, les tubercules et hydatides, donnent lieu
à des symptômes variés qui souvent simulent la myélite chronique. Ces symptômes sont dus à une interruption complète
ou incomplète de la continuité de la moelle, ou à la compression exercée sur l'une de ses faces, antérieure, postérieure ou
latérale.

L'ataxie est-elle au nombre de ces symptômes? Nous avons
parcouru un nombre d'observations assez considérable pour
être édifié. Le traité d'Ollivier, les cliniques de M. Brown-
Séquard, le mémoire sur les paraplégies de Gull, les *Bulletins de la Société anatomique* renferment d'abondants matériaux.

Nulle part il n'est fait mention d'une incertitude de la
marche, d'une difficulté de progression s'accroissant dans
l'obscurité, de mouvements désordonnés, etc., que la désorganisation circonscrite du tissu ou la compression porte sur les
cordons antérieurs, sur les latéraux ou sur les postérieurs. Certainement que beaucoup de ces cas, rédigés avant que l'ataxie
fût connue, ne satisfont pas pleinement; mais leur silence
unanime et les observations plus récentes n'en gardent pas
moins leur éloquence. Toutefois M. Brown-Séquard s'exprime
ainsi (*Paralysies of lower extremities*, pag. 94, Philadelphia, 1861) : « Un symptôme très-intéressant, c'est-à-dire la
perte du pouvoir de diriger les mouvements des membres
inférieurs, peut s'observer dans le cas d'une tumeur comprenant l'extrémité inférieure de l'axe spinal à sa face postérieure.
J'ai actuellement un cas de ce genre dans ma pratique. » Mais
les détails qui suivent cette citation montrent que ce symptôme
n'est pas de l'ataxie, comme certaines personnes le jugeraient
à priori, mais bien la paralysie de la conscience musculaire de
M. Duchenne.

Dans l'observation n° 111, l'ataxie locomotrice est très-
caractérisée ; et l'on trouva sur le cadavre huit ou dix

petites masses probablement tuberculeuses disséminées dans les cordons postérieurs. La maladie remontait à deux ans, les signes de la tuberculisation pulmonaire à dix ans ; et l'autopsie a été faite bien rapidement, car le récit se borne là. En opposant ce fait à cent autres contraires, nous sommes donc fondé à croire qu'à côté de cette lésion, il en existait une autre plus importante qu'on n'a pas vue.

Conclusion : les tumeurs intra-rachidiennes, s'il faut en croire les documents que nous possédons, ne donnent lieu à aucun phénomène d'ataxie locomotrice, quelle que soit la portion de moelle qu'elles atteignent. Nous en disons autant des blessures de cet organe qui agissent par un procédé analogue.

L'atrophie de la moelle est congénitale, sénile, consécutive à une inaction prolongée des membres correspondants. Elle s'étend à toute l'épaisseur de la moelle, au renflement lombaire par exemple, ou se limite à certaines de ses parties.

L'hypertrophie est aussi quelquefois congénitale. Mais, à part ces quelques cas, l'histoire de l'atrophie, de l'hypertrophie et de l'induration se rattache aux formes anatomiques, de plus en plus nombreuses, sous lesquelles se présente ce qu'on désignait, il y a dix ans, sous le nom de *myélites chroniques*.

ARTICLE II.

AFFECTIONS RÉPUTÉES MYÉLITES CHRONIQUES.

Arrivons donc à cet être complexe autour duquel se groupent, en France, comme peut-être autour du *tabes dorsalis* en Allemagne, toutes les affections chroniques indéterminées de la moelle.

« L'histoire de la myélite, disent les auteurs du *Compendium*, se confond à chaque instant dans les écrits même les plus modernes avec celle de plusieurs autres altérations de la moelle; en sorte qu'il faut chercher dans les observations particulières les faits qui appartiennent réellement à la myélite et ceux qui y sont étrangers. » C'est ce que nous avons essayé pour la myélite chronique, mais sans résultat satisfaisant.

Que nous a appris, par exemple, l'anatomie pathologique? Sous cette dénomination, Ollivier (d'Angers) range neuf observations avec autopsie qui se répartissent ainsi : ramollissement, trois fois; tissu normal remplacé par une trame celluleuse, deux fois; tissu normal entièrement disparu, une fois; hypertrophie, trois fois, dont une combinée à de l'induration; induration isolée, une fois. Plus loin, sous le titre d'hypertrophie spontanée, il donne une hypertrophie avec ramollissement et deux hypertrophies prétendues de la substance grise. Abercrombie ne cite qu'une observation neuve de myélite chronique, c'est du ramollissement. Hutin donne trois cas d'atrophie, et incline à y voir les phases avancées d'une phlegmasie, l'une même le démontre sans réplique. M. Cruveilhier, très-réservé sur les dénominations, donne sept observations qui peuvent se rapporter à la myélite chronique. Il s'y agit d'une dégénérescence grise, gélatiniforme, qui, cinq fois, est limitée aux cordons postérieurs dans toute leur étendue, et deux fois, disséminée par plaques allongées sur les cordons tant antérieurs que postérieurs, et même sur la moelle allongée et l'encéphale. Cette altération occupe une fois toute la circonférence de la moelle cervicale. Gull, sur trente-deux observations d'affections diverses du centre spinal, en donne trois qui se rapprochent de celle de M. Cruveilhier. Mais, plus hardi, il conclut, chez le mieux caractérisé des trois, à une myélite chronique, etc. Nous ne pousserons pas plus loin cet examen.

Au point de vue du siége, ces phlegmasies plus ou moins réelles sont générales ou partielles, et limitées à l'une ou à l'autre région de la moelle, à la substance blanche ou à la grise, aux faisceaux antérieurs ou postérieurs.

Les recherches récentes des micrographes ont-elles apporté quelque lumière? Nous n'osons répondre affirmativement. Avant eux, on reconnaissait à l'œil nu les phlegmasies aiguës et les phlegmasies chroniques exsudatives. Depuis eux, est-on plus avancé sur les phlegmasies parenchymateuses? A l'hypérémie ils ont substitué la prolifération et l'hyperplasie des éléments normaux et notamment des cellules. Or, d'autres états morbides que l'inflammation se résument pour eux dans les mêmes termes.

Au lit du malade, même défaut d'unité, nouvelle incertitude. Dans les mêmes observations ci-dessus, les symptômes portent tantôt sur les membres inférieurs ou supérieurs, tantôt sur les quatre à la fois, ou apparaissent sur les viscères ou les sens, sans qu'on puisse toujours établir leur liaison avec l'affection médullaire. Ils atteignent la myotilité seule ou la myotilité et la sensibilité réunies, s'accompagnant ou non de contractures, de crampes, de convulsions choréiformes, de mouvements désordonnés, de rachialgie, de douleurs généralisées, de troubles des fonctions pelviennes, des fonctions thoraciques, de la déglutition, de la parole, de la vue, etc. L'affection est brusque ou insidieuse à son début, intermittente ou progressive dans son développement; elle guérit ou reste stationnaire des vingt années. Pour comble, les physiologistes sont venus renverser une partie des connaissances qui nous guidaient et nous aidaient à localiser.

Abercrombie, il y a vingt-cinq ans, déplorait l'incertitude de la clinique sur les maladies de la moelle et reléguait prudemment, dans l'appendice de son ouvrage, et sans classement, une foule d'observations dans lesquelles les symptômes indiquaient une lésion de cet organe, et où l'on ne trouvait absolument rien à l'autopsie. La myélite rhumatismale, l'une des plus communes dans la bouche des praticiens, est dans ces conditions. Dans cet appendice, les désordres ataxiques coïncidant avec l'intégrité de la puissance musculaire sont signalés deux fois. Abercrombie

s'écrie ailleurs, à propos des troubles viscéraux, de la dysphagie, de l'aphonie et du strabisme : « Nous sommes incapables,
dans l'état de nos connaissances, de dire si ces symptômes
procèdent directement des maladies du centre spinal, spécialement quand nous observons leurs différences si remarquables
et leur défaut d'uniformité (page 390). » L'ignorance qu'il
déplorait en 1836 continue en 1863. Je me souviens, quand
j'étais interne à la Salpêtrière, d'infirmes qui séjournaient au
lit, qu'on ne regardait pas, et qu'on soignait encore moins.
Les unes marchaient mal, les autres ne marchaient pas du tout;
quelques-unes étaient gâteuses, d'autres aveugles ou sourdes;
leurs membres étaient rétractés, tremblants ou difformes. Au
seul mot de myélite, on s'éloignait découragé; c'était la bouteille à l'encre. Nous avions tort : car, sans parler du rhumatisme chronique, plusieurs espèces morbides ont été détachées
de ce groupe, la *paralysis agitans*, l'ataxie locomotrice progressive, et il en sortira encore.

Ainsi, multiplicité et variabilité des lésions anatomiques, d'une
part, des formes symptomatiques de l'autre, voilà ce que nous
a donné la lecture des observations de myélite chronique. Cela
ne prouve-t-il pas que sous un même nom on confond des
espèces dissemblables, et qu'il importe avant tout d'y introduire quelques divisions?

Mais sur quelles bases s'appuyer? La physiologie vient de
détruire une partie de ce qu'elle avait édifié et ne l'a pas encore
remplacé. L'anatomie pathologique ne s'y reconnaît plus dans
les phlegmasies chroniques, et d'ailleurs ne répond qu'à une
face de la question. L'observation clinique avec laquelle nos
devanciers ont su découvrir de grandes choses nous reste;
tenons-nous-y donc et ne demandons aux autopsies que ce
qu'elles peuvent nous donner.

Cette classification est au-dessus de nos forces, et cependant
la nature de notre sujet et le nombre énorme d'observations

que nous possédons ou que nous avons parcourues nous invitent
à la tenter. Nous sommes d'ailleurs convaincu que là est le
nœud de notre question, ainsi qu'on le verra.

Une première difficulté s'élève, l'absence de démarcation
précise entre chaque groupe susceptible d'être composé. Il y
a des types arrêtés, mais à côté d'eux se presse une masse de
cas intermédiaires dont la physionomie les rapproche tantôt
de l'un, tantôt de l'autre, et leur enlève toute individualité.
A priori, ils semblent la négation de la classification. Erreur !
Est-ce qu'en botanique, en zoologie, où la méthode naturelle
a rendu de si grands services, cela ne se rencontre pas? L'existence de ces cas mixtes, rebelles à tout classement absolu, ne
prouve que la parenté des groupes voisins et l'unité réelle de
la famille.

Ceci dit, et n'ayant égard qu'aux types les plus opposés, nous
partagerons les affections de la moelle, réputées myélites chroniques jusqu'en 1858 environ, en trois genres.

Premier genre. — Les plus répandues et les mieux connues
de ces maladies ont pour caractéristique la paralysie réelle ou
apparente, unie ou non à d'autres symptômes : fourmillements,
douleurs, contractures et crampes; le tout rigoureusement
limité pendant toute la durée de la maladie à un ou à deux
membres, les supérieurs ou les inférieurs. L'ensemble de leurs
symptômes indique une altération circonscrite de la région
lombaire ou dorsale. Les phénomènes sont bornés aux membres;
et, à l'exception des troubles de la miction et de la défécation,
aucun n'apparaît vers les viscères thoraciques ou les sens.
Bien entendu que, pour ne pas compliquer, nous écartons la
myélite limitée à la région cervicale qui n'échappe pas à notre
distinction, mais dont la symptomatologie spéciale introduirait
quelque difficulté d'interprétation. Le type très-connu que

nous avons principalement en vue, c'est la paralysie dite d'origine médullaire. Quelquefois elle comprend deux périodes, dont la première est celle que nous venons de dépeindre. Dans la seconde, les muscles se rétractent, les segments des membres se fléchissent les uns sur les autres, et le patient se voit condamné à une impotence absolue et aux difformités les plus pénibles. Ce degré avancé correspond à une lésion profonde, telle qu'une diffluence, une atrophie complète ou une solution de continuité de la moelle.

Entre le genre actuel et le prochain en apparaît un intermédiaire, rare, qui est plus que l'un et moins que l'autre. La maladie, également circonscrite à la moelle, ne retentit pas sur les viscères et les sens, mais frappe les quatre membres à la fois.

Deuxième genre. — A côté de ces cas relativement simples, il s'en présente d'autres où les symptômes, disséminés dans les membres et consécutivement dans les viscères ou les sens, accusent une diffusion du mal, lente ou rapide, continue ou intermittente, mais toujours progressive. La paralysie apparaît aux quatres membres successivement ; des douleurs se montrent de tous les côtés, puis des coliques, des vomissements, des palpitations, de la dysphagie, de l'embarras de la parole, des troubles des sens, voire même de la céphalalgie et des désordres intellectuels. L'altération s'étend manifestement à la moelle allongée, aux racines, et même au tronc des nerfs rachidiens, ainsi que le démontrent quelques autopsies. Les exemples de ce genre sont communs pour la myélite aiguë, mais assez rares pour la myélite chronique. Ils simulent souvent certaines affections encéphaliques, telles que le ramollissement, les paralysies générales et les tumeurs intra-crâniennes, quelques intoxications et même quelques névroses. La localisation des accidents au début dans les membres inférieurs ou supérieurs, etl'apparition consécutive de désordres viscéraux et sensoriaux établira en général la différence.

Troisième genre. — Il se rapproche du précédent par le nombre et la dissémination des symptômes qui indiquent une maladie sévissant sur une large surface. On y rencontre diverses paralysies dans les membres, des douleurs généralisées et des troubles fonctionnels portant exclusivement sur les nerfs optiques, moteurs oculaires, auditif, facial, hypoglosse. Mais l'ordre de succession est interverti, et le lien entre ces derniers et les désordres des membres ne se comprend plus. Les symptômes vers les nerfs crâniens sont les premiers à apparaître, les désordres de la locomotion viennent ensuite. L'autopsie confirme cette indépendance des deux séries de phénomènes. La lésion qui motive la première apparue, ne siége ni dans la moelle spinale, ni dans la moelle allongée, ni à l'origine des nerfs crâniens, mais à la périphérie de ceux-ci, et décroît en se rapprochant de l'axe spinal. Les maladies de ce troisième genre comprennent donc deux périodes, se touchant quelquefois, se confondant d'autres fois, mais souvent séparées par un intervalle de plusieurs années. Dans la première période, on croit à une maladie générale du système nerveux, spécialisant son action de préférence sur certains nerfs; dans la seconde, on est convaincu d'une maladie de la moelle plus ou moins généralisée.

Les trois genres que nous venons de faire connaître comportent, à leur tour, des divisions que l'on multiplierait à l'infini, selon le point de vue où l'on se placerait. L'anatomiste, par exemple, se baserait sur le siége des altérations dans la substance grise, dans les cordons antéro-latéraux ou dans les cordons postérieurs. Le physiologiste aurait égard aux trois propriétés connues de la moelle : la motricité, la sensibilité et le pouvoir réflexe. Le clinicien verrait trois symptômes capitaux : l'anesthésie, la paralysie du mouvement et l'ataxie; en réserverait quelques autres comme pierres d'attente, le tremblement par exemple, et reléguerait sur un second plan les douleurs, les contractures, les accidents convulsifs, etc. Bien que ces aperçus soient conciliables entre eux, nous nous attacherons toujours au point de vue clinique, c'est-à-dire pratique.

L'anesthésie ne s'observe isolément et étendue à tout un membre que dans des maladies étrangères à la moelle, comme l'hystérie et l'intoxication saturnine. Nous ne connaissons pas de maladies réputées myélites chroniques dans lesquelles ce symptôme ait prédominé de manière à imprimer à l'ensemble un cachet particulier. Serait-ce que les filets sensitifs des racines spinales postérieures, prolongées à travers les cordons postérieurs jusqu'à la substance grise, ne peuvent devenir malades, indépendamment de la substance blanche environnante? C'est fort probable. Il n'y a donc pas lieu à admettre une espèce anesthésique. En revanche, la diminution de la sensibilité est l'accompagnement habituel des espèces que nous allons voir.

La paralysie du mouvement, depuis le simple affaiblissement jusqu'à l'impotence absolue, se présente dans de tout autres conditions. Son importance, à titre de symptôme isolé ou de symptôme prédominant et imprimant une physionomie spéciale à la maladie, impose l'obligation de la prendre pour caractéristique d'une espèce distincte, très-fréquente dans la pratique. La physiologie et l'anatomie pathologique s'accordent à consacrer cette espèce distincte, en établissant que toute altération d'une longueur suffisante de la substance grise ou des cordons antérieurs s'accompagne de paralysie, et réciproquement, quand celle-ci est considérable. Certes, il y a des paraplégies dans lesquelles la perte du mouvement, le refroidissement, l'anesthésie et la rétraction consécutive des membres, ont une égale importance ; mais il y en a plus encore dans lesquelles l'abolition du mouvement existe seule ou éclipse les autres symptômes. Aussi voyons-nous les auteurs du *Compendium* citer bon nombre d'observations de myélite dans lesquelles la paralysie se trouve toute seule.

A côté de cette espèce s'en dresse une autre non moins remarquable. Todd, le premier, l'a signalée en ces termes : « Deux sortes de paralysies du mouvement s'observent aux extrémités inférieures : l'une consiste dans l'affaiblissement ou la perte du mouvement volontaire ; l'autre s'en distingue par une diminution ou une perte totale du pouvoir de coordonner les mouvements. Dans cette dernière forme, quoiqu'une quantité de puissance volontaire persiste, le patient éprouve une grande difficulté à avancer, et sa démarche est si chancelante et incertaine, qu'il perd facilement l'équilibre. » (*Cycl. of. Anat. and Phys.*, t. III, p. 721 q, 1847). Ce que le clinicien anglais entend par les mots : perte du pouvoir de coordination, c'est l'ataxie lomotrice indiquée depuis par M. Duchenne.

Tout, en effet, démontre, et la suite de ce travail prouve la nécessité de détacher des maladies de la moelle le symptôme ataxie que l'on confondait jusqu'ici, soit avec la paralysie, soit avec les mouvements convulsifs ou choréiformes, et d'en faire la caractéristique d'une ou de plusieurs espèces distinctes. En nous reportant aux trois genres précédents, il donnerait ainsi trois espèces correspondantes :

1° Une espèce ataxique, parmi celles des maladies réputées myélites chroniques qui se circonscrivent et ne s'accompagnent jamais de symptômes vers les viscères, les sens et l'encéphale ; exemple : la paraplégie avec défaut de coordination et intégrité de la puissance musculaire de Todd ;

2° Une espèce ataxique, parmi celles des maladies réputées myélites chroniques qui tendent à se propager à toute la longueur de la moelle et à en dépasser les limites, en donnant lieu consécutivement à des troubles viscéraux, sensoriaux et même encéphaliques ;

3° Une espèce ataxique, parmi les maladies réputées myélites chroniques, précédées de loin par des phénomènes sensoriaux très-accusés.

Cette distinction des maladies confondues sous le vieux nom de myélite chronique en trois genres, et de ceux-ci à leur tour en deux espèces ou formes principales, s'appuie essentiellement sur la clinique. Elle est sanctionnée par l'anatomie pathologique qui, elle aussi, voit des maladies de la moelle : les unes occupant une surface continue, fixe et bien délimitée ; les autres s'étendant de proche en proche et gagnant par continuité les origines, puis les troncs des nerfs ; d'autres, enfin, se développant sur place et d'une façon indépendante, tout à la fois dans la moelle et à la périphérie des nerfs (de certains surtout), l'une de ces altérations précédant l'autre ou les deux marchant parallèlement. De même l'anatomie découvre des différences notables de lésion et de siége entre les espèces paralytiques et les espèces ataxiques.

Au fur et à mesure que progressera la science, ces espèces se préciseront, de nouvelles surgiront. Et déjà à côté des espèces essentiellement caractérisées par la perte du mouvement, à côté de celles essentiellement caractérisées par l'ataxie locomotrice, ne faudrait-il pas en placer une autre, en voie de gestation, si l'on nous permet cette figure, la *paralysis agitans* ?

Avant que les faits nous eussent amené à cette classification, bien incomplète cependant, chaque observation au lit du malade nous semblait un mystère impénétrable, un problème à plusieurs faces d'une solution difficile ou impossible. Aujourd'hui peu nous arrêtent ; une à une elles viennent confirmer nos opinions, leur case est préparée, leurs rapports avec nos connaissances antérieures fixés.

Quelques observations vont développer notre pensée. Les unes doivent s'étiqueter myélite chronique et en rappellent la description classique. Les autres s'en écartent assez pour qu'on ne sache tout de suite quel nom leur appliquer. Les premières se rapportent aux espèces ou formes paralytiques, les secondes aux espèces ou formes ataxiques. D'autres sont destinées à établir la transition des unes aux autres et, par conséquent, l'unité du tout. Les exemples que nous avons choisis serviront en outre à montrer les nuances douteuses qu'affectent les troubles d'équilibration et de locomotion, depuis cette incertitude de la marche qu'une simple faiblesse paralytique suffit à expliquer jusqu'à l'ataxie locomotrice. Un grand nombre et, à vrai dire, les plus démonstratifs seront réservés pour la deuxième partie de ce travail, où nous en aurons besoin.

Premier genre. — Il est inutile de reproduire un exemple de la myélite chronique simple avec paralysie complète ou très-accusée. Cette forme est vulgaire et bien connue. Les cas légers qui se rapprochent de la myélite chronique simple avec ataxie seule, nous intéressent. Le suivant est dans ces conditions.

Obs. LXV. — *Myélite rhumatismale chronique. Pas d'ataxie locomotrice.* Hôtel-Dieu, salle Saint-Julien, n° 28, service de M. Heurteloup.

C... (Charles), 57 ans, instituteur, entré le 13 août 1863, a été d'une bonne santé jusqu'à l'année 1860. Plusieurs fois, il a eu des atteintes de migraine, d'hémorrhoïdes, de douleurs vagues, mais jamais de rhumatisme articulaire. Pendant deux ans, il séjourna toute la journée dans une salle bien chauffée et, de là, passait se coucher dans un rez-de-chaussée froid et humide. Sa maladie débuta alors par un engourdissement des orteils du côté droit, et un mois après du côté gauche, auquel se joignit une faiblesse progressive des membres inférieurs. Un an après, il allait et venait encore, lorsque l'aggravation le fit renoncer à ses occupations non assises. Il n'a pris le lit qu'il y a six semaines.

État actuel, 25 septembre. — C... est d'une bonne santé générale; il n'est pas amaigri, et ses muscles sont aussi fermes aux membres inférieurs qu'aux membres supérieurs. Son intelligence, sa mémoire sont excellentes ; il n'a jamais eu d'étourdissement, ni de céphalalgie réelle. La vue, l'ouïe, la parole sont bonnes, et n'ont pas été atteintes même passagèrement. Les membres supérieurs ne nous offrent à noter qu'un engourdissement fort léger des dernières phalanges, que la friction suffit à dissiper. Les membres inférieurs sont le siége d'une faiblesse musculaire modérée, mais aisée à constater par les moyens ordinaires. L'extension forcée des jambes est facile à vaincre ; l'engourdissement y prend la forme de fourmillements à la plante des pieds. Dans toute leur étendue, la sensibilité tactile est très-légèrement obtuse, particulièrement à la face interne et antérieure du tibia gauche. Là, il y a aussi analgésie incomplète sur une surface très-restreinte. Les sensations de température sont normales. La sensibilité musculaire et la notion des mouvements spontanés et artificiels sont conservées.

Lorsque le malade est couché et a les yeux fermés, il élève et écarte les jambes aussi bien qu'à l'état normal, mais avec effort et sans force. Lorsqu'il fait un grand mouvement, on voit la jambe être lancée d'une façon qui pourrait passer pour de l'ataxie ; mais c'est là un artifice, dit-il, pour porter la jambe un peu plus loin et profiter de la vitesse acquise. Les pieds rapprochés et les yeux fermés, il se maintient debout dans un équilibre très-instable, et ne saurait, dans cette attitude, me supporter sur ses épaules sans ployer.

Lorsqu'il vient de se lever, il fait deux ou trois pas avec grande difficulté, en élevant et transportant le pied en avant, sans brusquerie et sans dépasser son but. Instinctivement, il cherche un soutien, et s'y appuie de toutes ses forces ; ce qui est différent des ataxiques qui ne demandent qu'un point d'appui. Après quelque temps d'un exercice pénible, les forces semblent revenir, et alors, il fait jusqu'à cinquante pas, sans plus d'ataxie qu'auparavant.

Jamais il n'a ressenti la moindre douleur dans les jambes ou ailleurs, mais des crampes très-fréquentes qui ont disparu depuis un mois, ainsi que la dysurie, à laquelle il était sujet. Depuis un an, dit-il, les désirs vénériens persistent sans possibilité de les satisfaire. Il a aussi des alternatives de diarrhée et de constipation. Ni rachialgie, ni gibbosité en ce moment, bien qu'à son entrée on ait trouvé un point douloureux à la région lombaire.

Traitement : 8 cautères le long du rachis ; bains alcalins et sulfureux. Électricité quotidienne depuis huit jours.

Cette observation n'est-elle pas la forme la plus simple et la plus légère, bien que très-caractérisée de myélite du renflement lombaire. Un peu d'affaiblissement des membres, encore moins d'anesthésie, aucuns troubles pelviens ou sensoriaux, aucune douleur. Mais aussi quelle difficulté pour séparer ces désordres de la myotilité de ceux de l'ataxie légère. La distinction est facile au lit du malade lorsqu'on sait une bonne fois ce que c'est que l'ataxie, mais difficile à rendre avec la plume. Le prochain exemple est assez curieux. La paralysie du mouvement est considérable à la jambe gauche et légère à droite. Or, l'ataxie, nulle à celle-ci, commence à poindre à celle-là. Ce qui tend à établir que la production de ce phénomène s'accorde mieux avec une paralysie légère qu'avec une paralysie considérable, ce dont nous sommes convaincu d'ailleurs.

Obs. LXVI. — *Myélite chronique simple. Paralysie à gauche, ataxie légère à droite.*

Hôpital Beaujon, salle Saint-Paul, n° 16.

L... (Rosalie), âgée de 33 ans, marchande à la halle, entrée le 17 septembre 1863, a toujours joui d'une excellente santé. Ses règles sont demeurées régulières malgré la leucorrhée et quelques maux d'estomac. Jamais elle n'a eu d'attaques de nerfs ni éprouvé de sensation abdominale ou thoracique rappelant la boule hystérique. Cependant elle est très-impressionnable et sujette à s'emporter ou à pleurer. Quoique ses occupations l'exposent à l'humidité, elle n'a jamais eu de rhumatisme articulaire ni de douleurs quelconques. Elle n'a jamais été enceinte. Il y a un an, elle eut une violente émotion (sa patronne étant morte subitement) à la suite de laquelle ses jambes lui parurent faibles et un peu engourdies. Un mois après, elle se maria, n'abusa pas des plaisirs conjugaux, et eut de nouvelles contrariétés. Il y a six mois, elle boitait davantage, dit-elle, et craignait chaque matin de ne pouvoir se lever. Il y a deux mois, la difficulté de la marche devint telle, que son mari dut dorénavant l'accompagner et l'aider de son bras. A aucune époque de son existence, ni depuis un an, elle n'a éprouvé de douleurs aigües ou chroniques limitées aux membres inférieurs ou généralisées, ni de troubles de la vue, de l'ouïe ou de la parole. Elle n'est sujette non plus ni aux étourdissements, ni aux maux de tête.

État actuel, 29 septembre.—L'anxiété et le tremblement général auxquels L... est en proie, dans le cours de notre examen, établissent suffisamment son tempérament impressionnable. La tête et les membres supérieurs sont dans l'état le plus parfait de santé. Les digestions et l'appétit sont excellents. Pas de palpitations ni de souffle carotidien. Les symptômes sont bornés aux membres inférieurs. Il n'y a pas de point rachialgique, ni de construction en ceinture, mais un sentiment de faiblesse lombaire. Les fonctions pelviennes sont régulières. Les muscles des membres inférieurs sont développés et fermes. Leur puissance, presque normale à droite, est moitié moindre à gauche. Leur sensibilité, moindre au mollet droit qu'au biceps brachial, est diminuée aux deux cuisses, et l'est davantage, sans être perdue, au mollet gauche. La notion des attitudes et des mouvements est normale. La malade, dans le décubitus dorsal et les yeux fermés, exécute les mouvements qu'on lui ordonne avec lenteur et difficulté. Leur étendue est toujours au-dessous du but qu'elle se propose, et parfois on voit le membre arrêté à moitié chemin par le plus faible obstacle et incapable de le franchir. Les mouvements sont lourds à gauche, et par instant imperceptiblement brusques à droite. Debout, les pieds rapprochés, elle ne peut se maintenir en équilibre parce que ses jambes fléchissent. Il y a loin de son attitude à celle des ataxiques qui oscillent à la façon d'un levier rigide. La faculté d'équilibration diminue encore lorsqu'on presse sur ses épaules. Lorsqu'elle marche, on la voit s'accrocher aux objets environnants, et grâce à eux s'efforcer de s'enlever du sol. Chaque pas est lent et subordonné au degré de stabilité de son point d'appui actuel, et au secours que ses bras lui fournissent. La jambe gauche, tournée en dehors, traîne légèrement et se roidit contre une flexion imminente. La droite, au contraire, conserve quelque apparence d'agilité, est tant soit peu projetée en avant, et présente quelques indices d'ataxie musculaire. Ces troubles sont plus accusés sans changer de caractère par l'occlusion des yeux. Les sensations de tact, de douleur et de température sont obtuses dans toute l'étendue des membres inférieurs ; mais les expressions d'anesthésie et d'analgésie incomplète ne méritent d'être appliquées qu'au membre gauche. Il existe même, à la face interne de la jambe de ce côté, quelques endroits où l'insensibilité est complète, sauf à la température. En général, il y a aussi retard dans la transmission.

L... n'accuse ni douleurs, comme je l'ai déjà dit, ni fourmillements, ni crampes, ni secousses musculaires.

Son traitement, depuis son entrée, a consisté en nitrate d'argent, 1 pilule de 1 centigramme chaque jour et en deux douches froides.

Suivent trois observations données par Bennett dans ses « *Principles and practice of medicine* », comme types parfaits de myélites chroniques. Les désordres de la locomotion y sont tracés avec une vérité qui ne laisse pas de doutes sur l'existence de l'ataxie aux membres inférieurs. L'auteur a bien vu. Dans la troisième, il décrit le phénomène comme l'eût fait M. Duchenne, et pourtant ne songe pas à y voir quelque chose de nouveau ; c'est ce qu'il a rencontré tant de fois, la vraie, l'ancienne myélite des auteurs. C'est qu'en effet les désordres de la locomotion produits par la paralysie ou par l'ataxie se ressemblent quelquefois à s'y méprendre, et que, pour les distinguer, il faut être prévenu et déjà familiarisé avec l'ataxie locomotrice.

OBS. LXVII. — W. Macpherson, âgé de 33 ans, est atteint, depuis deux mois, de douleurs généralisées et, depuis trois semaines, de faiblesse et d'engourdissement des extrémités. Le 1er juin 1853, la force musculaire est diminuée aux deux poignets. Il y a anesthésie cutanée incomplète des quatre membres et du tronc et, la nuit, des secousses dans les bras et les jambes. Les membres inférieurs sont faibles, et le gauche surtout s'agite en marchant. La démarche est irrégulière, cette jambe gauche étant lancée en dehors et décrivant un demi-cercle. Les yeux fermés, il ne peut se tenir debout. (The left leg being *jesked* outwards in a semi circle.) Exeat le 17, considérablement amélioré par des frictions à l'huile de croton et l'emploi de pilules d'aloès et de protoiodure de mercure. (Bennett, *Principles and practice of medicine*. Edimburg, 1859, 3e édit., obs. 32.)

OBS. LXVIII. — B. Robertson, 42 ans, ressent, depuis trois ou quatre mois, et davantage depuis six semaines, une douleur intermittente en ceinture, un refroidissement avec engourdissement des pieds, une anesthésie des membres inférieurs et des doigts, et un défaut de force et de sécurité pendant la marche. Le 11 juillet 1853, il marche avec difficulté ; sa force musculaire est diminuée davantage à droite. Dès qu'il ferme les yeux, il tombe en avant. Amélioration au bout de quatre mois. (Bennett, *loc. cit.*, obs. 32.)

OBS. LXIX. — M. Saulsen, 52 ans, fut pris, il y a deux ans, de fourmillements dans les orteils droits, accompagnés d'affaiblissement musculaire qui s'étendit à tout le membre, puis au gauche. Les mêmes symptômes se sont manifestés aux bras il y a deux mois. Le 9 janvier 1851, il est incapable de marcher sans bâton et de diriger les mouvements de sa jambe droite sans la regarder. Quand il est debout, sans appui, on observe une grande anxiété et, dès qu'il ferme les yeux, il perd tout contrôle de ses mouvements, et tomberait à terre s'il n'était secouru. Pas d'anesthésie cutanée. Quelques troubles des organes pelviens. La démarche est encore plus chancelante en mars. Exeat comme incurable. (Bennett, *loc. cit.*, obs. 34.)

La forme ataxique se dessine davantage dans l'observation qui suit. La paralysie est presque nulle. L'ataxie y est à peine escortée ; et, sans la présence d'un point rachialgique au niveau de la deuxième et de la troisième dorsale, et d'une douleur s'irradiant de cet endroit en ceinture, on eût pu errer sur le diagnostic et l'assimiler à celles que nous donnerons tout à l'heure sous le nom d'ataxies idiopathiques.

Obs. LXX. — *Myélite chronique simple avec ataxie locomotrice.*

C. L..., âgé de 53 ans, teneur de livres, couché au n° 1 de la salle Saint-Jean de Dieu, hôpital de la Charité, service de M. Bouillaud.

Son père a succombé à une attaque d'apoplexie. Personne dans sa famille n'est sujet aux rhumatismes, migraines ou hémorrhoïdes. Lui-même s'est assez bien porté, et n'aurait eu, avant sa maladie actuelle, qu'une éruption du cuir chevelu pour laquelle on le rasa, et une blennorrhagie. Il a été soldat pendant quatorze ans et était au siége d'Anvers.

En 1845, il était chef aux bagages du chemin de fer du Havre, et eut à faire un service de nuit pendant trois mois, toujours debout et exposé à des courants d'air. C'est à cette circonstance qu'il attribue l'origine de sa maladie. Quelques mois après, il était pris d'une attaque de douleurs atroces dans les grosses jointures, sans rougeur ni gonflement. Cette crise dura quarante-huit heures, et se renouvela trois ou quatre fois cette année-là et les suivantes, jusqu'en 1859, sans entraîner toutefois de déformations articulaires. A cette époque, il prit des bains sulfureux, et la maladie changea de physionomie.

Ses grandes douleurs, pour me servir de son expression, furent remplacées par une sorte de frémissement, d'engourdissement douloureux et permanents aux genoux et aux malléoles. Cette sensation est superficielle, soulagée par la pression de la main à plat, et exaspérée par le contact des doigts. De ces attaques de rhumatisme articulaire, il ne reste qu'un symptôme. Après chacune d'elles, il était pris, durant trois ou quatre jours, d'une anxiété thoracique semblable à une large ceinture qui du rachis se rendrait à la partie moyenne du sternum ; cette douleur s'est continuée, en s'irradiant, de la deuxième et de la troisième dorsale, au niveau de laquelle la pression était encore pénible, il y a quelques jours. Enfin, depuis quatre mois, la marche est incertaine.

État actuel. — C... paraît avoir soixante-dix ans; sa face est ridée, jaune, amaigrie. Son appétit est faible; il tousse; ses organes thoraciques sont néanmoins en bon état. A mes questions, il répond : «Je ne souffre pas et, sans mes jambes, je serais en bonne santé. » Cependant, il accuse l'engourdissement des jambes, la douleur en ceinture ci-dessus, des élancements passagers, s'étendant de la racine des membres supérieurs vers les doigts, et quelques sensations analogues vagues dans les membres inférieurs. Son intelligence et sa mémoire sont assez bonnes. La vue, l'audition, l'odorat, la parole n'ont jamais été affectés ; il n'a ni céphalalgie ni étourdissements. Les fonctions des organes génito-urinaires et du rectum se font régulièrement; il n'éprouve ni fourmillements, ni crampes, ni secousses musculaires. La sensibilité cutanée, sous ses diverses modes, y compris celle de température, y est parfaite. La plante des pieds sent bien aussi. Les muscles sont grêles, mais durs et sans trace d'atrophie : leur puissance est normale, sauf que la flexion des divers segments de membre est moins énergique que l'extension. La notion des attitudes et la sensibilité musculaire sont conservées. Couché, et les yeux fermés, il retire ses jambes de son lit avec mesure; mais, aussitôt qu'elles ne sont plus retenues par les draps, il les projette brusquement et les laisse retomber comme si les attitudes moyennes lui étaient impossibles à conserver. Debout, et les pieds rapprochés, il se tient en équilibre; mais, dès qu'il ferme les yeux, il chancelle et est renversé. Il marche sans le secours d'un bâton, sans être obligé de regarder à ses pieds, sans crainte et sans brusquerie, mais avec précaution. De temps à autre seulement, l'un ou l'autre pied dépasse son but ou va de côté, et le corps est obligé de se pencher dans le même sens. Les yeux fermés, cette incertitude devient très-marquée. Il oscille à droite et à gauche, en avant et en arrière, et tomberait, si on ne lui venait en aide. Mais ses jambes se détachent du sol sans effort et ne traînent pas.

M. Duchenne a diagnostiqué une ataxie progressive. Traitement par le nitrate d'argent, 2 pilules d'un centigramme par jour, et l'hydrothérapie.

Le cas suivant est du même genre, bien que l'ataxie règne aux quatre membres, et qu'un symptôme nouveau s'y ajoute, l'anesthésie musculaire.

Obs. LXXI. — B..., âgé de 45 ans. Début, il y a six ans, après une marche forcée, par douleurs, roideurs et ataxie aux membres inférieurs. Impulsion à se porter à droite. Incontinence d'urine, depuis quelques mois, ataxie des membres supérieurs. Pas d'anesthésie cutanée. Perte du sens d'activité musculaire ; puissance musculaire intacte. Ni strabisme, ni diplopie, ni troubles intellectuels. (Teissier, *loc. cit.*, obs. 2.)

Les trois observations qui vont suivre sont de plus en plus nettes. C'est bien l'espèce ataxique que nous avons annoncée. Le praticien y reconnaîtra de mieux en mieux l'ancienne myélite chronique, bien que la dernière, notamment, ait été baptisée, dans ses premières phases, du nom d'ataxie progressive par M. Duchenne.

Rappelons, à ce sujet, que, dans les espèces mixtes ou de transition, on trouve des malades qui, ataxiques d'abord, deviennent paralytiques plus tard. Le observations 99, 98, 181, 173, en sont des exemples. M. Teissier a déjà fait cette remarque en ces termes : « Dans la myélite, l'ataxie locomotrice n'est pas rare au début du mal. A cette première période, alors que les muscles ont encore une grande vigueur, les malades projettent souvent leurs jambes à droite et à gauche avec irrégularité. Ce n'est que plus tard que les muscles s'affaiblissent par suite des progrès de la paralysie. » Preuve nouvelle de l'unité des affections réputées myélites chroniques. Unité qui, cependant, ne s'oppose pas à l'établissement de genres et d'espèces, pourvu que la pensée n'aille pas au delà.

Obs. LXXII. — *Myélite chronique. forme ataxique.*

C..., âgé de 39 ans, menuisier, entré le 25 août 1862, à l'hôpital Necker, service de M. Lasègne, salle Saint-André, n° 22.

Il n'a jamais été malade dans sa jeunesse. Soldat, puis colon en Algérie, pendant douze ou treize ans, il y a été atteint de fièvre intermittente pendant dix-huit mois. Il habita principalement la Kabylie, y mena, pendant quatre ans, une existence très-active, couchant souvent à la belle étoile, dans la boue, traversant à gué des rivières, etc. Il y a huit ans, il contracta un chancre à la suite duquel il n'eut aucun mal de gorge, aucune tache à la peau, aucune alopécie. Il y a sept ans, tandis qu'il était momentanément à Paris, il fut atteint d'une hémiplégie faciale gauche, portant sur la sensibilité et la motilité, qui arriva à son maximum en huit jours, et céda, trois ou quatre mois plus tard, au traitement par l'iodure de potassium. Il y avait ouverture permanente des paupières gauches et épiphora, mais aucun trouble de la vue, de l'audition, de la parole ou de la locomotion.

La paraplégie actuelle fit son apparition, il y a quinze mois, par des douleurs vives s'irradiant des orteils dans la direction du tronc, par des picotements, de l'engourdissement des extrémités inférieures et quelques secousses musculaires des pieds et des jambes. Malgré le traitement, consistant surtout en hydrothérapie, bains sulfureux, alcalins et aromatiques, l'affaiblissement des membres abdominaux s'accrut, et, tout à coup, en quinze ou vingt jours, s'aggrava considérablement il y a six mois. A cette époque, il entra à Necker. L'insensibilité des téguments aux divers excitants et des muscles à la pression était alors complète. L'anesthésie à la piqûre existait jusque dans l'urèthre, et s'arrêtait au pli de l'anus en avant, et en arrière au périnée et au bas des fesses.

État actuel, 10 janvier 1863.—Traces d'une hémiplégie faciale gauche ancienne, lorsqu'il rit de bon cœur. Rien d'anormal dans la parole, la déglutition et les sens. Intelligence saine. Depuis sept ans, il est sujet à des céphalalgies frontales modérées, qui sont un peu plus intenses depuis quinze jours. La motilité et la sensibilité des membres thoraciques sont indemnes. Jamais il n'y a éprouvé de picotements, d'engourdissements ou de douleurs. Les yeux fermés, il écrit vite ou doucement, d'une belle écriture anglaise. Aucune paresse dans l'émission des urines et des matières fécales. Aucune rachialgie, spontanée ou provoquée. Ni constriction thoracique, ni douleur en ceinture. Aucune modification dans les fonctions génitales. La puissance musculaire, vérifiée aux cuisses, aux jambes et aux pieds, a l'énergie normale, et a été telle depuis son entrée à l'hôpital. Des douleurs spontanées apparaissent aux membres inférieurs, lorsque le temps est sec ou va changer. Elles persistent pendant deux ou trois jours, et consistent en deux ou trois petits battements très-pénibles au même endroit, tantôt aux mollets, à la cuisse, tantôt au pied, qui durent une ou deux secondes et disparaissent pour revenir quelques minutes après. La pression superficielle ou profonde ne les modifie pas. Elles s'accompagnent de contractions fibrillaires dans le voisinage. Le chatouillement de la plante des pieds ne donne lieu à aucune réaction. Le sol est normalement senti pendant la marche. La piqûre et le contact simple sont perçus, mais une seconde en retard. La pression des masses musculaires des cuisses est bien sentie ; mais celle des mollets l'est à un moindre degré.

De tous les symptômes que nous constatons, l'ataxie locomotrice est certainement le mieux caractérisé. Étendu sur le lit, il exécute avec précision tous les mouvements qu'il désire; mais, s'il ferme les yeux, ceux-ci deviennent saccadés, brusques. Le malade assure qu'il y a six mois, dans ces circonstances, il projetait ses jambes en abduction, de telle façon qu'un jour le chef de service, sans méfiance, reçut de lui un assez violent coup de pied. La station se fait bien à la condition que les articulations du genou soient maintenues rigides et dans l'extension forcée ; car, assure le patient, s'il était distrait, ses pieds pourraient glisser sur le parquet et se dérober sous lui. Ses yeux fermés, le tronc oscille dans un équilibre instable et la chute est imminente. C'est pendant la marche, avec ou sans le secours de la vue, que l'irrégularité des mouvements se caractérise. Dès que le pied se détache du sol, pour exécuter l'oscillation du deuxième temps, il est lancé en avant et un peu en dehors ou en dedans, dépasse son but, et retombe incliné sur son bord externe. La cuisse participe également à ces contractions involontaires et désordonnées.

Traitement, depuis son entrée à l'hôpital par la belladone.

18 janvier. — Amélioration sensible de l'ataxie musculaire ; le chatouillement est un peu perçu à la plante des pieds.

A cette lecture, la pensée ne se reporte-t-elle pas à l'idée d'un ramollissement ? Dans l'observation n° 87, qui se rapproche de celle-ci, M. Beaumetz trouva, à l'autopsie, un ramollissement ordinaire de toute l'épaisseur de la moelle dans une étendue verticale de deux pouces.

Obs. LXXIII. *Myélite chronique, forme ataxique.*

L. Jean, 35 ans, garçon de salle dans les hôpitaux depuis douze années, entré le 24 juillet 1863 dans le service de M. Bouillaud, à la Charité, salle Saint-Jean de Dieu, n° 20.

Les maux d'yeux sont très-fréquents dans sa famille ; son père était très-sujet aux migraines, et son frère aux épistaxis. Personne n'a eu d'hémorrhoïdes, de gourmes dans la tête, ni d'abcès au cou. Lui-même s'est bien porté jusqu'à 14 ans ; depuis cette époque, il est atteint d'épistaxis très-abondants, se répétant une ou deux fois par mois. A 29 ans, il s'est engagé dans l'infanterie de marine, et dut être réformé pour cette infirmité, au bout de trois ans. L'importance de ces épistaxis l'engage à rester attaché définitivement au service des hôpitaux. Quelques mois avant le début de sa maladie actuelle, il fit une chute dans les escaliers de l'Hôtel-Dieu, se contusionna le genou, et ressentit quelques douleurs lombaires, auxquelles il ne fit pas attention. En février 1862, il fut pris d'une douleur sciatique à droite, du talon à la fesse. Quelques mois plus tard, il fut successivement atteint de tremblement des deux membres inférieurs, de difficulté à lever les jambes pour monter une marche, d'une sensation d'étoupe à la plante des pieds et, en octobre 1862, d'une douleur rachidienne fixe.

État actuel, 9 septembre 1863. — État général satisfaisant. Fonctions digestives et thoraciques bonnes. Pas d'amaigrissement notable. Les muscles sont fermes et durs, mais peu volumineux aux membres inférieurs. La mémoire aurait un peu diminué. Pas d'étourdissement, de céphalalgie, d'embarras de parole. Aucun trouble de la vision ou de l'ouïe, actuellement ou auparavant. Constipation habituelle depuis longues années. Aucun trouble de la mixtion. Ni anaphrodisie, ni spermatorrhée. Rien d'anormal aux membres supérieurs.

La neuvième dorsale est plus proéminente. De celle-ci à la quatrième lombaire inclusivement, la pression, même légère, provoque une douleur très-vive, sans irradiation vers le bas du thorax ou le ventre. A ce niveau, on voit les traces de quatre cautères volants posés il y a six semaines.

Sauf la sciatique dont le malade se ressent à peine, les membres inférieurs ne sont le siège de douleurs, de fourmillements, de secousses musculaires d'aucune sorte. La plante des pieds reposant sur le sol a la sensation d'étoupe, bien qu'elle distingue le froid du chaud, le passage d'un parquet lisse à une terre inégale. Dans tout le reste des membres inférieurs, les divers modes de sensibilité sont indemnes. Les impressions de température sont cependant exaltées. La sensibilité musculaire est intacte. La puissance de contraction très-forte, est imperceptiblement moindre à droite, notamment dans la flexion de la cuisse.

Les désordres de la marche varient. Lorsqu'il s'est longtemps reposé, il se tient d'aplomb, mais s'il se livre pendant une ou deux heures à un travail quelconque, ses reins, ses genoux et ses pieds ploient; il s'affaisse, est pris de tremblement et ne peut plus se relever ni se traîner jusqu'à son lit. « Ce matin, me dit-il, à sept heures, avant qu'il ne pleuve, je ne pouvais faire un pas à cause de ma douleur rachidienne et de l'irrégularité de ma démarche. » Sous mes yeux pourtant, il va devant lui, lentement ou vivement à sa guise, sans soutien et sans s'écarter de la ligne droite. Son pied se détache un peu vite du sol et le talon retombe un peu bruyamment; voilà tout. Quand il ferme les yeux, l'ataxie apparaît un peu mieux. Le pied, la pointe en l'air, est lancé en avant, et le talon, pour se poser, est forcé de revenir sur lui-même. Avec ou sans le secours de la vue, et les pieds rapprochés, il se maintient debout et en équilibre pendant une minute. Dans le lit, et les yeux fermés, il exécute bien les mouvements qu'on lui indique. Ceux à droite sont brusques et ne peuvent se maintenir dans les attitudes moyennes. La comparaison d'un ressort qui se détend est applicable aux mouvements de ce côté.

Traitement. — Seigle ergoté, 75 centigrammes par jour. Bains sulfureux tous les deux jours. Trois portions,

Nous appelons l'attention sur l'observation suivante que nous aurions voulu réserver pour le chapitre diagnostic de notre seconde partie. Le malade qui en fait l'objet a été regardé dans plusieurs services comme atteint d'ataxie locomotrice progressive et traité comme tel; et cependant la suite a prouvé qu'il ne s'agissait que d'une myélite chronique parfaitement classique. Même en acceptant complétement la manière de voir de M. Duchenne, cette observation seule nous suffirait à prouver qu'à côté de sa maladie, il reste des cas qui, avec de l'ataxie locomotrice, doivent continuer à s'appeler myélites chroniques.

Obs. LXXIV. — *Myélite chronique, forme ataxique très-nette.*

T. J. B..., 39 ans, voyageur de commerce, entré le 29 juillet 1863, à l'hôpital de la Charité, service de M. Piorry, salle Saint-Charles, n° 10.

Aucune maladie spéciale à noter dans sa famille. Lui-même n'a jamais été alité auparavant. Il y a seize ans, il eut plusieurs chancres de la verge, suivis d'un poulain non suppuré, à propos duquel M. Ricord prononça le mot induré et lui fit subir un traitement mercuriel prolongé. Il y a huit ans, autres chancres suivis de taches et de boutons à la peau, de maux de gorge, etc.

Les premiers indices suspects de sa maladie actuelle remontent au commencement de l'année 1859. Pendant six mois, il fut pris, sans cause occasionnelle appréciable, de douleurs lancinantes très-vives dans les membres inférieurs et particulièrement dans les cuisses. Ces douleurs, intermittentes et passagères, se montraient après une marche prolongée et quand il faisait froid; elles n'étaient pas plus intenses la nuit. Puis elles disparurent pendant les six mois suivants.

Un soir, le 17 avril 1860, T... fut assailli par un chien et, en se jetant de côté, fit un mouvement si violent, qu'il se fractura le péroné droit et, sans doute aussi, la malléole interne du même côté. Il fut soigné dans le service de M. Nélaton, et sa jambe condamnée à l'immobilité pendant près de trois mois. Quand il commença à se servir de béquilles, dans les quinze derniers jours, rien n'éveilla son attention, sauf de la roideur et de l'engourdissement au voisinage de sa blessure; sa démarche était régulière. Envoyé à l'hospice de Vincennes, il alla encore bien pendant cinq semaines; mais, peu à peu, et à mesure que l'hiver arrivait, il sentit l'engourdissement se manifester dans le pied sain, et remonter progressivement jusqu'aux genoux. Tout à coup, après un bain russe, la maladie se caractérise.

Voici ce qu'elle offrait à son entrée dans le service de M. Piorry, le 2 avril 1861 : engourdissement déjà mentionné des deux côtés. Formication continue des orteils au bassin. Élancements passagers et très-vifs, dans les cuisses surtout, identiques à ceux qu'il avait déjà ressentis avant sa fracture. Refroidissement permanent des extrémités inférieures. Sensibilité cutanée sous ses divers modes, à l'exception de la sensibilité aux corps froids, très-diminuée jusqu'au bassin. Il croyait marcher sur du coton. Difficulté dans l'émission des urines. Érections presque toutes les nuits avec pollutions involontaires. Rien d'anormal dans les fonctions du rectum. Rien non plus aux membres supérieurs, ni dans l'extrémité céphalique. Ni céphalalgie, ni rachialgie. Pas de crampes, de contractures, ni de secousses musculaires. Sa démarche était irrégulière ; il ne pouvait maîtriser ses mouvements, dit-il ; sa jambe droite décrivait un large cercle, lorsqu'il voulait avancer, tandis que la gauche se déjetait de côté. Ces désordres s'accroissaient quand il fermait les yeux. On fut surpris, à cette époque, ajoute-t-il, du contraste qu'offrait sa force musculaire et les difficultés de la progression. Ajoutons que, soumis au diagnostic au concours du bureau central, il fut regardé comme atteint d'une ataxie locomotrice progressive. M. Piorry mit ce malade aux douches froides ; et, trois mois après, l'envoya à Vincennes considérablement amélioré.

Depuis lors, la maladie a repris sa marche ascendante jusqu'à son retour actuel à la Charité. Pendant cet intervalle de dix-huit mois, T.... a séjourné dans le service de M. Vigla, à l'Hôtel-Dieu, où il a été vu par M. Duchenne qui, paraît-il, le rangea dans la catégorie des ataxiques sans douleurs, et où il fut successivement traité sans résultat par le nitrate d'argent (2 à 3 pilules pendant quatre mois), par la liqueur de Van Swieten et l'iodure de potassium ; puis dans le service de M. Huguier, à Beaujon, où la dysurie alla jusqu'à la rétention, et où il fut traité, sans grand résultat, par des cautères et des vésicatoires, à la région lombaire.

Lorsqu'il est entré dans la salle Saint-Charles, n° 10, il y a six semaines, il fut considéré comme paraplégique simple. Sa démarche était très-irrégulière avec le secours de la vue, et plus encore quand les yeux étaient fermés. L'insensibilité, sauf aux corps froids, était presque complète des orteils au bassin. L'électricité ne déterminait aucune contraction des muscles des jambes et des pieds, et n'en produisait que de faibles aux cuisses. Dysurie, pollutions nocturnes accompagnées d'érections.

Aujourd'hui l'amélioration est très-considérable, grâce à l'usage des bains sulfureux tous les deux jours, et à l'électrisation quotidienne.

État actuel, 4 septembre 1863. — Fonctions digestives et thoraciques normales. Force et embonpoint satisfaisants. Intelligence, mémoire et parole normales. Jamais de céphalalgie. Organes de la vision et de l'audition

indemnes; cependant on reconnaît de suite que l'œil gauche est affecté
d'un strabisme convergent très-léger ; ce que le malade nie, affirmant que
dans aucun des services où il a séjourné, on ne lui en a jamais parlé. Nous
avons lieu de le croire congénital. Les membres supérieurs ne présentent
rien d'anormal à noter. La percussion ne réveille aucune douleur rachidienne, bien que pendant les dix-huit mois qui viennent de s'écouler, le
malade ait ressenti quelque chose de ce genre, avec irradiation en ceinture vers la base du thorax. Aucune secousse musculaire dans les membres
inférieurs. Les douleurs lancinantes, précédemment indiquées dans les
jambes et les cuisses, ne se montrent qu'à de longs intervalles et cèdent
immédiatement à un bain sulfureux. Les pieds sont encore un peu engourdis, mais la plante des pieds et toute l'étendue des jambes jusqu'aux cuisses
perçoivent les diverses impressions, presque aussi bien qu'aux membres
supérieurs.

Les muscles, nullement diminués de volume, se contractent tous par
l'électricité. Leur puissance, étudiée selon le procédé de M. Duchenne, est
très-peu diminuée. L'extension de la cuisse gauche étant très-énergique, la
flexion est comparativement très-faible. La flexion du pied est moins forte
à droite qu'à gauche. Le malade étant debout, on peut peser énergiquement sur ses épaules sans le faire fléchir. Le pincement des muscles est
bien senti ainsi que les diverses attitudes. Lorsqu'on prie le malade de
fermer les yeux et de tirer ses jambes hors de son lit, il exécute ces divers
mouvements sans qu'on soit autorisé à songer à l'ataxie. A peine s'aper-
çoit-on d'une légère projection irrégulière de l'un ou de l'autre pied.

Debout, les pieds rapprochés, T... ne peut se tenir en équilibre qu'à
la condition de regarder attentivement à ses pieds. Il oscille et tombe dès
qu'il ferme les yeux. Sa démarche est absolument celle d'un soldat à l'exercice; il mesure ses pas, et à chaque temps le pied est projeté en avant
plus loin qu'il ne voudrait. Sauf cela, il est maître de ses mouvements. Ce
léger désordre musculaire s'accroit un peu lorsqu'on lui met la main sur
les yeux. Sans canne, il se refuse à faire un seul pas, de crainte de tomber, bien qu'alors l'ataxie, si l'on doit ici employer ce mot, ne soit pas
notablement plus prononcée. Troubles urinaires et génitaux déjà indiqués.
Exeat le 9 septembre 1863.

Il existe quelques cas d'ataxie locomotrice qui, dans l'état de
nos connaissances, méritent de s'appeler idiopathiques, autrement dit que l'on ne sait à quel état morbide rattacher. Nous
n'hésitons pas à les regarder, pour la plupart, comme l'expression la plus légère du genre et de l'espèce d'affection médullaire

que nous décrivons. Nous en reproduisons l'indication sommaire.

Obs. LXXV. — Homme de 62 ans. Il y a deux ans, fracture du fémur
droit et contusion assez forte de la région lombaire. Deux mois après, et
pendant la convalescence, on s'aperçut de l'ataxie locomotrice dans les
membres inférieurs. Ni fourmillement, ni engourdissement, ni anesthésie
cutanée ou musculaire, ni atrophie ou contracture des membres, ni douleurs, ni troubles sensoriaux ou pelviens. (Lecoq, *Arch. de méd.*, 1861.)

Obs. LXXVI. — Homme de 44 ans, jardinier, se plaint, depuis l'âge
de 20 ans, de faiblesse et d'incertitude dans la marche. A 40 ans, il con-
sulte M. Lecoq pour une névralgie sciatique du membre inférieur droit qui
cède promptement à l'électrisation. C'est alors que ce praticien constate
incidemment une ataxie locomotrice bornée au membre inférieur gauche,
s'exagérant quand on regarde le malade, et cessant quand celui-ci marche
à reculons. D'ailleurs, jamais de rachialgie, de fourmillements, de crampes,
de troubles sensoriaux on génitaux-urinaires. Aucune anesthésie cutanée
ou musculaire. Persistance de la puissance musculaire. Amélioration par
l'électricité au bout d'un an. (Lecoq, *loc. cit.*)

Obs. LXXVII. — Homme de 30 ans. Début il y a trois mois par l'ataxie
des membres inférieurs et de la langue. Puissance musculaire conservée.
Ni douleurs musculaires, ni anesthésie, ni troubles de la vue. Cause inconnue. Amélioration par l'hydrothérapie. (Teissier, *loc. cit.*, obs. n° 1.)

Obs. LXXVIII. — Homme. Ataxie locomotrice remontant à huit années,
aujourd'hui généralisée. Force musculaire intacte. Ni douleurs, ni troubles
oculaires, ni anesthésie cutanée ou musculaire, etc. (Duchenne, *loc. cit.*,
observ. n° 134.)

Obs. LXXIX. — Homme. Douleurs jadis. Actuellement ataxie locomotrice
des membres inférieurs, s'exagérant par l'occlusion des yeux. Ni anesthésie cutanée, ni anesthésie musculaire, ni troubles pelviens, ni strabisme,
ni amaurose. (Duchenne, *loc. cit.*, observ. n° 133.)

Sur les quatorze observations précédentes, les six qui
nous appartiennent sont complètes sous tous les rapports.
C'est là, dans les passages qui ont trait à la locomotion et que
nous avons écrits en étudiant le phénomène de diverses façons
au lit du malade, que l'on commence à voir ce que c'est que
l'ataxie des mouvements.

Dans les unes, elle est très-caractérisée, moins cependant que dans quelques-unes consignées plus loin (nᵒˢ 160, 169, 202, etc.). Dans les autres, elle l'est si peu qu'il est difficile de porter un jugement. S'agit-il d'une simple incertitude ordinaire de la station ou de la marche qu'explique à lui seul l'affaiblissement ou la paralysie incomplète, ou s'agit-il de l'ataxie, c'est-à-dire d'un trouble spécial de la locomotion, étranger à l'affaiblissement ou à la paralysie, que ce malade peut offrir parallèlement. Ces difficultés d'appréciation et la gradation de ces quatorze cas, notamment des neuf premiers, au point de vue du symptôme que nous étudions, sont une preuve de son peu de netteté à ces degrés, et expliquent comment il a passé inaperçu des praticiens pendant si longtemps. Aussi maintenons-nous, contre l'assertion de M. Axenfeld, que le défaut de coordination ne se reconnaît pas toujours de suite. En réalité, pour apprécier ces nuances, il faut être déjà très-familier avec le phénomène. Voilà pourquoi nous n'insisterons pas ici sur des désordres dont la description, le diagnostic et la nature seront longuement traités plus loin, à l'aide d'observations plus faciles. Qu'il nous suffise en ce moment de constater que, dans les maladies de la moelle, il n'est question que de la forme commune de l'ataxie.

Reprenons les exemples relatifs à notre classification. Elle s'accorde d'ailleurs merveilleusement avec notre but, qui est de rechercher rapidement les rapports de l'ataxie avec les maladies chroniques de la moelle.

Deuxième genre. — Il est caractérisé, on s'en souvient, par l'apparition de troubles sensoriaux et même thoraciques, consécutivement à l'apparition de la paraplégie. Ce caractère, commun dans la myélite aiguë (1), est rare dans la myélite chronique.

____

(1) Ces jours-ci paraissait dans la *Gazette des hôpitaux* (1864, nᵒ 11) une observation de myélite avec troubles oculaires qui a duré en tout trois mois. Le mot

Ci-joint un exemple fort intéressant qui se rapporte à la forme commune ou paralytique. Pendant quatre ans, la paraplégie existe seule. Au bout de ce temps, quelques symptômes apparaissent vers l'un des membres supérieurs, et bientôt une paralysie complète de la troisième paire droite. A l'autopsie, on trouve un ramollissement de la région lombaire. De ce point, l'altération s'est propagée de proche en proche à toute la longueur des cordons postérieurs, et a atteint l'origine, puis le tronc de cette troisième paire, qui sont tout à fait désorganisés.

Obs. LXXX. — William L., âgé de 52 ans. Début, il y a quatre ans, par une douleur lombaire et de la dysurie, après avoir éprouvé une grande fatigue et avoir été mouillé. Douze mois plus tard, faiblesse dans les genoux, ensuite douleur sciatique droite et paraplégie complète. Rétraction spasmodique des membres inférieurs la nuit. Paralysie des sphincters. Pas de douleur en ceinture. Parole et déglutition normales. Voici ce qu'on constate actuellement : sensibilité cutanée et contractilité à l'électricité éteintes dans le membre droit ; sensibilité cutanée nulle jusqu'au genou gauche ; contractilité légère de ce côté. Engourdissement passager des mains, et anesthésie légère à droite. De nouveaux symptômes éclatent alors ; ce sont : une chute de la paupière supérieure droite, de la diplopie, la paralysie des muscles droits, supérieur, inférieur et interne, et la dilatation de la pupille, indiquant une paralysie de la troisième paire. Mort par les progrès de la maladie.

Autopsie. — Ramollissement de toute l'épaisseur de la moelle dans sa portion lombaire, se prolongeant par en haut, dans toute la longueur des cordons postérieurs exclusivement. Ceux-ci, au microscope, sont désorganisés et infiltrés de cellules granuleuses et de globules graisseux. Les capillaires sont altérés. L'origine et le tronc de la troisième paire sont gonflés, durs, d'un aspect jaunâtre, semi-transparents et convertis en un tissu fibreux, ne renfermant presque pas de traces de tubes nerveux. Vestiges de méningite spinale, principalement à la région lombaire, le long des cor-

---

ataxie locomotrice domine le titre. Ce cas eût été intéressant si l'ataxie y était certaine. Par malheur, pas une seule phrase du texte n'en parle. Le seul enseignement que nous en tirons est donc l'obligation d'être plus explicite dans les descriptions de ce phénomène.

dons postérieurs et surtout à l'insertion de la troisième paire. (Gull, *Guy's hospital reports*, case XII, 1856.)

Dans l'observation suivante, la maladie, partie du renflement lombaire, et caractérisée au début exclusivement par la paraplégie, s'élève aussi peu à peu et gagne les membres supérieurs. La parole s'embarrasse et des céphalalgies surviennent.

Obs. LXXXI. — Homme de 42 ans, atteint, en octobre 1827, de douleur en ceinture, de refroidissement et de paralysie des pieds, puis des membres inférieurs en entier, avec rétention d'urine. Après une amélioration passagère, l'engourdissement gagne le tronc et continue à s'élever. Le refroidissement envahit les extrémités. En juillet 1828, la marche est désormais nulle, le bras droit se paralyse aussi ; il survient des maux de tête et un embarras considérable de la parole. A l'autopsie, on trouve la moelle diffluente en quelques points, ramollie dans toute sa longueur. Le ramollissement atteint également la protubérance annulaire, et paraît intéresser les origines de la cinquième paire. (Abercrombie, *loc. cit.*, case 147.)

Nous avons vainement cherché, dans les recueils et les hôpitaux, un exemple de myélite chronique dans lequel les troubles des sens, la dysphagie ou l'embarras de la parole auraient apparu consécutivement à des désordres principalement ataxiques dans les membres, et par le fait évident d'une propagation de l'altération de la moelle vers l'origine ou même le tronc des nerfs crâniens. Quelquefois, il est vrai, des troubles sensoriaux se sont montrés dans le cours d'une paraplégie ataxique ; mais l'analogie de ces cas, sans autopsie, avec d'autres, nous a fait considérer ces troubles comme liés à une lésion de la périphérie des nerfs indépendante, c'est-à-dire à les ranger avec ceux dont nous allons parler.

Troisième genre. — Rappelons que les troubles sensoriaux y sont antérieurs à la paraplégie, et les lésions périphériques des nerfs crâniens sans communication avec la lésion médullaire.

L'exemple suivant en représente l'espèce morbide essentiellement caractérisée par la paralysie du mouvement. L'ataxie y fait totalement défaut. Il nous a d'autant plus frappé que les autres symptômes répondent si bien à ceux de la maladie signalée par M. Duchenne qu'après un examen rapide, un certificat d'ataxie locomotrice progressive lui fut délivré par l'interne du service.

Obs. LXXXII. — *Myélite chronique, précédée et accompagnée de paralysies oculaires. Forme paralytique.*

B..., âgé de 46 ans, employé aux douanes, entré, le 22 septembre 1863, à l'hôpital Lariboisière, salle Saint-Landry n° 9, service de M. Hérard.

Sa mère est morte d'apoplexie. Aucune maladie ou infirmité dans sa famille, dont les membres parviennent à un âge avancé. Lui-même s'est fort bien porté jusqu'à 35 ans. Il a été soldat, n'a pas fait de campagnes et a eu, à cette époque, deux chancres de la verge et deux poulains non suppurés, sans accidents consécutifs appréciables. Onanisme dans sa jeunesse. Pas d'excès alcooliques. Vers le début de sa maladie, B... avait pour tâche d'aller et venir, nuit et jour, à travers champs et bois, en quête des contrebandiers de la frontière du Nord. En 1851, il fut plus mouillé que d'habitude.

La semaine suivante, il fut pris de malaise, d'étourdissements, de céphalalgie, de diplopie, d'affaiblissement de la vue, de prolapsus de la paupière gauche, et de crampes dans les membres inférieurs. La céphalalgie siégeait principalement à la tempe gauche et dura peu. Tout cela s'amenda promptement. Deux symptômes persistèrent davantage : la diplopie pendant un an et demi, le prolapsus pendant deux ans. En 1852 ou 1853, des douleurs apparaissent dans les genoux et les cuisses. La vue ne tarde pas à s'altérer progressivement à gauche. En 1861, à son retour de Bourbonne-les-Bains, où il était allé pour ses douleurs, la jambe gauche devient roide et engourdie ; la droite également, mais à un moindre degré. Jamais il n'a projeté ses pieds avec brusquerie. Les mots pesanteur et faiblesse résument pour lui la difficulté qu'il éprouvait à marcher. Enfin, il y a six mois, il dut renoncer à ses occupations debout, et prendre un emploi de bureaucrate dans les douanes.

État actuel, 25 septembre. — B... est d'une bonne constitution, d'un tempérament plutôt pléthorique. Son dos et sa poitrine sont couverts d'acnés dont quelques-uns, guéris, offrent une teinte cuivrée, suspecte au premier examen ; son corps, ses jambes mêmes sont peu amaigris. Sa parole est lente, sans embarras réel ; sa langue, tirée hors de la bouche, tremble sans être déviée. Son intelligence est lourde, sa mémoire un peu diminuée. Depuis le début de sa maladie, il n'a plus eu de céphalalgie. L'ouverture palpébrale gauche est plus petite que la droite, bien qu'il n'y ait plus de prolapsus. L'œil gauche n'entrevoit à vingt pas que les corps très-éclairés. A six pouces, il ne peut compter ses doigts. L'ouïe est très-affaiblie à gauche. La joue gauche présente une sensibilité obtuse. Le goût et l'odorat sont intacts. Le voile du palais est mobile et sensible; il avale bien.

En explorant le dos, on ne trouve aucun point rachialgique; mais B... accuse une constriction thoracique et abdominale datant de onze ans, très-améliorée aujourd'hui.

Membres supérieurs. Leur sensibilité cutanée est un peu affectée, surtout à gauche, bien qu'on ne puisse les dire anesthésiés ou analgésiés. Les mains serrent à peine ; la force des biceps est affaiblie, mais plus grande qu'aux autres muscles accessibles à l'exploration. La notion de mouvement et de poids est conservée. Les mains, maladroites, ont peine à piquer une épingle, à agrafer. Pourtant, les yeux fermés, il fait le signe de la croix avec une précision parfaite et écrit bien.

Membres inférieurs. Pas d'anesthésie tactile. Diminution et perversion de la sensibilité à la douleur. A la jambe gauche, notamment, l'analgésie est considérable. Au dos du pied droit, on constate un retard de deux ou trois secondes, suivi d'une sensation prolongée de douleur. Le chatouillement n'est pas perçu à la plante des pieds. Les sensations de froid sont conservées et mieux senties à gauche. Le malade n'accuse pas d'engourdissement dans les membres inférieurs, mais une grande susceptibilité aux fourmillements, lorsqu'il vient à croiser les jambes l'une sur l'autre. La sensibilité musculaire est légèrement obtuse au mollet gauche et normale à droite. La notion des mouvements spontanés et artificiels est intacte.

En essayant la force musculaire des extenseurs et des fléchisseurs du pied et de la jambe, on la trouve faible pour les premiers et presque nulle pour les seconds. Par exemple, lorsque la jambe gauche, plus affaiblie que la droite, est fléchie, le malade est incapable d'opposer la plus légère résistance à mes efforts pour l'étendre. Résultat semblable, mais moins prononcé, lorsque je veux fléchir le pied étendu. Les extenseurs résistent un peu plus. Couché dans son lit, B..., sur mes instances, parvient à déplacer ses jambes de 15 centimètres à peine. Au delà, les mouvements d'abduction et d'élévation lui sont impossibles. On reconnaît, à ses efforts, qu'il met en œuvre tous les muscles adjuvants du bassin, et voudrait lancer son membre dans l'espoir de le porter plus loin. Rien de brusque et, à plus forte raison, d'ataxique dans ces manœuvres.

Debout et les pieds rapprochés, B... se maintient passablement en équilibre, en étendant les bras à la façon d'un balancier. L'occlusion des yeux exagère modérément la difficulté. Marche-t-il sans bâton, il exécute chaque pas sans secousse, sans projection des pieds, sans les écarter à droite et à gauche, en se livrant aux combinaisons propres aux paraplégiques du mouvement. De temps à autre, cependant, sa jambe, raconte-t-il, serait saisie d'un mouvement involontaire et enlevée de terre. Il affirme qu'il ferait ainsi un kilomètre, sans soutien, et jusqu'à deux lieues avec une canne.

Vient-il à fermer les yeux, il trébuche instantanément et se précipite de côté et d'autre pour rattraper son équilibre. C'est à ce moment seulement qu'on pourrait présumer un trouble de coordination. En somme, B... est paralysé du mouvement des membres inférieurs et n'a pas d'ataxie.

Quand le temps change, des élancements, des douleurs, comme si on lui rompait les os, se font sentir en diverses parties du corps, principalement aux membres. Au moment de ces attaques, il est obligé de s'arrêter tout court dans sa promenade ; les douleurs se succèdent pendant cinq minutes et cessent pour reparaître ailleurs. Depuis quelques jours, il va mieux sous ce rapport, sans doute, dit-il, parce qu'il est resté couché chaudement. Constipation habituelle. Naguère, il était affecté d'incontinence continue des urines, bien qu'il ne pût uriner quand il le désirait. Impuissance génitale depuis plusieurs années.

Outre ce que nous venons de décrire, B... a une autre maladie. Dans les onze dernières années, il a eu 37 attaques de vomissements glaireux et bilieux, chacune de huit à quinze jours de durée, se rattachant évidemment à une tumeur que la percussion découvre dans l'hypochondre droit.

Traitement. — Bains sulfureux tous les jours. Une pilule de sublimé. Iodure de potassium.

4 octobre. — Amélioration très-grande de la marche. Il ne traîne plus la jambe. L'ataxie n'est pas plus à soupçonner qu'auparavant. M. Hérard admet une paraplégie ordinaire par affection chronique de la moelle. La tumeur de l'hypochondre droit a grossi considérablement.

Qu'on me permette de résumer rapidement cette observation, peut-être unique dans la science. En 1851, à la suite d'un refroidissement, phénomènes congestifs vers les centres nerveux qui se dissipent promptement. Seuls, la diplopie et le prolapsus de la paupière persistent pour disparaître spontanément, la première au bout de dix-huit mois, la deuxième au bout de deux ans. En 1852 ou 1853, des douleurs très-aiguës apparaissent dans les membres inférieurs pour se généraliser ensuite. A une époque indéterminée, la vue commence à s'affaiblir. En outre, rachialgie légère, impuissance génitale, rétention d'urine, incontinence par regorgement et constipation. En 1860, les jambes s'engourdissent et s'affaiblissent. Enfin, en 1863, on constate une paraplégie incomplète du mouvement, dont les manifestations s'exagèrent par l'occlusion des yeux; de l'anesthésie cutanée et musculaire légère, bornée aux membres inférieurs; pas d'ataxie locomotrice, de la cécité à gauche, des douleurs fulgurantes, etc. Amélioration au bout d'un mois de traitement.

Certes, M. Duchenne, s'arrêtant surtout à l'existence des paralysies oculaires, à leurs allures et à la possibilité au malade de faire deux lieues appuyé sur sa canne, se fût évidemment écrié, avant d'avoir constaté l'état des mouvements : « Voilà le type de la maladie que j'ai signalée. » C'est en effet ce que fit l'interne du service. Mais un caractère y manque : l'ataxie locomotrice, qui y est remplacée par de la paralysie.

Après cet exemple de la forme paralytique de notre troisième genre, il serait conforme à notre programme de lu opposer ici une ou plusieurs observations de la forme ataxique. Nous n'aurions que l'embarras du choix. Notre deuxième partie en renferme notamment quarante-six avec autopsie. Nous y renvoyons le lecteur. (Obs. nᵒˢ 138, 203, etc.)

Avant d'en finir, et pour dernière preuve de l'utilité pratique de la classification que nous avons tentée, nous faisons suivre une observation très-curieuse, qui représente une troisième forme ou espèce dans ce dernier genre de maladies de la moelle. A côté de la forme paralytique, à côté de la forme ataxique, se trouve ainsi la forme *agitans*. Le lien commun des trois, je le répète, c'est la présence de troubles fonctionnels des nerfs crâniens indiquant une lésion développée sur ces nerfs, indépendamment de celle qui existe à la moelle.

Obs. LXXXIII. — *Myélite chronique, précédée et accompagnée de troubles oculaires et d'embarras de la parole. Forme paralysis agitans.*

C. A..., âgée de 33 ans, célibataire, admise à la Salpêtrière, en 1862, et couchée au n° 9, salle Sainte-Rosalie, service de M. Charcot, section des Incurables.

Son père, atteint, à 50 ans, d'un tremblement qu'on attribua au charbon, mourut probablement d'un cancer de l'estomac. Seule de ses treize frères et sœurs, elle est affectée d'une maladie nerveuse ou paralytique. Le début remonte à l'année 1855, c'est-à-dire à huit ans. Au quatrième ou cinquième mois d'une grossesse, elle ressentit de la céphalalgie, des étourdissements, de la diplopie et de la faiblesse des jambes, qui disparurent avant sa fin. L'accouchement à terme fut heureux. Quinze jours après, elle se levait, sans que son attention fût sollicitée vers ses jambes. Mais, peu de jours après, elle s'aperçut que celles-ci ployaient pendant la marche et traînaient un peu, sans avoir de mouvements brusques toutefois. Cet état continua jusqu'en 1859, époque à laquelle eut lieu une aggravation, et apparurent la céphalalgie occipitale et frontale, l'embarras de la parole et la diplopie intermittente, qui ont persisté jusqu'à ce jour. Depuis un an, elle ne quitte plus le lit.

État actuel, 12 novembre 1863. — C... est extrêmement amaigrie, sans qu'il y ait nulle part d'atrophie musculaire ; les digestions et l'appétit sont bons. En quatre ans, elle aurait vomi quatre fois. La puissance musculaire, d'une manière générale est affaiblie, mais infiniment moins que ne le feraient supposer les troubles de la marche. La notion des mouvements spontanés et des attitudes est conservée. La sensibilité au tact, à la douleur et au froid est normale, sinon exaltée. Les phénomènes saillants auxquels nous allons nous arrêter sont : les douleurs, le tremblement, les contractures, l'embarras de la parole, la dysphagie et les troubles oculaires.

Les douleurs siégent au front, à la nuque, dans les orbites, dans les épaules, les reins, les genoux et les talons. Permanentes aux reins, d'où elles s'irradient le long des fausses côtes et à la tête, elles reviennent par crises dans les autres parties, surtout la nuit, au point de la réveiller. Le tremblement n'existe pas quand les membres ou la tête sont au repos, mais aussitôt que la malade s'applique à un mouvement : il consiste, aux membres inférieurs, en oscillations rhythmiques violentes, de droite à gauche et de gauche à droite. Aux membres supérieurs, c'est une agitation extraordinaire, voisine de la chorée. Elle ne peut coudre, enfiler une aiguille, faire le signe de la croix ou porter un verre à sa bouche. Le tremblement à la tête est surtout latéral. Lorsqu'elle s'efforce de lire, une agitation très-légère et du même genre s'empare des paupières et des globes oculaires. L'occlusion des yeux exagère aux membres ce phénomène, qui est bien du tremblement, et non de l'ataxie locomotrice, dans le sens qu'on attache à ce mot. Les contractures ou roideurs sont intermittentes ; les unes surviennent dans les membres inférieurs, spontanément, dans la station assise, et quand la malade veut exécuter un mouvement. Les autres se bornent à une roideur passagère dans les muscles du cou, qui gêne la flexion de la tête.

Les quatre membres sont, en outre, le siége d'un sentiment d'engourdissement, et les pieds, de fourmillements. La station verticale et la marche sont impossibles sans soutien. Lorsqu'elle est maintenue par deux aides, les membres se roidissent et s'embarrassent l'un dans l'autre au premier effort. Assise, elle se maintient un peu, mais a bientôt des contractures. Couchée, elle parvient à soulever de 30 centimètres environ son membre rigide, et est prise aussitôt de tremblement. Dysurie et constipation habituelles. La vision est distincte des deux côtés. La diplopie est passagère ; les deux pupilles sont égales. Le globe oculaire gauche est presque tourné en dehors et à droite. L'audition, la mémoire et l'intelligence sont bonnes. Il n'y a pas de trace d'hémiplégie faciale. La parole est embarrassée ; l'articulation des syllabes est lente, saccadée et comme scandée ; la voix est nasonnée. De temps à autre, il y a dysphagie. Cependant, la langue, tirée hors de la bouche, n'est pas déviée et ne vacille point. Le voile du palais conserve sa sensibilité et sa myotilité.

Pendant trois mois environ, C... a été soumise au nitrate d'argent, à la dose quotidienne de 1 à 4 centigrammes. La douleur, le tremblement et la céphalalgie se sont plutôt aggravés. Des démangeaisons sont survenues et persistent encore.

Des développements et exemples qui précèdent, nous concluons : 1° que la famille des maladies réputées myélites chroniques, jusqu'en 1858 environ, se partage naturellement en trois groupes distincts, basés sur la tendance de la maladie à se localiser ou à s'étendre, ou sur la coïncidence de troubles nerveux périphériques indépendants de ceux auxquels la moelle donne lieu ; 2° qu'à un autre point de vue, il y a lieu de distinguer plusieurs espèces : les unes, paralytiques proprement dites, les autres, ataxiques ; d'autres *agitans*, selon la prédominance ou la présence isolée des symptômes correspondants.

ARTICLE III.

RAPPORTS DE L'ATAXIE AVEC LES LÉSIONS DE LA MOELLE.

La réalité et la fréquence de l'ataxie locomotrice dans ces maladies étant désormais acquises, il reste à se demander si une lésion anatomique lui correspond. Il ne sera question, bien entendu, que de la seule forme qui se rencontre ici, la forme commune. Nous ne nous sommes pas posé précédemment le même problème à propos de la forme encéphalique, vu l'insuffisance, sinon l'absence de documents. Cette fois nous disposons de soixante-trois autopsies.

A.—La première question à se poser est la suivante : L'ataxie locomotrice se rencontre-t-elle en l'absence totale de lésion de la moelle, bien que les symptômes aient clairement indiqué une maladie de cet organe ? Cinq cas autoriseraient à le croire. Voici les trois premiers.

Obs. LXXXIV. — Femme âgée de 35 ans. Engourdissement du pouce de la main gauche, puis de tout le membre. Ensuite paralysie incomplète de ce membre qui, en outre, était affecté de mouvements semblables à ceux de la chorée. Amélioration. Le bras droit, à son tour, fut pris de la même façon, puis alla mieux aussi. Les jambes alors furent prises de secousses musculaires et d'un sentiment particulier en marchant, comme si elles se dérobaient tout à coup et étaient jetées de côté. Une paraplégie véritable succède avec rétention d'urine, et la mort vient à la suite d'une gangrène du sacrum. A l'autopsie on découvre seulement une coloration foncée de la queue de cheval. (Abercrombie, *loc. cit.*, p. 394.)

Obs. LXXXV. — Homme âgé de 30 ans. Ses amis un jour s'aperçurent qu'il traînait les jambes en marchant d'une façon bizarre. Lui-même trouva que cela tenait à la faiblesse et à un défaut de commandement sur elles. Ses bras, à leur tour, devinrent agités et perdirent de leur puissance. De temps à autre, les objets qu'il essayait de saisir étaient lancés avec violence. Les jambes échappaient aussi à sa volonté, spécialement quand il tentait de se mouvoir dans la station verticale. Mort de phthisie. Les centres nerveux n'offrent rien de spécial. (Abercrombie, *loc. cit.*, p. 395.)

Obs. LXXXVI.— D..., artiste peintre, âgé de 28 ans. Syphilis en 1849, traitée par les spécifiques. Début de la maladie en 1856, il y a deux ans. Paralysie double incomplète de la sixième paire. Douleurs fulgurantes revenant surtout la nuit. Intégrité de la force musculaire. Ataxie des membres inférieurs. Sensibilité cutanée diminuée. à la plante des pieds ; sensibilité électro-musculaire intacte. Fourmillement et engourdissement des deux derniers doigts de chaque main depuis quelques mois. L'encéphale et la moelle épinière, examinés avec le plus grand soin, n'ont présenté aucune lésion anatomique à l'œil nu. (Duchenne, *loc. cit.*, 1858, obs. n° 17.)

Dans les deux premiers cas, les troubles de la myotilité sont décrits avec soin, et le dernier appartenant à M. Duchenne, nous ne mettons pas en doute l'existence de l'ataxie. Mais ce que nous n'acceptons qu'avec réserve, c'est l'autopsie. Aucun de leurs auteurs ne se doutait de l'altération à rechercher, ni de son siége habituel. Or nous avons été témoin à l'amphi-théâtre de la facilité avec laquelle cette altération passe ina-perçue. Il faut enlever la pie-mère, pratiquer vingt coupes et y regarder de près à la lumière diurne, avant d'oser prononcer : Absence de lésion médullaire. Il faut de plus que le microscope ait dit son mot ; ce qui n'a eu lieu ni dans les autopsies d'Abercrombie, ni dans celle de M. Duchenne.

Le quatrième cas est de M. Pihan-Dufeillay. N'ayant pu nous en procurer le texte, nous n'en donnons pas l'analyse. L'ataxie y existait sans le moindre doute, paraîtrait-il, mais la moelle n'aurait été examinée que dans sa portion cervicale. Or, nous verrons que souvent celle-ci est saine, tandis que les régions lombaire et dorsale sont très-malades.

Ainsi ces quatre cas n'établissent pas que l'ataxie locomotrice existe sans lésion matérielle appréciable.

Le cinquième, de M. Gubler (obs. n° 205), est plus important. Les désordres de la locomotion portaient sur les quatre membres ; le sujet mourut d'une variole, et la moelle parut saine aux yeux de plusieurs observateurs et, plus tard, à l'examen microscopique pratiqué par M. Luys. Une lésion se serait-elle produite si le malade eût vécu ? Nous le croyons. Toujours est-il que le symptôme ataxie s'y trouvait sans la moindre altération pour l'expliquer.

B.—La deuxième question est celle-ci : l'ataxie locomotrice dépend-elle de lésions comprenant toute l'épaisseur de la moelle ? Toutes les observations répondent négativement, hormis une seule, encore inédite, dont voici l'analyse. C'est un ataxique qui, à l'autopsie, présente un ramollissement de la hauteur de 2 pouces. Qu'il me soit permis de réserver mon appréciation sur ce fait en opposition avec tant d'autres.

Obs. LXXXVII. — Homme âgé de 45 ans environ, entré à l'hôpital Necker pour une paralysie incomplète avec ataxie locomotrice très-caractérisée. Il est pris d'accidents cérébraux et succombe. A l'autopsie on découvre : 1° ramollissement cérébral, 2° ramollissement ordinaire de la moelle de 2 pouces de hauteur, siégeant à la région dorsale et occupant toute l'épaisseur de la moelle. (Dujardin-Beaumetz, *Société médicale d'observation*, 1863.)

C. — Les altérations bornées aux cordons antéro-latéraux s'accompagnent-elles d'ataxie ? Il n'en est pas d'exemple dans la science, et Brown-Sequard nous apprend que leurs symptômes sont exclusivement de la paralysie du mouvement, tout au moins pour les cordons antérieurs.

D. — Le défaut de coordination provient-il d'une lésion des cordons postérieurs ? Todd est de cet avis. Il en cite, sans autre détail, deux cas qu'il a suivis personnellement, et ajoute que Nasse en a vu un troisième du même genre.

Et toute lésion, quelle que soit son étendue, est-elle également efficace ? C'est ce que nous allons examiner. Les dix premiers cas dont l'indication sommaire suit, ont trait à des tumeurs ou blessures qui compriment ou entament isolément la face postérieure de la moelle et, par conséquent, les cordons postérieurs.

OBS. LXXXVIII. — Blessure faite par une baïonnette à la partie postérieure de la moelle au niveau de la douzième dorsale. Douleurs atroces,
hyperesthésie cutanée et crampes dans les membres inférieurs sans paralysie. (Gama, *Traité des plaies de tête et de l'encéphalite*, 1830, p. 318.)

OBS. LXXXIX. — Une femme de 40 ans, six semaines après un coup sur
le dos, est prise de douleur du pied, puis de tout le membre droit, de
contractures ·spasmodiques et de paralysie véritable, sans trouble de la
sensibilité. Ramollissement rosé, crémeux à la partie postérieure du renflement lombaire dans une étendue de 18 lignes. (Genest, clinique de
Chomel, *Gazette médicale*, 1831.)

OBS. XC. — Paraplégie du mouvement datant de deux mois avec
persistance de la sensibilité. Ramollissement limité aux cordons postérieurs
au-dessous de la région dorsale. (Serres, *Anatomie comparée du cerveau*,
vol. II, p. 221.)

OBS. XCI. — Une femme de 55 ans ressentait depuis deux ans de la
faiblesse, des douleurs et des spasmes dans les membres inférieurs. La paralysie devient complète. La sensibilité demeure intacte. Enfin surviennent
des troubles pelviens et une rétraction permanente des membres. Autopsie :
Compression et atrophie de la partie postérieure de la moelle par une
tumeur au niveau de la deuxième dorsale. (Hardy, *Archives de médecine*,
1834, p. 229.)

OBS. XCII. — A la suite d'une chute, paralysie du mouvement et
de la sensibilité; guérison au bout de trois mois. Récidive des mêmes
accidents. Mort. Section des cordons postérieurs par suite de la
compression qu'exerce l'arc postérieur fracturé de la quatrième vertèbre cervicale. (Ollivier, d'Angers, *Traité des maladies de la moelle*, vol. I,
p. 294.)

OBS. XCIII. — Perte de la motilité des extrémités supérieures, et
persistance de la sensibilité. Ramollissement de la partie postérieure de la
moelle, de la cinquième cervicale à la troisième dorsale. Racines postérieures atteintes à ce niveau. (Malle, *Clin. chir. de l'hôpital d'instruction
de Strasbourg*. Paris, 1838.)

OBS. XCIV. — R. H..., marin. Engourdissement léger des cuisses;
paralysie complète et rigidité des deux membres inférieurs sans anesthésie.
Ramollissement des colonnes postérieures de la quatrième à la neuvième
dorsale. Racines postérieures normales à ce niveau. (W. Budd, *Medic-
chir. trans.* London, 1839, vol. XXII, p. 162.)

OBS. XCV. — Un jeune homme entre à la Charité pour une douleur
de l'épaule gauche et du cou, et une faiblesse du membre supérieur

gauche, et plus tard des deux inférieurs. Pas de paralysie proprement dite, ni d'anesthésie. Les sens s'affectent treize jours après, et la mort arrive. Tumeur cancéreuse du volume d'une olive comprimant la partie postérieure de la moelle. Racines spinales intactes. (Henroz et Bouillaud, *Journal des connais. méd.*, 1844.)

Obs. XCVI. — William P..., 44 ans. Rachialgie fixe. Paralysie de la jambe gauche, puis de la droite. Anesthésie. Spasmes et soubresauts musculaires, les uns spontanés, les autres provoqués par le contact de la plante des pieds avec le sol. Troubles pelviens. Pas d'ataxie locomotrice. Mort de pneumonie double. Tumeur fibro-plastique développée sur l'arachnoïde, à la face postérieure de la moelle, en face de la septième et huitième dorsale. La moelle à ce niveau est aplatie. (Gull, *loc. cit.*, 1856, obs. n° 3.)

Obs. XCVII. — G..., 44 ans. Paralysie complète du mouvement, convulsions réflexes spontanées énergiques, hyperesthésie cutanée générale. Mort avec accidents cérébraux. Ramollissement des cordons postérieurs, surtout au niveau de la sixième et septième vertèbre cervicale, cessant tout à fait vers la troisième ou quatrième dorsale. Méningite. (Brown-Sequard, *Physiol. and path. of the nervous centres*. Philadelph., 1860.)

Dans aucun de ces cas on ne peut conserver d'arrière-pensée sur l'absence d'ataxie. La paralysie y est indiquée comme complète dans ceux où la description ne garantit pas assez l'absence de phénomènes ataxiques. La nature des lésions est variable; leur étendue verticale oscille entre quelques lignes et la hauteur de trois à quatre vertèbres.

Les suivants sont, à priori, moins concluants. L'ataxie locomotrice y a existé au début, et a été remplacée par de la paralysie chez l'un, de la rétraction des membres chez l'autre. Dans tous deux, c'est la région cervicale qui était atteinte.

Obs. XCVIII. — W. H. G..., 36 ans. Après plusieurs attaques d'épilepsie il devint incapable de marcher avec régularité sans soutien. Amélioration, puis rechute et paralysie des quatre membres. Sensibilité du tact normale. Douleurs spasmodiques des jambes. Au niveau des trois ou quatre dernières vertèbres cervicales, la moelle est plus grosse que d'ordinaire, ramollie et infiltrée. Le microscope constate que les colonnes postérieures et la substance grise étaient seules atteintes. (J. Webster, *Méd. chir. transact.*, 1843, t. XXIV.)

Obs. XCIX. — F. F..., a eu, en 1837 et 1838, deux attaques de fièvre congestive avec délire. Sa démarche est irrégulière et chancelante d'une façon toute particulière. Peu à peu, les membres supérieurs et inférieurs se paralysèrent. En 1839, douleurs articulaires et contractions spasmodiques ; puis rétraction permanente des membres et hyperesthésie cutanée. Lésions variées des nerfs spinaux parmi lesquelles une diffluence de la région postérieure de la moelle cervicale. (Mac. Naughton, *Americ. journal of medic. sciences*, 1842.)

Les conclusions auxquelles nous arriverons tout à l'heure nous portent à dire que ces deux individus, après leurs attaques, l'un d'épilepsie, l'autre de fièvre congestive, ont été pris de congestion médullaire occupant une grande étendue verticale. Plus tard l'ataxie aurait disparu en même temps que la maladie, diminuant en surface, se circonscrivait bien que s'aggravant au centre. D'ailleurs dans ces deux observations nous n'avons à considérer que ce qui existait au moment du décès, et alors elles concourent à la même démonstration que les précédentes.

Douze cas établissent donc que toutes les lésions des cordons postérieurs, et notamment celles qui en atteignent une faible hauteur, ne donnent pas lieu à l'ataxie locomotrice ; ce que nous avons déjà exprimé à propos des tumeurs intra-rachidiennes en général.

E.—Lorsque l'altération occupe une étendue considérable en longueur, l'ataxie locomotrice va-t-elle apparaître davantage ? Les observations qui vont répondre sont : les unes incomplètes, les autres parfaitement affirmatives. Une seule, à laquelle il n'y a rien à objecter, est négative. La voici :

Obs. C. — R. (B...), âgé de 17 ans. Paralysie des quatre membres, consécutive à une fièvre typhoïde. Aucun trouble des sens, ni de l'intelligence. Troubles pelviens. Ni spasmes, ni convulsions. Plus tard, rétraction des membres. A l'autopsie, ramollissement de la voûte à trois piliers et de la surface des couches optiques et corps striés. Ramollissement blanc, laiteux, de toute la longueur des cordons postérieurs, exactement limité à ceux-ci et décroissant d'intensité de bas en haut. (Brown-Séquard, rapporté du *Medical examiner de Philadelph.*, 1838.)

Les observations que nous qualifions d'incomplètes sont au nombre de dix. Dans les unes, les troubles ataxiques sont infiniment probables, mais n'y sont pas indiqués ou le sont mal, tandis que la lésion des cordons postérieurs est bien tracée. Dans les autres, c'est le contraire : les désordres de la locomotion y sont dépeints avec soin, et la description anatomique pèche. A nos yeux, cependant, leur valeur est certaine et ce n'est que par excès de sévérité que nous les disons douteuses.

La première ne dit pas un mot de l'ataxie, mais elle est rapportée par Romberg dans le chapitre du *tabes dorsalis*, où il décrit précisément ce symptôme. La deuxième, de MM. Talichet et Chauveau, présente la même lacune, et a été publiée dans les mêmes conditions par M. Marius Carré. Pour les huit autres, notre opinion repose sur leur parfaite identité avec les six cas certains qui leur succèdent, et vingt-deux autres disséminées dans notre deuxième partie. La plupart ont même été reproduites dans ce sens par divers auteurs sans soulever la moindre objection.

OBS. CI. — Un médecin, âgé de 52 ans, à la suite d'émotions et d'un refroidissement, fut frappé, à 40 ans, d'amblyopie et de paraplégie incomplète. La cécité devint absolue. Sensibilité cutanée conservée. Moelle réduite aux deux tiers. Atrophie des cordons et racines postérieures considérable à la région lombaire, diminuant à partir de la région dorsale. Aspect gris jaunâtre, transparent, de ces cordons. (Romberg, *Nervenkrankheiten*, t. II.)

OBS. CII. — C..., âgé de 49 ans. Début, il y a cinq ans, par douleurs dans les membres inférieurs et tremblement durant la marche. Aujourd'hui, on ne peut résister au mouvement d'extension de ses membres inférieurs. La marche est impossible. Rien du côté des membres supérieurs. Parole difficile. Ouïe intacte. Léger strabisme à droite. Éblouissements. Impuissance génitale. Mort avec eschares au sacrum. *Autopsie :* Dégénérescence grise et semi-transparente des cordons postérieurs de la moelle dans toute leur étendue, et du cordon antéro-latéral droit en un point. Coloration chocolat et ramollissement limités aux cordons postérieurs, dans l'étendue d'un centimètre au-dessous du renflement brachial. Pus dans la cavité spinale arachnoïdienne, accumulé surtout à la partie inférieure. Lésion extraordinaire de l'encéphale, qui ne tient plus à la moelle que par les tubercules *testes* et *nates* et une partie de la couche optique du côté gauche. Les tubercules quadrijumeaux, le pédoncule cérébral et la couche optique à droite, le pédoncule cérébral et une partie de la couche optique à gauche, ont disparu et sont remplacés par une vaste cavité renfermant une sanie verdâtre. (Talichet et Chauveau, *Thèse* de M. Marius Carré. Paris, 1862.)

Obs. CIII. — J. Cosden, âgé de 44 ans. Paralysie des extrémités inférieures. Assis sur une chaise, il ne parvenait qu'avec de grands efforts à détacher ses pieds du sol. Sensibilité normale. Vessie et rectum paralysés. Mort trois ans après le début. Toute la moitié postérieure de la moelle, depuis le pont de Varole jusqu'à son extrémité inférieure, était d'une couleur brun foncé, extrêmement molle et tenace (*soft and tenacious*). La moitié antérieure était blanche et normale. Racines saines. (Stanley, *Med. chir. Review*, 1840.)

Obs. CIV. — Homme. Perte du mouvement volontaire des jambes, des pieds et des muscles du cou. Mort de bronchite aiguë. A la région dorsale, les cordons postérieurs étaient ramollis dans une grande étendue, les antérieurs étaient sains. Les premiers, vus au microscope, avaient perdu toute trace de structure nerveuse. Ils consistaient en une masse de matière moléculaire granuleuse, mélangée de très-petits globules d'huile et de quelques cellules granuleuses. (Topham, *Lancet.* London, mars 1852.)

Obs. CV. — Femme Cherpin, 52 ans. Cause probable : l'humidité. Début un an auparavant, par un engourdissement des membres inférieurs, qui se dissipait par la marche. Douleurs continuelles, sourdes. Crampes. Anesthésie et paralysie des membres inférieurs. Engourdissement et anesthésie tactile des supérieurs. Les urines et les selles s'échappent involontairement. Morte de phthisie pulmonaire. Transformation grise, jaunâtre, demi-transparente des cordons postérieurs dans toute leur largeur, aux régions lombaire et dorsale, se rétrécissant et devenant linéaire à la région cervicale. Les autres cordons et la substance grise sont sains. (Cruveilhier, *Anat. path.*, 32e livr., p. 23.)

Obs. CVI. — Jeune fille amaurotique. Paraplégie du mouvement seulement. Atrophie des nerfs optiques avant et après le *chiasma*. Coloration grise des corps genouillés externes. Coloration gris-rosé des cordons postérieurs, traversée par des filaments blancs faisant suite aux racines postérieures. (Cruveilhier, *loc. cit..*)

Obs. CVII. — M. Marvin, âgée de 42 ans, fut prise, il y a sept ans, un mois après des accidents graves d'asphyxie par le charbon, d'engourdissement du côté droit, de gêne croissante dans les mouvements des deux membres droits, puis des membres gauches, et enfin de diplopie. En 1843 elle ne peut plus marcher. En 1845 les doigts et la main du côté droit se fléchissent d'une façon permanente ; les deux yeux sont strabiques. Morte de tuberculisation pulmonaire. Coloration rouge et diminution de consistance du *calamus scriptorius,* se prolongeant par en bas sur la face postérieure de la moelle. Cette altération est exclusivement limitée à l'espace compris entre les cornes grises postérieures. La moelle, d'une manière générale, semble atrophiée. Les racines rachidiennes sont petites. Les cordons antérieurs sont sains. (Frédault, *Bull. de la Soc. anat.*, 1845; p. 227.)

Obs. CVIII. — Femme de 47 ans. Début de la maladie, il y a trois ans et demi, par un engourdissement des membres supérieurs, puis des inférieurs, et une douleur rachialgique s'irradiant en ceinture. Depuis un an, la vue est affaiblie. Hyperesthésie cutanée de temps à autre. Aujourd'hui la sensibilité tactile est perdue à gauche, et de ce même côté la malade ne se dirige pas sans le secours de la vue, et laisse tomber les objets. Couchée, elle exécute tous les mouvements; mais la marche n'est possible qu'avec le secours d'un aide. Les jambes sont faibles et vacillantes. Hypercousie. Morte d'une diarrhée. *Autopsie.* Apparence jaune-ambré des faisceaux postérieurs, avec interposition de liquide encéphalo-rachidien infiltré dans son épaisseur. Cette altération occupe d'une manière tranchée toute la région brachiale et se prolonge jusqu'à l'extrémité inférieure de la moelle. Cordons antérieurs et latéraux, et racines spinales normaux. Au microscope, on trouve des corps granuleux jaunâtres interposés aux fibres nerveuses brisées des cordons postérieurs. Les capillaires de la partie postérieure de la moelle présentent dans leurs parois une infiltration générale en amas de granulations graisseuses. (Luys, *Gazette méd.*, 1856.)

Obs. CIX. — G..., âgé de 63 ans, atteint d'une paraplégie incomplète, mort d'un érysipèle avant qu'on ait pu l'examiner avec soin. Les muscles des membres inférieurs fonctionnaient mal dans le décubitus dorsal, et la sensibilité était affaiblie. *Autopsie.* Teinte jaunâtre ambré et ramollissement léger limités aux cordons postérieurs dans toute leur longueur. Ganglions des racines spinales très-vascularisés. 200 à 300 corpuscules amyloïdes par préparation, jaunâtres, discoïdes, formés de couches concentriques, se colorant en violet par l'iode, et en bleu intense par l'iode et l'acide sulfurique. Quelques fibres nerveuses laissent écouler leur contenu. (Hillairet et Luys, *Gaz. méd.*, 1859.)

Obs. CX. — Lakelise, âgée de 51 ans. Début de sa maladie en 1851, à la suite d'une diarrhée, par des douleurs dans les orteils et les jambes. Progression rapide. Ataxie et anesthésie des membres inférieurs. Engourdissement dans les doigts plus tard. Anaphrodisie. En 1852, atrophie musculaire des bras et avant-bras. L'incoordination gagne les membres supérieurs. Force musculaire conservée. Douleur en ceinture. Jamais de diplopie ou de strabisme. Morte de phthisie. Moelle plus petite que normalement. Cellules et tubes nerveux, rares dans la substance blanche et grise. Corpuscules amyloïdes en abondance. Absence presque complète de striation aux muscles des jambes et des bras qui sont infiltrés de gouttelettes de graisse. (Laborde, *Comptes rendus des séances de la Soc. biol.*, 1859).

Obs. CXI. — Chazeau, âgée de 44 ans. Antécédents d'aliénation, d'hystérie et de rhumatisme articulaire. Début en 1848, par incontinence fécale et faiblesse des jarrets. Névralgies, affaiblissement de l'œil droit en 1849. L'ataxie était très-nette aux quatre membres en 1852. Notion des contractions obtuse. Troubles divers de la sensibilité cutanée. Rachialgie. Mort de phthisie. Légère méningo-myélite chronique; huit ou neuf petites masses tuberculeuses dans les cordons postérieurs. (Landry, *loc. cit.*, obs. n° 2.)

Si ces dix cas ne démontrent pas directement la liaison de l'ataxie locomotrice avec l'altération des cordons postérieurs dans une grande hauteur, ils militent fortement en faveur de cette relation.

Les observations toutes affirmatives dont il nous reste donner l'analyse sommaire, se partagent en deux groupes, l'un antérieur, l'autre postérieur, à l'époque où se vulgarisa parmi nous la connaissance de l'ataxie locomotrice.

Le premier comprend cinq observations. La description des phénomènes cliniques, notamment chez la femme Gruyère, et celle des lésions anatomiques y sont tracées de la façon la plus frappante. L'examen microscopique est la seule lacune; il n'en est dit quelques mots que dans la dernière.

Obs. CXII. — Legard fut atteint de faiblesse des jambes, il y a cinq ans.

Plus tard, on remarqua que ses membres, abandonnés à eux-mêmes, se livraient à des mouvements automatiques fort irréguliers, dont le malade ne pouvait se rendre maître. Ses bras surtout, se livraient à des mouvements tellement désordonnés que le pauvre malade se donnait des soufflets, ainsi qu'aux personnes qui l'entouraient. La face est la seule région non anesthésiée. L'insensibilité existe aussi pour les corps froids. Cécité complète. Pas de troubles pelviens. Mort de péritonite. Toute la moitié postérieure de la moelle, à partir du trou occipital, se trouve convertie en une matière jaunâtre, transparente et brillante comme une forte solution de gomme. Racines postérieures grisâtres; cordons et racines antérieurs blancs. Nerfs optiques, depuis leur origine jusqu'à leur terminaison, atrophiés, et réduits à leur partie membraneuse qui a une teinte jaune très-foncée. (Hutin, *Nouv. biblioth. méd.*, 1827, p. 77.)

OBS. CXIII. — Melheim, tailleur, âgé de 48 ans. Il y a treize ans, douleurs vagues dans les membres inférieurs et affaiblissement de la vue à gauche. Démarche incertaine. Il ne peut diriger ses jambes, qui se heurtent l'une contre l'autre et le font trébucher. Anesthésie cutanée. Plus tard, les membres thoraciques sont pris de la même façon. La cécité est double et complète. Le rectum et la vessie sont paralysés. Mort de cystite et de pleuro-pneumonie. Traces d'arachnoïdite cérébro-rachidienne. Bande d'un gris foncé, qui occupe la place du sillon médian, se termine inférieurement en pointe et s'arrête en haut, au-dessous du *calamus*. Racines postérieures atrophiées. (Monod, *Bull. de la Soc. anat.*, 1832.)

OBS. CXIV. — Hubert, âgé de 42 ans. A 35 ans, engourdissement qui, des doigts, se propage au tronc et aux quatre membres. Trois ans après, paralysie incomplète. Deux ans plus tard, les mouvements des membres inférieurs étaient incertains, saccadés. Sa jambe vacillait quelque temps avant que la volonté pût la diriger et l'étendre; sensibilité obtuse. Mort d'une pneumonie. Membranes saines. Bande grise à la place du sillon médian postérieur, commençant au-dessous du *calamus*, et cessant au-dessus du renflement lombaire. Profondément, elle se limitait aux cordons postérieurs. Racines postérieures petites et grises. Cordons antéro-latéraux blancs et sains. (Monod, *loc. cit.*, p. 459.)

OBS. CXV. — Femme Meurice, 42 ans. Il y a deux ans, engourdissement de la jambe gauche, puis de la droite. Elle ne peut tenir son aiguille qu'en la regardant. Les mouvements des quatre membres s'exécutent, mais ne peuvent remplir les fonctions auxquelles ils sont destinés. Station verticale impossible. Urines et selles involontaires. Morte de péricardite. Signes de méningite ancienne. Dégénérescence grise des cordons postérieurs. Atrophie des racines postérieures. Moelle petite. (Cruveilhier, *loc. cit.*)

Obs. CXVI. — Femme Gruyère, 54 ans. Début, en 1818, par des douleurs très-vives, un engourdissement des pieds et des jambes et l'incertitude de la marche. En 1825, on observe les phénomènes suivants : mouvements de polichinelle, quand les membres ne sont plus retenus par la couverture. Impossibilité aux mains d'exécuter les actes de précision. La volonté n'a qu'une action très-incomplète sur les muscles, qui semblent obéir impérieusement à une cause involontaire. De cette lutte entre la volonté et une cause involontaire, résultent des mouvements désordonnés qui s'exagèrent par l'occlusion des yeux. La parole est entrecoupée, accompagnée de grimaces d'autant plus prononcées que la malade fait plus d'efforts pour maîtriser ses mouvements. Les muscles du larynx, ceux de la déglutition et de la respiration sont également entrepris comme les muscles faciaux. Sensibilité cutanée obtuse. Équinisme. Morte d'eschares au sacrum. Moelle des deux tiers de son volume normal. Coloration grise jaunâtre et induration des cordons médians postérieurs jusqu'au point où les corps restiformes pénétrent dans le cervelet. Racines postérieures transparentes et filiformes. Cordons antérieurs et latéraux sains. (Cruveilhier, *loc. cit.*)

Obs. CXVII. — J. W..., âgé de 28 ans. Couché dans son lit, il étendait et fléchissait les jambes librement ; mais les mouvements étaient brusques et indécis, par un manque de contrôle sur l'action de ses muscles. Les centres nerveux, sous le stimulus de la volonté, paraissant lancer cette influence tout d'un coup, faisaient contracter à leur maximum et d'un bond les muscles affaiblis. Il était maladroit pour saisir les petits objets. Vue trouble et amblyopie passagère. Pas de douleur en ceinture. Vomissements. Mort, un an après le début, de perforation intestinale consécutive à une gangrène du cœcum. Méninges spinales indemnes. Cordons postérieurs atrophiés dans toute leur longueur, et renfermant de nombreuses cellules de formation nouvelle dans un état de dégénérescence graisseuse. Racines postérieures et cordons latéraux sains. (Gull, *Guy's hospital Reports*, 1858, 3ᵉ série, t. IV, p. 169.)

Le second groupe d'observations établissant la liaison de l'ataxie locomotrice avec l'altération des cordons postérieurs dans une grande partie de leur étendue, se compose de vingt-deux cas d'une éloquente unanimité. Ce symptôme y existe aux deux membres inférieurs ou aux quatre membres. A la face postérieure de la moelle et sur la ligne médiane, se voit une bande longue, de couleur grise demi-transparente, qui, de l'extrémité inférieure de la moelle, s'élève en s'effilant jusqu'au voisinage du *calamus*. Le microscope constate dans ces points une désorganisation considérable ; les tubes nerveux sont plus ou moins atrophiés ; et la substance conjonctive, au contraire, hypertrophiée. Ces cas sont dispersés dans notre deuxième partie, notamment vers la fin du chapitre IV. Nous y renvoyons le lecteur. (Obs. n°s 202, 203, 204, 190, 193, 194, etc.)

En somme, pas un cas jusqu'ici n'a montré la coïncidence de l'ataxie avec une lésion limitée aux cordons antéro-latéraux. Dix ou douze établissent que les blessures, tumeurs ou maladies des cordons postérieurs intéressant une très-petite hauteur de ces cordons ne sont pas accompagnées de ces symptômes. Vingt-sept, complets sous tous les rapports, et trente-sept, si l'on est moins sévère, indiquent que l'altération grise des cordons postérieurs dans une grande hauteur en est la condition essentielle (1).

Trois observations isolées sont en désaccord avec ces résultats précis. Dans l'une se voit un ramollissement circonscrit de la moelle dans toute son épaisseur avec ataxie (obs. n° 87); dans l'autre, un ramollissement laiteux de toute la hauteur des cordons postérieurs sans ataxie (obs. n° 100); dans la troisième, aucune lésion médullaire, bien qu'il y ait ataxie (obs. n° 205).

F.—Un dernier point reste à élucider. Est-ce parce que cette altération siége dans les cordons postérieurs, ou est-ce la nature même de cette altération, c'est-à-dire la dégénérescence grise qui engendre l'ataxie? Cette question, plus importante qu'elle ne paraît, n'a jamais été soulevée. La physiologie, encore

----

(1) Dans ce résumé nous laissons de côté les trois cas rapportés par Todd et quelques autres encore favorables à notre conclusion : celui d'un malade, mort il y a six semaines dans le service de M. Hillairet ; une autre autopsie faite récemment à la Charité, etc.

indécise sur le rôle véritable de ces cordons, ne peut nous éclairer. Mais les annales de la médecine renferment plusieurs autopsies, peu remarquées jusqu'ici, qui vont nous servir, aidées de quelques autres venues d'Allemagne.

Obs. CXVIII. — Dargès, 37 ans. Début, il y a six ans, par la paralysie du membre inférieur gauche, trois mois après du droit, puis des supérieurs. Plus tard, rétraction permanente et considérable des membres inférieurs. Lorsqu'elle était émue, les extrémités, la face, le tronc, étaient saisis de mouvements involontaires. Sensibilité intacte. Articulation des sons embarrassée. Déglutition difficile. Vue affaiblie. Jamais de céphalalgie. Intelligence parfaite. Morte de pneumonie et d'eschares.

Autopsie. — Dégénérescence grise du corps calleux, de la voûte à trois piliers, des couches optiques, des pédoncules cérébraux, de la protubérance, du bulbe et de la moelle. Les pyramides antérieures sont grises, mais fasciculées ; l'olive droite est grise ; les corps restiformes aussi : toute l'épaisseur de ces organes est prise. Racines des hypoglosses, glosso-pharyngiens et pneumo-gastriques, réduites à leur névrilème. A la face antérieure de la moelle, la dégénérescence grise descend jusqu'au milieu de la région cervicale, et s'y arrête brusquement par un bord irrégulier. La transformation grise reparaît un instant plus bas, puis tout à fait à l'extrémité inférieure. Racines antérieures atrophiées, racines postérieures intactes. (Cruveilhier, *loc. cit.*)

Obs. CXIX. — Paget, âgée de 38 ans. Début, il y a dix-huit mois, par des fourmillements à la plante des pieds ; puis tremblement. Les objets lui échappent ; elle longe les maisons en s'y accrochant. Plus tard, insensibilité presque absolue des membres inférieurs ; anesthésie moindre des membres supérieurs. Paralysie. Douleur en ceinture. Morte de pleurésie. Dégénérescence grise disséminée, sous forme de taches ou îlots allongés verticalement, dans la protubérance, et aux faces antérieure et postérieure de toute la longueur de la moelle. (Cruveilhier, *loc. cit.*)

Obs. CXX. — Femme Robin, âgée de 54 ans. Membre inférieur gauche, flasque, pendant, inerte, en un mot, totalement atrophié. Il est racourci de 7 à 8 pouces plus que l'autre. Ni sentiment, ni mouvement. Morte d'un cancer utérin. Moelle saine, jusqu'à trois pouces environ au-dessus de son extrémité inférieure ; cette extrémité est atrophiée, très-dense et grise. Les nerfs, à ce niveau, ne sont pas atrophiés. Une dégénérescence grise, sous forme de taches disséminées, apparaît çà et là dans la protubérance, le bulbe rachidien, les tubercules quadrijumeaux, le corps calleux, les couches optiques. Il y en a même une sur les cordons postérieurs, au niveau de la deuxième et troisième dorsale. (Cruveilhier, *loc. cit.*)

Obs. CXXI. — Ouvrier maçon, 42 ans. En 1845, rhumatisme musculaire dorsal. En 1848, il ne peut pas fléchir, mais peut étendre le genou droit. Le membre droit traîne en marchant, bien qu'au lit les mouvements s'exécutent. Il aurait eu de l'anesthésie à droite et de l'incontinence d'urine. Douleurs déchirantes. Amélioration par les bains sudorifiques. Il arrive à faire quelques pas avec un bâton. En 1859, fourmillements et aggravation. En 1861, tremblement du bras droit. Perte complète des mouvements volontaires et anesthésie dans les membres inférieurs. Nul indice d'ataxie à aucune époque. Mort avec ictère, fièvre et abcès métastatiques.

Autopsie. — La moelle est diminuée de volume et de consistance dans toute sa longueur, surtout à la région dorsale. La dégénérescence grise atteint les cordons postérieurs d'abord, et s'étend, en plusieurs endroits, aux cordons latéraux et même aux antérieurs. Ainsi, au renflement lombaire, on voit une zone grise, qui s'élargit en montant et empiète sur la surface du cordon antérieur droit. Vers la sixième dorsale, toute l'épaisseur de la moelle est transformée en une masse gélatiniforme, et l'on ne retrouve quelques stries blanches que dans les cordons antérieurs. Plus haut, la substance grise est totalement enveloppée par la dégénérescence en question. Au bas de la région cervicale, presque toute la moitié droite est uniformément grise et gélatiniforme, tandis que la moitié gauche conserve une bonne partie de substance blanche. Au microscope, la dégénérescence grise se présente comme dans les observations 195, etc., mais plus avancée dans les cordons postérieurs. La substance grise est peu atteinte. Les vaisseaux sont altérés, mais plus dans le sillon longitudinal postérieur que dans l'antérieur. (Leyden, *Die graue Degeneration der hinteren Rückenmarksstränge.* Berlin, 1863, obs. n° 31.)

Obs. CXXII. —Fille de 4 ans. Cyphose à angle aigu. Troubles de motilité dans les membres inférieurs considérables. Diminution de la sensibilité tactile avec hyperalgésie. Exagération des mouvements réflexes. Incontinence d'urine et des fèces. *Autopsie.* Ramollissement et atrophie de la moelle au niveau des vertèbres malades. A partir de ce point jusqu'au *calamus scriptorius*, dégénérescence grise semi-transparente des cordons postérieurs. Au-dessus du même point, la même altération se retrouve à la surface des cordons latéraux et antérieurs. Au microscope mêmes caractères que dans la dégénérescence grise propre aux ataxiques ; mais pas de corps amyloïdes et vaisseaux sains. (Leyden, *loc. cit.*, obs. n° 32.)

Nous rapprochons de cette dernière observation les deux

suivantes, dans lesquelles le mot altération grise n'est pas prononcée, mais où le microscope rencontre la désorganisation et
l'atrophie des tubes nerveux correspondants. L'éclosion d'une
dégénérescence de ce genre, par le fait d'une pression osseuse
exercée sur l'un des cordons, et sa propagation à toute la portion de ce cordon, siégeant au-dessus ou au-dessous de la
lésion osseuse, ont été déjà signalées par Turck. Il aurait même
remarqué que l'altération suit un trajet descendant pour les
cordons antérieurs, et ascendant pour les postérieurs.

Obs. CXXIII. — Une femme âgée de 43 ans, morte à la Salpêtrière dans
le service de M. Charcot, en 1863, était atteinte de mal de Pott et de
myélite chronique consécutive. Deux ans et demi après le début de cette
dernière maladie, les membres inférieurs étaient rétractés d'une façon
permanente, la paraplégie portait sur le sentiment et le mouvement ; les
membres supérieurs n'offraient aucune trace d'ataxie, mais étaient pris de
temps à autre de tremblement. A l'autopsie on trouve, au niveau des vertèbres altérées, un ramollissement de toute l'épaisseur de la moelle, de 6 à
7 centimètres de hauteur. De ce point, le ramollissement limité dès lors
aux cordons postérieurs remonte jusqu'aux corps restiformes. On n'y
trouve plus aucun tube nerveux sain. La moitié inférieure de la moelle
est intacte. (Cornil, *Soc. méd. d'obs.*, 1863.)

Obs. CXXIV. — William L..., 52 ans. Début il y a quatre ans, après
avoir été mouillé, par rachialgie et dysurie, suivie de paraplégie et d'une
douleur sciatique à droite. Ramollissement de la portion lombaire de la
moelle. De ce point le ramollissement s'étend et se limite à toute la longueur des cordons postérieurs qui, au microscope, sont trouvés désorganisés. (Gull, *Guy's hospital Reports*, obs. n° 3, 1856.)

Obs. CXXV. — Pinaud, âgée de 52 ans. Paraplégie absolue du mouvement et de la sensibilité jusqu'à l'épigastre. Aucun symptôme noté aux
membres supérieurs. Solution de continuité complète de la moelle, qui, à
la région dorsale, est transformée en une vaste poche contenant un liquide.
A partir de ce point jusqu'au *calamus*, les cordons médians postérieurs
sont transformés en une substance grise jaunâtre. (Cruveilhier, *loc. cit.*)

Plusieurs enseignements découlent de ces huit observations.
Les unes nous montrent l'altération grise apparaissant çà et là

sur les cordons antérieurs et postérieurs, et dans les annexes de la moelle allongée, à l'exclusion des hémisphères cérébraux, sans donner lieu à l'ataxie locomotrice. M. Charcot nous a dit avoir vu plusieurs cas semblables. Les autres nous montrent au microscope la même altération éclatant consécutivement à une pression osseuse et s'étendant le long des cordons postérieurs, sans donner lieu non plus au phénomène qui nous occupe. Peut-être conviendrait-il d'en rapprocher l'observation n° 100, dans laquelle l'altération des cordons postérieurs dans toute leur étendue a succédé à une fièvre typhoïde.

Ces cas enlèvent à l'altération grise l'importance que nous étions porté à lui accorder, et à l'atrophie des tubes nerveux tout caractère de spécificité.

Ainsi, dans l'état actuel de la science, ce que nous savons sur la cause anatomo-pathologique de l'ataxie locomotrice se réduit à ceci : Les conditions habituelles du phénomène résident dans une altération grise et une atrophie des éléments nerveux des cordons postérieurs de la moelle, altération et atrophie *comprenant nécessairement une grande partie de leur étendue*, mais n'entraînant pas par elle-même la production du phénomène.

Ici devrait se terminer notre première partie. Elle se formule ainsi : L'ataxie locomotrice, dans le sens que l'usage lui attache aujourd'hui, c'est-à-dire synonyme de désordre de locomotion et d'équilibration, compatible avec l'intégrité parfaite de la force musculaire, et différent du tremblement, de la chorée et des convulsions, est un symptôme, comme la paralysie ou l'anesthésie, commun à une foule de maladies. Nous l'avons rencontrée par ordre de fréquence, savoir : dans les affections réputées myélites chroniques, environ cent cinquante fois ; dans les maladies du cervelet, vingt-quatre fois ; dans l'hystérie, sept fois ; dans l'alcoolisme, six ou sept fois ; dans la syphilis, quatre fois ; dans les affections vermineuses, trois fois ; dans la paralysie générale, deux fois ; dans l'apoplexie cérébrale ancienne, l'apoplexie médullaire ancienne, le ramollissement cérébral, les tumeurs des pédoncules cérébraux, l'intoxication saturnine, l'intoxication mercurielle, et à la suite d'une angine scarlatineuse, chacune une fois, et enfin dans le rhumatisme en général ; en somme cinquante-trois fois au moins dans des maladies autres que la myélite chronique, contre une quantité triple dans cette dernière. Elle y revêt trois formes ; l'une évidemment d'origine encéphalique, consistant en impulsions insolites ; l'autre, d'origine encéphalique aussi, ou peut-être siégeant dans la moelle allongée, et caractérisée par un trouble simple du sens de l'équilibration ; la troisième, ou forme commune, d'origine médullaire, consistant en un défaut de coordination, dont la cause anatomique est une altération des cordons postérieurs de la moelle. Donc, avant même d'avoir examiné et discuté s'il est une maladie qui doive être traitée à part sous le nom d'*ataxie locomotrice progressive*, nous sommes déjà en mesure d'affirmer que l'opinion qui voit dans l'ataxie locomotrice un symptôme commun à de nombreuses maladies, et en particulier à diverses affections de la moelle, est dans le vrai.

CHAPITRE VII.

QUE DÉCRIRE SOUS LE NOM D'ATAXIE LOCOMOTRICE PROGRESSIVE?

Ce chapitre, ne s'occupant plus de l'ataxie locomotrice comme symptôme, et ne traitant pas encore de l'ataxie progressive comme maladie, eût dû faire l'objet d'une partie séparée. Les pages qui précèdent en eussent été la préface, et celles qui suivent, la confirmation et le développement. Mais sa brièveté, et non son importance, nous en ont empêché.

Parmi les états morbides que nous avons passés en revue, en est-il dans lesquels l'ataxie locomotrice se présente avec une constance d'allure et une fréquence qui autorisent à ajouter aux cadres de la pathologie une espèce et un nom nouveaux? Ou mieux, l'ensemble formé par l'ataxie locomotrice et les symptômes qui se joignent à elle, est-il quelquefois assez caractéristique, et a-t-il assez d'importance, relativement à la marche, au pronostic, aux indications thérapeutiques, et surtout à la nature présumée de la maladie, pour justifier cette création?

Évidemment non, si l'on tourne ses regards vers l'ataxie cérébelleuse, hystérique, syphilitique, vermineuse. Ce serait mutiler, sans bénéfice pour la science et pour la pratique, des entités définies, au profit d'un symptôme exceptionnel. Pour fonder une maladie, un genre, une espèce, il faut des raisons plus solides. Les caractères mettent sur la voie des individualités, abstraites ou anatomiques, mais ne sont pas elles. Ils existent, manquent ou se transforment partiellement, sans que celles-ci disparaissent. C'est donc l'individualité que le clinicien doit chercher à deviner pour l'ériger en genre, en espèce morbide, s'il y a lieu, et non l'un de ses indices. On l'oublie trop souvent, témoin l'abus que nous avons vu faire précisément du caractère ataxie locomotrice. Lorsque nous ad - mettions une forme ataxique de la paralysie générale, nous ne la détachions pas de la maladie à laquelle elle appartient ; et nous nous serions bien gardé de lui donner une dénomination qui eût fait oublier sa liaison forcée avec la paralysie générale. De même, l'expression ataxie réflexe, n'ayant trait qu'à un mécanisme supposé, n'engage pas davantage.

Laissons donc de côté les états morbides où l'ataxie occupe un rang secondaire ; et bornons nos investigations aux maladies réputées myélites chroniques, où nous serons peut-être plus heureux. En effet, l'obscurité qui règne sur elles, la multiplicité des individualités cliniques dont elles se composent, la marche et la fréquence de leurs variétés ataxiques, nous donnent grand espoir d'y découvrir l'espèce que nous cherchons. De plus, c'est là que se trouvent les observations données par M. Duchenne comme types de sa maladie. Si l'ataxie locomotrice progressive a sa raison d'être, nous le saurons bien vite.

Comment procéder à cet examen sans idées préconçues ? Par la méthode dont nous ne nous sommes pas dessaisi jusqu'ici : en ayant, avant tout, égard aux faits, d'abord à ceux que nous avons recueillis nous-même, ensuite à ceux que nous avons puisés dans les auteurs. Notre point de vue ne variera pas, le point de vue clinique.

Les 150 observations d'ataxie d'origine médullaire dont nous sommes muni, en y comprenant les prétendues ataxies idiopathiques, étudiées et classées avec soin , se réduisent environ à dix types, dont les traits les plus saillants se peuvent résumer ainsi :

1er *type.* — Le sujet est ataxique des membres inférieurs ou supérieurs. Il chancelle davantage et est plus maladroit quand il ferme les yeux. Rien ou presque rien de plus. (Obs. n°ˢ 75 76, 77, 78, 79.)

2ᵉ *type*. — En outre, il a perdu la conscience des mouvements qu'il exécute et de la position de ses membres. Un peu d'anesthésie cutanée, etc. (Obs. n°ˢ 62, 63, 71.)

3ᵉ *type*. — Le sujet est ataxique, plus ou moins manifestement. En plus, il a de la rachialgie, un peu d'engourdissement, de la rétention d'urine, plus ou moins de paralysie véritable, etc. Les symptômes sont rigoureusement bornés, aux membres inférieurs par exemple. (Obs. n°ˢ 67, 69, 70, 72, 73, 74.)

4ᵉ *type*. — Le sujet est franchement ataxique. De plus, il a, dans les membres inférieurs, des douleurs fulgurantes, dont le début remonte parfois à plusieurs années. Puis de l'engourdissement, de l'anesthésie limités aux membres inférieurs, de l'anaphrodisie, des troubles pelviens. En général, pas de rachialgie, ni de paralysie dépassant ce qu'on appelle l'affaiblissement musculaire. (Obs. n°ˢ 154, 184, 185, 186, 188, 191.)

5ᵉ *type*. — Les douleurs fulgurantes durent des années, autorisant, comme dans le cas précédent, la création d'une première période. Des troubles oculaires, de l'embarras de la parole, de la dureté de l'ouïe même, passagers ou permanents, s'y ajoutent; puis, de l'anaphrodisie, et enfin, ouvrant une deuxième période, des troubles pelviens. L'engourdissement, l'ataxie locomotrice, l'anesthésie cutanée, l'anesthésie musculaire, ces deux dernières plus ou moins appréciables, envahissent les membres inférieurs et plus tard les supérieurs. Le début est insidieux, la marche irrégulièrement progressive, la durée indéfinie. (Obs. n°ˢ 141, 156, 160, 193, 179, 205.)

6ᵉ *type*. — Même tableau, sauf que les symptômes, tout au moins les principaux, qui caractérisent la première période, sont rejetés dans la deuxième, supprimant ainsi la première, ou en diminuant considérablement la valeur. (Obs. nᵒˢ 138, 147, 190, 192, 210, 245.)

7ᵉ *type.* — Même tableau que les types 5 ou 6, sauf que le début s'annonce par des phénomènes congestifs ou subaigus, cérébraux ou médullaires, l'évolution de la maladie se continuant d'ailleurs comme dans ces deux types. (Obs nᵒˢ 136, 187, 149, 225.)

8ᵉ *type.* — Même tableau encore, sauf que le cours de maladie est traversé par divers accidents cérébraux ou médullaires. (Obs. nᵒˢ 176, 177, 178.)

9ᵉ *type.* — Aux types 5, 6, 7 et 8 s'ajoute de la paralysie incomplète ou complète. (Obs. nᵒˢ 171, 173, 203.)

10ᵉ *type.* — La maladie, tout en rappelant le 5ᵉ type, prend une marche aigue dans tout son cours, se généralise promptement et aboutit à une paralysie absolue. (Obs nᵒ 181.)

Nous ne nous demanderons pas si, parmi ces types variés, il en est un ou plusieurs qui se rapportent au modèle que M. Duchenne a donné de sa maladie ; ce serait préjuger la question. Notre travail perdrait toute originalité. Ayant, en effet, à faire l'histoire de l'ataxie locomotrice progressive, et voyant autour de nous combien les opinions étaient partagées, les uns la niant radicalement, les autres l'adoptant sans réserve, quelle conduite devions-nous tenir ? Faire table rase des doctrines, jusqu'à ce que notre conviction fût formée, et n'attendre la vérité que des faits. Nous avons donc commencé par étudier, dans ce travail, le symptôme ataxie locomotrice, presque inconnu hier ; puis, frappé de sa grande fréquence dans les maladies réputées myélites chroniques, et de sa rareté dans les autres, nous avons été irrésistiblement conduit à nous dire : Si la maladie en question est quelque part, elle est dans ce groupe. Or toutes les ataxies d'origine médullaire se partagent en dix types principaux. Le problème, comme on le voit, se resserre dans d'étroites limites. Si l'un d'eux nous frappe par sa fréquence, par les allures, l'enchaînement et la constance de ses symptômes, nous le mettrons à part, pour en faire l'objet d'une étude spéciale ; et, s'il se calque sur le modèle de M. Duchenne, tant mieux. En tout cas, il s'en rapprocherait par la présence de l'ataxie. Quant à la dénomination, pour le moment elle ne nous préoccupe pas. Si, au contraire, aucun de ces types n'offre de physionomie trahissant une individualité, nous rejeterons l'existence de l'ataxie locomotrice progressive.

Dans le type 1 se trouvent cinq observations réduites à un seul symptôme ou à peu près. Nous les avons rapprochées de cas analogues où la paralysie existait isolément et nous en avons fait la forme la plus légère de l'espèce ataxique du premier genre des affections chroniques de la moelle.

Qu'on se refuse à cette interprétation, très-volontiers ; l'autopsie fait défaut ; mais nous ne consentirons pas à y voir une maladie *sui generis*. Il faudrait d'autres caractères. Le seul sur lequel on puisse s'appuyer ici n'appartient-il pas à une foule d'autres affections ? Quelle que soit l'importance d'un symptôme : trismus, hydrophobie, tremblement de la langue, albuminurie, il ne suffit pas à caractériser une maladie : tétanos, rage, paralysie générale ou maladie de Bright.

Dans le type 2 sont rangés deux ordres de cas. Les uns appartiennent à l'hystérie, les autres aux formes les plus simples des maladies de la moelle. Tout porte à croire qu'un jour ou l'autre on en retrouvera de semblables dans des intoxications chroniques ou des cachexies. Cette diversité d'origine s'oppose à ce qu'on en fasse une espèce distincte. D'ailleurs les objections précédentes s'adressent encore à eux.

Le type 3 reproduit fidèlement le tableau de la myélite chronique ordinaire. L'ataxie y est vague, s'y mélange à la paralysie, ou est bien caractérisée. Nous avons démontré (p. 82 et suivantes) l'absence de démarcation précise entre la forme ataxique et la forme paralytique. Tous les intermédiaires existent; souvent l'ataxie précède, la paralysie suit. Une fois, la jambe gauche était presque exclusivement ataxique, tandis que la droite était seulement paralysée. Faudrait-il, sur un caractère aussi peu stable, asseoir une maladie à part? Pour si peu on ne saurait surcharger la pathologie d'un mot nouveau. Tandis qu'admettre une forme ataxique de la myélite chronique répond à toutes les exigences. Il est bon de créer des espèces, des genres, des variétés, quand elles répondent à un besoin de la pratique et contribuent à éclairer le pronostic et la thérapeutique; mais il faut se garder de noms nouveaux qui font perdre de vue la maladie et croire à une entité nouvelle.

Qu'on nous permette de réserver le type 4 pour tout à l'heure.

Passons au type 5. Ici plus d'objections. La plupart des phénomènes ont une physionomie propre; l'ataxie locomotrice elle-même a des caractères spéciaux. Les symptômes apparaissent, s'en vont, reviennent ou se succèdent dans un ordre régulier. Les uns appartiennent aux sens, les autres à la moelle. Mais ce qu'il y a de plus remarquable, c'est moins l'arrivée de l'ataxie tôt ou tard que l'apparition avant elle de troubles fonctionnels portant sur les nerfs crâniens. Ces troubles atteignent les nerfs optique, moteurs oculaires, hypoglosse, auditif, facial, glosso-pharyngien, etc. Ils se montrent six mois, deux ans, cinq ans et plus, avant que rien ne fasse soupçonner une affection actuelle ou prochaine de la moelle. Les uns durent quelques jours ou quelques mois, pour s'en aller et revenir plus tard; les autres s'implantent et s'accroissent d'une façon continue. L'anatomie pathologique nous prête son appui. Chaque fois qu'à l'autopsie on a examiné les nerfs crâniens, on les a trouvés atteints de cette même dégénérescence grise dont nous avons parlé page 117, plus avancée à leur bout périphérique, diminuant et cessant avant d'atteindre la moelle allongée. La même altération a été signalée dans quelques filets nerveux des membres. D'autre part, les cordons postérieurs de la moelle sont affectés de la même façon, et très-probablement consécutivement, à en juger par l'apparition tardive des phénomènes vers les membres inférieurs. Ce qui frappe dans ce type, c'est l'apparence d'une maladie générale du système nerveux, s'attaquant d'abord à la périphérie des nerfs sur place, puis aux cordons postérieurs de la moelle, se traduisant, pour les premiers, par des phénomènes paralytiques; pour les seconds, par des phénomènes ataxiques; c'est surtout cette indépendance qu'affectent les deux ordres de lésions nerveuse et médullaire.

Toutes les conditions requises d'individualisation se rencontrent donc sous ce type 5 : fréquence de la maladie, allure et filiation déterminées des symptômes, altérations anatomiques uniformes. L'hésitation n'est plus permise. Nous avons certainement affaire à une maladie importante, méritant d'être traitée à part. Une dernière considération nous confirme, c'est qu'elle correspond, sinon en tous points, du moins dans ses parties cliniques essentielles, à la maladie décrite par l'auteur de l'*Électrisation localisée*. Désormais donc, et sauf à discuter plus loin la propriété de sa dénomination, nous nous servirons, pour la désigner, de l'expression ataxie locomotrice progressive.

Un mot avant de poursuivre. Le lecteur qui a parcouru avec soin le chapitre précédent sur les maladies réputées myélites chroniques, a déjà reconnu le troisième genre que nous y avons indiqué, et même la seconde espèce ou ataxique de ce genre, dont nous avons réservé les meilleurs exemples pour notre seconde partie. Qu'est-ce que cela prouve?

Que l'ataxie locomotrice progressive est une affection chronique de la moelle. Alors, à quoi bon une description à part?... Mais n'anticipons pas et reprenons l'examen des autres types.

Sous le type 6, se rencontrent un grand nombre de cas, offrant le même ensemble symptomatique que tout à l'heure, et à l'autopsie les mêmes lésions. Toute la différence résulte de ce que les principaux phénomènes qui caractérisent la première période apparaissent plus tard. Le type qui suit est caractérisé par un début subaigu et des accidents qui indiquent plus ou moins de congestion encéphalique ou médullaire au moment où apparaissent les premiers troubles vers les nerfs crâniens, ou les symptômes paraplégiques. Nous ne croyons pas que, dans l'un ou l'autre, la différence qu'il y a avec le type 5 nous autorise à l'en séparer. Entre tous trois il y a un lien de parenté incontestable. Mais une question s'élève. Lequel faut-il accepter pour type fondamental? Évidemment celui qui fournit le plus grand nombre de cas, c'est-à-dire le premier, les deux autres n'en constituant que des variétés.

Sous le type 8, se rangent des cas qui ressemblent tout à fait aux précédents. Mais deux circonstances viennent troubler l'évolution régulière de la maladie. La première a trait à des phénomènes congestifs intercurrents de la moelle qui se traduisent par des attaques subites, quelques-unes de paraplégie incomplète. Que prouvent-ils, sinon que les congestions sourdes qui, rationnellement, sont la cause des progrès de l'altération, prennent parfois un caractère aigu? La seconde circonstance est l'apparition, presque toujours à une époque avancée, de complications cérébrales. La difficulté de séparer alors la maladie du ramollissement cérébral, de la paralysie générale, d'une syphilis viscérale disséminée, rendait notre incertitude légitime. Heureusement nous avons trouvé dans les auteurs quelques exemples de lésions du cerveau, à côté desquelles celles de la moelle et des nerfs crâniens conservaient leur caractère de lésion principale et antérieure. Une observation que nous avons suivie jour par jour à l'hôpital Lariboisière, a achevé de nous convaincre. L'autopsie a montré les mêmes altérations que dans les observations du type 5. Resterait à savoir si cette poussée vers le cerveau constitue une complication, ou est de même nature que celles qui préalablement ont frappé les nerfs crâniens et la moelle. Restera aussi à distinguer sur le vivant ces cas complexes, heureusement assez rares, des autres cas qui les simulent. Nous conservons donc le type 8 à titre de variété de l'ataxie lomotrice progressive.

Que dire du suivant? Pour Todd, les deux caractères fondamentaux de sa pseudo-paraplégie ataxique sont : l'intégrité de la puissance musculaire et l'ataxie locomotrice. Pour M. Duchenne, sa maladie reconnaîtrait les mêmes caractères *sine quâ non*. Nous ne pouvons être de leur avis. Si les malades offrant le type 5 ou 6, conservent souvent une vigueur musculaire remarquable, non moins souvent leur force est sensiblement diminuée. Il est commun de voir tous les mouvements ou certains mouvements d'un membre beaucoup plus faibles que ceux du côté opposé. Quelquefois même il y a une véritable paralysie; je dirai plus : certains sujets, ataxiques depuis longtemps, aboutissent à une perte absolue du mouvement. Donc la condition du type 9, c'est-à-dire la paralysie, n'exclut pas sa parenté avec les quatre précédents.

Au type 10 appartient une seule observation, celle de M. Bourguignon, que M. Bourdon, dans un rapport spécial, regarde comme une ataxie locomotrice progressive. Ce jugement nous semble prompt. En effet, tout y est anormal : l'âge du sujet, les causes occasionnelles, la multiplicité des symptômes de toute espèce, la paralysie complète qui a succédé, la marche subaiguë, la durée de la maladie (six mois), sa guérison complète. Sans donc nier qu'il y ait une forme aiguë et très-généralisée de la maladie qui nous occupe, nous négligerons cette observation exceptionnelle.

La difficulté d'interpréter quelques-uns des cas renfermés sous le type 4, nous le fait garder pour la fin.

Il existe, nous le savons à présent, parmi les maladies réputées myélites chroniques, une espèce digne d'être mise à part et de porter un nom propre rappelant à la fois son importance et sa fréquence. Nous en avons constaté un type fondamental et plusieurs variétés, type essentiellement caractérisé, non par l'ataxie locomotrice, mais par l'existence de troubles oculaires, d'embarras de la parole, précédant les troubles médullaires.

Nous avons dit tout à l'heure que l'individualité, en pathologie comme ailleurs, n'est pas dans le caractère, mais dans l'inconnu que ces caractères recouvrent, et nous ajoutions que l'un ou plusieurs de ces caractères peuvent manquer sans que cet inconnu cesse d'exister. Les douleurs, l'anaphrodisie, les troubles pelviens, la rachialgie, l'anesthésie cutanée, l'anesthésie musculaire de nos types 5, etc., font précisément défaut tour à tour, et l'espèce morbide ne disparaît pas pour cela. L'essentiel pour le clinicien clairvoyant, c'est que, parmi les symptômes restant, il y en ait suffisamment pour lui faire reconnaître la maladie sous-jacente. M. Trousseau les appelle des formes frustes. Eh bien, que les phénomènes oculaires à leur tour soient absents, faudra-t-il, malgré leur importance caractéristique, rejeter ces cas hors du cadre de l'ataxie progressive? Il nous semble que non. D'ailleurs ces troubles ne sont pas toujours faciles à saisir ; ou ils ont disparu au moment de l'examen sans laisser de traces, ou le malade n'en a conservé aucun souvenir. Il nous est arrivé plus d'une fois, lorsque après un interrogatoire infructueux, nous avions conclu à leur absence, de constater, quelques jours après, à l'ophthalmoscope, une atrophie commençante et même très-avancée de la pupille optique.

Cette forme de l'ataxie progressive sans troubles appréciables vers les nerfs crâniens, c'est précisément d'elle qu'il s'agit dans le type 4.

Mais, dira-t-on, comment la distinguer des affections réputées myélites chroniques (voyez type 3 et p. 86 et suivantes), auxquelles vous refusez une description et un nom à part? Ceci constitue une difficulté de diagnostic, et non pas une objection. D'ailleurs peu nous importe qu'il existe une forme paraplégique de l'ataxie locomotrice progressive et une forme paraplégique de myélite chronique ordinaire qui lui ressemble, puisque l'une et l'autre maladie sont sœurs?

Ainsi donc, l'étude de ces dix types, en lesquels se partagent nos 150 observations d'ataxie d'origine directement médullaire, nous a fait reconnaître :

1° L'existence, parmi les myélites chroniques, d'espèces ataxiques qu'il ne faut pas distraire de la place qu'elles occupaient avant l'année 1858, et auxquelles le nom générique de myélites convient toujours.

2° L'existence, parmi les maladies réputées myélites chroniques et s'accompagnant de phénomènes périphériques en quelque sorte prodromiques, d'une espèce ataxique particulière, très-remarquable, très-fréquente dans la pratique, la même que celle à laquelle M. Duchenne a donné le nom d'ataxie locomotrice progressive;

3° L'existence de variétés dans cette dernière maladie, parmi lesquelles une variété cérébrale et une variété paraplégique.

Le développement et la confirmation de ces conclusions feront l'objet des pages qui vont suivre.

DEUXIÈME PARTIE.

DE L'ATAXIE LOCOMOTRICE PROGRESSIVE.

CHAPITRE PREMIER.

HISTORIQUE.

L'histoire de la maladie, désignée par M. Duchenne (de Boulogne) sous la dénomination d'ataxie locomotrice progressive remonte au delà de l'époque où parut son mémoire. Elle avait été signalée en Angleterre, vers l'année 1847, et assez bien décrite en Allemagne, en 1834. Mais c'est sous d'autres noms qu'il faut l'y chercher, sous ceux de paraplégie portant sur la coordination du mouvement, de *tabes dorsualis* ou *dorsalis*, de dégénérescence grise des cordons postérieurs de la moelle, de paralysie spinale progressive, etc.

La plus ancienne de ces expressions, le *tabes dorsalis*, remonte à Hippocrate, qui l'appliquait aux accidents produits par l'abus des plaisirs vénériens, savoir : la spermatorrhée, le marasme et la fièvre hectique.

Sauvages, longtemps après, écartant avec raison de ce groupe la fièvre hectique, en résume ainsi les symptômes : rachialgie, douleurs dans les membres inférieurs, tremblement des mains, dysurie, spermatorrhée et goutte sereine. Si l'anémie, consécutive aux abus vénériens, ne s'accompagnait pas quelquefois de ces douleurs et surtout de cette goutte sereine, on serait disposé à croire qu'il avait en vue quelques cas de la maladie que nous étudions.

Plus près de nous, Lallemand a décrit ces accidents sous le

titre de consomption dorsale, qui conviendrait admirablement à notre sujet et ne préjugerait rien de sa nature. Percy, en 1827, a écrit dans le même sens.

Mais, au delà du Rhin, *le tabes dorsalis*, s'appuyant à la fois sur l'anatomie pathologique et sur la clinique, changeait de signification. La première autopsie connue dans cette voie est la suivante :

Obs. CXXVI. — Homme. Crampes et faiblesse musculaire ; puis paralysie des membres, difficulté de la parole et constipation opiniâtre; durée, douze ans. A l'autopsie, on trouva quelques lésions dans les ventricules cérébraux. La moelle était très-atrophiée. (Bonetus, *Sepulchretum*. Genève. 1679, lib. I, sect. 13, obs. n° 1.)

Ernest Horn, ayant réuni d'autres cas à celui-ci, émit l'opinion que *le tabes* était une maladie de la moelle avec atrophie de cet organe.

William Horn, en 1827, rompant de plus en plus avec la tradition, soutint que l'abus des plaisirs vénériens n'en était pas la cause unique, et que son expression clinique était une paraplégie spéciale. A l'appui, il donna cette observation :

Obs. CXXVII. — Homme de 37 ans. Début, une année après une chute de cheval par des accès de douleurs et de crampes dans les membres inférieurs. Puis engourdissement dans les jambes, démarche incertaine, chancelante. Dysurie alternant avec de l'incontinence. Impuissance. Horn diagnostiqua un *tabes dorsalis* traumatique. Saignée et strychnine sans résultat. (W. Horn, observation rapportée par Steinthal.)

Dans les mêmes conditions, il aurait une fois trouvé les nerfs de la queue de cheval atrophiés.

Comme on le voit, on approchait, mais sans avoir encore mis la main sur la maladie que nous étudions. A notre avis, la première description nette s'en trouve dans la *Médecine pratique* de Hufeland, chapitre *Tabes dorsalis*, 1834. En voici les termes : «..... Paralysie des extrémités inférieures, quelquefois aussi des supérieures.... Au début, on observe ordinairement une *démarche incertaine, chancelante,* vacillante. Quelquefois, la maladie s'arrête à ce degré, sans prendre une grande extension, et la vie peut continuer ainsi pendant dix, vingt ans et même davantage. Mais, plus fréquemment, la paralysie fait chaque jour des progrès, envahit la vessie, le gros intestin (dysurie, constipation), les organes des sens, *surtout les yeux,* les organes de l'intelligence, etc.... La cause prochaine est l'atrophie de la portion inférieure de la moelle. La cause la plus fréquente est l'affaiblissement à la suite d'excès vénériens.... Cependant, cette maladie peut aussi être occasionnée par des congestions sanguines vers la moelle épinière, par une myélite chronique, des métastases rhumatismales, arthritiques....; elle est plus commune chez les hommes. » Si Hufeland eût donné plus de détails sur la démarche chancelante et eût aussi vu les cas où les troubles de la vue précèdent la paralysie au lieu de la suivre, il n'eût rien laissé à faire aux cliniciens à venir.

Steinthal, en 1844, est plus explicite sur quelques détails. *Tabes dorsalis* et atrophie de la moelle sont pour lui synonymes. Parmi ses observations, il s'en trouve une dans laquelle les cordons postérieurs étaient atteints d'une dégénérescence gris jaunâtre ; et, chose bizarre ! il s'en étonne comme d'une contradiction avec sa doctrine. Il énumère les symptômes suivants : 1° l'affaiblissement des membres, surtout des inférieurs ; la démarche chancelante, vacillante, maladroite. Les pieds, écartés l'un de l'autre, ou jetés de côté, retombent presque involontairement. Le malade s'appuie sur ses talons et non sur les orteils et, plus tard, ne marche plus du tout. 2° L'affaiblissement de la vessie ; 3° la douleur en ceinture ; 4° l'amblyopie amaurotique ; 5° le caractère indifférent ou gai des malades.

L'élan était donné. Il n'y avait plus que le mot à créer pour fixer définitivement l'attention sur les particularités de la démarche, et s'affranchir du sens originel qu'on avait donné à l'expression *tabes dorsalis*.

Des descriptions plus précises, mais négligeant les phases paralytiques avancées, se produisirent encore.

Romberg, en 1851, sous ce même nom de *tabes dorsalis*, et Wunderlich, l'année suivante, sous celui de paralysie spinale progressive, esquissent avec une grande précision les principaux traits de la maladie. La description du premier ne laisse rien à désirer. Les douleurs fulgurantes, l'anesthésie cutanée, la perte de la notion des mouvements, les désordres de la marche, l'impuissance, les troubles pelviens, y sont exposés de main de maître. La progression, les états stationnaires, la durée de dix à quinze ans, la terminaison par une maladie intercurrente, notamment la phthisie, l'âge de trente à cinquante ans, le sexe, l'influence rhumatismale, tout y est reconnu. Les troubles de la vue ne sont pas oubliés : l'amblyopie, le rétrécissement pupillaire, et, une fois même, le strabisme interne. Romberg, toutefois, donne un caractère en contradiction avec ce que devait, sept années plus tard, annoncer M. Duchenne. « Le premier phénomène du *tabes dorsalis*, dit-il, est une diminution de la force motrice, quelquefois plus marquée dans un membre que dans l'autre. » Mais nous verrons que l'affaiblissement musculaire, et même la paralysie, font quelquefois partie des symptômes de l'ataxie locomotrice progressive. La seule objection que nous nous permettrons d'adresser à l'éminent professeur de Berlin et à toute l'école allemande qui l'a suivi dans cette voie, est d'avoir donné trop d'importance à l'exaspération des troubles de la marche par l'occlusion des yeux. Tout individu qui chancelle les yeux fermés n'est pas forcément ataxique.

Jusque-là les autopsies n'avaient été faites qu'à l'œil nu. Ludwig Turck, le premier, fit intervenir le microscope. Dans un mémoire, publié à Vienne en 1857, il aurait observé onze fois la dégénérescence grisâtre et gélatiniforme de toute la longueur des cordons postérieurs chez des individus qui avaient présenté de l'ataxie locomotrice. Une fois, les tubes nerveux manquaient complétement ; les autres fois, ils étaient de grandeur variable et entourés de granulations nombreuses. En outre, la partie postérieure de la moelle était fortement hypérémiée.

Virchow et Raciborski confirmèrent ces résultats. L'altération propre au *tabes* consiste pour eux en une atrophie des éléments nerveux, avec hypertrophie de la substance conjonctive.

D'autre part, en Angleterre, l'attention s'était portée sur les désordres de coordination, dépendant d'une affection de la moelle. Nous ne dirons rien des observations d'Abercrombie en 1836, de Stanley en 1841, de Webster en 1843, etc. Ces auteurs ont passé à côté de la maladie sans s'y arrêter. Il n'en est pas de même de Todd en 1847. Guidé par les idées théoriques qu'il s'était faites sur les fonctions des cordons postérieurs de la moelle, et ayant sous les yeux deux cas de défaut de coordination des mouvements volontaires avec intégrité de la force musculaire, il diagnostiqua sur le vivant et reconnut à l'autopsie une lésion limitée aux cordons postérieurs. « Deux sortes de paralysie du mouvement se rencontrent aux membres inférieurs, dit-il ; l'une consiste dans l'affaiblissement ou la perte du mouvement volontaire , l'autre s'en distingue par la diminution ou l'abolition complète du pouvoir de coordonner les mouvements. Dans cette dernière, quoique une somme considérable de puissance motrice persiste, le patient a la plus grande difficulté à marcher et tombe, tant sa démarche est vacillante et incertaine. Ces cas sont de l'espèce la plus chronique.... » Quant aux troubles oculaires, il n'en dit rien. En 1856 et 1858, Gull publiait, dans *Guy's Hosp. Reports*, une longue série d'observations de maladies relatives à la moelle. Dans l'une, il y a trouble de coordination des mouvements et altération des cordons postérieurs dans toute leur longueur. L'auteur s'y arrête, et, non influencé par les travaux allemands qu'il ignorait, ou par ceux de M. Duchenne qui n'avaient pas encore vu le jour, il n'hésite pas à en faire une myélite chronique.

En France, les documents les plus reculés que nous possédions sur la maladie qui nous occupe se trouvent dans les bulletins de la Société anatomique et dans l'immortel ouvrage de M. Cruveilhier. Nous avons donné, page 113 et suivantes, l'analyse des observations de Hutin en 1828, de M. Cruveilhier en 1830, de M. Frédault en 1845, de Monod en 1847, de M. Luys en 1856 et de M. Laborde en 1858.

C'est alors que M. Duchenne (de Boulogne) signala, dans les *Archives de médecine* de 1858, l'existence d'une espèce morbide nouvelle qu'il proposa d'appeler ataxie locomotrice progressive, et caractérisa en ces termes : « Abolition progressive de la coordination des mouvements, et paralysie apparente contrastant avec l'intégrité de la force musculaire. Cet habile observateur ignorait les idées de Todd et les travaux de Hufeland, Steinthal, Romberg et Ludwig Turck. Ce qui le prouve surabondamment, c'est la lacune qu'il a laissée sur l'anatomie pathologique et qu'il lui eût été facile de combler. Ce qu'il a écrit, il l'a trouvé seul : son mérite est aussi d'avoir embrassé l'ensemble des symptômes, leur succession habituelle, d'avoir insisté, plus que Romberg, sur les troubles oculaires, et enfin d'avoir nettement détaché d'un groupe confus de maladies une espèce très-fréquente dans la pratique. C'est ainsi que le comprit certainement M. le professeur Trousseau, lorsqu'il baptisa la maladie nouvelle du nom de son auteur. Le mémoire de M. Duchenne eut un grand et légitime retentissement. L'attention du public médical s'éveilla sur ces désordres bizarres de la locomotion que l'on confondait en France avec les paralysies. Les *Cliniques de l'Hôtel-Dieu* vulgarisèrent bientôt l'ataxie locomotrice progressive ; et l'expression se répandit en Europe.

Enfin, MM. H. Bourdon et Luys, en 1861, publièrent la première autopsie faite à Paris, dans laquelle l'ataxie ait été rapportée à sa véritable cause prochaine, l'altération des cordons postérieurs de la moelle.

Nous ne dirons rien des observations qui parurent successivement ; elles sont, pour la plupart, insérées dans le corps de ce travail. Parmi les monographies qui traitent de la maladie d'une manière générale, citons rapidement : les deux mémoires de M. H. Bourdon, celui de M. Isnard, les leçons cliniques de M. Trousseau, un chapitre de la *Pathologie* de M. Grisolle, les thèses de MM. Beaumetz, Marius Carré, Ortet, Edwards, un excellent chapitre de la *Pathologie* de Requin par M. Axenfeld, une revue clinique du même, dans les *Archives de médecine*, et enfin la 2ᵉ édition du *Traité de l'électrisation localisée* de M. Duchenne.

A cette liste, il faut ajouter le mémoire de M. Teissier, qui envisage l'ataxie musculaire à titre de symptôme de maladies très-diverses ; un article de M. Jaccoud, qui fait dépendre le défaut de coordination de l'anesthésie ; le mémoire de MM. Charcot et Vulpian sur l'atrophie des cordons postérieurs ; un article de M. Baillarger sur les rapports de l'ataxie et de la paralysie générale ; enfin le mémoire sur le nitrate d'argent de MM. Charcot et Vulpian, et la thèse de M. Mattéus, tous deux sur le traitement.

Resterait à mentionner les travaux faits à l'étranger. Qu'il nous suffise d'indiquer les leçons professées à Philadelphie et à Londres par M. Brown-Séquard, un mémoire de Friedreich dans les *Archives* de Virchow, un travail de Eisenmann sur l'ataxie locomotrice, un autre de Leyden sur la dégénérescence grise des cordons postérieurs, les leçons de Rhulhe, etc. Nous ne saurions trop insister sur un fait, c'est qu'à l'étranger, et notamment en Allemagne, la dénomination proposée par M. Duchenne est connue, mais que les idées qui s'y rattachent, et spécialement la description de l'ataxie, le sont mal. Très-souvent, en effet, on y désigne sous ce nom des phénomènes qui n'en sont pas. Dans le livre de Leyden, se trouvent rapprochées les observations les plus disparates au point de vue clinique : des paralysies sans ataxie côte à côte avec des ataxies sans paralysie.

Il n'est même pas certain pour nous que le *tabes dorsalis* que Romberg avait en vue, soit rigoureusement la même maladie que l'ataxie progressive de M. Duchenne. S'il y a identité entre les deux descriptions, c'est que, parmi les cas que M. Romberg englobe sous le titre commun de *tabes*, ceux d'ataxie progressive sont les plus répandus dans la pratique. Telle est du moins l'impression, peut-être erronée, que nous a laissée la lecture du chapitre en question de son livre : *Die Nervenkrankheiten.*

CHAPITRE II.

SYMPTOMATOLOGIE.

ARTICLE PREMIER.

PREMIÈRE PÉRIODE. DÉBUT, ETC.

La durée de notre maladie variant de une à trente années, il est utile d'y introduire quelques divisions, ne serait-ce que pour en faciliter l'exposition. Voyons donc comment les faits s'y prêtent.

On se souvient des cinq ou six aspects sous lesquels elle s'est offerte à nous (chapitre VII, première partie), et notamment du type 5 qui a entraîné notre détermination. Les uns correspondaient à des variétés, les autres puisaient une grande force dans la masse des cas qu'ils résumaient. Le type 6 a ici un intérêt tout particulier. On se rappelle que ce qui en fait le caractère distinctif, c'est la confusion des deux périodes en lesquelles se partagerait naturellement la maladie d'après le type précédent.

Commençons par examiner ce qu'a de fondée la division proposée par M. Duchenne, et si nous l'adopterons. Ce praticien s'exprime à peu près ainsi : « L'ataxie locomotrice progressive se partage en trois périodes : l'une, caractérisée par trois symptômes, les douleurs, les troubles oculaires et l'anaphrodisie; l'autre, par les troubles de la myotilité et de la sensibilité aux membres inférieurs; la troisième, par l'extension de ces mêmes troubles aux membres supérieurs. »

Ne nous occupons pour le moment que de la première et de la seconde période. La troisième sera discutée en temps et lieu.

L'anaphrodisie, étant un phénomène très-relatif, sur lequel il est dificile d'obtenir du malade des renseignements précis, doit sagement être négligée. Les phénomènes oculaires (paralysie de la deuxième, de la troisième, de la quatrième et de la sixième paire) ont été l'objet de nos recherches. Sur 56 observations précises à cet égard, 29 fois elles ont apparu avant l'ataxie et 27 fois après : égalité qui nous laisse dans l'embarras. D'un autre côté, les douleurs, sur 64 cas, existaient 44 fois avant l'incertitude de la marche ou la maladresse des mains, et 20 fois n'étaient indiquées qu'après. Ces derniers chiffres appuieraient la manière de voir de M. Duchenne; mais les chiffres sont souvent brutaux. La première difficulté, en effet, dans les statistiques de ce genre, est de bien fixer l'époque où aurait commencé l'ataxie, c'est-à-dire où se place la démarcation entre une première et une seconde période. La tâche est difficile au lit du malade; celui-ci parle de la faiblesse de ses jambes, de sa difficulté à se tenir debout, de l'incertitude de ses mouvements ; mais tout cela appartient aussi bien à la paralysie commençante qu'à l'anesthésie, qu'à l'ataxie. Et, quant au présent, le médecin ne peut constater que ce qu'il a sous les yeux.

La séparation est encore plus difficile à établir à la lecture des observations, ainsi que le sait très-bien toute personne qui en a parcouru, ne fût-ce qu'une seule. Les autres symptômes amènent de nouvelles difficultés. Quel est le malade, par exemple, qui, questionné avec insistance sur les douleurs qu'il a pu éprouver dans les huit ou dix années précédentes, ne finit par s'en trouver, les unes vagues et rhumatismales, les autres intenses. Je sais bien que M. Duchenne donne un caractère tout particulier aux douleurs en question ; mais ce caractère manque souvent et appartient également à d'autres maladies.

L'existence d'une première période étant cependant évidente dans la moitié au moins des cas, nous l'admettrons, sauf, pour en tracer les limites dans chaque cas particulier, à nous appuyer sur nos impressions personnelles. C'est en effet au lit du malade que le problème se juge : tel symptôme, sans intérêt dans une observation, y acquiert un poids considérable, tandis que tel autre bien résonnant est sans valeur.

Pour fixer une période il n'est pas nécessaire d'avoir trois symptômes réunis, un seul suffit, pourvu que sa liaison avec les accidents ataxiques futurs soit probable. Qu'un individu, jusqu'ici en bonne santé, ait une transpiration habituelle des pieds supprimée ou fasse une chute sur le dos; à partir de ce jour il est pris de douleurs vagues, généralisées, peut-être de rachialgie sourde, et un an, deux ans après, devient ataxique. Nul doute qu'il ne s'agisse d'une phase d'incubation, d'une première période pendant laquelle le mal existait déjà. Souvent, il est vrai, l'engourdissement des membres, l'incertitude de la station, les douleurs et les troubles de la vue éclatent à la fois ou successivement en quelques semaines, sans qu'on puisse dire le symptôme qui a devancé l'autre. Mais les divisions en pathologie ne sont régulières et forcées que dans les maladies aiguës, les pyrexies; encore peut-on en douter. Dans les maladies chroniques elles dépendent de la rapidité de l'évolution habituelle, et dans notre exemple, les périodes sont subintrantes.

Oui, il existe dans la majorité des cas d'ataxie locomotrice progressive, une phase plus ou moins longue, avant l'apparition des troubles de myotilité, remplie indifféremment par un, deux, ou trois symptômes déterminés. Ces derniers doivent-ils être regardés comme prodromes? Si l'on a égard à la difficulté du diagnostic de la maladie à cette époque, et à la nécessité de l'ataxie locomotrice pour la confirmer, certes cette dénomination est justifiée. Mais ces symptômes sont partie intégrante de l'affection, ils correspondent à une lésion propre, distincte de l'autre lésion qui viendra plus tard se traduire par des troubles de locomotion. Ils appartiennent donc réellement à une première période, consacrée et par la clinique et par l'anatomie pathologique.

Malgré ces difficultés nous avons trouvé 48 cas dans lesquels la première période est bien ou passablement indiquée.

Voici sa *durée* et la proportion des symptômes qu'elle renferme.

Une fois il est parlé de semaines, quatre fois de mois; huit fois elle est d'une année, sept fois de dix à douze années (maximum), etc., en moyenne quatre ou cinq ans.

Vingt fois les troubles de la vue, vingt-deux fois les troubles des nerfs moteurs oculaires existaient; treize fois les deux espèces se trouvaient réunies; quarante-quatre fois il y avait des douleurs, sept fois il y avait dysurie, etc.

Le *début* est insidieux et progressif, ou bien brusque et subaigu.

Ce sont les douleurs qui ouvrent la scène. Elles persistent seules des mois et des années, vagues ou plus fortes, sans revêtir encore la physionomie qu'elles prendront plus tard. Un beau jour, le malade s'aperçoit qu'il louche, qu'il voit les objets doubles, ou qu'un brouillard s'étend devant eux. Cela dure des jours, des mois, disparaît et revient, ou persiste un an ou deux. La vue s'améliore quelquefois, mais en général continue à baisser. De la spermatorrhée apparaît, si déjà elle n'existait, les désirs vénériens diminuent, les érections ensuite, et cela progressivement, d'une façon continue. Ce début est le plus commun.

D'autres fois, que le malade ait ou non ce qu'il appelle ses douleurs rhumatismales, l'invasion se fait brusquement en quelques jours. La céphalalgie, des douleurs sus-orbitaires, un sentiment de gravier dans l'un des yeux, des étourdissements indiquent un travail congestif vers l'extrémité encéphalique, ou en particulier vers les orbites. Puis, un matin, le malade se réveille avec un prolapsus de la paupière supérieure ou tout autre indice d'une paralysie de l'une des paires oculaires. Au bout de quelques jours, la céphalalgie, les douleurs sus-orbitaires, etc., disparaissent, et la paralysie partielle ou générale du nerf affecté continue seule pendant un, deux mois, une ou deux années, pour disparaître comme précédemment. Quand le travail congestif porte sur le nerf optique, le cas est souvent plus grave, les symptômes de la congestion tombent, mais l'amblyopie n'est plus éphémère et tend à s'accroître indéfiniment. Suit l'indication de quelques exemples de ces divers débuts.

Obs. CXXVIII. — Femme prise de douleurs atroces depuis 1836. Amaurose de l'œil gauche en 1851, et trois ans après de l'œil droit. En 1856, ataxie des membres inférieurs sans anesthésie. La sensibilité commençait à s'émousser à la plante des pieds en 1857. (Duchenne, *loc. cit.*, obs. n° 129.)

Obs. CXXIX. — Homme de 50 ans. Début, il y a sept ans, par des douleurs dites rhumatismales dans les membres inférieurs; au même point, hyperesthésie cutanée. Six ans après, amaurose, paralysie de la troisième paire droite. Atrophie des nerfs optiques reconnue à l'ophthalmoscope. Incertitude de la station et de la marche. (Duchenne, *loc. cit.*, obs. n° 127.)

Obs. CXXX. — Homme atteint, en 1852, de diplopie passagère. Guérison par la galvanisation à courants intermittents. Six mois après, douleurs très-aiguës dans les membres inférieurs qui ont persisté. En 1858, premiers indices d'ataxie locomotrice des membres inférieurs. (Duchenne, *loc. cit.*, obs. n° 130.)

Obs. CXXXI. — Homme de 28 ans. Impuissance et diplopie légère intermittente pendant deux ans; puis ataxie locomotrice graduellement croissante. (Duchenne, *loc. cit.*, obs. n° 131.)

Obs. CXXXII. — Homme de 37 ans. Diplopie et autres troubles de la vue, il y a trois ans. Amélioration de la vue actuellement; mais ataxie des membres inférieurs; douleurs dans les jambes; incontinence d'urine; engourdissement dans les deux derniers doigts de chaque main. Puissance musculaire et sensibilité normales; pas de troubles intellectuels. (Teissier, *loc. cit.*, obs. n° 10.)

Obs. CXXXIII.—D... (Benoît), âgé de 42 ans. En 1854, il est pris subitement de douleurs atroces dans les deux jambes, qui duraient plusieurs heures et revenaient par secousses pendant une demi-minute chaque fois. Soixante-dix bains n'amenérent aucun changement. Elles ont persisté depuis. Anaphrodisie progressive. En 1859, anesthésie et analgésie des membres inférieurs. Incontinence d'urine. Puis prolapsus de la paupière supérieure à droite et strabisme externe double. Ataxie des deux membres inférieurs. Conservation de la puissance et de la conscience musculaires. En 1861, disparition de l'anesthésie sous l'influence des bains sulfureux. Aggravation nouvelle. Amélioration par les bains sulfureux, l'iodure de potassium, la salsepareille et les toniques. (Ollivier, thèse de Beaumetz, obs. nᵉ 3.)

Obs. CXXXIV.. — X..., âgé de 29 ans, cordonnier. Début, en 1853, par des douleurs déchirantes, venant par attaques dans le membre inférieur droit, puis dans le gauche; dysurie, anaphrodisie. En 1862, diplopie, strabisme, incertitude de la marche, surtout dans l'obscurité. Il va et vient à ses affaires, mais chancelle. Sensation de laine à la plante des pieds. Troubles de sensibilité dans les jambes et les cuisses, modérées pourtant. Anesthésie des téguments et des orteils à la pression. Fourmillement et engourdissement dans les doigts des deux mains, mais pas de maladresse. (Leyden, *loc. cit.*, obs. n° 1.)

Obs. CXXXV.—Homme de 30 ans, confiseur. Rhumatisme articulaire aigu, à l'âge de 13 ans. A 26 ans, paralysie de la sixième paire ; affaiblissement de la vue. Lorsque le sujet renverse la tête en arrière, il est pris d'étourdissement et manque de tomber. A 27 ans, douleurs térébrantes dans les jambes avec hyperesthésie cutanée au contact, à leur niveau. Dysurie. Commencement d'ataxie. Dix-huit mois après, fourmillements, tremblement et douleurs dans les membres supérieurs ; dix-sept cautères sur le rachis sans résultat. A 30 ans, inégalité des pupilles; strabisme interne à gauche ; amblyopie ; anesthésie des extrémités ; ataxie des quatre membres. Depuis vingt mois, contracture des extenseurs du pied produisant l'équinisme. (Foucart, *France médicale*, 1859.)

Obs. CXXXVI. — Homme de 30 ans. Début en 1859 par céphalalgie et amblyopie. Les troubles de la vue durent un mois, disparaissent et, vers la fin de l'année, reviennent pendant deux mois. La céphalalgie est remplacée bientôt par des douleurs fulgurantes et de l'ataxie dans les membres inférieurs, puis dans les supérieurs. Anesthésie tactile complète des membres inférieurs, des mains et des avant-bras; conscience et puissance musculaires conservées. (Sergent, thèse de Beaumetz, obs. n° 4.)

Obs. CXXXVII. — Femme de 32 ans, vivandière. Fatigués et émotions pendant la guerre d'Italie. Vers la fin de la campagne, à la suite de maux de tête, de bourdonnements d'oreille, d'étourdissements, de douleurs fugaces autour de l'orbite, elle fut prise de photopsie et d'amblyopie. Trois ans après, aggravation rapide ; cécité complète. Les douleurs, l'anesthésie cutanée et l'ataxie sont très-caractérisées aux membres infé-rieurs. Sensibilité musculaire intacte. Fourmillements dans les doigts. Traitement inutile par l'électricité, les douches et les bains sulfureux. (Marius Carré, *loc. cit.*, obs. n° 2.)

Entrons dans les détails sur les trois ordres de phénomènes principaux de cette première période, savoir : 1° les douleurs ; 2° les troubles oculaires, c'est-à-dire l'amaurose et la paralysie destroisième, quatrième et sixième paires, auxquels, pour évi-ter des redites plus tard, nous réunirons tous ceux qui inté-ressent le groupe des nerfs crâniens, quoique certains d'entre eux appartiennent à une période plus avancée ; 3° les désordres des organes génitaux dont nous rapprocherons les troubles pelviens qu'on peut regarder comme les phénomènes de tran-sition de la première à la deuxième période. Quant à la rachial-gie, à la céphalalgie, aux vomissements, crampes, etc., signa-lés de temps à autre à cette époque, il n'en sera question que plus loin.

Douleurs.

Ce sont, en général, les premiers accidents qui éveillent l'at-tention du patient. Parfois insidieuses et insignifiantes, elles se montrent à l'occasion des variations atmosphériques, à d'assez longs intervalles pour qu'il s'en préoccupe peu et les qualifie de rhumatismales. D'autres fois elles deviennent promptement assez gênantes pour qu'il s'adresse au médecin, lequel l'envoie aux eaux, ou lui conseille quelques bains de vapeur. Bon nombre de ces individus, en bonne santé d'ailleurs sous tous les autres rapports, parcourent ainsi d'années en années les stations thermales les plus en renom.

Sur 104 observations, la fréquence des douleurs et l'époque de leur apparition relativement au début du symptôme ataxie, c'est-à-dire relativement au début de la deuxième période, se sont ainsi réparties :

44 fois avant l'ataxie locomotrice ;
20 fois après l'ataxie locomotrice ;
18 fois présentes, sans désignation suffisante du moment de leur apparition ;
22 fois absentes.

Ces douleurs s'observent dans toutes les maladies de la moelle, mais plus fréquemment dans l'ataxie locomotrice progressive. Remarquons cependant les vingt-deux fois où elles n'ont pas été notées, chiffre qu'un peu moins de concision dans certaines observations eût sans doute diminué. M. le professeur Trousseau, en 1861, ne les avait encore vu manquer qu'une fois.

Lorsqu'elles arrivent lentement, elles sont plutôt modérées. Ont-elles succédé à une cause occasionnelle palpable, telle que l'exposition à une grande pluie, elles sont plus souvent intenses d'emblée. Habituellement on peut suivre leur progression. Elles s'accroissent en surface et en intensité, de partielles deviennent générales, et reviennent de plus en plus souvent pour disparaître d'elles-mêmes pendant de longues périodes, ou s'amender, soit quand l'ataxie apparaît, soit vers la fin de la maladie.

A leur origine, elles éclatent vagabondes et généralisées à toute la surface du corps ou sur une de ses moitiés latérales, ou bien se limitent à une région, une extrémité, les pieds surtout. Il arrive même que d'abord généralisées, elles disparaissent dans la moitié supérieure du corps pour se concentrer dans l'une ou l'autre jambe. Le membre vers lequel se fait cette localisation primitive ou secondaire est celui qui est destiné à être le premier atteint par les désordres ataxiques. Il n'est pas rare cependant de les voir prédominer sur un membre supérieur qui sera longtemps ou indéfiniment préservé. Quoi qu'il en soit, après avoir hésité dans leur siége et fini par s'être réfugiées dans l'une ou les deux extrémités inférieures, elles y prennent pour ainsi dire domicile, et de ce point, comme d'un centre, se propagent lentement, mais sûrement cette fois, de bas en haut, aux jambes, aux cuisses et au tronc.

Ces détails ne sont pas sans intérêt. Ne sont-ils pas les indices d'un travail qui se passe vers la moelle, travail sourd, général d'abord et finissant par se préciser dans les points où dorénavant il doit se confirmer.

Elles n'épargnent aucun endroit, siégent tantôt superficiellement, tantôt profondément, dans les muscles ou près des grosses articulations. Je les ai rencontrées dans la tête, les mâchoires, les cavités orbitaires, le conduit auditif externe, le canal de l'urèthre, la partie profonde du bassin. Aux globes oculaires, elles donnent lieu, par l'intermédiaire des vaisseaux capillaires, à des phénomènes congestifs identiques avec ceux qui accompagnent les névralgies trifaciales : injection de la conjonctive, larmoiement, chaleur, dilatation de la pupille, etc. Peut-être qu'à la vessie, et par un procédé analogue, elles occasionnent des cystites.

Elles peuvent se réduire à deux espèces : les unes sourdes et subcontinues, très-exceptionnelles; les autres courtes et vives, habituelles.

Les premières ont été comparées à un étau, une cuirasse qui embrasserait le membre. Il faut se garder de les confondre au tronc avec la constriction thoracique ou abdominale, qui est une variété de rachialgie, et coïncide souvent avec une douleur spéciale que détermine la pression au niveau des apophyses épineuses.

Les secondes sont dépeintes par le patient sous les couleurs les plus imagées. Ce sont, dit-il, des éclairs qui, des extrémités s'élancent vers le tronc, plus rarement en sens inverse, des traits de feu, des coups de poinçon, de marteau, ou des vibrations qui cheminent de proche en proche le long des muscles, ou encore des tic tac en un même point, comme ceux d'une montre.

Leur caractère fondamental est la mobilité et l'intermittence. Un instant, pendant tout un jour, elles prédominent dans un endroit circonscrit ou dans tout un membre pour disparaître et se montrer ailleurs. Elles se composent de courts accès qui se répètent plusieurs fois par minute, se suspendent et reparaissent dix, vingt, cent fois par jour, au point d'être continues. La durée de ces attaques varie de quelques heures à huit jours et plus. Quelques malades font une distinction entre ces grandes attaques et les douleurs vagues et moins pénibles, qu'ils ressentent parfois autre part.

Elles ne s'exaspèrent pendant la nuit que par exception.

Enfin, elles sont quelquefois horribles. Le malade, bien que soulagé par une distraction, la conversation par exemple, suspend tout à coup ce qu'il fait ; ses traits s'altèrent, il pousse même des cris. La nuit, il est réveillé. On en voit maigrir et s'étioler par la privation du sommeil. C'est bien le cas de leur appliquer l'expression de Remak : *tabes dolorosa.*

Quelques sujets disent avoir éprouvé, à l'origine de leur maladie, indépendamment ou à la place des douleurs ci-dessus, de l'hyperesthésie cutanée partielle, mobile et intermittente comme elles. Ce symptôme aurait occupé de très-larges surfaces chez notre n° 230. « Lorsqu'on m'approchait, disait-il, j'éprouvais une affreuse anxiété ; le moindre attouchement était terrible. »

M. Duchenne accorde une importance toute particulière pendant les crises au caractère suivant, qu'il ne faut pas confondre avec le précédent. Au niveau du point qu'occupent les douleurs « la peau, dit-il, est hyperesthésiée seulement pendant leur durée, dans l'étendue de 1, 3 à 4 centimètres. Le plus léger frottement y est extrêmement sensible. Cependant le malade paraît soulagé quand on y exerce une forte pression. » Pour ma part, je n'ai rencontré ce fait qu'une ou deux fois. Quant aux malades, questionnés dans ce sens sans être influencés, ils ne se souvenaient pas de ce détail. Nous rejetons donc cette caractéristique aussi bien que l'épithète absolue de fulgurantes, que M. Duchenne assigne aux douleurs.

Leur analogie avec certaines douleurs rhumatismales est remarquable à plus d'un titre (voy. obs. n° 220). Ainsi, de toutes les circonstances qui influent sur les douleurs en général, nous voyons le froid et le chaud, le sec et l'humide, avoir ici une influence toute-puissante sur leur retour. C'est lorsque le temps va changer, se couvre, se met à l'orage que les accès reviennent. Aussi l'hiver est-il une déplorable saison pour les ataxiques. Cependant, quelque mauvais que soit le temps, ils finissent par s'y habituer, et ce n'est plus qu'aux variations brusques que leurs souffrances se réveillent. J'en ai vu prédire le temps du lendemain avec une précision remarquable. Les très-grandes chaleurs leur sont aussi funestes que les grands froids. L'un d'eux se réveillait en sursaut aussitôt que par hasard ses jambes se trouvaient exposées à l'air hors du lit.

C'est sur les douleurs que tous les médicaments employés contre l'ataxie progressive exercent leur première influence. Le nitrate d'argent les exaspère quelquefois.

Mais, pour apprécier un effet thérapeutique, il faut se méfier des intermittences et tenir compte de l'état de l'atmosphère. J'ai souvent vu affirmer un résultat que la suite contredisait ou dont le temps avait tout l'honneur. C'est aux approches du printemps que ces prétendues cures se multiplient. Le malade est perdu de vue et inscrit amélioré dans les bulletins statistiques.

Troubles fonctionnels des nerfs crâniens.

L'admission de l'ataxie progressive comme espèce à part dans les cadres de la pathologie, ne s'étaye réellement que sur la présence des troubles fonctionnels des nerfs crâniens, et en particulier des nerfs oculaires. Retirez-les; on a une paraplégie avec anesthésie, ataxie, douleurs et rachialgie, ou bien une maladie frappant successivement les quatre membres, mais rien de différent de la masse des affections chroniques de la moelle. L'ataxie n'appartient en propre, ni à ces dernières maladies en général, ni à celles que nous décrirons en particulier. Lorsqu'à la fin de notre première partie, nous reconnaissions, dans notre type 4, une variété fruste et paraplégique propre de l'ataxie locomotrice progressive, ce n'était pas en la considérant à part, mais en la rapprochant du type fondamental non douteux et complet, n° 5.

Aussi, l'étude des phénomènes relatifs aux nerfs crâniens, tant à la première qu'à la deuxième période, est-elle du plus grand intérêt. M. Duchenne désigne l'ensemble de ceux qu'il admet sous le nom de *signes encéphaliques initiaux*. Nous préférons d'une manière générale la dénomination ci-dessus. Parmi les douze paires de Willis, il n'est en effet que la première dont le trouble fonctionnel n'ait pas été signalé; encore son altération a-t-elle été vue au microscope. Quelques mots de M. Cruveilhier, à propos de la femme Gruyère, porteraient à leur ajouter les nerfs respiratoires.

Les nerfs crâniens, on le sait, sont de deux ou trois ordres: les uns président au mouvement, les autres à la sensibilité spéciale; quelques-uns de leurs filets à la sensibilité générale. De quelle nature sont les désordres propres à chacun?

Il est évident que l'altération des nerfs optique, auditif, lingual, trijumeau (partie sensitive), ne donne lieu qu'à deux ordres de phénomènes : les uns, d'hyperesthésie, ce sont les douleurs névralgiformes ou rhumatoïdes dont nous venons de parler; les autres, d'anesthésie spéciale (amblyopie, dysécie, paralysie du goût). Or, nous ne nous occupons ici que d'anesthésie.

Quant aux nerfs moteurs oculaires, facial, maxillaire inférieur, hypoglosse, à la portion du plexus pharyngien qui préside à la myotilité du voile du palais et du pharynx, et aux récurrents, leurs fonctions peuvent être exaltées, abolies ou perverties. Ces deux derniers modes sont en cause dans la maladie dont il s'agit : les muscles auxquels ils se distribuent y sont ou paralysés ou ataxiques.

Les phénomènes propres aux nerfs moteurs oculaires sont constamment de la paralysie, sauf deux fois où Friedreich a vu les globes oculaires pris de nystagmus bilatéral double, et une fois où M. Beau parle de défaut de coordination dans les mouvements des yeux. Une fois aussi j'ai rencontré le nystagmus, mais probablement congénital. Ces deux ou trois faits ne suffisent pas à établir que les moteurs des yeux peuvent être frappés des deux façons.

L'hémiplégie faciale, ou tout au moins une irrégularité des deux moitiés de la face a été notée (obs. n° 165). Quant à l'ataxie, elle n'y est pas douteuse dans l'observation n° 116 ; dès que la malade se livrait à quelques mouvements de physionomie, elle était prise de grimaces, qui redoublaient en raison de ses efforts pour les maîtriser. M. Teissier décrit aussi des mouvements convulsifs du masque facial, et un clignotement des paupières quand le malade parle; mais c'est dans un cas d'alcoolisme. Nous-même, nous citerons un malade qui présentait de temps à autre une agitation analogue de la lèvre inférieure dans les mêmes conditions. Il en résulte que la périphérie du nerf facial peut être affectée exceptionnellement ou de paralysie ou d'ataxie.

L'embarras de la parole et de la prononciation a été noté dix-sept fois; quelquefois vers une époque où le malade chancelait, plus souvent à une phase plus avancée. Mais comment savoir s'il est dû à l'affaiblissement des muscles ou à l'ataxie? Un des malades de Friedreich avait souvent, avec l'embarras de la parole, des attaques de glossoplégie complète. Chez celui qui nous disait oublier sa langue entre ses dents, la paralysie, outre l'anesthésie dont il était atteint, expliquait volontiers ce phénomène. Un autre nous racontait que sa langue se plaçait de champ dans sa bouche; c'est le seul cas, à notre connaissance, qui fasse pencher vers l'idée d'ataxie de cet organe. Chez cette femme, dont le masque facial était agité de mouvements ataxiques, on pourrait, par analogie, supposer un mécanisme semblable pour la langue également troublée dans sa locomotion. Le tremblement de cet organe, chez quelques ataxiques, est un phénomène qui, là pas plus qu'aux membres, n'est de l'ataxie. En somme, l'embarras de la parole dans cette maladie est habituellement le fait d'un affaiblissement de la myotilité.

On n'est guère mieux édifié sur la dysphagie indiquée quatre fois à une période avancée, sur le nasonnement et la paralysie du voile du palais, notés deux ou trois fois, sur l'altération de la voix et sur l'état de la respiration chez la femme Gruyère.

Donc, nous sommes fixé sur la nature des troubles qui se produisent à la périphérie des nerfs crâniens sensitifs et des nerfs moteurs oculaires. Mais nous le sommes moins vis-à-vis des désordres de la face, de la bouche, du pharynx et du larynx. Cependant, en rapprochant ceux-ci de la paralysie des nerfs moteurs oculaires, et en tenant compte de notre opinion personnelle sur l'ataxie musculaire, nous inclinons à les rattacher à la paralysie, les mouvements du masque facial de la femme Gruyère faisant exception peut-être.

En tout cas, un fait ressort de cet examen, c'est que les nerfs crâniens sensitifs, aussi bien que les moteurs, sont affectés chacun selon sa fonction propre.

L'époque d'apparition varie. Les troubles oculaires, dans plus de la moitié des cas, se montrent à la première période, peu après les douleurs ou quelquefois en leur absence ; tandis que l'affaiblissement de l'ouïe, l'embarras de la parole appartiendraient à la deuxième période ; et la dysphagie, la paralysie du voile du palais à une époque plus avancée encore.

Attachons-nous aux phénomènes ‚propres à la première période, c'est-à-dire principalement aux altérations des fonctions oculaires. Tantôt ils sont précédés de phénomènes congestifs circonscrits, ou s'étendant à toute l'extrémité céphalique. Leur apparition s'accompagne même d'élancements dans la cavité orbitaire ou à la face, semblables à ceux que le malade éprouve déjà partout, en sorte qu'il rapporte le développement de ces accidents aux douleurs. Tantôt ils succèdent à une maladie aiguë étrangère, telle qu'un rhumatisme articulaire aigu ou une fièvre cérébrale. Tantôt ils surgissent à l'improviste, et le malade s'en aperçoit par hasard. Quelques-uns se montrent à certains moments de la journée, à l'occasion d'une émotion, ou le soir, après des travaux fatigants. Habituellement ils sont continus pendant quinze jours, deux mois, jusqu'à deux ans, et disparaissent spontanément pour reparaître, soit encore dans la première période, soit beaucoup plus tard. Les plus éphémères et les plus intermittents sont la diplopie et le strabisme. La chute de la paupière a une durée souvent plus longue, et, après guérison, laisse ordinairement quelques traces qui mettent le médecin sur sa voie. L'amblyopie, de tous ces symptômes le plus fréquent, s'implante ordinairement à demeure et s'accroît progressivement.

Le caractère temporaire et la disparition spontanée de ces

accidents a donné lieu à plus d'une illusion thérapeutique. Ainsi, le sujet est surpris par eux en bonne santé ; les quelques douleurs qu'il ressent il les qualifie de rhumatismales ; la liaison entre les deux lui échappe. Il se rend chez un oculiste qui écrit en tête de sa consultation : congestion de la papille ou paralysie de la troisième paire ; ordonne onguent et collyre, électrise les cavités orbitaires, et, à son grand enchantement, voit le mal s'évanouir. Ces exemples sont très-communs. Est-ce la pommade qui a opéré la cure ? Il est permis d'en douter. Le symptôme eût disparu de même avec de l'eau fraîche.

Mais énumérons mieux les désordres inhérents à la cavité orbitaire. Ce sont la paralysie du moteur oculaire commun, à laquelle se rattachent le prolapsus de la paupière supérieure, le strabisme externe, la diplopie et la dilatation de la pupille ; la paralysie du moteur oculaire externe, caractérisée par le strabisme interne et la diplopie ; la paralysie du pathétique, qu'il est bien difficile de reconnaître dans les descriptions vagues des malades, et dans laquelle existe aussi de la diplopie et du strabisme ; et enfin la kopiopie, l'amblyopie et l'amaurose, dont les symptômes sont : la diplopie, la photopsie, la myopie, la presbytie subite, la cécité, et ajoutons même le strabisme.

Lorsque le médecin ou le spécialiste est appelé à constater la présence de l'une de ces paralysies, rien de plus facile. Mais lorsqu'à la deuxième période il faut se fier au malade pour les éléments d'un diagnostic rétrospectif, il est moins aisé de se prononcer. L'amblyopie, la chute de la paupière n'ont pas échappé à celui-ci ; mais la diplopie et le strabisme, qu'il remarque ordinairement, se rencontrent dans la paralysie de la deuxième aussi bien que dans celle de la troisième, de la quatrième et de la sixième paire. Tout au plus se souvient-il s'il louchait en dehors ou en dedans.

On ne s'étonnera donc pas de la réserve que nous avons apportée dans nos statistiques. Elles ne portent que sur deux ordres de troubles, ceux de la vue et ceux des nerfs moteurs. Le tableau ci-dessous indique leur rapport de fréquence et leur période d'apparition.

TROUBLES DE LA VUE.

Présents à la première période........ ,........   20 ⎫
   —   à la deuxième période ....   18 ⎬ 49 fois.
   —   sans indication suffisante...............   11 ⎭
Absents ....   53 fois.

TROUBLES DES NERFS MOTEURS OCULAIRES.

Présents à la première période.................   22 ⎫
   —   à la deuxième période..................   17 ⎬ 51 fois.
   —   sans indication suffisante ....   12 ⎭
Absents ....   51 fois.

TROUBLES DE LA VUE ET DES MOTEURS OCULAIRES.

Réunis à la première période...... ....   13 ⎫
   —   à la deuxième période ....   8 ⎬ 21 fois.

Nous voyons dans ce tableau l'égalité entre la fréquence et l'absence des troubles de la vue; entre la fréquence et l'absence des troubles des nerfs moteurs oculaires; un peu plus de fréquence à la première période qu'à la seconde pour les deux ordres de troubles; enfin la rareté relative des cas où ils sont réunis.

Mais ce qu'il reste à ajouter, c'est que parfois les nerfs d'une même paire, l'un à droite, l'autre à gauche, sont paralysés, et que l'amaurose double est fort commune, les deux débuts de cette dernière étant séparés par un intervalle de quelques mois, ou de deux et trois ans. M. Duchenne, sur vingt faits, dont quelques-uns font partie de nos statistiques, a vu deux fois la paralysie double de la sixième paire. Relativement à la fréquence, il a trouvé la paralysie des moteurs oculaires, ou l'amaurose, dix-sept fois sur vingt cas, la sixième paire étant plus souvent atteinte que la troisième. Sur ce dernier point, notre opinion diffère un peu de la sienne; le strabisme interne, au contraire, serait plus commun que le strabisme externe.

Les auteurs mentionnent la diplopie. Certains malades nous ont accusé trois images, c'est-à-dire la triplopie. Le premier de ces phénomènes est généralement attribué au défaut de convergence des deux axes visuels sur l'objet examiné, soit que les muscles n'obéissent plus à la volonté, soit que l'une des rétines ait une sensibilité moindre à la lumière. Le second est demeuré sans explication plausible. Je l'ai vu également chez des hystériques. L'observation suivante où la diplopie se produit avec un seul œil, l'autre demeurant fermé, pourrait expliquer le mécanisme de trois ou quatre images avec les deux yeux.

Obs. CXXXVIII. — *Ataxie locomotrice progressive. Diplopie monoculaire. Traitement par bains sulfureux et nitrate d'argent. Hématurie et cystite causées par ce dernier. Amélioration douteuse.*

Hôpital Lariboisière, service de M. Oulmont, salle Saint-Charles, n° 27. M..., 57 ans, voyageur de commerce, entré le 12 février 1863.

Son père, décédé à 58 ans, sa mère à 64 d'une affection utérine, ses enfants, tous en bonne santé, n'ont jamais présenté d'accidents nerveux. M... s'est marié très-jeune, n'a fait aucun excès alcoolique ou vénérien, et n'aurait jamais eu de chancre ni d'uréthrite. A plusieurs reprises, il a éprouvé de grandes émotions. En 1848, notamment, il fut arrêté par la police pendant vingt-quatre heures et atteint, dès le lendemain, d'un ictère qui dura plusieurs jours. Cependant, sa santé fut généralement bonne, sauf dans sa jeunesse des fièvres intermittentes, revenant tous les deux jours, qui ont résisté deux ans à de fortes doses de sulfate de quinine. En 1852, après avoir séjourné dans une chambre humide, il ressentit, sur le trajet du nerf sciatique droit, de vives douleurs dont le maximum était à la malléole externe et à la grande échancrure sciatique.

C'est pendant l'hiver de 1860 à 1861 qu'il ressentit les premières atteintes de sa maladie actuelle. Il voyageait alors dans le département du Nord, allant à pied, de village en village, faisant de dix à douze lieues par jour par des chemins de traverse, et ne trouvant souvent, pour se reposer le soir, qu'un mauvais lit dans une chambre humide. Sa vue devint mauvaise. Le soir, à de courtes distances, il voyait moins bien, et, dans de certaines directions, les objets lui semblaient doubles. Des douleurs survinrent dans la jambe gauche, sourdes, continues ou par paroxysmes, s'exagérant par la marche. Tantôt vives et instantanées, elles ressemblaient à des secousses électriques ; tantôt à des morceaux de verre pénétrant dans les pieds. Ces douleurs partaient des mollets ou des cuisses et s'irradiaient vers la vessie. Il s'y joignit des crampes dans les mollets. Et cependant, ni céphalalgie, ni rachialgie, ni constriction thoracique.

D'autres symptômes s'ajoutèrent peu à peu. Quand il rentrait accablé de fatigue, ses jambes fléchissaient. S'il se baissait, ses genoux tremblaient, et il était obligé de se cramponner aux objets environnants. A grand'peine, il montait les escaliers et, pour les descendre, il lui fallait l'assistance d'un camarade. Le membre inférieur gauche était plus affecté. Sa démarche prit une allure précipitée ; il se penchait en avant. Néanmoins, il pouvait encore faire beaucoup de chemin, pourvu qu'il fût tout à son occupation de marcher, car, s'il s'arrêtait ou détournait les yeux du sol, la crainte s'emparait de lui, il chancelait et perdait l'équilibre. La sensibilité à son tour s'affecta. Ses pieds ne lui parurent plus reposer sur une surface solide, mais sur un corps mou, pareil à du coton. Ses jambes se remuaient comme automatiquement, sans qu'il en eût exactement conscience. Quelquefois, elles cédaient sous lui, et il n'était averti de sa chute que par le choc de ses genoux contre terre.

Les désirs vénériens et l'aptitude aux érections diminuèrent rapidement vers la même époque. Lorsqu'il avait bu beaucoup de bière, ses urines s'écoulaient involontairement et goutte à goutte pendant la marche ; ce symptôme disparut dès qu'il renonça à la bière. Il était habituellement constipé. Ces divers phénomènes atteignirent leur maximum vers le mois de novembre 1862. M... était alors à Saint-Omer, où un médecin lui conseilla des frictions avec de l'eau de mer. Alors, les troubles de la sensibilité et de la vision s'améliorèrent, et la maladie demeura stationnaire.

En janvier 1863, il renonça tout à fait à sa profession. Ces jours derniers, avant d'entrer à l'hôpital, il put encore faire de longues courses dans Paris ; mais, s'agissait-il de monter sur le trottoir, de gravir une pente, ou bien un passant venait-il à le heurter, il était pris d'une terreur invincible, perdait l'équilibre et serait tombé si rien ne se fût trouvé à sa portée. Ce qu'il y a de singulier, c'est que les émotions produisent des effets semblables ; ainsi, deux jours avant d'entrer ici, il arrive sans accident à la consultation de l'hôpital Saint-Louis, répond bien aux questions qu'on lui adresse, puis, apprenant qu'il n'y a pas de lit à sa disposition, il est frappé de vertige, et serait tombé si on ne l'eût soutenu. Le 11 février, il partit de la fontaine Saint-Michel et vint seul, en une journée, à Lariboisière. Pour traverser les rues, il demandait à un sergent de ville de lui donner le bras.

État actuel, 12 février 1863. — M... offre toutes les apparences d'une excellente santé. Il n'est pas maigre et est bien musclé. Son appétit et ses fonctions digestives sont satisfaisantes. Le cœur et les poumons n'offrent rien à notre examen. L'intelligence, l'articulation des sons, le goût, l'odorat, l'ouïe, sont dans l'état le plus parfait. Les traits sont symétriques. La paupière supérieure gauche est peut-être plus flasque que l'autre.

L'étude de la vision, répétée plusieurs jours de suite, nous a révélé des faits curieux. Le malade est presbyte et lit avec des lunettes biconvexes. Il n'est nullement strabique, et pourtant il présente de la diplopie par moments et dans certaines conditions. Le premier jour, nous constatons que cette diplopie existe, lorsque les deux yeux sont ouverts, en plaçant l'objet à la partie inférieure et médiane, ou bien à la partie inférieure et externe gauche du champ visuel. Le second jour, nous découvrons qu'elle se répète dans les mêmes conditions, lorsqu'on ferme l'œil droit ; et, en outre, que la netteté des deux images et l'étendue du champ visuel où elles apparaissent varient un peu d'un instant à l'autre. Le phénomène est mieux caractérisé lorsque l'œil droit est fatigué, après un exercice musculaire et surtout vers le soir. Le troisième jour, la diplopie se reproduit d'une façon constante, lorsque le malade regarde des deux yeux, et que l'objet est placé très-bas et sur la ligne médiane ; et d'une façon capricieuse, lorsque, l'œil gauche demeurant seul ouvert, l'objet répond au côté externe et inférieur. Les jours suivants, mêmes irrégularités. De cet examen, nous concluons que divers points de la rétine gauche, notamment sa partie supérieure et interne, se trouvent atteints, que cette anesthésie partielle et incomplète est sujette à varier en intensité et en étendue, et qu'en rapprochant sa mobilité de la fatigue générale ou simplement oculaire qui la gouverne, on est porté à en faire un phénomène congestif partiel. Pour remédier à cette diplopie, M... ferme habituellement l'œil gauche ; cependant, il lève et abaisse facilement la paupière supérieure, et nous n'avons pas lieu de songer à une paralysie du muscle élévateur.

M... se plaint d'engourdissement dans la jambe gauche et de quelques douleurs sourdes dans les orteils, les mollets et les genoux, se réveillant par paroxysmes légers, lorsque le temps se couvre. La sensibilité au tact. à la douleur et au calorique est conservée par tout le corps ; pourtant, la plante du pied gauche perçoit le sol comme s'il était recouvert d'une étoffe.

Lorsqu'on enfonce une épingle dans les chairs, le malade souffre un peu moins dans la jambe gauche que dans la droite. Le pincement des muscles détermine une sensation sourde ou une douleur, selon le degré, aussi prononcée dans les membres inférieurs que dans les supérieurs et les muscles sterno-mastoïdiens. La notion des mouvements actifs ou passifs et des attitudes est conservée. En un mot, il n'y a pas d'anesthésie musculaire.

Les phénomènes locomoteurs vont nous occuper.

Membres supérieurs : Ils exécutent les mouvements avec vigueur et précision; la main droite écrit facilement. Nous avons vu le malade s'habiller : il met un bouton, une épingle de l'une ou de l'autre main, sans hésitation et sans le secours des yeux.

Membres inférieurs : La jambe et la cuisse, du côté gauche, sont un peu moins charnues qu'à droite. La puissance contractile, vérifiée avec soin, est énergique, cependant elle est moindre à gauche. En revanche, ils sont ataxiques, surtout le gauche. Lorsque, le patient étant dans le décubitus dorsal et les yeux fermés, on le prie de porter son pied vers un point désigné à l'avance, sa jambe se lève par saccades et est violemment lancée à droite ou à gauche. Le mouvement qui se produit de préférence, à la jambe, est la rotation en dehors et l'abduction exagérée.

Si on le fait lever et se tenir debout immobile et les pieds rapprochés, il ne peut se maintenir en équilibre même en regardant à terre. Dès que le pied pose à terre, les orteils sont animés de mouvements alternatifs d'extension, et à un moindre degré de flexion qui font saillir fortement les tendons du dos du pied. Pour avancer, il étend fortement la jambe sur la cuisse, détache brusquement le pied du sol et le lance en avant la pointe en l'air. Le pied alors décrit un arc de cercle, revient un peu vers son point de départ et retombe lourdement; le talon touche le premier le parquet. Pendant ce temps les yeux se fixent à terre, les bras s'étendent à la façon d'un balancier et le tronc fait des efforts inouïs pour combattre l'incertitude des membres inférieurs. Après quelques pas, l'ataxie est moindre. Au milieu de ce désordre le malade est capable de supporter sur ses épaules le poids d'une personne, à la condition de s'être calé en quelque sorte. Si on lui ferme les yeux, tout mouvement coordonné cesse, les jambes flageollent, s'agitent sans but apparent et par saccades, et la chute serait immédiate si l'on ne lui venait en aide. Pas de rachialgie. La miction et la défécation sont normales; il n'y a ni albumine, ni sucre dans les urines.

Traitement. — Depuis son entrée il a consisté exclusivement en bains sulfureux tous les deux jours, et déjà M... accuse une grande amélioration dans la marche, que j'ai constatée moi-même.

21 février. — On commence le traitement par le nitrate d'argent : 1 pilule d'un centigramme par jour. Les jours suivants, quelques-uns de ces élancements aigus qu'il n'avait pas ressentis depuis longtemps se sont manifestés dans les jambes ; puis quelques crampes.

12 mars. — Même dose. La diplopie est moins fréquente.

18 mai. — Depuis plusieurs jours le temps est couvert et froid, en comparaison des beaux jours qui ont précédé. « Aussi, dit M..., je vais moins bien, mes mouvements sont plus roides, l'engourdissement plus grand, mes jointures comme rouillées, et si je reste quelques instants en place, je ne puis plus me remettre en marche. » La diplopie n'a pas reparu. 3 pilules d'un centigramme, 2 la nuit, 1 le matin. L'appétit est diminué. Tous les trois ou quatre jours il se manifeste une tendance à la diarrhée. Les téguments ont pris une teinte foncée, bistrée, mise en évidence au front. Là, en effet, en soulevant le bonnet que le malade conserve lorsqu'il descend au jardin, on retrouve la peau blanche ; ceci démontre l'intervention de la lumière dans la coloration due au nitrate d'argent, coloration que je comparerai, à part l'intensité, au teint des Arabes.

22 mai. — Depuis deux jours il y a amélioration dans la marche. Selon sa propre remarque, la jambe gauche n'est pas lancée aussi loin et décrit un arc de cercle moins étendu. Quant à la jambe droite, elle serait tout à fait bien, selon lui, ce qui est loin d'être. Sensibilité comme précédemment, sauf peut-être à la plante du pied gauche.

9 juin. — Le nitrate a été porté à 2, puis à 3 centigrammes par jour. A son entrée, M... pouvait à peine faire le tour de son lit en se cramponnant aux colonnes ; ses pieds se dérobaient sous lui, glissaient sur le parquet et s'engageaient sous le lit d'une façon désordonnée. Aujourd'hui il exécute la même opération avec plus de sûreté. Dans le jardin, où le sol n'est pas glissant, il est plus d'aplomb et ne trébuche que s'il vient à rencontrer un caillou. Mais, dans la salle, il ne peut faire un pas même avec un bâton. Une crainte irrésistible le saisit, et il tomberait. Élancements dans la vessie et difficulté d'uriner. Le sommeil est meilleur que précédemment.

23 juin. — Il fait devant moi la longueur de la salle, aidé de sa canne et à la condition que je reste à ses côtés. Dans le jardin, il en fait quatre fois autant. Les yeux ouverts il se tient debout, sans bâton, mais oscille et ne conserve pas l'équilibre un instant les yeux fermés. Il y a quelques jours il marchait mal, parce que le temps était au froid et aux giboulées. Depuis deux jours qu'il fait chaud, il marche mieux. D'ailleurs l'émotion fait que, chaque fois que M. Oulmont le voit, il marche moins bien : « Je suis plus fort, dit-il, je puis me plier et me relever sur mes jambes, ce qui était impossible à mon entrée. Le mal est dans mes jambes et non dans ma tête. » Pas de liseré bleu gingival ; la teinte bistrée de la face est plus foncée.

11 juillet. — Pendant les deux mois qui viennent de s'écouler, les urines ont été de plus en plus troubles et sédimenteuses. La dysurie alla croissante. « Chaque fois que je prenais une pilule de nitrate, dit-il, j'étais pris immédiatement d'un violent besoin d'uriner » Tout récemment, hématurie pendant la miction, deux jours de suite, et rétention d'urine sans qu'il ait eu besoin d'être sondé. Le nitrate d'argent a été supprimé ; le traitement a consisté en bains simples, vin de quinquina et tisane de bourgeons de sapins. La dysurie a déjà diminué. L'examen ophthalmoscopique est tout à fait négatif.

14 août. — Bains sulfureux.

21 août. — Il fait dix fois le tour du jardin avec son bâton et trois ou quatre pas sans bâton. « Pendant les grandes chaleurs de ces jours derniers, me dit-il, je souffrais autant de mes jambes que par les grands froids. Aujourd'hui que le temps se rafraîchit, je vais mieux. »

11 septembre. — Albuminurie légère et passagère sans œdème.

21 septembre. — On a repris les pilules de nitrate ; 3 par jour. Dans le jardin il marche deux fois mieux qu'il y a un mois. Il reste dix minutes sans soutien, les yeux ouverts. Chose qui l'étonne, c'est l'équinoxe, il fait un temps affreux et il n'a pas de douleurs. La sensibilité musculaire est dans toute son intégrité, comme à son entrée. La plante du pied gauche, dont la sensibilité était obtuse, sent très-bien le sol. Je ne parviens à trouver dans toute l'étendue des membres inférieurs qu'une altération insignifiante de la sensibilité tactile, limitée en un point grand comme la paume de la main à la face interne de la jambe gauche. Il n'a pas même d'engourdissement, et cependant l'ataxie est encore des mieux caractérisées. Il attribue cette amélioration aux bains sulfureux.

16 septembre. — Les bains sulfureux ont été supprimés.

4 octobre. — Rien de nouveau ; la coloration du masque facial a pâli (1).

Dans cette observation, intéressante à plusieurs titres, la diplopie se produit lorsque l'objet, successivement promené en divers points du champ visuel, se trouve placé de façon que l'image vienne se peindre à la partie supérieure et externe de la rétine gauche. Je me suis expliqué le fait en admettant des endroits de la rétine plus altérés que d'autres ; d'où plusieurs

(1) En juillet 1864, il était dans le même état. On avait renoncé au nitrate. L'amélioration constatée plus haut s'est maintenue ; mais nous en sommes encore à nous demander si c'est à ce médicament, aux bains sulfureux ou au régime qu'il faut l'attribuer.

manières pour celle-ci de recevoir l'image et de la transmettre plus ou moins rapidement à l'encéphale qui, ainsi, percevrait: 1° une image saine et prompte; 2° une image faussée et tar-dive. L'ophthalmoscope, cinq mois plus tard, n'a rien trouvé. Dans un cas semblable, M. Herschell a reconnu, à l'aide d'un procédé ingénieux, que le côté externe de chaque rétine était seul affecté.

L'observation précédente démontre encore les variations d'impressionnabilité dont la rétine malade est susceptible, à divers moments de la journée, et la rapidité avec laquelle le symptôme apparaît et s'évanouit. Que ces alternatives soient dues ou non à des congestions périodiques que développent les travaux pénibles de la journée ou la fatigue de l'œil, elles ne s'en rapprochent pas moins de ces intermittences si remar-quables que nous avons signalées aussi à la première période pour le strabisme, à la deuxième pour l'embarras de la parole, etc.

Elles nous amènent à nous demander ce qu'est la rétine dans l'ataxie progressive. L'anatomie pathologique nous éclaire pleinement sur le cadavre; l'ophthalmoscope, par anticipation, nous la montre sur le vivant. A un premier degré, c'est une coloration violacée du fond de l'œil, dont les capillaires sont rouges et pleins de sang, quelques taches hématiques anciennes, ou des taches noires de pigment choroïdien déplacé. A un deuxième degré, mélangé plus ou moins au précédent, les vaisseaux diminuent, disparaissent par places, un cercle blan-châtre, partiel d'abord, se dessine à la périphérie de la papille, celle-ci devient grisâtre ou nacrée, et enfin s'excave. En un mot ce que l'ophthalmoscope constate est la congestion, ou l'atrophie plus ou moins avancée de l'une ou des deux papilles optiques. Plusieurs fois il est arrivé que cet instrument ait trouvé des lésions, alors qu'un long interrogatoire nous avait fait rejeter cette pensée; nouvelle preuve que l'absence de symptômes oculaires ne doit pas nous éloigner trop vite de l'idée des types fondamentaux de l'ataxie progressive et nous renvoyer aux myélites chroniques ordinaires avec ataxie.

Suit l'indication d'un fait presque analogue, dans lequel le malade n'avait offert aucun trouble de la vision, et dont les nerfs optiques ont été trouvés très-altérés au microscope, preuve encore une fois de la possibilité d'une altération latente, lorsque tout porte à diagnostiquer la forme paraplégique de l'ataxie progressive et à se rapprocher des myélites ordinaires avec ataxie.

Obs. CXXXIX. — Sophie J..., 47 ans. Jusqu'à l'âge de 11 ans, rachialgie habituelle. A 37 ans, douleurs dans les jambes. A 40 ans, l'ataxie se caractérise aux membres inférieurs. Depuis l'âge de 45 ans, elle n'a plus quitté le lit. Affaiblissement musculaire des membres inférieurs, surtout des mouvements de flexion. Sensibilité obtuse au tact et à la douleur. Notion des positions nulle. Fourmillements dans les mains depuis six mois. Elle coud difficilement. Du 1er au 14 mai 1862, 2 pilules de nitrate d'argent par jour. Morte de phthisie, le 23 mai.

Autopsie. — Dégénérescence grise des cordons postérieurs, complète à la région dorso-lombaire, incomplète à la région cervicale, et se terminant insensiblement au bec de calamus. Tubes nerveux très-rares, gangue fibrillaire, noyaux libres, corps granuleux, corps amyloïdes, granulations graisseuses, tels sont les éléments de cette altération. Racines postérieures altérées à un moindre degré. La partie périphérique des deux nerfs optiques présente la même altération et n'offre plus aucun vestige de tubes nerveux. Pie-mère spinale très-injectée en arrière. (Charcot et Vulpian, *Gaz. méd.,* obs. n° 2, 1863.)

Inversement, notre malade de l'observation n° 202 avait présenté un affaiblissement passager de la vue, et à l'ophthalmoscope, une atrophie commençante de la rétine, et pourtant, à l'autopsie, les nerfs optiques étaient sains. Sans doute que les accidents s'étaient bornés à une congestion passagère, dont les effets se sont dissipés spontanément. L'absence de lésions, signalée par les auteurs sur d'autres nerfs crâniens qui avaient été le siége de troubles fonctionnels passagers, vient aussi à l'appui du caractère temporaire qu'affectent généralement les divers symptômes dont nous venons de parler, à l'exception de l'amblyopie. Aussi faut-il considérer, avec la plupart des auteurs qui ont écrit sur l'ataxie, cette fugacité comme le caractère spécial qu'offrent les paralysies des nerfs moteurs oculaires, et le seul qui puisse les faire distinguer de celles dépendant d'autres maladies. Quant à l'amblyopie, sans dire comme Leyden, qu'elle a une marche fatale, il faut reconnaître que sa durée est moins souvent éphémère que sa marche n'est progressive.

Revenons sur quelques points. M. Duchenne n'a jamais vu, et aucune observation ne mentionne la perte de l'odorat. En revanche, il signale la paralysie de la cinquième paire (trijumeau), une fois double, et une autre fois limitée à une moitié de la face. Nous l'avons également rencontrée, et le dernier cas auquel il fait allusion est sans doute l'observation n° 166, ci-incluse. Mais chez ce sujet, aussi bien que chez les autres, l'anesthésie se liait à celle des membres, ou se continuait avec elle d'une façon évidente. Toujours les malades étaient parvenus au maximum de la deuxième période ou à la troisième, en sorte que cette diminution de la sensibilité ne doit pas être confondue avec les troubles initiaux des sens, ni distraite de l'anesthésie cutanée, contemporaine des désordres de la locomotion. Quoi qu'il en soit, l'existence de cette paralysie de la cinquième paire appuie notre assertion que les symptômes encéphaliques dans l'ataxie progressive, loin d'être spéciaux aux nerfs oculaires, sont communs aux douze paires crâniennes.

Remack a parlé de l'affaiblissement plus ou moins marqué, simple ou double, de l'ouïe. M. Duchenne en a vu un cas. Nos observations en renferment sept. Le goût, deux ou trois fois, était altéré; une fois, entre autres, cette anesthésie portait sur la moitié de la langue et coïncidait avec celle de la muqueuse gingivale, buccale, labiale, et de la peau de la face du même côté. Nous y voyons une complication ou une insensibilité, semblable à celle des membres, plutôt qu'un phénomène important à ranger avec ceux des globes oculaires.

Nous avons mentionné la présence du nystagmus deux fois, de la dysphagie quatre fois, de l'ataxie du masque facial, en partie ou en totalité, trois ou quatre fois, de la difficulté de mastication, du nasonnement, etc.

L'embarras de la parole prend un intérêt particulier par suite du refus de M. Duchenne de l'admettre dans son cortége symptomatique, et de l'emploi qu'il en a fait pour le diagnostic différentiel de l'ataxie progressive et de la paralysie générale. Malheureusement, ce trouble de la parole existe. Les six observations de Friedreich sont unanimes. Une fois, il a apparu presque en même temps que la faiblesse et l'incertitude des membres inférieurs; les cinq autres fois, de cinq à dix ans après. Il s'est accru progressivement; la parole était à peine intelligible; les malades s'interrompaient à plusieurs reprises pour articuler.

Qu'on n'aille pas dire que les observations de Friedreich ne sont pas de l'ataxie locomotrice progressive. Sauf les troubles oculaires, remplacés précisément par ceux de la langue, rien n'y manque : ataxie locomotrice des membres inférieurs, puis des supérieurs; anesthésie cutanée et musculaire dans quelques cas; intégrité de la force musculaire en général; anaphrodisie; marche progressive d'abord, puis état stationnaire. L'absence des troubles pelviens ne soulève pas d'objection; elle se rencontre dans bien des cas que M. Duchenne ne récuse pas. L'anatomie pathologique concorde avec les symptômes; c'est la dégénérescence grise limitée aux cordons postérieurs, dans les trois autopsies, et l'altération du nerf hypoglosse, dans une. De plus, les six cas, calqués les uns sur les autres, et appartenant à deux séries de frères et sœurs, sont tels qu'on doit étendre ces résultats anatomiques aux trois autres. Or, à moins de refuser à l'ataxie locomotrice progressive le droit d'existence comme espèce spéciale, il faut étendre sa dénomination aux observations de Friedreich. Il y aurait danger pour la pratique, et même pour la science, à multiplier indéfiniment les individualités morbides, et à créer autant de noms spécifiques qu'il y a de variantes d'ataxie progressive.

Indépendamment de ces six cas, nous en possédons quatorze autres parmi lesquels ce même phénomène s'associait plusieurs fois, soit à des troubles de la vue, soit à des troubles des nerfs moteurs oculaires : ce qui fait en tout vingt cas. Pour nous donc, l'embarras plus ou moins prononcé de la parole, continu ou intermittent, à la première ou à la seconde période, est un des signes de la maladie en question, au même titre que les phénomènes oculaires et autres désordres fonctionnels des nerfs crâniens.

C'est dans cet esprit qu'a été conçue la statistique suivante sur la fréquence absolue des troubles que nous venons d'étudier :

> Troubles fonctionnels des nerfs crâniens : optique, moteurs oculaires, hypoglosse, auditif, facial, glosso-pharyngien, etc., sans égard à la période :
>
> Présents...................................... 97
> Absents....................................... 28

Les quatre cas suivants serviront d'exemple du fait principal de l'histoire des paralysies des moteurs oculaires, c'est-à-dire de leur caractère fugace et intermittent, opposé à la marche continue et progressive de l'amblyopie.

Obs. CXL.—Homme de 40 ans. En 1840, dans la convalescence d'une gastro-entérite légère, paralysie de la troisième paire qui guérit au bout de trois mois. La vue commence à s'affaiblir. En 1845, 1847 et 1848, même paralysie de la troisième paire gauche, qui chaque fois ne dure que trois mois. Alors surviennent des douleurs dans les membres inférieurs et la vue s'affaiblit davantage des deux côtés. En 1852, retour de la paralysie de la troisième paire, ataxie des membres inférieurs et maladresse des mains. En 1853, hydrothérapie suivie d'amélioration. En 1854, perte complète de la vue ; en 1856, l'ataxie locomotrice est très-exagérée. Sensibilité au tact et à l'électricité émoussée, sentiment d'activité musculaire diminué. (Duchenne, *loc. cit.*, obs. n° 124.)

Obs. CXLI. —X..., négociant, âgé de 48 ans, a longtemps habité une maison humide. En 1835, début par douleurs dans les membres inférieurs et une paralysie de la sixième paire qui dura quelques mois, et un affaiblissement de la vue. De 1841 à 1843, anesthésie incomplète et ataxie des membres inférieurs ; dysurie. Une saison aux eaux de Bourbon-Lancy fait reparaître la sensibilité. En 1844, anesthésie et ataxie étendues aux membres supérieurs. En 1857, retour de la paralysie de la sixième paire. Aggravation de l'ataxie. Surdité à gauche. La puissance musculaire persiste. (*Loc. cit.*, obs. 122.)

Obs. CXLII.—M. C... Début par une diplopie très-passagère et intermittente. Plus tard, ataxie limitée aux membres inférieurs ; douleurs fulgurantes, anesthésie incomplète de la plante des pieds ; dysurie et constipation. Ensuite retour de la diplopie pendant huit ou dix jours ; anesthésie des deux derniers doigts et maladresse des mains. (*Loc. cit.*, n° 123.)

Obs. CXLIII. — Pharmacien, 46 ans. Début en 1851, par un prolapsus de la paupière supérieure droite qui, au bout de quatre jours, fut remplacé par une dilatation de la pupille avec affaiblissement de la vue. Quelques mois après, douleurs dans les membres inférieurs. Deux ans ensuite, anaphrodisie, constipation, incertitude de la marche et de la station. Sensibilité émoussée à la plante des pieds. Amélioration par iodure de potassium, pilules de Sédillot et hydrothérapie. (Duchenne fils, *Thèse* de M. Edwards, obs. n° 4.)

Troubles des organes génitaux.

L'importance des désordres que présentent les organes génitaux à la première période, les place après les douleurs et les paralysies oculaires, et cependant l'un d'eux, la spermatorrhée apparaît souvent le premier. En Allemagne surtout, où les anciennes idées sur le *tabes dorsalis* ne sont pas encore oubliées, on leur attache un intérêt tout particulier. A notre avis, tout ce qui a trait à la faculté génésique demande une grande réserve. D'abord il est difficile de questionner les femmes, et toutes nos observations sont muettes sur elles. Ensuite les pollutions peuvent se montrer de nuit sans constituer un état morbide. Enfin les sujets, qui sont généralement atteints de la maladie qui nous occupe à l'âge de trente-cinq à cinquante ans, touchent au déclin naturel de la puissance virile, et pour la plupart mariés, sont moins à même d'en apprécier la décroissance.

Quatre symptômes se présentent : la spermatorrhée, le satyriasis, l'anaphrodisie et l'impuissance. Le premier se rencontre parfois parmi les antécédents les plus anciens de la première période, et se continue pendant tout son cours. Est-il cause ou effet à cette époque ? Nous le croyons en général effet. Plus communément, il apparaît à peu près dans les conditions des paralysies oculaires, mais en se continuant. Les pollutions nocturnes, accompagnées d'abord d'érection et de plaisir, finissent par ne plus réveiller le malade, par être passives, et par se montrer, mais rarement, le jour et en allant à la selle.

A la suite de la spermatorrhée, ou sans en être précédées, viennent progressivement et en quelques mois ou des années, la diminution des désirs vénériens, la difficulté de les satisfaire, et enfin l'impuissance absolue. Une fois ou deux, lorsque l'anaphrodisie n'était pas complète, le malade a pu avoir un enfant. Quelquefois l'impuissance apparaît, totale et persistante, du jour au lendemain. Nous en possédons des exemples. Ces divers symptômes peuvent manquer ou être modérés ; ils s'améliorent habituellement à la deuxième période ou s'amendent de temps à autre, spécialement sous l'influence d'un bon régime.

M. Trousseau raconte qu'une fois à sa connaissance le satyriasis fut l'indice qui le premier éveilla l'attention du sujet sur la maladie. Je l'ai également rencontré à la première période.

Voici une observation sommaire remarquable par un priapisme qui a persisté trente ans.

Obs. CXLIV. — Homme de 60 ans, ayant commis des excès vénériens et éprouvé de grandes fatigues. Il déclare une chute sur les reins, des rhumatismes et une névralgie sciatique. Début à trente ans, par la faiblesse des membres inférieurs, l'incertitude de la marche et un priapisme très-pénible. Amélioration par les eaux salines et ferrugineuses à l'intérieur. A trente-cinq ans, continuation du priapisme. Diplopie. Sous l'influence de l'hydrothérapie, les forces reviennent et le malade reprend ses travaux et ses courses d'auparavant. De cinquante-quatre à cinquante-huit ans, la marche est vacillante lorsqu'il ferme les yeux. Les pieds sont lancés et agités involontairement. Quand il veut tourner, il perd l'équilibre et tombe. La sensibilité cutanée et musculaire est normale même au compas. Puis dysurie, catarrhe vésical et constipation. A soixante ans, amélioration par le phosphate d'argent, à la dose d'un grain par jour. Il se tient debout sans chanceler, les pieds écartés de 6 pouces l'un de l'autre. Les selles sont redevenues régulières. Pendant trente ans de sa vie, le priapisme a tourmenté le malade et n'était calmé que par l'emploi continu de l'opium à dose croissante et énorme. (Eisenmann, *die Bewegungs Ataxie*, observ. n° 19. Vienne, 1863.)

Troubles de la vessie et du rectum. — Ils appartiennent à une sorte de période de transition, en ce sens, qu'assez communs à la seconde, ils se montrent aussi à la première, mais plutôt vers sa fin, indiquant déjà une altération de la moelle et devançant l'ataxie de très-près. Les troubles rectaux étant très-rares, c'est à ceux de la vessie que nous faisons allusion principalement ; voici le rapport de leur fréquence :

DYSURIE.

Présente à la première période........	7	
— à la deuxième période..	21	43 fois.
— sans indication suffisante.....	15	
Absente...	58	

Les malades sont longs à obtenir le premier jet d'urine, vident incomplétement la vessie et n'apprécient pas, à moins d'y regarder, le moment où l'émission a lieu et se termine. Ils ne sont pas avertis du besoin, ont de l'incontinence, etc. La rétention complète est rare. L'un de nos malades urinait cependant par regorgement. Mais aucun n'a jamais dit qu'on l'eût sondé.

De même que les futurs ataxiques, atteints en bonne santé de troubles oculaires, vont chez l'oculiste qui ne s'occupe que de leurs yeux ; de même, lorsqu'ils sont pris de dysurie ou d'incontinence, s'adressent-ils à un spécialiste. Notre numéro 176 fut même traité pour un prétendu rétrécissement par la dilatation progressive, puis par l'uréthrotomie interne, sans le moindre bénéfice, ajoutons-le. Avant cette opération, nous disait-il, il passait facilement une très-grosse sonde.

Parmi les troubles de la miction, les uns seraient dus à l'anesthésie de la muqueuse vésicale (Leyden), ou tout au moins, chez ces individus qui n'ont pas conscience de l'émission, à l'anesthésie de la muqueuse uréthrale ; les autres au trouble fonctionnel de ceux des nerfs vésicaux qui émanent de l'axe cérébro-spinal. Nous rejetons, en effet, l'hypothèse qui, s'appuyant sur la dysurie, voudrait que le grand sympathique fût intéressé dans la maladie que l'on appelle ataxie locomotrice progressive.

. La dysurie, comme les paralysies oculaires, est temporaire et intermittente. Elle dure quelques mois, un jour même, disparaît et revient. Comme les douleurs, elle subit l'influence des vicissitudes atmosphériques et des fatigues auxquelles le malade s'expose.

L'une de ses conséquences les plus regrettables, et assez commune, est de laisser l'urine séjourner dans la vessie, en irriter les parois, et amener un catarrhe subaigu ou chronique de cet organe. Les urines deviennent troubles et sédimenteuses, l'émission est douloureuse, et la phlegmasie peut se propager à l'urèthre et aux reins. Ces complications sont une des causes de mort chez les ataxiques. La cystite survient encore dans le cours d'un traitement par le nitrate d'argent, ou est précédée de douleurs fulgurantes dans le bassin.

Les troubles du rectum sont rares, avons-nous dit, et très-exceptionnellement portés à un haut degré; la constipation est habituelle. Quand les matières sont liquides, elles s'échappent avant que le malade ait le temps de courir aux cabinets; l'incontinence n'est jamais que passagère à la première et à la deuxième période. A la troisième période avancée, elle est plus commune.

Faisons une remarque. Cette rareté de troubles rectaux ne contraste-t-elle pas avec la demi-fréquence de la dysurie, et surtout avec l'importance de la paralysie des organes génitaux? N'y a-t-il pas désaccord, non-seulement entre ces accidents, mais encore avec l'intensité des phénomènes paraplégiques dont nous allons nous occuper? Ce sont là des différences, avec les espèces communes d'affections chroniques, portant sur le renflement lombaire de la moelle.

ARTICLE II.

DEUXIÈME PÉRIODE.

On a vu, lorsque la maladie parcourt régulièrement ses périodes, la façon insidieuse dont se comportent les phénomènes initiaux et les congestions légères qui les accompagnent parfois à leur début. A leur suite, une ou plusieurs années après, succèdent, tout à la fois ou tour à tour, l'engourdissement, l'ataxie locomotrice, l'anesthésie cutanée et l'anesthésie musculaire. C'est encore par hasard, dans la rue, le soir ou le matin, que le malade s'aperçoit subitement d'un engourdissement de la plante des pieds, de pesanteur et de faiblesse dans les membres inférieurs, ou d'une difficulté quelconque de la marche. Les symptômes se dessinent et s'accroissent progressivement ou par saccades. Quelquefois de la rachialgie, une douleur en ceinture, des fourmillements, des crampes, marquent ce début et ces aggravations.

Lorsque les trois symptômes de la première période n'ont pas encore apparu ou doivent faire défaut, le début est encore ou insidieux ou brusque. Engourdissement, ataxie, anesthésie, dysurie et même phénomènes oculaires, tout éclate à la fois ou à de courts intervalles. Si rapides qu'ils soient, nous les croyons néanmoins toujours précédés d'indices précurseurs pendant plusieurs jours ou semaines. Ce sont tantôt, et plus communément, des douleurs généralisées ou bornées aux membres qui doivent être envahis ; tantôt de la rachialgie, de la céphalalgie, des vomissements, tantôt une maladie ou un accident : ce sera un rhumatisme articulaire aigu, une fièvre cérébrale, un accouchement, une fracture, avec la convalescence desquels les symptômes nouveaux se fondent sans démarcation précise.

Nous plaçons ici l'indication de divers débuts de l'ataxie locomotrice progressive sans période préalable. On en remarquera quelques-uns qui établissent la transition avec ceux où la première période est franche.

Obs. CXLV. — Femme de 27 ans. Début, à l'âge de 14 ans, par douleurs ; probablement, ataxie et affaiblissement de la sensibilité dans les membres inférieurs. Ensuite, diplopie, dysécie, incontinence d'urine et des fèces. Depuis neuf ans, elle ne marche plus. Actuellement, les mains sont engourdies, sentent et serrent mal, et ne peuvent saisir un objet petit et glissant sans le secours de la vue; elle ne tricote plus. La locomotion des membres inférieurs est possible mais sans force. Pour les élever, elle s'aide des mains. La mobilité de ses articulations permet aux membres inférieurs de toucher la nuque. Les orteils et les pieds sont habituellement fléchis. La notion des attitudes est perçue ; l'insensibilité porte sur le tact et la douleur. (Leyden, *loc. cit.*, obs. n° 7.)

Obs. CXLVI. — Femme de 40 ans. Douleurs terribles à la suite d'un refroidissement ; diplopie. Ataxie progressive portant sur les quatre membres et s'accroissant par l'occlusion des yeux. Anesthésie, surtout au tact et à la pression. Persistance de la contractilité à l'électricité. Diminution, au contraire, de la sensibilité musculaire à l'électricité ; durée de sept ans. (Leyden, *loc. cit.*, obs. n° 6.)

Obs. CXLVII. — Homme de 40 ans. Fortes préoccupations morales en 1850. Début, à cette époque, par faiblesse et ataxie des jambes ; douleurs dans les membres inférieurs. Incontinence d'urine. Affaiblissement de la vue, de la voix, du sens génital. Intelligence intacte. Anesthésie de la plante des pieds. Amélioration, en 1851, et aggravation l'année suivante. Douleurs dans les coudes, en 1855. Puissance musculaire intacte actuellement, 1862. Diminution du sens d'activité musculaire. La maladie continue à progresser. (Teissier, *loc. cit.*, obs. n° 5.)

Obs. CXLVIII. — Homme de 63 ans. Il y a quatre ans, douleurs déchirantes dans la main gauche, puis dans le membre inférieur gauche, ensuite dans les deux doigts. En 1862, ataxie locomotrice des membres inférieurs, diminution de la sensibilité des pieds, à ce point qu'il perdait ses souliers sans s'en douter. Sensibilité obtuse dans les mains. Notion de poids diminuée quand les muscles de l'avant-bras agissent, et normale quand ce sont ceux des bras et de l'épaule. Diplopie intermittente. (Leyden, *loc. cit.*, obs. n° 2.)

Obs. CXLIX. — Homme de 50 ans. Il y a six ans, à la suite d'une fièvre cérébrale, apparition successive de douleurs généralisées, de céphalalgie, puis d'impossibilité de marcher et d'amaurose à droite. L'ataxie locomotrice, les années suivantes, se caractérise de mieux en mieux aux membres inférieurs. A cette époque, 1856, d'illustres autorités médicales consultées penchent pour une affection rhumatismale. Traitements multipliés sans résultat. (Ortet, thèse de Paris, 1864, obs. n° 3.)

Obs. CL. — Homme de 54 ans. Début par l'affaiblissement graduel des jambes. Un an après, l'engourdissement, l'anesthésie cutanée et l'ataxie sont très-évidents dans les membres inférieurs, douleurs dans ceux-ci et aux lombes. Sens musculaire intact. Légers troubles pelviens, Aucuns troubles des sens. Le traitement par les bains térébenthinés, l'électricité et la strychnine, a été infructueux. (Marius Carré, *loc. cit.*, obs. n° 4.)

Obs. CLI. — Femme de 35 ans. Début, en 1856, par de la céphalalgie, des vertiges et des troubles de la marche. En 1857, faiblesse, tremblement et diminution de la sensibilité des membres inférieurs : elle chancelle constamment, surtout les yeux fermés. Dysurie. Insuccès de l'électricité et de la strychnine. En 1858, douleurs généralisées. Morte en 1863 d'une bronchite. Durée de sept ans. Dégénérescence grise des cordons posté-

rieurs; altération correspondante au microscope. Racines spinales postérieures atrophiées. Capillaires à parois épaissies et granuleuses. (Leyden,
loc. cit., obs. n° 29.)

Nous décrirons les phénomènes de la deuxième période dans
l'ordre où ils se succèdent ordinairement.

Engourdissement.

La sensibilité se modifie de bien des manières et à des profon-
deurs variables. Parmi ces modifications, les unes comme les
douleurs, l'engourdissement, les fourmillements, échappent
à notre contrôle immédiat. Le médecin doit se tenir en garde
contre les exagérations du malade ou contre son peu d'impressionnabilité, et savoir discerner la vérité au milieu de descriptions plus ou moins exactes et bizarres. D'autres modifications, comme celles de la sensibilité cutanée et musculaire, sous
leurs divers modes, se constatent à l'aide d'épreuves variées.
Mais ici se présentent encore des difficultés. Tout le monde ne
sent pas de même; l'un a l'intelligence obtuse, l'autre est pu-
sillanime, un troisième est réfractaire aux agents ordinaires
de douleur. Quel chirurgien n'a pas été frappé de ces idiosyncrasies qui font que certains stoïciens ont pu s'écrier : « Douleur, tu n'es qu'un mot ! » Aussi que de dissidences l'anesthésie
a-t-elle fait naître dans ses rapports avec l'ataxie ! Trop de
précautions ne sauraient être prises. L'engourdissement va
nous en fournir un premier exemple. Le médecin ne possède
aucun moyen de le vérifier, et n'a, pour se guider, que le
degré de confiance que lui inspire son malade.

Sous cette dénomination vague, les ataxiques désignent une
sensation intérieure de pesanteur, de somnolence siégeant
dans la totalité ou une partie d'un membre. La plupart la distinguent, sans hésiter, de la diminution de la sensibilité cutanée, et de la sensation que donne le pincement d'un muscle.

En effet, les recherches les plus minutieuses ne parviennent parfois à déceler, dans telle région envahie par l'engourdissement, aucun point où le mot anesthésie puisse être vraiment appliqué. Pas de retard dans la transmission; perception exacte de l'objet, de sa forme, de sa consistance, de son poids; notion parfaite des mouvements, des attitudes; sensation sourde lorsqu'on pince un muscle, lorsqu'on percute un os, tout y est à l'état normal; et cependant comme pour vous démentir, le malade vous dit : « Je sens bien, très-bien, mais pas comme d'ordinaire; un voile s'interpose entre les objets, mes membres paraissent revêtus d'une enveloppe de taffetas ou de caoutchouc; je m'imagine marcher sur du coton, de la laine, etc. »

En un mot, l'engourdissement est un phénomène lié à la sensibilité générale, mais distinct de la sensibilité au tact, à la douleur, à la température, et de la sensibilité musculaire. Ce serait une perversion des propriétés des nerfs sensitifs, comme les douleurs fulgurantes et les fourmillements. Quelques malades substituent volontiers, dans leur langage, les mots fourmillement et engourdissement, et la plupart accusent l'un et l'autre en même temps. Cependant la première expression implique l'idée d'un cheminement longitudinal quelconque, d'une sorte de vibration, de picotement; la seconde, l'idée d'un phénomène immobile, continu et étendu en surface. D'un autre côté, les fourmillements, en apparaissant ou s'exagérant quand le temps va changer, quand le sujet est fatigué, se rapprochent des douleurs de la première période. Chez l'un de nos malades qui employait indifféremment les deux mots, ils constituaient une sorte de frémissement douloureux et permanent auquel il avait peine à s'habituer.

Une objection s'élève. Chacun connaît ces sensations successives de pesanteur, d'inconscience, puis de fourmillements qu'on éprouve lorsqu'un membre est demeuré dans une fausse position. Ne semble-t-il pas alors qu'il y ait tour à tour anesthésie et hyperesthésie ? Mais la comparaison est-elle bonne ? Ici, c'est un tronc nerveux qui a été longtemps comprimé, froissé, tandis que là, la cause est à la moelle dans une lésion qui choisit les éléments anatomiques à son gré. Il n'en reste pas moins ce fait, que l'engourdissement est une perversion de la sensibilité que la science ne peut formuler autrement, compatible avec une intégrité parfaite des propriétés sensitives, appréciables à nos investigations, de la peau et des muscles.

L'engourdissement, disions-nous, est une sensation *sui generis*, profonde. Elle apparaît d'emblée dans toute l'étendue d'un membre, dans sa moitié inférieure ou dans les orteils. De ce dernier point elle s'étend régulièrement de proche en proche, en huit jours, trois semaines, un an, aux malléoles, au genou, à la racine du membre et au tronc. Sa limite supérieure nette se réunit alors avec ce qu'on appelle la constriction thoracique en ceinture. Cette progression rapide, cette diffusion aux membres inférieurs sur de larges surfaces, sont tout autres en général aux membres supérieurs. La sensation s'y limite, au contraire, pendant des années et même indéfiniment, à l'extrémité des phalanges, aux deux derniers doigts (c'est la règle), ou à ceux-ci et à tout le bord externe de l'avant-bras. C'est alors surtout que fourmillements et engourdissement sont synonymes pour le patient.

Ses rapports avec les désordres de la locomotion sont intéressants à connaître. Nous n'avons jamais pu obtenir de l'un de nos malades (n° 153) la moindre phrase pouvant nous faire croire à la présence de l'engourdissement. et cependant sa démarche était chancelante, ses jambes lancées çà et là. Notre n° 138, vers la fin de son séjour à l'hôpital, n'accusait plus d'engourdissement, bien que les désordres de la locomotion fussent encore très-accentués. Deux ou trois fois en plus, nous

avons fait la même remarque, l'anesthésie cutanée et musculaire, bien entendu, manquant également. Cependant, on peut
poser, comme règle pratique, qu'aux membres inférieurs la
sensation en question et l'ataxie vont de pair, et que la première précède généralement la seconde de près ou de loin.
L'anesthésie cutanée, l'anesthésie musculaire font défaut, mais
l'engourdissement bien moins.

Aussi l'absence positive de ce symptôme doit-elle introduire
dans le diagnostic de l'ataxie locomotrice progressive un élément de doute pour le médecin. D'autre part, sa disparition
est le meilleur indice, non d'une guérison, mais d'une amélioration de la maladie.

Aux membres supérieurs, on ne peut en dire autant. Cet
engourdissement partiel des doigts ou de l'avant-bras dont
nous parlions, correspondant à la distribution de certains filets
des nerfs radial et cubital, persiste longtemps, faible ou
intense, sans maladresse des mains, sans incertitude du tact.
Il constitue très-souvent pour le clinicien, et nous insistons
fortement sur cette vérité, la seule preuve que la maladie qui,
aux membres inférieurs, revêt la forme d'ataxie locomotrice,
règne également à l'un ou aux deux membres supérieurs.

De tout cela il faut conclure qu'entre l'engourdissement,
quelles que soient son intensité et sa fréquence, et l'ataxie
locomotrice, il n'y a qu'un rapport de coïncidence dépendant
d'une même lésion médullaire.

Nous attirons l'attention, dans l'observation suivante, sur la
marche qu'a suivie l'engourdissement à son début dans les
membres inférieurs, et sur la présence de ce phénomène aux
mains et à l'un des avant-bras, sans ataxie ni anesthésie cutanée ou musculaire de ces membres supérieurs. On y verra une
exception à cette règle, que les premiers indices de la maladie
dans les membres supérieurs, c'est-à-dire l'engourdissement et
les fourmillements, commencent par le petit doigt et l'annulaire.

Obs. CLII. — *Ataxie locomotrice progressive. Engourdissement général.
partiel aux membres supérieurs, etc.*

S... (Henri), tailleur, âgé de 46 ans, entré le 18 août 1863, à l'hôpital
Lariboisière, service de M. Hérard, salle Saint-Landry, n° 15.

Il n'existe, dans sa famille, aucune personne atteinte d'infirmités, de
névroses ou de maladie spéciale. Lui-même n'a été alité jusqu'ici qu'à
22 ans, pour une affection thoracique aiguë, traitée par les émissions
sanguines, dont les cicatrices se voient à l'épigastre. A l'âge de 28 ans, il
eut un chancre du gland, qui fut suivi d'un poulain non suppuré, de boutons à la peau et dans les cheveux, de glandes près des oreilles, d'alopécie, de maux de gorge, etc. La médication interne employée amena
une violente diarrhée et une insalivation. M. Ricord, plus tard, lui
fit prendre de l'iodure de potassium. Deux ans après, il fut pris subitement de douleurs lancinantes atroces, bornées aux membres inférieurs,
qui persistèrent deux jours. Les années suivantes, pendant un séjour de
cinq ans au Chili, des accès semblables survinrent tous les deux ou trois
mois ; ces douleurs n'empiraient pas la nuit, et n'obéissaient pas aux
variations de l'atmosphère : depuis six ans, elles continuèrent même dans
l'intervalle des grandes attaques, et se sont généralisées par tout le
corps.

En 1850, la troisième paire nerveuse droite fut paralysée pendant
quatre mois, au dire de MM. Sichel et Desmarres : l'œil était dévié, la
pupille dilatée et les objets vus doubles. La vision n'a jamais été altérée·
Depuis huit ou dix ans, il y a tendance à l'incontinence, dès que les
matières fécales sont un peu molles ; cet état a empiré beaucoup. Dès l'âge
de 22 ans, il eut des pollutions nocturnes, qui n'ont pas augmenté dans
ces dernières années. Toutefois, les désirs vénériens sont abolis depuis
trois ans.

C'est à cette époque qu'il croit devoir faire remonter sa maladie. Voici
ce qu'il raconte : « Un médecin, pour combattre mes douleurs rhumatismales, m'a donné, pendant cinquante jours, une bouteille d'eau de Sedlitz
tous les quatre jours. A la moitié du traitement, je m'aperçus que les
extrémités des orteils droits et, quelques jours après, des orteils gauches,
s'engourdissaient. Deux semaines plus tard, l'engourdissement remontait
jusqu'au-dessous des malléoles, et la marche devenait difficile lorsqu'il
fallait monter sur le trottoir. Deux autres semaines après, il s'élevait au-
dessus des malléoles ; mes pieds s'embarrassaient de plus en plus, je
tombais souvent et, en outre, une violente céphalalgie apparut à la nuque.
J'avais aussi des fourmillements dans les jambes, etc. »

Etat actuel, 24 août 1863. — S... est robuste, bien que son teint soit
d'un pâle terreux, et ses traits creux et amaigris. Il n'est pas impression-

nable. Les fonctions digestives et thoraciques sont bonnes; les muscles sont également développés partout et très-vigoureux.

Membres supérieurs : Les sensations de tact, de douleur et de température sont normales et sans retard de transmission dans toute leur étendue. Le pincement des muscles y est aussi nettement perçu qu'aux sterno-mastoïdiens. La notion des mouvements y est intacte. Cependant le malade raconte que tous les doigts des deux mains, à l'exception du petit doigt gauche, sont constamment engourdis, ainsi que la partie interne de l'avant-bras droit jusqu'au coude, et que la sensation n'y est pas tout à fait naturelle. D'ailleurs, ni tremblement, ni la moindre incertitude dans les actes de préhension les yeux fermés.

Membres inférieurs : Le malade y éprouve un sentiment d'engourdissement jusqu'au pubis; et, d'autre part, de la base du thorax jusqu'aux deux mamelons. Sauf les impressions de chaleur et de froid, toutes les autres sont mal senties. Le chatouillement ne réveille rien à la plante du pied droit et presque rien de l'autre côté. Le contact des doigts, l'arrachement des poils, la piqûre d'une épingle ne déterminent pas de sensations de douleur, ni de tact aux deux jambes, et n'en produisent que de très-obscures aux cuisses. Il distingue très-nettement la différence que produit le pincement de la peau seule et le pincement des muscles sous-jacents. La sensation a la même intensité aux jambes qu'aux bras et aux sterno-mastoïdiens. La notion des attitudes est normale. Il m'est impossible de vaincre la résistance qu'oppose le sujet à mes efforts de flexion ou d'extension de ses pieds, de ses jambes ou de ses cuisses.

Couché et sans le secours de la vue, il exécute lentement et sans brusquerie le mouvement qu'on lui ordonne. On ne saurait soupçonner l'ataxie qu'à l'étendue exagérée que, par moments, il donne aux mouvements d'abduction. Debout, les pieds rapprochés et les yeux ouverts, il se maintient parfaitement en équilibre; mais, les yeux fermés, il oscille et tombe tout de suite. Lorsqu'il regarde à ses pieds avec attention, il se promène dans la salle, aidé de sa canne; sa démarche est assez bien coordonnée; il ne lance pas ses jambes en avant ni de côté, et va doucement, avec précaution, comme s'il marchait sur des œufs. Il n'a de difficulté réelle que pour se retourner et revenir sur ses pas. Ferme-t-il les yeux, le désordre se caractérise tout à coup. Il tomberait à l'instant même, si on ne le soutenait sous les bras. L'un ou l'autre pied est projeté en avant ou de côté; les talons retombent et frappent bruyamment le parquet comme un cheval qui piaffe. Le côté gauche est plus affecté.

Au niveau de la cinquième dorsale, et profondément, S... accuse un point douloureux qui remonte à trois ans. En percutant à ce niveau, néanmoins, on n'exaspère pas de douleur. La mémoire et l'intelligence sont bonnes. Plus de céphalalgie. Pas d'embarras de la parole. Pour la première fois, il a eu, il y a trois ans, étant assis dans le jardin, un étourdissement d'une minute et demie, pendant laquelle il a perdu connaissance. Pas d'autres troubles pelviens que ce que nous en avons dit.

Traitement depuis son entrée : eau vineuse ; quatre portions. Bains sulfureux tous les jours.

11 septembre. — Le malade prétend qu'il projette ses jambes un peu moins ; je ne m'en aperçois pas. Les yeux fermés, il ne se tient pas six secondes debout et n'avance pas d'un pas et demi. Il tombe instantanément et lourdement, parce que, dit-il, il n'a aucune notion du lieu qu'il occupe. Bains sulfureux tous les deux jours.

En outre, depuis dix jours, iodure d'argent par pilules de 2 milligrammes, puis de 3, puis de 4.

4 octobre. —Bains sulfureux tous les jours. Iodure d'argent pendant quinze jours, sans résultat. Actuellement, nitrate d'argent porté de 1 à 12 centigrammes. Pas de diarrhée. Le malade dit que son estomac tolère mieux les pilules lorsqu'il les avale avec du pain et du vin. Il se prétend plus maître de ses jambes. La vérité est qu'il ne fait pas un pas de plus et n'a pas plus de forces. Sensibilité et douleurs *ut suprà*.

Anesthésie cutanée.

L'anesthésie des téguments se montre dans la majorité, peut-être dans l'unanimité des cas, soit après l'ataxie locomotrice, soit en même temps, jamais avant. Cette assertion se base, non sur les souvenirs du malade, dont les narrations ne séparent pas l'engourdissement des effets de l'anesthésie, mais sur ce que nous avons constaté de nos propres yeux. Aussi nous ne plaçons ici ce symptôme qu'afin de ne pas l'éloigner du précédent et de nous débarrasser de tout ce qui pourrait gêner notre prochaine étude de l'ataxie.

La diminution, la perversion, l'exaltation légère et partielle de la sensibilité, se rencontrent dans la maladie qui nous occupe, à la peau, sur certaines muqueuses accessibles aux investigations et peut-être même sur d'autres dérobées à nos regards, ainsi que nous le disions à l'occasion de la dysurie. C'est de l'anesthésie cutanée qu'il va être question principalement.

M. Beau a reconnu aux téguments deux modes de sensibilité, l'une spéciale, ou sensoriale, dite de tact, à laquelle répondrait plus particulièrement le mot anesthésie ; l'autre générale, dite de douleur, dont l'abolition s'appelle analgésie. M. Landry en distingue avec raison une troisième, la sensibilité à la température. Que ce soient trois formes d'une même sensibilité dont l'excitant déterminerait l'espèce, ou qu'à chacune correspondent des filets nerveux distincts, aussi bien dans les troncs nerveux que dans la moelle, ainsi que le professe M. Brown-Séquard, peu nous importe. Il nous suffit qu'elles existent dans la pratique. L'hystérie, l'ataxie progressive nous les montrent isolées. Une fois même nous avons vu les sensations de chaleur très-diminuées, et les sensations de froid très-exaltées chez le même sujet (obs. 202), comme s'il y avait lieu d'établir une division dans le sens thermoscopique.

Les Allemands reconnaissent en outre une sensibilité à la pression (*Drucksinn*). Elle serait la première à disparaître dans l'ataxie progressive ou mieux dans le *tabes dorsalis*. Mais, de leur description et des opinions contradictoires auxquelles elle a donné lieu, il ressort clairement que c'est une propriété complexe dans laquelle la peau n'intervient que pour une partie. Nous nous réservons d'en parler en son lieu approprié.

Lorsque l'anesthésie est absolue ou peu s'en faut, rien de plus simple à constater ; mais lorsqu'elle n'atteint qu'un ou deux des trois modes, ou qu'elle est légère, il est utile de multiplier les épreuves et d'avoir égard aux nuances les plus délicates. Un examen chez un ataxique, pour être complet, doit porter sur les quatre membres, le tronc et la face, et en plusieurs endroits de ces régions, qui habituellement sont trèsinégalement et différemment affectées. La piqûre avec une épingle très-aiguë, le pincement avec les ongles, avec une pince à artères, l'arrachement des poils, le chatouillement, les attouchements successifs avec des étoffes, des objets divers, un ou plusieurs doigts, l'application sur la peau de corps froids, d'une baguette de verre plus ou moins chauffée à la flamme d'une lampe, du pinceau électrique, seront successivement mis en usage. La montre en main, on s'appliquera à reconnaître s'il y a instantanéité entre l'impression et la sensation, ou quel est l'intervalle en secondes. Lorsque les modifications de la sensibilité sont difficiles à saisir, on doit procéder par comparaison entre deux points symétriques, les deux plantes des pieds, la face interne des deux cuisses, la jambe et l'avant-bras. Et, bien entendu, de crainte de subterfuge, le malade devra avoir les yeux fermés.

Mais il est des causes d'erreur que nous allons signaler. Les ataxiques en général conservent jusqu'au dernier moment la sensibilité à la température. Or, si dans ces conditions, on vient à toucher la peau avec un corps quelconque, le doigt, une écuelle d'étain, dont la température est un peu plus élevée ou un peu plus basse que les téguments de l'individu, celui-ci répond qu'il sent très-bien, et devine même l'objet. Si l'on ne va pas plus loin, on écrira, et bien à tort, qu'il n'y a pas d'anesthésie. Piquez-vous, arrachez-vous un poil en détournant la tête, vous éprouverez une sensation aiguë imperceptible. Évidemment il y a eu impression ; mais était-ce une souffrance ? Nous avons vu bien des fois des individus sains répondre alors : Oui, je sens, mais ce n'est pas une douleur. Si l'on enfonce l'épingle davantage, l'impression se borne au premier contact, c'est ce qu'on voit dans l'acupuncture. Le pincement avec les ongles est préférable, mais il n'est pas encore infaillible.

On sait que la double piqûre avec les pointes aiguës d'un compas, appliquées en même temps sur la peau, finit par ne donner qu'une sensation unique à un certain degré d'écartement. C'est un moyen plus curieux qu'utile. A l'état physiologique, l'écartement où la sensation unique se produit varie de 1 centimètre à 2 1/2 et plus, sur le dos de la main, de 2 à

4 centimètres et plus à la face interne du mollet. Dans un même endroit, les deux pointes placées dans le sens de l'axe du membre, par exemple, on obtiendra des effets tout différents à une minute d'intervalle. Un médecin, en s'observant avec le plus grand soin, commet des écarts énormes dans cette épreuve ; que sera-ce sur un malade inintelligent ?

Les retards de transmission ont plus de valeur ; mais ils ne sont qu'une perversion de la sensibilité cutanée, et ils n'empêchent pas souvent les malades de sentir très-nettement les objets, les douleurs et le froid. Avec de l'attention, on peut éviter ces écueils, pourvu qu'on se contente de jugements approximatifs.

L'anesthésie incomplète apparaît, comme tous les phénomènes étudiés jusqu'ici, tout à coup ou progressivement. Comme l'engourdissement, elle s'avance peu à peu ou par étapes, de la plante du pied vers le bassin et le tronc. Son intensité est plus forte dans les parties primitivement affectées, et sa limite supérieure est insensible. Par exemple, la plante des pieds est tout à fait anesthésiée au toucher, à la douleur et au chatouillement, le mollet n'est plus anesthésié qu'au toucher, la cuisse ne présente que des retards de transmission, et enfin le ventre est indemne. Nous ne parlons encore que d'une manière générale. Aux membres supérieurs, l'anesthésie part encore des doigts, spécialement de l'annulaire et du petit doigt, se propage au reste de la main, et de là à l'avant-bras, dépassant rarement le coude. Nous ne nous souvenons pas de l'avoir vue à l'épaule. Mais elle reparaît au cou, dans la moitié inférieure de la face animée par les deux nerfs maxillaires inférieurs et s'étend à la langue, à la face interne des joues, au voile du palais. Le n° 166 disait que les dents elles-mêmes ne percevaient pas comme d'habitude. Au tronc, l'anesthésie s'arrête au nombril, aux mamelons.

En un mot, les phénomènes apparaissent aux membres inférieurs d'une part, aux membres supérieurs de l'autre, en remontant de proche en proche, et enfin à la face, sans jamais se donner la main et comme s'il y avait indépendance, marche plus ou moins parallèle.

Les deux moitiés du corps ne sont pas frappées symétriquement ; un côté est toujours en retard dans son développement sur l'autre ou même indemne. Ainsi un bras, un côté de la face, de la langue, est affecté, tandis que l'autre ne l'est pas. Aux membres inférieurs cependant, un côté reste rarement sain quand l'autre est notablement pris. A la face, on trouve les deux moitiés anesthésiées, mais l'une à peine et l'autre beaucoup. Sauf l'observation n° 217, nous ne connaissons pas d'exemple d'une forme hémiplégique réelle ; en revanche, la forme paraplégique est très-commune.

Voyons maintenant de quelles façons se traduit cette anesthésie.

La sensibilité à la douleur est atteinte en première ligne ; elle est diminuée ou abolie par places, par régions, ou sur toute l'étendue d'un membre. Ainsi, on peut piquer à plusieurs reprises le malade, et faire venir le sang, sans qu'il éprouve de douleur. Mais il est indispensable que la pointe de l'aiguille soit bien fine, car une épingle ordinaire donne lieu à une sensation simple de tact qui, souvent, induit en erreur. Le pincement avec les ongles, que l'on gradue facilement, n'a pas cet inconvénient.

Le sens du tact est habituellement altéré en même temps, mais peut l'être isolément. (Nous nous associons, par conséquent, aux observations que M. Landry a adressées à M. Beau. Pour ce dernier, l'analgésie serait le premier degré de l'insensibilité des téguments, et l'anesthésie le second.) Le malade se trompe d'endroit sur l'impression, ne la rapporte pas à la cause réelle. Il ne distingue pas l'attouchement d'un ou plusieurs doigts d'avec celui d'un objet quelconque; bien entendu, à la condition que ces doigts, cet objet, aient la même température que sa peau. Il confond un morceau de papier avec un crayon, etc. L'un d'eux, cherchant sa clef dans sa poche, retire sa main, et s'aperçoit qu'il ne tient que l'un de ses propres doigts.

L'une des conséquences de l'anesthésie tactile, d'autant plus intéressante à noter qu'on est tenté de l'attribuer à l'ataxie, c'est le défaut de précision des actes du toucher, et la chute des objets que le malade tient mal, parce qu'il ne sait pas exactement de quelle façon il les tient.

Le sens du chatouillement, imaginé par Gerdy, est rattaché à la douleur par M. Beau, et au tact par M. Landry; c'est une sensation secondaire ou de tact modifié, dit ce dernier. Il est anéanti, diminué ou altéré à la plante du pied, sans relation avec les autres indices d'anesthésie. Mais quelles différences physiologiques n'offre pas déjà ce mode de sentir!

MM. Trousseau et Duchenne ont déjà noté que la sensibilité thermoscopique persistait chez les ataxiques. Quand elle s'éteint, ce n'est jamais complétement, ou bien elle est remplacée par des phénomènes équivalents de perversion. Ainsi, notre n° 166, atteint d'amaurose double, de l'anesthésie la plus absolue au tact et à la douleur dans les membres inférieurs, d'une ataxie des mouvements telle, que, depuis deux mois, il ne quitte plus le lit, d'une perte complète de tout sens musculaire, n'a conservé, pour lui révéler l'existence de ses jambes, que les sensations de froid et de chaud. Ses membres, animés de mouvements dont il n'a pas conscience, sortent parfois de son lit; alors, ni la vue absente, ni le défaut de contact de la couverture ne l'avertissent de ce qui s'est passé. Rien ne lui vient en aide que le sentiment de froid, quand elles sont restées longtemps à l'air. Cette abolition est l'un des meilleurs indices de l'ancienneté de la maladie, et coïncide toujours avec des désordres de coordination exagérés. On doit en tenir compte au point de vue du pronostic.

Le malade n° 133 sent très-bien la glace et un fer chaud; mais, les yeux fermés, ne peut les distinguer l'un de l'autre.

J'ai rencontré un fait singulier qui semble autoriser la division de ce sens cutané, déjà si complexe. Le sujet de l'observation n° 202, très-ataxique, très-anesthésié du tact et de la douleur, ayant perdu la notion musculaire, conservait cependant la sensibilité au froid dans toute son intégrité; tandis qu'avec une baguette de verre chauffée à 50 et 60 degrés, je constatais, au contraire, une anesthésie complète pour les sensations de chaleur. J'ai revu une autre fois le même fait, mais moins net.

Nous avions pensé longtemps que cette persistance de la sensibilité au froid chez les ataxiques constituait un des signes les plus capables de jeter quelque lumière sur le diagnostic différentiel de la maladie qui nous occupe avec les autres affections de la moelle. Mais nos recherches comparatives nous ont démontré qu'il en est de même dans ces dernières, preuve encore de l'identité générique des deux maladies.

Les modes précédents de sensibilité ne se bornent pas à être amoindris ou abolis. Ils sont également pervertis, fait sur lequel on n'a pas assez insisté, et qui a dû être cause de plus d'une erreur. Ainsi, un contact simple, une piqûre, au lieu de la sensation correspondante, donnent lieu à un frémissement, à une sensation de brûlure. Inversement, une allumette enflammée, posée sur la cuisse, donne la sensation d'une piqûre, ou bien, au moment où l'on vient de lui arracher un poil, le malade répond qu'on le touche avec la main; ou encore, il rapporte l'impression à un autre point, quelquefois à l'autre jambe. D'autres fois, un corps froid donne lieu tardivement à une sensation très-exaltée, très-douloureuse, soit de froid, soit de chaleur, qui occupe une surface plus étendue que la cause déterminante.

Il faut encore mentionner le retard de transmission. Ici, il est de deux secondes, ailleurs de cinq, huit et dix, au maximum; tandis qu'en un point voisin, il est nul. Ces phénomènes n'ont, le plus souvent, aucune relation avec les autres résultats constatés, et leur existence ou leur absence ne peuvent être prévues. C'est essentiellement pour les sensibilités à la douleur et à la température que ces retards, perversions et hyperesthésies, sont les plus communs.

Sur le même sujet, on peut rencontrer tout à la fois les nombreuses modifications que nous venons d'énumérer, par petites surfaces, par grandes places, ou étendues à tout un membre. D'une semaine à l'autre, elles présentent des variantes. Qu'on ne s'imagine pas cependant que cette diversité d'aspect et cette légère mobilité ressemblent, en quoi que ce soit, à ce qui est si remarquable dans les anesthésies hystériques. C'est par un examen minutieux qu'on les découvre; et, en somme, on peut se contenter dans les observations d'écrire : anesthésie légère, incomplète, absolue, portant sur tels modes et atteignant tels membres.

L'observation suivante est un exemple du soin qu'on doit apporter à l'exploration de la sensibilité chez les ataxiques, de la nécessité de ne pas s'en tenir à une ou deux épreuves, et des différences imprévues que présentent parfois deux points voisins.

Obs. CLIII. — *Ataxie locomotrice progressive. Pas d'engourdissement. Anesthésie cutanée partielle, etc.*

C... (Jean), âgé de 38 ans, entré le 28 juillet 1863 à l'hôpital Lariboisière, salle Saint-Henri, n° 21, service de M. Bucquoy.

Son père, sa mère, son frère et sa sœur sont d'une excellente santé. Lui-même n'a jamais été atteint de maladie autre que celle-ci. Il n'est pas impressionnable, n'a jamais eu de chagrins sérieux et n'a, dans aucune circonstance, souffert d'un régime insuffisant. Quoique soldat de 21 à 28 ans, il n'a fait aucun excès alcoolique. A cette époque, il eut un chancre, probablement non induré, qui ne fut suivi d'aucun accident secondaire. Il n'accuse aucun excès de coït. Depuis neuf ans il exerce la profession de facteur des postes à Paris, et marche cinq heures au plus par jour.

Les premiers indices de sa maladie remontent à une douzaine d'années. Après avoir été horriblement mouillé cinq jours de suite, il fut pris de douleurs vagabondes pendant quatre mois. Jamais depuis elles n'ont disparu. Se montrant d'abord de loin en loin, à l'occasion des variations atmosphériques, elles se répètent davantage depuis cinq ou six ans sous forme d'accès, pendant quinze à trente jours. Ce sont des élancements dans une étendue de la grandeur d'une pièce de 5 francs, de si courte durée qu'il n'a pas le temps d'y porter la main. Tantôt ici, tantôt là, elles apparaissent partout et davantage aux jambes, sans prédominance d'un côté. Il y a cinq ou six ans, il vit les objets doubles pendant quinze jours, et consulta M. Desmarres à ce sujet. Il y a cinq mois, il ressentit de petits élancements, un sentiment de gravier dans l'œil gauche, de la céphalalgie sus-orbitaire, et s'aperçut que ses jambes fléchissaient parfois sous lui. Un mois après, la vue à gauche avait extraordinairement diminué, et M. Desmarres reconnut, à l'ophthalmoscope, une atrophie de la papille.

État actuel, 23 août. — C... est fort, bien musclé ; ses fonctions digestives et thoraciques sont excellentes. La mémoire et l'intelligence sont bonnes. Les pupilles sont égales et toutes deux petites. Les paupières se meuvent librement. Du côté gauche, la vision est nulle, c'est à peine si le jour y est distingué de la nuit. Du côté droit, il peut encore lire, mais il n'y voit pas de près. Pas de diplopie. M. Cusco trouve à gauche une atrophie avancée de la rétine, et à droite la même lésion commençante.

Depuis un mois, il n'a eu de douleurs qu'il y a trois jours pendant qu'il pleuvait. En revanche, il est fort incommodé par des élancements dans les oreilles, qui reviennent toutes les demi-heures.

Les fonctions locomotrices et sensitives des membres supérieurs sont absolument normales.

En explorant la sensibilité des extrémités inférieures, on ne découvre rien de défectueux. Les plantes des pieds perçoivent la température, la consistance et les aspérités du sol. Pourtant, à l'aide de la montre, nous découvrons aux mollets et à la partie antérieure des jambes, une différence de une à trois secondes entre l'instant où la pointe d'une épingle pénètre dans la chair, et la sensation de piqûre ou de douleur accusée par le malade. Cette différence n'existe plus aux pieds. Sensibilité musculaire normale.

Les muscles des membres inférieurs sont vigoureusement dessinés, résistants, sensibles au pincement, et possèdent le plus haut degré de puissance contractile.

L'ataxie locomotrice est évidente, mais exige un œil exercé pour être découverte. Ainsi, lorsque le malade, ayant les yeux fermés, sort de son lit, ses deux pieds l'un après l'autre, on constate une brusquerie et une exagération de mouvements qui ne laissent aucun doute ; on dirait un ressort qui se détend d'un seul coup. Lorsqu'il s'habille, on voit la même brusquerie, et, de plus, quelques désordres subits de l'équilibration, dont il n'a pas conscience lui-même. Lorsqu'il marche, il va droit devant lui, mais en se dépêchant, comme s'il était poussé par derrière. Vient-il à fermer les yeux, il ressemble à un homme un peu ivre, et chancelle tantôt à droite, tantôt à gauche. Il n'a pas appris encore par nécessité, comme beaucoup d'ataxiques, à écarter ses jambes pour élargir sa base de sustentation. Il ne projette pas, il est vrai, ses pieds en avant, ni de côté. Avant nos recherches, ses premières réponses ne dénonçaient aucune faiblesse dans les jambes, il prétendait marcher très-bien. Il n'accuse, chose exceptionnelle, aucun sentiment d'engourdissement dans les membres inférieurs.

Les fonctions du rectum, de la vessie et des organes génitaux sont tout à fait normales. Pas de spermatorrhée, ni céphalalgie, ni rachialgie.

Traitement par les bains sulfureux, tous les deux jours, et 50 centigr. d'iodure de potassium dans un julep.

21 septembre.—Traitement *ut supra*. Pendant huit jours il a été soumis aux douches froides qu'on a dû cesser pour cause de rhume. Pas d'amélioration appréciable pendant ce temps. Il était plus fort immédiatement après la douche. Examen ophthalmoscopique : choroïde normale ; papille gauche d'une teinte grisâtre, mate, déprimée, à vaisseaux rares et petits, en un mot atrophiée. Papille droite dans le même état, à un moindre degré. A gauche, le malade ne distingue que les objets très-blancs des objets très-noirs. A droite, il y voit assez pour se diriger, mais la vue se fatigue promptement, et parfois il se heurte dans les arbres. Le pincement des muscles est sensible, et il a une parfaite notion des mouvements qu'il exécute. L'ataxie locomotrice est presque inappréciable.

Les trois modes de sensibilité cutanée sont indemnes : 1° à droite, dans toute l'étendue du membre inférieur ; 2° à gauche, à la cuisse, aux environs de la malléole interne, sur le bord interne et à la plante du pied. En revanche, de ce dernier côté, deux modes sont affectés, sur une surface circonscrite, à la face antéro-interne de la jambe et au dos du pied, et s'arrêtant en haut à six travers de doigt du genou. Dans cette étendue, l'anesthésie est très-légère, mais l'analgésie, incomplète dans la moitié supérieure, y est complète dans la moitié inférieure.

L'anesthésie cutanée est-elle constante dans l'ataxie locomotrice progressive ?

Sur 109 observations, ce phénomène s'est ainsi reproduit. N'oublions pas que dans ce tableau n'est comprise aucune des ataxies, dites idiopathiques, que nous avons données dans le chapitre des affections ordinaires de la moelle.

> Anesthésie complète ou incomplète............. 76 fois.
> —   très-légère................................ 15
> —   nulle.................................... 18

Ce tableau établit un premier point : c'est que l'anesthésie est un des symptômes habituels de la maladie qui nous occupe, au même titre que les douleurs et les paralysies oculaires, plus fréquent que le premier et, à plus forte raison, que le second.

Il montre, en second lieu, que quelquefois elle est très-légère, c'est-à-dire presque insignifiante et que, quelquefois aussi, elle n'a pas été constatée ou n'a pas existé du tout.

Ce dernier point mérite d'autant plus de nous arrêter qu'il est mis en doute par des cliniciens émérites, MM. Jaccoud, Leyden, etc. Quand on n'a pas découvert l'anesthésie, disent-ils, c'est peut-être qu'on n'a pas épuisé tous les moyens d'investigation : a-t-on étudié les retards de transmission; a-t-on eu recours au compas, etc.? Ce n'est pas nous, après la circonspection que nous avons recommandée, et après l'observation ci-dessus, qui essayerons de nier ce que l'objection a de plausible. Détachons, en effet, de ce tableau, nos propres observations d'ataxie progressive irrécusable, et voyons ce qu'elles disent :

> Anesthésie considérable ou modérée............. 17 fois.
> —   très-légère, à une époque ou à une autre   5

C'est-à-dire que nous avons toujours rencontré assez d'altérations de la sensibilité pour écrire le mot anesthésie. Et cependant des autorités imposantes s'accordent à dire que l'ataxie locomotrice progressive ne s'accompagne pas forcément d'anesthésie. M. Trousseau a vu deux cas où elle faisait défaut. Friedreich a publié, dans les *Archiv de Virchow*, trois observations où les recherches ont été infructueuses. Eisenmann en donne au moins un cas, et Leyden lui-même également un. Les observations n°ˢ 191, 190, 157, 158, 132, 184, 177, etc., sont dans le même cas. Faut-il réellement croire qu'ils se son tous trompés? Ce serait pousser trop loin la fin de non recevoir.

Ceci a une grande importance, car ceux qui récusent ces cas arrivent ainsi à conclure que l'anesthésie étant constante, il y a toute raison de croire que l'ataxie locomotrice en est le produit. Or, même en leur concédant la constance de l'anesthésie, il ne serait pas encore prouvé que ce qu'ils avancent soit vrai. En effet, si l'anesthésie est l'accompagnement obligé de l'ataxie, elle doit apparaître aussitôt qu'elle, et la disparition de l'une s'accompagner de la disparition de l'autre. Il n'en est rien.

Ainsi, dans l'observation 128, l'ataxie existe sans anesthésie en 1856, et la sensibilité cutanée ne commence à s'émousser qu'en 1857. Dans l'observation n° 252, l'anesthésie cutanée est limitée à la main et à l'avant-bras droit et manque aux membres inférieurs, bien que ceux-ci soient également atteints de mouvements mal coordonnés. Dans l'observation n° 163, l'insensibilité est bornée au membre inférieur gauche, et l'ataxie étendue aux deux. Dans l'observation n° 222, l'ataxie et l'anesthésie existaient parallèlement deux ou trois années auparavant, tandis que, le jour de notre examen, la première était encore des mieux caractérisées et la seconde entièrement nulle. Chez le n° 138, l'insensibilité n'a pas dépassé le pied gauche, a diminué progressivement sous nos yeux et disparu entièrement, tandis que l'ataxie, un peu améliorée, n'en conservait pas moins une intensité considérable. Le malade de l'observation 160 a vu aussi sa sensibilité reparaître dans les mêmes conditions. Le n° 224, malgré les épreuves les plus variées et répétées plusieurs jours de suite, n'a jamais eu qu'une très-vague diminution du tact à la seule plante du pied gauche, et cependant est très-ataxique. Nous ne multiplierons pas ces citations. Évidemment, l'attention des observateurs était éveillée sur l'anesthésie, puisqu'ils ont constaté, à certains moments ou sur certaines parties du corps, sa présence ou sa diminution.

Or, puisque, dans un membre donné, l'ataxie ne s'accompagne pas nécessairement d'anesthésie, puisque l'ataxie peut la précéder d'une année, ou persister malgré sa disparition totale , n'est-on pas forcé de reconnaître que l'anesthésie cutanée n'est pas un symptôme obligé de la maladie en question? Et, dès lors, il n'y a plus de motif pour récuser un seul des 18 cas négatifs du tableau précédent.

Donc, de ces faits et considérations, il faut nécessairement conclure, comme pour l'engourdissement, qu'anesthésie et ataxie ne sont pas inséparables; que la première n'est pas essentielle dans la maladie qui nous occupe. Il n'était pas à supposer d'ailleurs que, parmi les nombreux symptômes de l'ataxie progressive, il serait le seul à jouir du privilége d'être immanquable. Bien entendu, le symptôme ataxie n'est pas en cause.

Suivent quelques-uns des cas auxquels nous avons fait allusion.

Obs. CLIV. — Charlotte Lotsch, 35 ans, sœur du sujet de l'observation, avec autopsie, n° 200, atteint de la même maladie. Début, en 1844, par faiblesse dans le membre inférieur gauche, puis dans le droit. En 1850, impossibilité de marcher sans soutien. En 1852, mêmes désordres des membres supérieurs. Embarras de la parole. En 1858, on constate la réalité de l'ataxie des quatre membres. État normal de la sensibilité cutanée, de la distinction des températures et des divers degrés de pression, de même que de la sensibilité musculaire. Léger tremblement de la langue, etc., En 1860, la sensibilité est encore normale, et l'ataxie s'accroît. En 1861, la sensibilité est toujours normale ; la difficulté de la parole augmente. En 1862, les muscles des membres inférieurs, atteints sans doute par la dégénérescence graisseuse, dit Friedreich, se contractent moins par l'électricité, et sentent moins par le même agent. Aux membres supérieurs, la persistance de la sensibilité musculaire est absolue. Partout, la sensibilité à la pression, à la piqûre et au froid est intacte. Incurvation commençante du rachis à droite. (Friedreich, *Archiv für pathologische Anatomie*, t. XXVI et XXVII, 1863.)

Obs. CLV.—S. Suss, âgée de 28 ans. Le rachis a commencé à se courber à 14 ans. A 17 ans, faiblesse et douleurs dans les membres inférieurs. A 20 ans, maladresse des membres supérieurs, sans douleurs. A 26, embarras de la parole. État actuel : Ataxie locomotrice portant sur les quatre membres. La sensibilité musculaire est normale, même au courant électrique. Cependant, par les courants forts, la douleur est moindre aux membres inférieurs qu'aux supérieurs. Les divers modes de la sensibilité cutanée, y compris la sensibilité à l'électricité, ne présentent pas d'altération. Nystagmus léger. Pas d'autres troubles oculaires. Les autres sens sont indemnes. Parole difficile, mais intelligible. Pas de troubles pelviens. Morte de fièvre typhoïde.

Autopsie. — Méninges spinales opaques, etc., en arrière. Aplatissement antéro-postérieur de la moelle dans son tiers moyen. Sillon postérieur effacé. Gouttière longitudinale en quelques points, par suite de l'affaiblissement des cordons postérieurs. Dégénérescence grise, semi-transparente, et accroissement de consistance des cordons postérieurs dans toute leur longueur. Leur tissu se compose de fibres nerveuses atrophiées et variqueuses, de corps amyloïdes, de tissu fibrillaire en grande abondance, et de noyaux petits, arrondis ou ovales. Aux régions cervicale et lombaire, les fibres nerveuses ont presque entièrement disparu. Au renflement lombaire, la dégénérescence a envahi une petite portion des cordons latéraux et y est moins avancée.

A la coupe, on découvre, dans la région dorsale, deux petits canaux longitudinaux remplis par de la sérosité en bas, et par un tissu celluleux œdématié en haut. Ils sont situés au côté externe de la jonction des cornes antérieures et postérieures, entre la substance grise et la substance blanche des cordons latéraux. Les racines sont incomplétement atrophiées. (Friedreich, *id.*, obs. n° 4.)

Obs. CLVI. — Homme de 45 ans. Douleurs dans les membres inférieurs pendant plusieurs années. Puis strabisme passager, affaiblissement de la vue, dilatation de la pupille droite, incontinence d'urine, et enfin ataxie locomotrice, s'accroissant par l'occlusion des yeux. L'examen de la sensibilité ne donne aucun résultat. Parole lente. Délire quatre semaines avant la mort. Durée bien au delà de deux ans. Dégénérescence grise des cordons postérieurs, de toute la largeur comprise entre les cornes postérieures, dans toute la longueur de la moelle. Les racines postérieures sont aussi grisâtres. Au microscope, les parties altérées présentent une multitude de points noirs foncés sur un fond clair. Les points sont des fibres nerveuses disséminées, en petit nombre et plus rares à la périphérie de la coupe. Les intervalles semblent formés d'une masse de tissu conjonctif qui renferme quelques corpuscules amyloïdes. Parties postérieures des cornes grises, pauvres en éléments nerveux. (Leyden, *loc. cit.*, obs. 24.)

Obs. CLVII. — Reine, 42 ans. Début en 1849, par céphalalgie, engourdissement des quatre extrémités, faiblesse de la vue. En 1850, ataxie des membres inférieurs. Notion des mouvements amoindrie. Sensibilité cutanée intacte. En 1853, la vue s'affaiblit davantage. (Landry, *loc. cit.*, obs. n° 4.)

Obs. CLVIII. — Femme de 26 ans. Dix-huit membres de sa famille seraient atteints de la même maladie, dont plusieurs encore vivants. Début, vers 22 ans, par des fourmillements aux quatre extrémités, des douleurs dans les cuisses et de l'ataxie locomotrice dans les membres inférieurs. A 26 ans, diplopie, faiblesse de la vue, parole embarrassée, nasonnement, ataxie des membres supérieurs. Pas le moindre indice d'anesthésie cutanée ou musculaire. Le traitement par les cautères, les bains, les douches, l'électricité, la strychnine, est demeuré impuissant. Mais le nitrate d'argent, à 2 centigrammes par jour, a produit de l'amélioration. (Marius Carré, *loc. cit.*, obs. 1.)

Obs. CLIX. — Homme de 41 ans. Douleurs fulgurantes et ataxie des jambes, il y a trois ans. Un an après, la sensibilité s'émoussait dans les membres inférieurs, et le sens génital s'affaiblit. Troubles de la vue; mydriase depuis. Incontinence des matières fécales et de l'urine. Puissance musculaire intacte. Amélioration par électricité, hydrothérapie, strychnine et eaux d'Aix. (Teissier, *loc. cit.*, obs. n° 9.)

Obs. CLX. — *Ataxie locomotrice progressive. Anesthésie cutanée bornée à la plante des pieds, puis nulle. Traitement par le nitrate d'argent pendant quatorze mois. Amélioration.*

Jean O..., âgé de 38 ans, célibataire, homme de peine depuis six ans à la gare du chemin de fer, entré le 10 novembre 1862, à l'hôpital Lariboisière, salle Saint-Charles, n° 19, service de M. Oulmont.

O... a toujours joui d'une excellente santé, et n'a souvenir d'avoir fait aucune maladie, bien que, de 24 à 30 ans, il ait servi dans l'infanterie de marine, notamment en Océanie pendant quatre ans. Il n'offre aucun indice de scrofule ou de diathèse herpétique ou arthritique. Il n'a jamais été sujet aux épistaxis, aux migraines, aux hémorrhoïdes ou à des douleurs musculaires et articulaires. Il ne sait rien sur son père et ses frères. Sa mère a succombé, à 58 ans, d'une maladie inconnue. Il affirme n'avoir jamais fait d'excès d'absinthe ni d'autres liqueurs alcooliques. En 1846, il eut un bubon suppuré, non suivi de taches à la peau, de maux de gorge ou d'alopécie passagère.

Ses occupations au chemin de fer consistaient à charger et décharger les marchandises, à pousser les wagons, et l'exposaient à de fréquentes alternatives de chaleur et de refroidissement. Son service de nuit succédait, après chaque semaine, à son service de jour.

Les premiers indices de sa maladie actuelle remontent environ au mois d'octobre 1861. Les désirs vénériens et les érections diminuérent sans que, cependant, ces phénomènes éveillassent notablement son attention. Vers la fin de janvier 1862, il remarqua que ses jambes faiblissaient lorsqu'il portait un fardeau un peu lourd; puis, peu à près, que ses orteils étaient le siége d'engourdissements, surtout du côté droit. Un mois après, les doigts des mains des deux côtés lui parurent aussi s'engourdir. En mai, le service qu'il remplissait sans trop de peine depuis six ans, devenant trop pénible pour lui, il fut déplacé et chargé de soigner les chevaux de la gare. En juillet environ, l'ouverture palpébrale droite se ferma, dit-il, bien que la vue demeurât excellente. Pendant tout le mois suivant, il eut de la diplopie; les objets lui paraissant doubles, lorsqu'il se servait des deux yeux, et simples avec un seul œil. Outre ces symptômes il place, à la même époque, à peu près, des douleurs modérées, s'élançant des orteils vers les talons et ne les dépassant pas.

Le 1ᵉʳ novembre, O... renonce à ses travaux. Le 10, il entre à Lariboisière, où l'on reconnaît l'existence d'un prolapsus incomplétement guéri de la paupière supérieure, d'une ataxie des membres inférieurs et du membre supérieur droit et d'un certain degré d'anesthésie aux jambes. Le 20 novembre, il commence à prendre chaque jour 3 pilules de 1 centigramme de nitrate d'argent. Le 15 décembre, le malade se déclare plus solide sur ses jambes, l'insensibilité est moins obtuse, le prolapsus de la paupière supérieure a presque disparu.

État actuel, 25 décembre 1862. — O... paraît avoir été fort et bien constitué. Sa poitrine est large; sa face amaigrie, terreuse; ses traits tirés et profonds, son teint jaune qui rappellent la physionomie des mineurs, contrastent avec la vigueur de ses muscles. Son appétit, ses digestions sont régulières. Pas de souffle carotidien, pas de battements de cœur; respiration normale. Son intelligence est très-nette; sa mémoire intacte. Nous sommes frappés de la lenteur et de l'incertitude de sa prononciation; mais il déclare positivement que cela est de naissance.

Les membres sont d'une teinte anémique, jaunâtre; les muscles, mous et diminués par l'amaigrissement, ne nous paraissent atrophiés en aucun point. Les deux mains serrent énergiquement et également des deux côtés. La puissance musculaire des membres inférieurs, étudiée sur les extenseurs et fléchisseurs de la jambe, est encore grande ; cependant, elle nous paraît très-légèrement diminuée, spécialement à droite. En l'aidant à maintenir son équilibre, il supporte de lourds fardeaux sur ses épaules sans ployer. Les yeux étant fermés, il fait avec précision, et lenteur ou rapidité, selon notre désir, le signe de la croix. Il saisit bien les objets, mais avec un peu d'hésitation et de peine de la main droite, lorsqu'ils sont petits comme un bouton. Nous le faisons écrire. La plume est tenue solidement entre le pouce et l'index ; mais, malgré la plus grande application, les lettres sont droites et obliques, jetées de côté et d'autre, les traits sont sinueux, interrompus. L'ataxie musculaire est assez évidente.

Le malade couché et les yeux fermés, nous lui ordonnons divers mouvements des membres inférieurs. L'élévation, l'adduction, l'abduction ont lieu d'une façon rapide et saccadée comme un ressort qui se détendrait, et sont toujours exagérées. Bien que le malade me sache là, il me lancerait un coup de pied si je ne l'évitais. Il commence toujours par étendre la jambe sur la cuisse et le pied sur la jambe, comme si cela favorisait l'exécution du mouvement indiqué, et le maintient ainsi pendant toute la durée de ses efforts. Il a conscience du mouvement exécuté, et obéit bien à mes ordres variés. Lorsque ses yeux sont ouverts, tous ces phénomènes persistent, mais à un moindre degré. Je le fais marcher. Il semble craindre de tomber. Sa démarche est caractéristique et tout d'une pièce. Il s'appuie sur ses talons, tient ses pieds fléchis, et le jarret dans une extension continuelle. Lorsqu'il avance, il s'efforce de maintenir ces attitudes, fait un pas très-court et projette la pointe du pied trop loin et toujours en l'air. La difficulté la plus grande est de se retourner, et il y met les plus grandes précautions. A l'aide d'un bâton, il va et vient, descend les escaliers, mais les yeux fermés, il ne pourrait faire trois pas sans perdre l'équilibre et tomber. S'il avance de deux pas, il recule d'un. Il paraît alors avoir perdu toute notion de la verticale.

Sentiment d'engourdissement des deux membres inférieurs et de tous les doigts de la main droite. La pression profonde des masses musculaires est normalement sentie. La sensibilité cutanée est intacte aux bras et aux mains ; la sensibilité aux attouchements légers, à l'arrachement des poils et au calorique est égale et normale aux deux jambes. La piqûre d'une épingle est moins bien sentie à droite. Le chatouillement, très-bien perçu à la plante du pied gauche, ne détermine, au contraire, aucune sensation à droite. Lorsqu'il a ses pieds sur le parquet, il croit marcher sur une éponge du côté droit. Il y a un mois, la même impression existait aux deux plantes des pieds.

Depuis des mois, il accuse des douleurs spontanées et intermittentes qui partent des orteils et ne dépassent pas le talon; ces douleurs sont assez vives pour le priver de tout sommeil. Depuis six mois il a, en outre, des mouvements convulsifs partiels que nous avons constatés *de visu*. Tantôt, ce sont de légères contractions brèves et partielles du muscle triceps fémoral, insuffisantes pour amener l'extension de la jambe. Tantôt, et le plus souvent, ce sont des séries de courtes convulsions cloniques, brusques ou lentes, des muscles de l'avant-bras droit et des deux jambes. Ainsi, aux pieds, on voit les quatre derniers doigts s'étendre énergiquement et les tendons de la région pédieuse faire saillie sous la peau. A la main, on voit les quatre derniers doigts se fléchir les uns après les autres et irrégulièrement, et rester quelques instants appliqués contre la paume de la main, jusqu'à ce que le relâchement ait lieu. Ces convulsions des orteils des deux pieds et aux mains ont lieu spontanément, ou à l'occasion de l'un de ces élancements dont nous avons parlé; ou bien lorsque le malade s'applique à faire un mouvement déterminé. Elles sont presque continuelles aux pieds pendant la marche, et contribuent à en accroître les difficultés.

Les traits de la face du côté droit sont tirés, bien qu'il n'y ait pas de contracture évidente, ni d'hémiplégie du côté opposé. Le sillon naso-buccal droit est très-profond. Nous n'avons pas pu nous rendre compte de ce fait qui nous a frappé. La paupière supérieure droite se ferme un peu moins et est un peu bouffie. La vision, l'audition, la gustation, n'offrent aucun phénomène à citer. La déglutition est bonne, la luette normale. La langue, tirée hors de la bouche, n'est pas déviée, ne tremble pas, mais est le siége de quelques contractions musculaires fibrillaires assez sensibles.

Nous avons indiqué plus haut le traitement par le nitrate d'argent.

9 janvier 1863. Sauf la sensibilité qui est plus naturelle, il y a peu de changements. Pas de troubles intestinaux attribuables au nitrate. Marche un peu plus facile et avec moins de soubresauts musculaires, lorsqu'il est levé depuis quelque temps.

24 janvier. — Trois pilules de nitrate d'argent de 1 centigramme chaque; pas de résultat, dit-il; le sol est senti; le pincement, l'arrachement des poils aussi. Mais la piqûre l'est fort mal, même quand on enfonce à 1 ou 2 centimètres. Les secousses des orteils, jadis si prononcées, lorsqu'il commençait à poser le pied à terre et à marcher, sont moindres.

31 janvier.—L'extension du genou et la rigidité des muscles extenseurs et fléchisseurs de la jambe, quand il marche, sont très-remarquables. Toute son attention vise à les maintenir. Il en résulte que, debout, ses membres forment un arc de cercle à concavité antérieure, le mollet faisant une énorme saillie. En outre, des contractures s'emparent des orteils, les

étendent ou les fléchissent, et, à chaque pas, il retombe lourdement sur ses talons. Il ne se plaint plus des douleurs et dort mieux.

7 février.— Traitement *ut supra*. Aucun changement à noter. Les yeux fermés et sans bâton, il ressemble toujours à un homme ivre et ne peut faire trois pas de suite.

17 mai. — Il continue à prendre ses trois pilules de nitrate par jour. Son teint est devenu foncé, comme fortement hâlé par le soleil. Appétit et digestions excellentes, le moral aussi. Aucun étourdissement, aucun incident spécial n'est apparu depuis le 7 février. L'ataxie, toujours limitée aux membres inférieurs, n'a pas varié, avec ou sans le secours de la vue. Il a les mêmes soubresauts des fléchisseurs et surtout des extenseurs des orteils, lorsqu'il pose le pied à terre pour la première fois. Après un peu de marche, ces petites convulsions diminuent et se réduisent à presque rien. En revanche, les légers troubles de la sensibilité, qui existaient à son entrée à l'hôpital, et qui étaient plus forts auparavant, ont disparu. Aujourd'hui, toutes les espèces de sensations sont normalement et instantanément perçues aux deux membres inférieurs. Il sent très-bien des deux côtés le sol, et distinguerait, dit-il, sous son pied, un très-petit caillou. Je ne ferai qu'une réserve : le chatouillement est mieux perçu à la plante du pied gauche qu'à droite. Les muscles continuent à être sensibles à la pression.

Aucun trouble de la vue depuis son entrée. En consultant les divers points des deux rétines successivement, on n'en trouve aucun qui soit plus faible. Les deux paupières s'ouvrent et se ferment avec la même facilité, et sans offrir d'indice d'un affaiblissement actuel ou précédent. Le sommeil est bon. Les douleurs sont modérées et ne se montrent plus qu'aux changements de temps, lorsqu'il y a du brouillard, et toujours bornées aux membres inférieurs et aux orteils. Pas de rachialgie provoquée par la percussion ; mais, par instants, sensation d'un étau qui presserait les reins et les fosses iliaques des deux côtés.

9 juin. — L'amélioration est positive. Les yeux fermés, et sans aucun secours, il parvient, mais péniblement, à faire huit à dix pas et à même à se retourner. Les yeux ouverts et sans bâton, il fait une fois et demie le tour de la salle. Les douleurs sont rares et ne se montrent plus que dans les orteils, lorsque le temps va changer. Liséré d'un bleu foncé à la sertissure des gencives. Même traitement : trois pilules.

11 juillet. — Examen ophthalmoscopique : la papille droite est un peu enfoncée, d'un blanc plus mat et à limites moins tranchées qu'à l'état normal ; la même chose à gauche, mais moins avancé. En somme, atrophie incomplète des papilles. Tout le reste comme précédemment. Aucune nouvelle amélioration sensible de la marche. Traitement *ut supra*.

14 septembre. — Rien de nouveau. Notion parfaite des attitudes, des mouvements et du pincement des muscles. Ni anesthésie, ni analgésie. Il sent très-bien le sol. Toute la journée et sans bâton à la rigueur, il va et vient dans la salle, les escaliers et le jardin. Mais les yeux fermés, il fait à peine six pas, c'est-à-dire moins qu'il y a trois mois. Il trébuche, il a l'air de marcher sur des boules, et l'ataxie est toujours évidente.

4 octobre. — Il continue le nitrate. Son masque a extraordinairement pâli, mais le liséré bleuâtre persiste. Aucune amélioration nouvelle (1).

Cette observation, remarquable par l'amélioration qu'a produite le nitrate d'argent, l'est encore par la disparition totale de l'anesthésie cutanée, dans toute l'étendue des membres inférieurs, quoique l'ataxie locomotrice y persiste à un degré considérable.

Anesthésie musculaire.

Les symptômes appartenant aux muscles, ont trait à la conservation ou à la diminution de leur contractilité, aux altérations de leur sensibilité, et enfin aux irrégularités de leur jeu : ataxie, crampes, contractures, rétractions, etc. Le second point, ou l'altération de leur sensibilité, va nous occuper de suite.

Nous n'examinerons pas en ce moment ce qui a été dit sur la sensibilité musculaire en elle-même et sur ses divers synonymes : sens ou sentiment d'activité musculaire, sens musculaire, conscience musculaire de Ch. Bell, Gerdy, MM. Landry et Duchenne. Entrevue avant le premier de ces savants, débattue encore après le dernier, elle comprend une série de points litigieux qui demandent de longs développements et nous distrairaient de notre but actuel, la symptomatologie. Nous renvoyons donc le lecteur au chapitre où nous ferons la physiologie de l'ataxie locomotrice et où nous étudierons l'influence immédiate de la sensibilité musculaire, sur la production de celle-ci.

(1) 1er novembre 1864. — La dernière fois que j'ai revu ce malade, c'était en juillet ; il continuait à prendre son nitrate, mais sans nouvel avantage. Il est dans le même état. M. Oulmont désespère de le guérir.

Pour connaître l'état de la sensibilité ou du sens musculaire, deux choses distinctes, mais qu'il est sans inconvénient de réunir ici sous la dénomination commune de sensibilité musculaire, il faut rechercher : 1° si les muscles sont sensibles à nos moyens directs d'investigation ; 2° si le sujet a conscience de ses mouvements volontaires. Les auteurs dans le même dessein, mais à tort selon nous, veulent qu'on s'enquière aussi de la notion des mouvements artificiels et de la notion de position des membres. C'est aux résultats obtenus, sur l'un ou plusieurs de ces modes de sentir, qu'ils font allusion lorsqu'ils écrivent : diminution ou abolition de la sensibilité musculaire.

Pour nous, trois ou quatre procédés suffisent à ces recherches ; voici le premier : après avoir séché la peau avec des poudres absorbantes, de façon à neutraliser les effets superficiels de l'électricité, on place les rhéophores humides à distance sur le trajet du muscle, et on y fait passer un courant d'une intensité variable. Dans l'état physiologique, ce courant détermine une contraction, mais en outre une sensation sourde, s'il est faible, et une douleur, s'il est fort. Cette sensation chez les ataxiques, quelle que soit l'intensité, est parfois faible ou nulle. On mesure ainsi la sensibilité, dite électro-musculaire. Le second procédé est d'une exécution plus facile. On commence par exercer le malade à reconnaître la sensation produite par le pincement, avec la pulpe des doigts, d'une quantité assez grande de peau ; puis, la sensation toute autre lorsqu'une certaine portion de muscle sain est prise entre les doigts, le sterno-mastoïdien ou le biceps, par exemple. Cette pression, graduée à volonté, finit par causer une douleur très-pénible. Après quoi, on explore de la même façon et successivement les muscles, les moins et les plus suspects. Certains endroits des masses musculaires se prêtent mieux à cette exploration. Il est rare que les réponses d'un malade tant soit peu intelligent, laissent subsister des doutes. Troisième procédé : à l'état physiologique, nous sommes avertis, sans le secours de la vue, de la direction que la volonté imprime à nos membres, et du point précis par rapport à nous où le mouvement s'arrête. Dans l'obscurité et à tâtons, nous savons éviter les obstacles, marcher sur la pointe du pied. Pour constater chez un ataxique l'absence ou la persistance de cette faculté, il suffit de lui faire fermer les yeux, de lui ordonner divers mouvements, et de le questionner. La seule cause d'erreur est le frottement des membres l'un sur l'autre ou sur les draps qui avertirait le malade, dont la sensibilité cutanée est intacte. Nous ne parlons pas de la simulation qui est possible ici comme dans le cas précédent. L'appréciation du poids des corps, c'est-à-dire la connaissance du degré de contraction musculaire, nécessaire pour les élever ou les empêcher de tomber, est bonne à consulter. Il n'y a qu'à lui placer successivement dans la main étendue des poids différents, et à lui demander s'il les reconnaît.

L'exploration par l'électricité est mathématique, mais nécessite le transport d'un appareil que l'on ne peut mettre dans une trousse. La grande autorité de M. Duchenne en cette matière nous apprend heureusement que la sensibilité à l'électricité et la sensibilité au pincement sont conservées, diminuées ou abolies dans un rapport constant. D'un autre côté, il nous a paru que le sentiment des mouvements volontaires est intact ou altéré approximativement dans le même rapport que la sensibilité au pincement. En sorte que les trois modes d'exploration se suppléent mutuellement et que les résultats obtenus d'une façon apprennent à peu près ce qu'on obtiendrait par les autres.

Nous n'en dirons pas autant de la notion des mouvements artificiels, c'est-à-dire produits par une main étrangère et de la notion de position des membres. Elles peuvent persister quand la sensibilité des muscles, appréciée par l'un des trois procédés ci-dessus sera abolie. C'est qu'elles sont de nature complexe et tirent leur origine d'organes multiples. Il est donc nécessaire, si l'on veut étudier la sensibilité musculaire, d'en séparer les notions des mouvements artificiels et de position des membres, comme tout à l'heure nous écartions de la sensibilité cutanée, celle de pression des Allemands. L'anesthésie musculaire ne se trouve établie à nos yeux dans les observations, que lorsque la sensibilité à l'électricité, la sensibilité au pincement, ou bien la notion des mouvements volontaires, est formellement indiquée comme diminuée ou abolie. Pour nous, la perte de la notion des mouvements artificiels n'implique pas nécessairement l'idée d'insensibilité des muscles.

Il est impossible de savoir si l'anesthésie musculaire existe à la première période de l'ataxie locomotrice progressive. Les renseignements des malades sur ce point, sont insuffisants ; et le diagnostic de cette période n'est pas assez sûr. Tout cependant porte à croire qu'elle y fait défaut, à plus forte raison que l'anesthésie cutanée.

Nous ne connaissons non plus aucun fait qui établisse son existence, au début même de la deuxième période, c'est-à-dire son apparition en même temps que l'engourdissement et l'ataxie. Toujours, lorsqu'on l'a constatée, l'ataxie était bien caractérisée, toujours aussi l'anesthésie cutanée était présente, en sorte que l'anesthésie musculaire appartiendrait à une période assez avancée. C'est donc après la description de l'ataxie que cet article eut dû se placer ; nous dirons plus, c'est à la troisième période, et comme l'un de ses indices les plus caractéristiques. Mais nous ne pouvions guère l'éloigner de l'anesthésie cutanée. Engourdissement, ataxie, anesthésie cutanée, anesthésie musculaire, tel est l'ordre ordinaire de succession de ces symptômes. L'engourdissement touche à la première période, l'insensibilité des muscles à la dernière. Lorsque la maladie s'améliore, c'est dans un ordre inverse que les phénomènes s'amendent.

L'anesthésie musculaire, quand elle existe, est habituellement en retard sur les autres symptômes ; autrement dit, dans tel segment de membre où l'anesthésie cutanée et l'ataxie locomotrice auront une certaine intensité, l'anesthésie musculaire offrira une intensité moindre. — D'un point à l'autre, sa décroissance est généralement graduée et très-nette. Le pincement des muscles, quelque énergique qu'il soit, ne produit, par exemple, pas la moindre impression au mollet ; le même ne déterminera à la cuisse qu'une sensation vague, tandis qu'aux muscles supinateur et radiaux externes, la sensation sera pénible et enfin au sterno-mastoïdien normale, c'est-à-dire douloureuse. Dans ce cas, les résultats différeront un peu à droite et à gauche, le membre le plus engourdi, le plus ataxique étant aussi le plus insensible, quant aux muscles. Je ne me souviens pas d'avoir vu une anesthésie musculaire considérable limitée à tout un segment de membre.

Nous ne donnerons pas plus de détails sur un phénomène si difficile à apprécier, dont le malade ne se rend généralement compte que quand on le lui fait remarquer, et sur la valeur duquel les auteurs s'accordent mal. Ce que nous avons tenu à faire connaître, ce sont les moyens à l'aide desquels il doit être étudié. Ce qui nous intéresse surtout et ce à quoi nous sommes en mesure de répondre, c'est sa fréquence approximative dans la présente maladie.

Malgré les théories qu'on a voulu édifier sur cette question, il n'y a pas à discuter si ce symptôme est constant, du moins à la deuxième période. Sur quatre ataxiques, avec ou sans anesthésie de la peau, deux ou trois ont conscience de leurs mouvements volontaires et sentent lorsqu'on leur pince les triceps suraux. Le nombre des observations dans lesquelles sa présence ou son absence est bien ou passablement indiquée, s'élève à cinquante. Mais il est probable que la sensibilité des muscles était normale dans la plupart des cas où les renseignements font défaut. Nous regrettons vivement que la difficulté de séparer la deuxième de la troisième période ne nous ait pas permis, même dans nos propres observations, de préciser le moment où elle est apparue.

Voici comment se répartissent ces 50 cas.

Anesthésie musculaire notable		20
— — légère		8
— — nulle		22

Nos observations personnelles donnent cet autre tableau :

Anesthésie musculaire notable ou absolue		8
— — très-légère		4
— — nulle		7
— — douteuse		1

Ces chiffres démontrent que l'anesthésie musculaire n'est pas plus un symptôme obligé de l'ataxie progressive que l'anesthésie cutanée, les douleurs, l'anaphrodisie.

Les exemples relatifs à l'anesthésie des muscles viennent après l'article suivant.

Anesthésie mixte ou profonde.

Il nous reste à dire quelques mots de faits complexes dans lesquels l'anesthésie frappe les tissus profonds : articulations, os, ligaments, tissu cellulaire, etc., englobant sans doute et au même titre la peau et les muscles, mais souvent d'une façon obscure et insaisissable. Nous lui donnons la dénomination d'anesthésie mixte pour rappeler les éléments nombreux qui concourent à sa production. Elle donne lieu à des phénomènes morbides spéciaux que l'on confond aisément avec ceux que détermine l'anesthésie isolée ou prédominante des muscles ou de la peau.

Les procédés pour la découvrir s'adressent aux sensibilités partielles ou à la sensibilité profonde en masse.

Pour reconnaître celle des os, il suffit de percuter les os

superficiels, en invitant le sujet à séparer la sensation produite
d'avec celle des téguments sus-jacents. Pour s'assurer de celle
des articulations, on frappe une extrémité de l'os, de façon
que l'autre extrémité heurte la surface contiguë articulaire;
ou bien on fait jouer tout simplement l'articulation; mais
alors que d'éléments complexes on met en cause. Ces deux
moyens sont aussi insuffisants l'un que l'autre. Yellowy plongeait dans la pulpe du doigt (notez qu'il n'y a pas de muscles)
une lancette. Pour qui sait la faible impression que donne
une épingle plongée dans les chairs une fois qu'elle a traversé
la peau, ce moyen ne saurait être proposé. C'est encore ce
médecin qui, le premier, a percuté le nerf cubital à son passage dans la gouttière huméro-cubitale; la sensation de fourmillements, si connue, ferait défaut dans l'anesthésie profonde
ou aurait lieu sur une étendue moindre que d'habitude. Mais
ne sait-on pas que les amputés de l'avant-bras, auxquels on
percute ainsi ce nerf, perçoivent la sensation à la périphérie
absente. Aussi, dans les observations, les renseignements sont-
ils, en général, peu précis et inscrits sous d'autres titres.

Par exemple, l'engourdissement, cette altération bizarre de
la sensibilité, qui a échappé à nos explications, ne serait-il pas
une manière d'être de cette anesthésie mixte qui n'appartient
en propre ni aux muscles, ni aux os, ni au tissu cellulaire, ni
aux membranes fibrillaires, ni au périoste, ni aux vaisseaux,
mais à tout cela à la fois. A coup sûr, deux phénomènes morbides que nous avons détachés l'un de l'anesthésie cutanée,
l'autre de l'anesthésie musculaire, trouvent ici leur vraie place,
savoir : l'insensibilité à la pression des Allemands et la perte
de notion des mouvements artificiels, à laquelle on peut
ajouter la perte de notion de position, notion plus complexe
encore.

De toutes les sensibilités, dit Leyden, celle de pression est
la première à disparaître, parce qu'elle dépend non-seulement

de la peau, mais encore du périoste. Qu'on fasse reposer la main à plat sur une table, et qu'on étende dessus une feuille de papier, le sujet la sentira ou non, selon que la peau ne sera pas ou sera anesthésiée. Mais que par-dessus on place un poids de 2 ou 3 kilogrammes, le malade en aura une parfaite connaissance si les tissus sous-cutanés sont sensibles, et ne sentira rien s'ils sont anesthésiés. Que le poids porte sur la pulpe du doigt, ce sera la même chose. Or, pas plus dans un cas que dans l'autre, on ne peut rapporter cette anesthésie au muscle absent dans ces régions. Dans cette expérience, il est indispensable que le doigt ou la main soit supporté, sans quoi elle se compliquerait d'un phénomène appartenant au muscle, le sentiment de pesanteur.

Cette sensation obscure, que l'ataxique accuse de bonne heure et qu'il énonce en ces termes : « Je crois marcher sur du coton, de la laine, du son », n'est autre que l'altération de cette sensibilité à la pression. La phrase qu'il emploie à propos de l'engourdissement : « Ma peau est comme recouverte de taffetas ou de caoutchouc », est du même genre. Or, nous avons dit que les phénomènes, quels qu'ils soient, désignés dans ce langage figuré, apparaissaient au début de la seconde période, avant l'ataxie locomotrice, avant l'anesthésie cutanée. Nous sommes donc de l'avis de Leyden.

La perte de notion des mouvements artificiels et des attitudes exige une altération plus avancée de la sensibilité mixte. Elle apparaît beaucoup plus tard, généralement dans le cours de la seconde période ou à sa fin ; elle nous a paru habituelle et très-marquée à la troisième. C'est qu'alors tout se réunit pour la confirmer. Muscles, os, tissus fibreux, téguments, tout est atteint. Tel est le cas de notre sujet n° 166. Il perdait ses jambes dans son lit et ne savait plus où les retrouver ; il n'avait pas, disait-il, la conscience de leur existence. Quelquefois, pris de démangeaison dans l'une de ses jambes, il les cherchait longtemps, et finissait souvent par se gratter l'autre. Certains de ces malheureux, aveugles en outre, lorsqu'ils sont portés dans les bras d'un infirmier ou même debout et soutenus, se comparent « à un corps sans matière, flottant au milieu de l'atmosphère ».

Le procédé le plus général pour constater l'abolition de cette anesthésie complexe est de déplacer à son insu les membres du malade, et de le questionner sur sa position nouvelle.

Nous donnons ci-après plusieurs exemples dans lesquels l'anesthésie musculaire faisait défaut. Dans le n° 166, au contraire, elle existe, portée au plus haut degré, et combinée à l'inconscience absolue ci-dessus. Dans le n° 164, l'anesthésie profonde est limitée à l'une des extrémités supérieures; au lieu de s'accompagner d'ataxie des muscles correspondants, elle y présente cette impossibilité complète d'exécuter tout mouvement propre à la paralysie du sens musculaire.

Obs. CLXI. — F. Suss, âgé de 24 ans. Début il y a quinze ans par une faiblesse du membre inférieur gauche qui, dix-huit mois après, se propagea au membre supérieur du même côté, à l'inférieur droit et enfin au supérieur droit. A 17 et 18 ans, ataxie, faiblesse dorsale, embarras de la parole et fourmillements dans le bras gauche. A 24 ans, on constate ce qui suit : Propulsion brusque des jambes en avant. L'ataxie est très-nette aux quatre membres. Vigueur musculaire considérable. Intégrité de la sensibilité cutanée et des sens. Traitement par l'hydrothérapie pendant six mois, et la teinture de noix vomique. Amélioration douteuse. Trois ans après, la maladie a fait de nouveaux progrès. La difficulté de la station et de la marche s'accroît dans l'obscurité. La notion de pesanteur et de position des membres est conservée. La sensibilité et la contractilité électro-musculaire, de même que la sensibilité cutanée sont demeurées intactes. Anaphrodisie, pas de troubles pelviens ou des sens. (Friedreich, *loc. cit.*, obs. 6.)

Obs. CLXII. — Homme de 50 ans, facteur des postes. Début il y a deux ans, par la faiblesse et l'ataxie des membres inférieurs, et trois mois après, par l'incontinence d'urine. Amaurose à droite, amblyopie à gauche.

Pieds anesthésiés. Douleurs dans les membres inférieurs. Anaphrodisie. Conscience musculaire intacte. (Teissier, *loc. cit.*, observ. n° 8.)

Obs. CLXIII. —Homme de 44 ans. Douleurs généralisées, erratiques, pendant une douzaine d'années. Diplopie et affaiblissement de la vue, il y a dix-huit mois. Actuellement, en 1861, ataxie considérable des membres inférieurs, moindre des supérieurs. Anesthésie cutanée limitée aux doigts et au membre abdominal gauche. Conscience musculaire intacte. Les troubles oculaires ont disparu. Paralysie des muscles sacro-lombaires. Impuissance. Dysurie. Traitement infructueux par les douches et les bains sulfureux. (Carré, *loc. cit.*, obs. n° 5.)

Obs. CLXIV. —Homme de 45 ans. Début en 1847, par des douleurs rhumatismales, puis fulgurantes, généralisées, et par une dilatation de la pupille, sans diplopie, strabisme, ni amblyopie. En 1856, engourdissement des deux mains, inconscience du petit doigt droit, puis gauche, et impossibilité absolue de les mouvoir sans les regarder. Douleur en ceinture. En 1859, incertitude de la marche et de l'équilibration; bien que couché, il exécute tous les mouvements qu'on lui ordonne. Les deux membres inférieurs se heurtent en marchant. La sensibilité n'est pas altérée d'une manière appréciable. La plante des pieds sent le sol. Puissance musculaire conservée. Traitement sans résultat par iodure de potassium, iodure d'ammonium, eau de Wildsbad, électrisation localisée et nitrate d'argent. (Eisenmann, *loc. cit.*, obs. n° 2.)

Obs. CLXV. — *Ataxie locomotrice progressive à la seconde période. Pas d'anesthésie musculaire. Torticolis ?*

V... (Émile), âgé de 51 ans, sans profession, est entré le 29 mai 1863 à l'Hôtel-Dieu, salle Sainte-Agnès, n° 11, service de M. Trousseau.

Personne, dans sa famille, n'a eu d'affection semblable. V... a souvent été malade. Dans son enfance, il a eu une affection abdominale ; vers 20 ans, il a eu la variole, la rougeole, une pneumonie, deux gonorrhées et un chancre à la verge, non suivi d'accidents secondaires. De 1846 à 1852 il a été pris de vomissements opiniâtres. Jamais il n'aurait abusé des liqueurs alcooliques ou des femmes. Jamais il n'a été soumis à un mauvais régime, à des chagrins, à des fatigues exagérées, ni à l'humidité. La cause de sa maladie nous échappe. Les premiers indices remontent à l'année 1832 ; il exerçait la profession de coiffeur ; il fut pris pendant huit jours de douleurs aiguës dans les coudes, sans rougeur ni gonflement. En 1840, douleurs semblables, pendant un mois, dans les deux genoux. En 1843 et 1844, elles revinrent encore, se généralisèrent par tout le corps, et ont persisté jusqu'à ce jour.

La vue commença à s'affaiblir à gauche, puis à droite, vers la même époque, et fut entièrement perdue en 1849. Depuis, il aurait eu un prolapsus temporaire de la paupière supérieure droite. Il y a dix-huit mois, V... fut sujet à des étourdissements, sans perte de connaissance, commençant par une constriction abdominale et s'accompagnant d'impossibilité de se remuer, de parler, pendant une minute. C'est vers la fin de 1862 que les troubles de la locomotion firent leur première apparition. Au 1er janvier 1863, il renonçait à marcher dans la rue et dans sa chambre, sans le secours d'un camarade.

État actuel, 17 août 1863.—V... est d'une constitution médiocre ; sa face est très-amaigrie et comme atrophiée, les téguments de ses membres sont bouffis et décolorés. Ses poumons sont suspects, bien que l'expectoration soit simplement pituiteuse et qu'on n'y découvre aucune anomalie stéthoscopique positive. Les fonctions digestives et l'appétit sont excellents. La mémoire, l'intelligence, la parole, l'audition, l'odorat, sont en bon état. La vue est totalement éteinte des deux côtés; l'ophthalmoscope a constaté l'atrophie de la papille. L'iris droit est immobile, le gauche se contracte un peu; et de ce côté, en effet, le jour est distingué de la nuit. Le goût serait diminué depuis quelques mois, assure le malade, sans que ce fait soit plus accusé d'un côté de la langue.

V... porte toujours sa tête en haut et à gauche, comme si le sterno-mastoïdien était contracturé. De même, la mâchoire inférieure est déviée à gauche, comme si le masséter droit était aussi contracturé. Pourtant ces deux muscles ne sont pas plus durs ni plus saillants qu'à l'état normal. En outre, les deux moitiés de la face sont inégales, sans qu'on puisse prononcer le mot hémiplégie. Il y a une sensibilité obtuse de toute la face à la piqûre, au pincement, au contact, au froid. Jamais de céphalalgie.

Les douleurs dont nous avons déjà parlé se montrent par crises tous les deux ou trois jours ou après des semaines, assez aiguës pour l'empêcher de dormir, généralisées dans tout le corps, très-mobiles; elles consistent en un et jusqu'à quinze élancements par minute. Le beau temps, l'humidité, l'orage, la nuit n'ont aucune influence sur leur retour. Jamais de crampes ou de secousses musculaires.

La sensibilité, la force contractile, l'adresse des membres supérieurs sont normales. Indiquons seulement une diminution sans doute congénitale de la puissance des fléchisseurs des doigts à gauche, et un engourdissement des deux dernières phalanges du médius et de l'indicateur gauches, remontant à deux ans.

V... dit ne pas sentir ses jambes jusqu'à la hauteur des jarrets. Cependant il a une parfaite notion des mouvements qu'il exécute volontairement, et des déplacements qu'on fait subir à ses membres. Il distingue, avec une intelligence et une précision remarquables, la sensation semi-douloureuse que produit le pincement profond des muscles, des cuisses et des mollets, d'avec la sensation obtuse due au toucher de la peau. Aussi n'y a-t-il ici aucun doute à élever sur la parfaite intégrité de ce qu'on appelle la conscience, le sens, ou la sensibilité musculaire.

Voici les résultats de nos épreuves : La plante des pieds est peu sensible au chatouillement à droite, très-sensible à gauche. Partout le malade finit par nous dire à peu près avec combien de doigts nous le touchons. La piqûre avec une épingle, l'arrachement d'un poil, déterminent une sensation vague. Le pincement avec les ongles est suivi sans retard d'une douleur exactement proportionnée à son intensité. Les corps chauds et froids sont perçus comme à l'état normal. La sensibilité reparaît dans toute son intégrité au ventre, au thorax ; elle redevient obtuse dans une petite étendue au-dessus de la clavicule droite, dans toute la région mammaire droite, et, comme nous l'avons dit, à la face. Nulle part il n'y a d'hyper-esthésie.

La force musculaire est égale aux deux membres inférieurs et très-énergique. L'ataxie locomotrice est appréciable dans le décubitus dorsal et la station verticale. Tant que les pieds sont retenus par la couverture, les mouvements sont normaux ; mais dès qu'ils ne sont plus maintenus par elle, la jambe se meut brusquement, comme un ressort, et est jetée, d'un seul coup, dans l'extension ou l'abduction. La marche est de toute impossibilité, même avec le secours d'un bâton ou d'un infirmier. Mais, les deux mains appuyées sur le dossier d'une chaise qu'il fait glisser sur le carreau, V... parvient à faire plusieurs pas. Aussitôt qu'un désir, ou la pensée d'un mouvement a lieu, ses jambes sont prises d'une musculation irrésistible que la volonté ne dirige que très-imparfaitement. Les pieds ne peuvent se fixer un seul instant, et piaffent en quelque sorte. Pour remonter dans son lit, V... se hisse à l'aide de ses bras, et évite instinctivement de s'aider de ses membres inférieurs dont il connaît l'insubordination. Au repos complet, les jambes, au contraire, demeurent calmes, et il supporte, sans ployer, un poids de 75 kilogrammes sur les épaules.

V... est atteint de spermatorrhée depuis une douzaine d'années, et de l'anaphrodisie la plus absolue depuis dix ans. Il va bien à la selle et urine sans difficulté.

Depuis six semaines, il prend 3 centigrammes de nitrate d'argent par jour, sans aucun résultat. Les douleurs, qui ont paru s'améliorer d'abord pendant les grandes chaleurs, sont revenues aujourd'hui.

24 septembre. — Traitement *ut supra*; rien de nouveau ; les douleurs ont repris comme par le passé.

9 janvier 1864. — Le nitrate d'argent reconnu infructueux a été remplacé

depuis trois mois par la belladone, qui aurait amélioré les douleurs. L'essence de térébenthine, à la dose de huit capsules par jour, a été également administrée sans résultat.

P. S. 1er novembre. — Ce malade a été atteint d'un rhumatisme sub-articulaire aigu qui a duré plusieurs mois ; il distinguait parfaitement ses douleurs fulgurantes de ses douleurs articulaires. Mais ces accidents n'ont eu aucune influence sur la maladie principale, qui est toujours au même point.

OBS. CLXVI. — *Ataxie locomotrice progressive très-avancée. Paralysie double de la deuxième paire, et simple de la troisième. Paralysie incomplète du mouvement et de la sensibilité d'une moitié de la langue, du voile du palais et de la face. Dysphagie. Anesthésie cutanée, musculaire et mixte, complète ; ataxie locomotrice portant sur trois membres.*

D... (Louis), âgé de 37 ans, est entré à l'Hôtel-Dieu, salle Sainte-Agnès, n° 21, service de M. Trousseau, le 31 mai 1862.

Sa famille est exempte de toute névrose appréciable, il n'a jamais eu de maladie autre que celle-ci. Il y a vingt ans, il eut un chancre qui guérit en un mois, et ne fut suivi ni de mal à la gorge ou à l'anus, ni d'alopécie, ni de taches cutanées. En 1853 ou 1854, il fut sujet à des tiraillements douloureux dans les bras et les jambes, si faibles qu'il n'y accorda aucune attention. Il exerçait alors la profession sédentaire de teneur de livres et était bon marcheur, lorsque, du jour au lendemain, en 1855, il fut pris de troubles graves de la vision à droite, et quelques mois plus tard, à gauche. M. Desmarres diagnostiqua une paralysie double du nerf optique, et une paralysie de la troisième paire à droite, et ordonna, pendant dix-huit mois, un traitement par l'iodure de potassium, jusqu'à 3 grammes par jour, dose qui amenait de violents maux de tête et d'estomac. Néanmoins, la vision devint de plus en plus mauvaise, et lui permit à grand'-peine de continuer ses écritures. Pour obvier à sa diplopie, il se bouchait alternativement l'un des yeux. Au fur et à mesure que l'amblyopie croissait, les désirs vénériens et les érections augmentaient. D'ailleurs, à cette époque, aucun fourmillement, aucune faiblesse des extrémités.

Le 15 juillet 1860, il renonça totalement à ses occupations ; et un matin, en février 1861, il constata une aggravation subite. Il ne distinguait plus que la clarté de l'obscurité et prit un guide. Quelques jours après, ses jambes faiblissaient pour la première fois. Il lui semblait que, de temps à autre, quelqu'un lui donnait un coup de genou dans les jarrets. Au commencement de 1862, les symptômes subissaient une autre recrudescence ; des troubles de déglutition et de la parole se montraient. Lorsqu'il s'arrêtait dans la rue pour laisser passer une voiture, il lui était impossible de demeurer en place sans tomber, et la personne qui lui donnait le bras était obligée de le faire marcher en long et en large sur le trottoir, en attendant. La jambe gauche était plus faible que la droite. L'émission des urines était pénible.

État actuel, 1ᵉʳ février 1863.

Extrémité céphalique : L'intelligence et la mémoire sont indemnes : « Je ne vis que par le souvenir, dit-il ; aussi, depuis un mois, vois-je avec effroi survenir dans ma tête des douleurs analogues à celles de mes jambes. » Les organes de l'ouïe et de l'odorat sont les seuls intacts. Ce malheureux ne distingue que le jour de la nuit. Ses pupilles sont dilatées et immobiles ; son regard incertain est dirigé en haut, comme chez les amaurotiques. Il y a hémiplégie presque absolue de la sensibilité du côté gauche du corps. Ce fait est très-remarquable à la face. La moitié de la langue, des dents, des lèvres, des joues, est engourdie et ne perçoit plus les diverses impressions de gustation, de tact et de douleur ; celles de température seules sont perçues confusément aux lèvres, etc. La langue articule mal par instants, et souvent est mordue sur son bord gauche. Elle ne tremble pas et n'est pas déviée. Le côté gauche du voile du palais est mou, flasque, immobile. L'extrémité de la luette est déviée. Depuis dix mois, le malade avale avec difficulté les aliments solides et facilement les liquides ; il a parfois un sentiment de strangulation laryngienne. Les muscles des mâchoires du côté gauche sont roides et fonctionnent mal, assure-t-il. L'œil gauche, toujours rouge, plus ouvert que le droit, se ferme incomplétement pendant la nuit. La commissure labiale du même côté est un peu abaissée. D'ailleurs aucun tic, aucune ataxie musculaire appréciable à la face ; mais il y ressent des douleurs vives et toujours du côté gauche.

Membres supérieurs : La puissance contractile est normale à droite, moindre à gauche quand il serre un objet ou qu'il résiste à l'extension ou à la flexion de l'avant-bras. Quoique un peu altérée, la sensibilité peut être considérée comme bonne à droite. Les impressions tactiles douloureuses sont très-confusément perçues, une seconde en retard, dans tout le côté gauche du thorax, à l'épaule, au bras et à l'avant-bras gauche. Les corps chauds et froids produisent, au contraire, une sensation exagérée. La pression musculaire, perçue profondément au bras droit, ne l'est pas à gauche. Le signe de la croix n'est pas fait avec souplesse et précision, à gauche comme à droite. La main droite trouve presque tout de suite un objet posé sur le lit, tandis que la gauche erre longtemps et s'agite irrégulièrement.

Membres inférieurs : Puissance musculaire un peu diminuée à droite, davantage à gauche. La sensibilité est affaiblie au membre inférieur droit, au même degré qu'au membre supérieur gauche, mais moins encore qu'au membre inférieur gauche. Ainsi le chatouillement est, après plusieurs secondes, faiblement perçu à la plante du pied droit et ne l'est pas à gauche. Au contraire les impressions de température qui persistent sont plus intenses à gauche. La sensibilité musculaire, éteinte à gauche, conserve encore quelque apparence à droite. Le patient n'a qu'une notion vague de l'identité et de la position de ses membres. S'il éprouve une démangeaison, il va frotter l'autre jambe, ou bien ne la trouvant pas à sa place, il est obligé de la chercher plus loin, ou même en dehors de son lit. Il étend et fléchit assez bien et isolément ses orteils. Mais les combinaisons plus complexes sont impossibles. Il élève sa jambe avec une brusquerie extraordinaire. L'intention n'existe pas plutôt dans son esprit que la contraction, en un clin d'œil, est à son maximum. C'est un ressort qui se détend. D... ne peut se tenir debout, même un instant, soutenu par deux aides. Lorsque ses pieds, nus au contact du sol, reçoivent une impression de température, il peut à la rigueur vouloir et tenter un pas. Mais dès que ses pieds chaussés ne sentent plus rien, il cesse d'avoir conscience de leur existence et même d'une volonté en lui capable de leur demander quelque chose. D'ailleurs il garde habituellement le lit. Quelquefois on le transporte comme un enfant dans un fauteuil où il a peine à se maintenir. Ce petit voyage passif le fatigue beaucoup et lui donne des étourdissements.

D... accuse deux sortes de douleurs passagères et circonscrites dans les deux membres inférieurs et le supérieur gauche : les unes sont des élancements, les autres comme une torsion des chairs. Aucune secousse musculaire. Les impressions de chatouillement de la plante des pieds et celles de froid, plus ou moins perçues, sont suivies un peu après d'un mouvement réflexe assez étendu.

Dysurie simple ; quelquefois désirs lascifs suivis d'éjaculation. Fonctions digestives troublées depuis quelque temps.

Traitement. — On a tenté successivement : 1° le nitrate d'argent à la dose de 1 centigramme par jour pendant trois semaines. L'anorexie, les coliques et la diarrhée ont obligé de le suspendre avant qu'on ait constaté la moindre amélioration ; 2° le chlorure d'argent, qui ne fut pas mieux supporté et n'eut pas de meilleur résultat ; 3° la belladone, 2 pilules par jour pendant un mois ; 4° le lactate de zinc, 2 ou 3 pilules. « Je vais mieux, dit-il, quand on ne me donne aucun médicament. » Aujourd'hui, gouttes de Baumé pour rétablir l'appétit. Depuis sept semaines il ne subit plus aucun traitement, sauf l'électrisation quotidienne. La maladie ne s'aggrave pas, il a moins de douleurs.

24 mai 1863. — Catarrhe vésical intense depuis deux mois. M. Trousseau, en vue de cet accident, lui fait prendre, depuis douze jours, 6 capsules d'essence de térébenthine par jour.

15 septembre. — Il a toujours sa cystite depuis quatre mois et a maigri. L'engourdissement des membres supérieurs remonte aujourd'hui à gauche jusqu'à l'épaule, à droite jusqu'au coude. Douleurs très-fortes. Aujourd'hui il ne peut rester sur une chaise ; presque au moindre mouvement il y a comme un ressort qui le prend en dessous et le jette à terre. Il est plus maladroit de la main droite qu'il y a un an. Il est réduit à boire sa soupe au lieu de se servir de sa cuiller.

Vers le 10 décembre, il est dirigé sur Bicêtre.

Ataxie locomotrice.

La description du symptôme ataxie, dans la présente maladie, n'a été qu'ébauchée par les auteurs. Nous en avons dit quelques mots dans la première partie de ce travail. Nous allons y insister.

On se rappelle que les troubles d'équilibration et de progression ne présentent pas la même physionomie et qu'il en existe trois formes. Dans l'une, le malade, pris d'une singulière tendance à tourner sur lui-même, à balancer la tête, à reculer, à se précipiter en avant, exécute encore des mouvements coordonnés. Dans l'autre, il ne peut se tenir debout et marcher avec sûreté, non parce que les muscles se dérobent à toute coordination, mais parce qu'il est frappé d'une sorte de vertige, d'un sentiment spécial dont il place lui-même le siége dans sa tête. Romberg, parlant du désordre du sens de l'équilibration, a eu sans doute en vue ce phénomène. Dans la troisième forme, les mouvements échappent, à n'en pas douter, au contrôle de la volonté, sont indécis, irréguliers ou désordonnés, et, par cela même, deviennent incapables d'accomplir les opérations complexes de la marche et de l'équilibration.

La première forme, à moins de complication cérébrale, n'appartient pas à la maladie qui nous occupe. Cependant, trois ou quatre fois, on a mentionné une disposition à tomber ou tourner d'un côté plutôt que de l'autre. Chez le sieur Garcin, une impulsion irrésistible le force à se porter vers la gauche. C'est sur cette observation que M. Duchenne s'est appuyé pendant plusieurs années, pour placer le siége présumé de sa maladie dans le cervelet. Dans ces divers cas, il existait d'autres symptômes et d'autres troubles ataxiques qui ont fixé le diagnostic ; et il est permis de les rattacher simplement à une inégalité d'ataxie dans les deux membres. Nous persistons donc à croire que la présence isolée de cette forme sera une raison pour douter du diagnostic ataxie locomotrice progressive.

Il nous a été impossible de découvrir la deuxième forme dans les observations étrangères, à cause de l'étroite ressemblance de sa description, avec celle des troubles ataxiques ordinaires. Dans nos propres cas, elle se trouve assez nettement indiquée deux fois (obs. n°s 225 et 215). Elle y diffère tellement de ce qu'on observe dans la maladie de M. Duchenne, que nous n'avons pu nous résoudre à donner la dernière qu'à titre de diagnostic suspect.

La troisième forme n'est pas absolument spéciale à l'ataxie progressive ; nous l'avons rencontrée en particulier dans d'autres affections réputées myélites chroniques ; mais elle est ici portée à un si haut degré, qu'on peut la regarder comme l'un des caractéres les plus francs de la maladie. Aussi avons-nous réservé sa description pour le présent chapitre dont le complément se trouvera à l'occasion de la physiologie pathologique. Rappelons que, par opposition aux deux autres formes, nous lui avons déjà donné le nom d'*ataxie locomotrice proprement dite* ou *forme commune*.

Le symptôme est-il identique avec lui-même dans les divers cas, et dans les différentes parties du corps ? Les descriptions faites par les auteurs, en particulier par l'auteur de l'*électrisation localisée*, donneraient à penser que oui, et nous-même, au début de nos recherches, nous l'admettions ; allant plus loin, nous nous apprêtions à soutenir qu'étant donné un ataxique quelconque, on pouvait à première vue, et à la physionomie des mouvements, reconnaître la maladie en question. C'est qu'alors nous ne songions à écarter que la forme cérébrale ou cérébelleuse, et que nous ne tenions pas assez compte, ni de sa présence dans des maladies autres que l'ataxie progressive, ni de sa manière d'être aux membres supérieurs, ni de la deuxième forme ci-dessus. D'ailleurs on verra tout à l'heure que le défaut de coordination diffère énormément d'aspect, à ses différents degrés, et dans les diverses parties du corps.

La question suivante semble tout d'abord inutile à poser. L'ataxie est-elle constante? M. Duchenne, M. le professeur Trousseau et l'Académie de médecine ont fait de son existence une condition *sine quâ non*, ainsi que l'atteste l'expression d'ataxie locomotrice progressive. Nous aussi, adoptant ce point de départ, nous nous sommes fondé sur sa présence dans certaines maladies de la moelle avec troubles oculaires, pour admettre la réalité d'une espèce morbide spéciale et nouvelle. Mais tous les autres symptômes, dont l'ensemble caractérise cette maladie, peuvent manquer tour à tour, sans que celle-ci cesse d'être évidente; l'ataxie aussi ne saurait-elle faire défaut? Nul doute pour la première période qu'on reconnaît à son absence. L'hésitation ne serait possible qu'à la deuxième période. Supposons, en effet, le cas suivant : Un homme de 40 ans est atteint de douleurs généralisées et, quelques années après, d'affaiblissement progressif de la vue, d'un prolapsus de la paupière et d'une diplopie passagère. Un an plus tard, il est pris d'engourdissement, d'anesthésie cutanée, d'anesthésie musculaire et même, si l'on veut, d'une faiblesse considérable de la myotilité. Ces symptômes se propagent des membres inférieurs aux supérieurs, en même temps que la vue se perd tout à fait. A ce tableau, il ne manque que le défaut de coordination, pour constituer l'expression symptomatique tout entière de l'ataxie locomotrice progressive. Eh bien, cette observation existe (obs. n° 82). Nous n'en avons qu'une, il est vrai ; mais elle en fait présumer d'autres. De plus, comme nous le dirons bientôt, la paralysie véritable accompagne parfois l'ataxie au point de la masquer, à un degré avancé, et de rendre sa constatation presque impossible. L'esprit conçoit donc, à la rigueur, l'existence d'une ataxie locomotrice progressive sans ataxie, soit que ce symptôme ne puisse être vérifié, soit qu'il soit peu accusé, soit enfin qu'il n'existe pas du tout. Cette considération, dont nous ne voulons pas exagérer la portée, et qui n'ôtera rien de son intérêt à la description qui va suivre, nous permet d'aborder notre étude en toute liberté d'esprit.

L'ataxie locomotrice a été signalée aux membres inférieurs, aux membres supérieurs, à la face, etc. Elle commence par les jambes, tantôt par les deux à la fois, tantôt par une seule d'abord. Quand l'un des membres inférieurs est pris avant l'autre, il n'est pas rare que le supérieur du même côté ne le soit en même temps, ou bien peu de temps avant ou après. Il n'existe qu'une observation d'une forme hémiplégique persistante (obs. n° 217). Encore le diagnostic est-il plus que suspect. Une seule fois, à notre connaissance (obs. n° 167), l'ataxie s'était limitée aux membres supérieurs. Un deuxième cas, nous a-t-on dit, se serait présenté dans le service de M. Trousseau. Sur 117 observations, 71 fois le symptôme était exclusivement limité aux membres inférieurs, tandis que 46 fois il avait en même temps atteint, d'une façon plus ou moins évidente, l'un ou l'autre, ou les deux membres supérieurs.

Lorsqu'on se rend nettement compte du début, on apprend que l'incertitude des mouvements a été précédée de près par l'engourdissement ; et, si l'on pouvait suivre soi-même les progrès du mal, on trouverait sans doute que l'ataxie a suivi une marche progressive et ascendante, du pied vers la racine du membre, comme l'engourdissement lui-même. Les renseignements rétrospectifs sont toujours difficiles à obtenir, par la raison que le sujet confond, dans son langage, l'insensibilité, l'ataxie et la faiblesse des jambes, et tend à les rapporter les uns aux autres. Le début est insidieux et progressif ou bien subit, du jour au lendemain, comme s'il s'agissait d'une congestion médullaire aiguë. Les symptômes occupent alors les deux membres à la fois, jusqu'aux genoux ou jusqu'aux hanches.

Afin d'introduire de la clarté dans la description un peu longue qui va suivre, nous étudierons le phénomène : 1° aux membres inférieurs; 2° aux membres supérieurs; 3° à la face, etc.

La description aux membres inférieurs, plus importante, comprendra : 1° l'apparition du phénomène d'une manière générale, telle que l'expose le malade; 2° son étude dans le décubitus dorsal, 3° dans la station verticale, 4° enfin, pendant la marche, etc.

A. MEMBRES INFÉRIEURS. — L'incertitude de la marche se révèle aux malades tantôt le matin au moment de s'habiller, tantôt dans la rue, plus souvent le soir et dans l'obscurité. Ils ont peine à gravir un escalier, à monter sur le trottoir. Ils continuent à vaquer à leurs occupations, et font encore de longues courses bien que se fatiguant plus que d'habitude. Ils prennent alors une canne. Un jour, sous l'influence d'une émotion, ou bien étourdis par le bruit des voitures, ou sur un parquet glissant, ils trébuchent et n'évitent de tomber que grâce à un puissant effort ou à un point d'appui trouvé à propos. Ils ont ensuite recours au bras d'un camarade, jusqu'à ce que celui-ci à son tour devienne insuffisant. Quelques-uns se rendent déjà compte de l'utilité de la vision, et disent que les désordres de la marche s'exagèrent dès que leur attention s'égare et qu'ils perdent le sol de vue. L'idée seule que quelqu'un est auprès d'eux à portée de les secourir, leur donne plus d'assurance. Ce qu'ils redoutent le plus, c'est un parquet ciré. Sur la terre ils sont plus confiants et vigoureux que sur un sol uni, où ils deviennent tremblants et n'osent avancer. Cette crainte vient de l'expérience qu'ils ont acquise sur l'instabilité de leurs mouvements et sur l'insuffisance de leur point d'appui, et ne dépose pas contre leurs facultés intellectuelles. J'insiste même sur cette vérité, qu'ils ont une parfaite conscience que le mal est dans leurs jambes et non dans la tête ; ils le répètent à satiété. Aussi la plupart des ataxiques, se trouvant, pour me servir encore de leurs expressions, le coffre et la tête bons, acceptent-ils leur maladie avec résignation. Ce fait est si général, que, dans le cas contraire, nous croirions utile de suspendre notre diagnostic, ou tout au moins d'admettre une extension vers l'encéphale.

Les procédés pour constater l'ataxie des membres inférieurs consistent à examiner les mouvements lorsque le malade est couché sur son lit, lorsqu'il se lève et s'habille ; à le faire tenir debout, les pieds rapprochés, et marcher avec ou sans soutien ; et enfin, à répéter ces épreuves en lui disant de fermer les yeux. L'occlusion de ceux-ci décèle l'ataxie là où elle était inappréciable. De légère, elle la rend horriblemnet désordonnée. Aussi, chez quelques aveugles, atteint-elle un degré incompréhensible. Il est cependant des exemples où les désordres ne s'exagèrent pas notablement par la privation de la vue ; et l'on aurait tort de s'appuyer sur ce fait pour rejeter l'existence d'une ataxie locomotrice progressive, attestée par l'ensemble des autres symptômes.

Quelques médecins s'imaginent que le défaut de contrôle et de direction sur les mouvements volontaires doit se constater exclusivement pendant la station verticale ; et beaucoup d'observations ne font mention du mode d'exploration au lit que pour dire : tous les mouvements sont librement exécutés dans le décubitus dorsal. Quelquefois, en effet, ceux-ci sont réguliers, tandis que la marche est indécise. Mais quelquefois aussi ils permettent mieux d'analyser le phénomène, et d'éviter les causes d'erreur provenant d'une paralysie des membres inférieurs ou d'une influence purement cérébrale sur l'équilibration et la progression. Certains ataxiques ne peuvent sortir de leur lit sans s'affaisser immédiatement, et ne laissent pas le loisir de discerner ce qui appartient à la paralysie de ce qui est à l'ataxie ; tandis que tous se livrent sans crainte, sans fatigue et avec la meilleure volonté, aux épreuves qu'on leur fait subir couchés. Voici donc ce qu'on constate lorsqu'il y a ataxie, avec ou sans anesthésie.

1° *Décubitus dorsal.* — Le malade retire son pied de dessous les draps, et le jette dans l'extension par un mouvement brusque et rapide. Il ne peut ou ne sait s'arrêter et se modérer dans les positions intermédiaires et passe, en un clin d'œil, de l'extension à la flexion, de l'abduction à l'adduction, et réciproquement. On dirait qu'un ressort placé dans l'articulation se détend tout à coup. Si on le prie d'opérer un mouvement déterminé, les muscles se roidissent, le pied s'étend sur la jambe, la jambe sur la cuisse ; et le membre, tout d'une pièce, est lancé tantôt d'un bond, tantôt par saccades irrégulières dans la direction demandée. Les mouvements en rapport avec les muscles pelvi-fémoraux sont le plus visiblement ataxiques, et la cavité cotyloïde est le centre autour duquel ils s'opèrent ; l'abduction exagérée est le plus irrésistible et le plus étendu. Aussi les assistants ont-ils à se tenir en garde contre cette brusquerie. Chez quelques sujets, la flexion du membre en entier est également exagérée. Les malades intelligents expliquent l'extension fixe qu'ils donnent instinctivement au pied et à la jambe, avant de tenter le mouvement indiqué, en disant que leurs muscles, étant plus rebelles à la volonté dans les attitudes intermédiaires, ils s'efforcent de les immobiliser dans la position la plus favorable. Nous verrons que les malades, modérément ataxiques, se livrent debout à la même combinaison au moment de se mettre en marche. Cette difficulté de maintenir les attitudes intermédiaires indique que c'est dans ces attitudes que le médecin devra chercher les degrés les plus inappréciables de l'ataxie.

Ce que nous venons d'esquisser appartient à un degré avancé et fera comprendre ce que sont les degrés moindres. Souvent, en effet, il faut y regarder de très-près, surtout quand il y a affaiblissement ou paralysie musculaire. Le mot : brusque, résume la nuance la plus faible.

Les mouvements commandés à un paralytique sont bien différents. Son premier acte, avant qu'on ait eu le temps de s'y opposer, est de s'aider de ses mains, soit pour enlever le reste de la couverture qui le gêne, soit pour déplacer son membre. Très-souvent, il ne parvient pas à retirer le bout de ses orteils arrêté par cette couverture. Pour opérer le mouvement indiqué, il se livre à un effort général visible, dans lequel interviennent les muscles du tronc du côté opposé. Il essaye, par divers artifices, de remplacer la force qui lui fait défaut dans ses jambes. Son mouvement, lourd et lent, n'est que de quelques centimètres ou plus, selon le degré de la paralysie.

Ce résumé suffit à démontrer la différence énorme qu'il y a entre un ataxique et un paralytique. Les tableaux sont si opposés, qu'une fois qu'on se sera rendu compte de ce que nous venons de décrire, on fera facilement la part des deux phénomènes; et l'on reconnaîtra leur degré à tous deux et leur coexistence, en l'absence même du dynamomètre et des autres moyens d'apprécier la force musculaire.

2° *Station verticale.* — Dans ce deuxième mode de constatation, le malade est invité à rapprocher ses deux pieds et à se maintenir en équilibre. On le voit alors osciller de droite à gauche et de gauche à droite, en proie à une certaine anxiété, étendre malgré lui les bras à la façon d'un balancier, et finir par trébucher et tomber du côté où le corps vient à pencher davantage.

Heyd (de Tubingen) a imaginé de fixer, à l'aide d'un crayon qui dessine les oscillations du corps, les courbes du malade cherchant son équilibre. Ayant constaté ce qu'elles sont chez l'homme, pieds nus ou chaussés, ou quand on applique du chloroforme à la plante des pieds, il a établi qu'elles étaient plus considérables dans l'ataxie locomotrice.

Les épreuves de l'équilibration sur place n'ont pas une grande valeur. Elles ne mettent pas assez en relief ce qu'il y a de caractéristique dans l'ataxie, c'est-à-dire l'incohérence musculaire, dès que le malade veut exécuter un mouvement. Puis il est un trop grand nombre d'états morbides qui le présentent : les uns, inhérents à la faiblesse du malade, alité depuis longtemps et mal nourri ; les autres, provenant de troubles cérébraux variés ; d'autres, enfin, dépendant d'une paralysie incomplète. Cependant, elles prennent plus d'importance lorsqu'on y ajoute les suivantes. Après avoir fourni au malade un point d'appui, quelque léger qu'il soit, ou lui avoir écarté les deux pieds pour élargir sa base de sustentation, le médecin vient-il à peser lourdement sur ses épaules, l'individu résiste vigoureusement et ne manque pas d'assurer qu'il est capable de supporter davantage. Mais tous ne se comportent pas ainsi : parfois les jambes tremblent et ploient. Quelques-uns même s'affaissent complétement dès qu'ils touchent le sol, quoique deux infirmiers les soutiennent solidement sous les bras (témoin les observations n°ˢ 203, 173, 172), ce qui est un indice de paralysie.

3° *Marche*. — Le nombre des muscles qui entrent en jeu, alternativement et solidairement, pendant cette opération complexe, nous fait prévoir l'importance des désordres dont

elle est l'occasion. L'ataxie y prend quelquefois des proportions considérables ; mais, d'autres fois, y est presque inappréciable. Pour la facilité de la description, nous distinguerons
arbitrairement trois degrés au point de vue de l'intensité.

Au premier, le malade lève brusquement les pieds l'un
après l'autre, et leur fait décrire un arc de cercle à convexité
tournée en dehors, sans les laisser traîner à terre ; la pointe
relevée s'avance un peu trop, et le talon, revenant sur lui-
même, frappe le sol avec force. Tantôt le malade marche
ainsi, vite mais prudemment, à petits pas indécis, ne posant
pas les pieds exactement où il désire. Tantôt il les écarte pour
se donner un peu plus d'aplomb et va plus vite encore. Il ne
chancelle et ne trébuche positivement qu'au moment de se retourner. Ces nuances ne s'aperçoivent qu'après un examen
très-attentif, et ne peuvent être données sûrement pour de
l'ataxie que si elles coïncident avec l'intégrité de la puissance
musculaire.

Une légère paralysie donne lieu à des phénomènes si
analogues, qu'il serait imprudent de conclure sans avoir égard
aux autres symptômes, soit de myélites ordinaires, soit d'ataxie
progressive. Rappelons cependant que le paralytique détache
ses pieds du sol lourdement, comme s'il soulevait un poids,
qu'il jette quelquefois son pied, mais dans l'intention de le
porter un peu plus loin en utilisant la vitesse acquise ; que,
pour cela, il fait intervenir visiblement tous les muscles du
membre ; qu'il élève en même temps la hanche en renversant
le tronc du côté opposé ; qu'en outre, le bord interne du pied
traîne toujours sur le sol, etc.

A un deuxième degré, la démarche a été comparée à celle
d'un homme ivre, d'un voyageur novice à bord d'un paquebot,
d'un danseur de corde. Ces comparaisons laissent à désirer.
Au moment de se mettre en marche, l'ataxique modéré commence par immobiliser, tant bien que mal, son articulation

tibio-tarsienne, par étendre fortement la jambe sur la cuisse, et s'efforcer aussi longtemps que possible de les maintenir dans cette attitude ou de les y ramener. Lorsque alors on explore les muscles, on sent que fléchisseurs aussi bien qu'extenseurs sont durs et tendus. Les triceps suraux et fémoraux forment une saillie considérable, qui donne aux membres une configuration spéciale et forcée. La marche s'opère surtout à l'aide des muscles pelvi-fémoraux. Les pieds se détachent vivement du sol, sont jetés en avant, la pointe très-relevée; le talon, porté trop loin pour prendre terre, refait en arrière les deux tiers de son trajet, et vient frapper le parquet avec violence. L'arc de cercle en dehors s'exagère quelquefois au point que le pied, trop écarté, se pose de ce côté et oblige le tronc à se porter dans le même sens. De là l'irrégularité de la démarche et les zigzags mentionnés dans les observations. Que ce degré coïncide avec la persistance ou l'affaiblissement de la force musculaire, il est facile à reconnaître.

Le troisième degré a pour caractère l'impossibilité, de la part du malade, d'immobiliser suffisamment ses articulations du genou et du pied, et par conséquent de s'opposer à ces attitudes intermédiaires qui laissent éclater au plus haut degré l'espèce de folie dont les muscles sont atteints, lorsque la volonté les met en jeu. Les malheureux, arrivés là, ne peuvent faire un pas sans s'accrocher aux barreaux de leur lit ou sans s'appuyer sur deux infirmiers. La plante des pieds semble en quête perpétuelle d'un point d'appui qui lui échappe sans cesse. Les jambes se dérobent à tout contrôle, glissent sur le parquet, fuient et vont s'engager sous le lit. Quelquefois un des pieds se contourne de façon que son côté externe s'appuie sur le sol, et sa face dorsale regarde en avant ; ou bien, c'est une jambe qui, décrivant un grand circuit, vient s'arc-bouter en arrière de la malléole externe du membre opposé, et ne peut plus en être dégagée. Souvent le désordre s'accentue davantage ; les deux membres, étendus, sont projetés en avant, en arrière, de côté, se croisent follement, s'embarrassent, sans qu'il soit possible de démêler dans cette confusion le moindre dessein, la moindre indication d'un des temps de la marche. C'est ce qu'on désigne avec raison sous le nom de jambes de pantins. Après quelques instants de cet affreux exercice, les sujets épuisés demandent à être reportés dans leur lit. Il y en a qui en conservent une céphalalgie pendant plusieurs heures. Le n° 202 était huit jours avant de se remettre tout à fait.

On ne saurait imaginer les précautions et les artifices qu'emploient ceux qui ont conservé l'usage de leurs bras, pour sortir de leur lit, s'asseoir sur une chaise et la pousser jusqu'au poêle. Leur attention s'applique à éviter le plus faible mouvement volontaire ou même involontaire dans leurs membres inférieurs, et à ne pas les abandonner un instant sans soutien, car ils savent qu'une première contraction sera le signal d'une agitation que leurs efforts de répression ne feront qu'accroître. A ce degré, la plupart sont privés de la consolation de descendre de leur lit. Un infirmier les emporte dans ses bras jusqu'à un fauteuil. On en voit qui, là encore, ne peuvent se tenir tranquilles et tombent de leur siége. Ils sont condamnés à séjourner au lit.

Nous recommandons, comme quatrième mode de constatation, l'examen des malades à leur insu au moment où ils descendent de leur lit et s'asseoient. Il est très-utile dans les ataxies douteuses. Nous n'y insistons pas.

B. MEMBRES SUPÉRIEURS. — Les désordres ataxiques s'y présentent sous un aspect moins saisissant, moins caractérisé. Leur fréquence aussi y est moindre. Sur 118 cas, nous les avons rencontrés 46 fois étendus aux membres supérieurs et 1 seule fois exclusivement limités à ces membres. Une ou deux fois ils étaient plus intenses qu'aux inférieurs. Mais la difficulté d'interpréter juste les observations d'autrui, nous a engagé à dresser à part le tableau détaillé ci-dessous, comprenant seulement les nôtres. Là où l'ataxie ou quelque chose d'analogue existait, nous nous sommes borné à indiquer ce symptôme. Plus loin, nous avons noté les seuls signes (les douleurs exceptées) qui y prouvassent l'existence de la maladie. Dans les autres il n'y avait rien.

Ataxie forte ou faible, égale des deux côtés	2	
— — prédominante à gauche	6	9 fois.
— — — à droite	1	
Agitation particulière non ataxique	1	
Maladresse douleuse ou passagère	3	8 fois.
Engourdissement ou anesthésie suspects à gauche	3	
— — — à droite	1	
Rien absolument		7 fois.

Il se résume ainsi : Sur 24 cas, 7 fois les membres supérieurs n'offraient aucun indice suspect et la maladie semblait limitée aux membres inférieurs, à part les troubles des nerfs crâniens, qui, sur ces 7 cas, existaient 3 fois ; 8 fois ils ne présentaient pas d'ataxie positive, mais des symptômes suffisants pour y attester l'existence de la maladie ; 9 fois enfin, l'ataxie y existait, dont 4 ou 5 fois aussi forte, croyons-nous, qu'elle peut s'y traduire, avec anesthésie musculaire, anesthésie cutanée et paralysie incomplète.

Légère, l'ataxie est encore plus difficile à vérifier qu'aux membres inférieurs ; intense, elle est très-nette, mais ne ressemble pas à ce que nous venons de décrire. Les dissemblances résultent de la diversité de siége et d'étendue du phénomène, de la diversité de fonctions des membres thoraciques et abdominaux, et aussi, selon nous, à certaines différences dans les propriétés physiologiques du renflement lombaire et du renflement brachial de la moelle, sur lesquelles nous reviendrons. Nous venons du voir que les muscles de la cuisse, et peut-être du bassin, sont le plus communément et le plus visiblement frappés d'ataxie, et sont les agents principaux de ces grands mouvements désordonnés de pantins, spéciaux aux membres inférieurs. Les muscles correspondants du bras et de l'épaule au contraire sont respectés, du moins dans les observations publiées jusqu'à ce jour. Il en résulte que, repoussée de l'articulation scapulo-humérale, où elle eût trouvé des conditions si favorables, l'ataxie se réfugie à la main et aux doigts et ne s'y traduit que par des désordres musculaires délicats et limités. La disposition comparée des articulations du pied et de la main contribue à cette différence. Les orteils sont courts, le métatarse et le tarse, disposés surtout en vue d'une décomposition de forces pendant la sustentation du corps. Les doigts, au contraire, sont longs et détachés les uns des autres; le métacarpe, le carpe et l'articulation radio-carpienne sont souples, mobiles et disposés pour exécuter l'infinité de mouvements délicats en rapport avec les fonctions du tact et de la préhension. Le système musculaire de part et d'autre répond à cette organisation. Aussi les troubles de locomotion varient-ils. Aux membres supérieurs, ce n'est pas autour du bras et de l'épaule qu'il faut aller chercher l'ataxie, mais aux mains, aux doigts; tandis qu'aux membres inférieurs, ce n'est pas aux pieds, mais dans les cuisses.

Il y a vingt manières de découvrir les troubles de coordination des extrémités supérieures. Elles consistent, les unes, à prier le malade de faire lentement le signe de la croix, de porter l'index vers l'extrémité du nez, de ramasser sur le lit un objet ténu; les autres, à l'examiner pendant qu'il boit, mange, s'habille, pose une épingle, met sa cravate. On fera répéter ces actes, les yeux ouverts et fermés alternativement. Un meilleur moyen encore est de lui mettre entre les mains de menus objets, comme un crayon, un instrument, une boîte. Ses efforts pour les retourner, les explorer en tous sens, et ne pas les laisser tomber, mettent singulièrement en relief le faible contrôle de la volonté sur les mouvements, surtout quand il s'y joint de l'anesthésie.

Les causes d'erreur sont la présence d'une paralysie musculaire, d'abord, puis celle d'un tremblement congénital, sénile, accidentel, ou alcoolique. L'émotion que provoquait le passage de la visite chez notre malade n° 224, était telle que, pendant une huitaine, on le crut à tort ataxique des membres supérieurs.

L'époque d'apparition de l'ataxie varie. Tantôt elle se montre avant d'atteindre les membres inférieurs, ce qui est rare, et alors c'est plus souvent d'un seul côté que des deux à la fois. Tantôt elle se montre simultanément à l'un des supérieurs et au membre inférieur correspondant, constituant alors une forme hémiplégique dont l'existence est de peu de durée. Tantôt elle apparaît aux quatre membres en même temps comme dans l'obs. 171. Tantôt enfin, elle succède à l'envahissement des membres inférieurs, après un laps de plusieurs années.

Le premier indice qui attire l'attention du sujet est la maladresse. Il n'écrit plus droit, laisse échapper les objets, renverse le contenu de son verre, de sa cuiller, ne peut plus mettre une épingle, faire le nœud de sa cravate. C'est dans l'obscurité ou quand il perd de vue ses mains, que ces désordres se montrent ou sont plus prononcés. Le même malade, n° 171, menuisier, se donnait constamment des coups de marteau sur les doigts. Ces troubles existent dans certains moments, et n'existent pas dans d'autres. Aussi le médecin ne peut-il pas toujours les constater par lui-même. Il est forcé de s'en tenir aux assertions du malade.

A un degré plus avancé, le défaut de coordination est plus visible. Il groupe mal ses doigts pour faire le signe de la croix. Il n'arrive pas directement à toucher avec l'index étendu le point de son visage qu'on lui désigne. Lui donne-t-on pour but l'extrémité du nez, par exemple, le doigt tombe à 6 ou 8 centimètres en dehors, et, chose assez bizarre, l'erreur de lieu ne varie guère pour la même main. Le même n° 171 est très-intéressant. La main gauche se rapproche toujours de l'oreille gauche, la main droite de la même oreille gauche. Dans les actes qui ont pour but de reconnaître par le toucher, ou de ramasser un objet ténu, l'ataxie devient palpable. On voit les doigts se dérobant à la volonté, s'étendre ou s'écarter sans motif ou bien se fléchir au delà de ce qui est nécessaire. Aussi ce malade a-t-il une extrême difficulté à réussir dans son dessein. L'objet glisse et tombe. Une prise de tabac s'échappe et est lancée à distance. Dans quatre de nos observations, où l'ataxie était considérable, la présence de la paralysie, et en outre de l'anesthésie, portait la maladresse à son comble. Le n° 203, par exemple, pour prendre une [prise de tabac, se livre aux combinaisons les plus étranges. A l'aide des éminences thénar et hypothénar seules, elle parvient d'abord à s'emparer de sa tabatière et la porte par un mouvement rapide à ses dents qui la saisissent; l'autre main intervient alors pour rendre à la bouche la liberté de ses mouvements et maintenir la boîte appuyée contre le menton. Elle soulève le couvercle avec ses dents, et glisse enfin son nez dans l'ouverture. Pendant ces opérations compliquées où l'on s'attend à tout instant à voir la tabatière se renverser, les doigts demeurent étendus et inutiles. M. Cruveilhier a fait une description semblable pour la femme Gruyère.

Le fait qui nous a le plus frappé, au lit du malade, c'est que les désordres des mouvements des membres supérieurs diffèrent de ceux des membres inférieurs; et cela, indépendamment des raisons anatomiques et physiologiques que nous avons développées. On y voit, il est vrai, des mouvements brusques d'abduction ou d'extension des doigts, qui, chez le n° 171, étaient cause de la chute des objets. Le sujet n'a pas un contrôle exact de ses mouvements, c'est encore vrai. Mais, de là à l'agitation désordonnée des membres inférieurs, pendant la marche, il y a loin. Aux membres inférieurs, les mots brusquerie et musculation irrésistible résument bien les phénomènes. Aux membres supérieurs, le mot impotence convient mieux surtout à une période avancée. Faut-il pour cela refuser à ceux-ci l'épithéte d'ataxiques? Je ne le pense pas, lorsque ces troubles se traduisent par la difficulté d'écrire, de mettre un bouton, etc. ; et pas davantage à une époque avancée ; car leur continuation avec la maladresse initiale, et leur existence parallèle à l'ataxie des membres inférieurs établissent leur parenté. Nous croyons cependant que, si M. Duchenne fût tombé tout d'abord sur des troubles de myotilité aux mains, semblables à ceux qu'offrent les sujets des obs. n°s 202, 203 et 230, il n'eût pas choisi le mot ataxie pour les dénommer.

L'une des conséquences de notre remarque, c'est que nous ne pouvons *à priori* dire la physionomie que revêtira l'ataxie dans telle région, ni même y prévoir avec certitude son existence.

C. TRONC ET TÊTE. — En effet, la lecture des observations porte à croire que l'ataxie des parois abdominales et des muscles du dos n'a jamais été rencontrée. M. Cruveilhier, chez une femme qui présentait des troubles ataxiques au plus haut degré, aux quatre membres et à la face, et d'autres troubles mal déterminés de la langue, du pharynx et du larynx, dit que les muscles de la respiration paraissaient entrepris. Sur cette vague assertion, il est impossible d'asseoir un jugement. D'autre part, Friedreich écrit cette phrase : « Quand elle veut faire un mouvement, on voit d'autres muscles entrer en jeu; le tronc et la tête oscillent. » Dans deux autres observations « la tête chancelle, quand le malade veut la relever »;

et, plus loin, « le cou oscille. » Nous ne croyons pas que l'a-
taxie se trouve davantage établie dans ces passages.

A la face, plus d'objection. Les observations en sont rares,
mais bonnes. Mais, avouons-le, une seule, celle de la femme
Gruyère, est tout à fait convaincante. La parole est entrecoupée, dit M. Cruveilhier, accompagnée de grimaces choréiformes, d'autant plus prononcées que la malade fait plus d'efforts pour les maîtriser. Or, le tableau des autres symptômes
défend, chez cette femme, de songer à la danse de Saint-Guy,
et démontre, au contraire, l'ataxie progressive. Après ce parfait
exemple, il est inutile de rappeler les deux ou trois autres cas
d'ataxie douteuse et partielle du masque facial, consignés
dans ce travail. L'observation de M. Teissier, qu'on a citée,
n'appartient pas à la maladie qui nous occupe, ainsi que le
pense l'auteur lui-même. Deux ou trois fois dans nos observations, il est parlé d'une roideur des muscles des mâchoires ;
ce n'était pas de l'ataxie.

Friedreich a trouvé deux fois le nystagmus des paupières,
mais les détails manquent, et il se pourrait bien qu'il soit de
même origine qu'un troisième cas que nous avons observé,
qui était congénital.

Il ne nous resterait plus qu'à nous demander si l'embarras
de la parole, la difficulté d'articuler, le nasonnement, la
dysphagie, encore assez communs dans notre maladie, sont
ou non de l'ataxie. Nous avons précédemment agité cette
question, en inclinant pour la négative, et en les laissant parmi
les troubles des nerfs crâniens dont les paralysies (ceux du
nerf facial exceptés) forment un groupe si homogène.

Se demander enfin si l'altération de la voix, signalée deux
ou trois fois, est de l'ataxie, serait aussi ardu que de se poser
la même question pour la dysurie et les pollutions nocturnes.

En résumé, l'ataxie, sauf les réserves que nous faisons sur
la nature du phénomène, a été rencontrée : 1° à la face ;

2° dans les membres supérieurs, autour des articulations métacarpienne, radio-carpienne, et peut-être huméro-cubitale ; 3° dans les membres inférieurs, et, par ordre d'importance, autour des articulations coxo-fémorale, fémoro-tibiale et tibio-tarsienne. Au contraire, elle n'a pas été démontrée, et tout porte à croire qu'elle n'existe pas, dans les muscles du tronc, bien que ceux du rachis se trouvent dans les conditions de complexité favorables au développement du phénomène.

Les observations suivantes sont des exemples de notre maladie à la deuxième période. L'ataxie locomotrice est limitée aux deux membres supérieurs, dans la 167ᵉ ; c'est la seule de ce genre que nous possédions. Elle est légère aux membres inférieurs dans la 168ᵉ. Dans le n° 169, elle est mieux caractérisée, et les mains sont déjà maladroites. Comme exemples plus frappants, au point de vue du symptôme ataxie, nous recommandons les observations nᵒˢ 203 et 171 pour les membres supérieurs, et les nᵒˢ 202 et 138 pour les inférieurs.

Obs. CLXVII. — Homme de 53 ans, voyageur de commerce. Fourmillements, crampes douloureuses, anesthésie incomplète et ataxie limités aux deux membres thoraciques. Sensibilité musculaire intacte. Anaphrodisie. Douleurs fulgurantes soumises aux variations barométriques. Pas de troubles pelviens. Trois ans après, diplopie passagère accompagnée de douleurs oculaires. Rien d'indiqué aux membres inférieurs. (Vernay, *Union médicale* 1862.)

Obs. CLXVIII. — *Ataxie locomotrice progressive. Forme paraplégique. Tremblement passager dans l'un des membres supérieurs.*

L..., âgé de 52 ans, ingénieur civil, entré le 3 juin 1863, dans le service de M. Gubler, à l'hôpital Beaujon, salle Saint-Louis, n° 13.

Sa grand'mère maternelle a succombé à une attaque d'hémiplégie, ainsi qu'un oncle paternel. Son père est mort du choléra à 44 ans. Sa mère a été longtemps hystérique et est aujourd'hui âgée de 80 ans, et sans infirmités. Ses enfants ont toujours été d'une très-bonne santé et n'ont pas eu de convulsions. Sa famille est sujette aux dartres et non aux hémorrhoïdes. Lui-même n'a jamais eu de maladie, à part une fièvre paludéenne accidentelle. Vers la puberté, il survint des migraines pendant un an ou deux, puis des épistaxis et des étouffements. A 20 ans, il eut une ulcération arrondie de la verge, pendant trois semaines, sans gonflement ni douleur dans les aines. A 30 ans, autre ulcération qui dura le même temps et s'accompagna d'un bubon inguinal non suppuré. Il n'est survenu ni mal à la gorge ou à l'anus, ni taches à la peau, ni alopécie. Il n'entendit pas, à cette occasion, prononcer le mot d'induré, bien qu'aux deux fois, il ait pris des préparations mercurielles. De 30 à 40 ans passés, il lui arriva fréquemment de remarquer d'autres ulcérations du prépuce du gland, qui guérissaient spontanément en quatre ou cinq jours, et dont l'apparition coïncidait avec la cessation de douleurs lancinantes le long de l'urèthre, par crises de deux à quatre jours de durée.

Le premier symptôme susceptible de se rattacher à sa maladie, remonte à l'année 1840. Pendant quelques semaines il éprouva des douleurs dans les deux pieds; et en 1852, d'autres douleurs semblables, principalement dans le poignet gauche et le membre inférieur gauche. Un an après environ il fut pris fréquemment d'incontinence d'urine pendant la nuit, puis d'une hyperesthésie cutanée dont le siége était à l'épaule gauche, dans le dos, puis à la région sternale, et que réveillait le moindre attouchement. Ces symptômes parurent et disparurent à plusieurs reprises, jusqu'en 1862, où ils changèrent de caractère. C'étaient comme des secousses électriques qui traversaient les chairs inopinément. Elles existaient par tout le corps, mais davantage à gauche. Tout à coup, en novembre 1862, il lui parut que sa colonne vertébrale avait perdu sa rigidité; il chancelait comme un homme ivre et ses jambes lui semblaient de plomb. Les jours suivants ces signes s'accrurent, sa démarche dans la rue était si bizarre qu'il en était gêné; ses jambes s'accrochaient l'une dans l'autre, il sentait mal le sol. Pourtant il faisait encore jusqu'à 6 lieues sans fatigue avec sa canne.

En décembre arriva un tremblement dans la main et le bras gauches. Il dit qu'à son entrée ici le désordre de la marche était extrême, qu'il était totalement paralysé de la sensibilité depuis les orteils jusqu'aux reins, et avait une douleur en ceinture à la base du thorax. Jamais il n'a éprouvé aucun trouble de la vue, de la parole, de l'ouïe. Il y a six semaines, il remplissait encore ses devoirs conjugaux. Son appétit est excellent, ainsi que sa santé générale. Cependant, de novembre 1862 à janvier 1863, il aurait beaucoup maigri. Il y a dix jours il demanda qu'on le mît à la liqueur de Van Swieten (deux cuillerées à soupe par jour) et depuis ce temps il affirme être mieux.

État actuel, 8 juillet 1863. — L... est d'un embonpoint moyen. Ses muscles sont fermes et bien développés dans toute les parties du corps. L'extrémité céphalique n'offre absolument rien à noter. En percutant directement le rachis au niveau des dix, onze et douzième dorsales et première lombaire, on détermine une douleur assez vive qui s'irradie de chaque côté. L'ébranlement de la vertèbre, en la saisissant par l'apophyse épineuse, ne produit au contraire pas de douleur.

La sensibilité cutanée est altérée dans toutes les parties sous-jacentes aux deux mamelons et aux épaules. Il n'accuse de sentiment d'engourdissement que dans les pieds. Aux membres inférieurs, l'arrachement des poils n'est nullement perçu. Aux pieds et aux jambes, le malade n'accuse aucune sensation par la piqûre d'une épingle, tandis qu'aux cuisses il perçoit après trente secondes ou une minute, une petite douleur qui persiste plusieurs minutes. La sensibilité à la température est conservée, quoique obscure ; ainsi il a cru plusieurs fois que je projetais de l'eau sur ses jambes quand il s'agissait d'un vase d'étain. Nous retrouvons les mêmes caractères au dos, au ventre, au thorax, jusqu'aux deux mamelons, n'offrant que quelques différences çà et là. L... prétend que l'état de la sensibilité varie d'un jour à l'autre. Aux bras et aux mains les mêmes épreuves accusent une moindre diminution du tact et de la sensibilité à la douleur. Là, comme au tronc, les corps froids sont normalement sentis. Le chatouillement est bien senti à la plante des pieds, ainsi que la consistance et les aspérités du sol.

La force contractile est énergique dans les quatre membres. On ne peut saisir de diminution appréciable que dans la cuisse droite. Le pincement du muscle sterno-mastoïdien donne lieu à une douleur. Le même degré de pincement n'est que modérément perçu aux avant-bras, beaucoup moins aux cuisses, et ne l'est aucunement aux jambes. Le malade n'a pas connaissance du mouvement que sa jambe droite exécute, et de la position nouvelle qu'elle a prise. Voici les faits relatifs à l'ataxie locomotrice. Pas de maladresse des mains. Il écrit aussi bien qu'auparavant. L'index droit se porte d'un seul coup vers la pointe du nez, tandis que l'index gauche n'arrive jamais qu'une fois sur cinq ou six essais. La main gauche, étendue, est animée d'un tremblement imperceptible, qui était plus fort il y a quinze jours. Toutes les expériences suivantes ont été faites, les yeux du malade étant fermés. Dans le décubitus dorsal, le membre inférieur gauche s'élève et se maintient ainsi quelque temps sans grande oscillation. Le membre droit, au contraire, au lieu de faire ce mouvement, est projeté d'une seule pièce, en abduction exagérée, sans que le malade s'en doute ou puisse l'empêcher. Debout, les pieds rapprochés, les bras pendants, il oscille à droite et à gauche, ressemblant à un bâton qu'on s'efforce de maintenir vertical sur la pulpe du doigt ; l'équilibre n'est pas conservé vingt secondes de suite. Pourtant il me supporte très-bien sur ses épaules, et il se sent d'autant plus solide sur ses jambes que j'appuie davantage.

Dès qu'il veut faire un pas ses jambes sont saisies d'une sorte de chorée ou de tremblement, sans être jetées follement deçà delà ; il ne parvient pas à exquisser le moindre temps de la marche. La chute est à tout instant imminente. Après quatre ou cinq pas, il est à bout. Le soir ces désordres s'exagèrent, ses jambes ressemblent à du coton. Pas de troubles urinaires. Il y a dix jours encore il ne savait s'il urinait qu'en y regardant.

20 septembre. — Traitement depuis son entrée par : bains sulfureux tous les deux jours et vin de quinquina. Il marcherait bien 1 kilomètre sans bâton, sur un bon terrain. Debout, les pieds rapprochés et les yeux fermés, il oscille : mais parvient à se maintenir à peu près en équilibre, pendant une ou deux minutes. Les yeux fermés et sans bâton, il fait quelques pas en écartant fortement les jambes. Aujourd'hui on peut qualifier sa démarche d'incertaine, mais non d'ataxique. Les douleurs fulgurantes ont disparu, sauf de loin en loin dans le pied. Depuis un an, il porte des lunettes biconvexes ; mais pas de troubles oculaires ou palprébaux. Sensibilité au tact et au froid normale. Analgésie incomplète vers la face antérieure du tibia qu'on ne découvre que par comparaison avec le bras. Encore de l'engourdissement des fesses et des mollets, quand il est resté un peu de temps couché sur le dos. 9 fois sur 10, il indique le point précis où s'est arrêté le mouvement qu'il vient d'exécuter ; et pourtant, il y a insensibilité notable à la pression des muscles du membre inférieur droit, moindre de la cuisse gauche.

7 octobre. — Les changements de temps, les froids ont apporté un peu d'aggravation. Il se préoccupe sans cesse de sa santé.

OBS. CLXIX. — *Ataxie locomotrice progressive passant à la troisième période. Atrophie musculaire progressive commençante.*

J.... (Nicolas), âgé de 48 ans, entré à l'Hôtel-Dieu, salle Sainte-Agnès, n° 6, service de M. Trousseau, le 7 janvier 1862, n'a jamais eu d'autre maladie que celle qui l'amena à cet hôpital.

Il a été soldat pendant six ans et n'a pas quitté la France. En 1837, il eut un chancre et un poulain suppuré non suivi d'accidents. Homme de peine jusqu'en 1851, il se fit ensuite marbrier. Il travailla longtemps dans une écurie, puis dans une cave profonde et humide où il se tenait debout et en place. Bien qu'il n'ait pas eu de rhumatisme, il attribue sa maladie à l'humidité.

En 1857, des bourdonnements, des tintements d'oreille incommodes, se manifestèrent pendant huit jours. Quelques mois après, survint de la dysurie. Chaque miction exigeait dix minutes d'efforts, pendant lesquelles il était pris d'un tremblement général, et était obligé de s'appuyer pour ne pas tomber ; après quoi, tout symptôme disparaissait. Rien autre chose pendant trois ans. En 1860, un sentiment de faiblesse marquée, et un tremblement permanent se montra dans la jambe gauche, et, six mois après dans la droite. Il ne pouvait plus courir, parce que ses membres étaient roides.

Un matin, c'était en janvier 1861, il vit deux maîtresses. Avec la première, il usa et abusa du coït ; avec la seconde, quatre heures après, il y eut une impossibilité absolue qui, depuis ce moment, se renouvela en toutes circonstances. En mars suivant, apparurent pour la première fois, des douleurs atroces, semblables à des coups de flèche, se répétant pendant vingt-quatre et quarante-huit heures. Localisées dans le petit doigt gauche, puis s'irradiant jusqu'au coude, bornées plus tard aux cuisses, aux mollets, elles faisaient défaut pendant des mois.

État actuel. — Depuis deux mois, les douleurs précédentes ne se sont pas montrées. Jamais de céphalalgie, de rachialgie, de troubles de la vue, de la parole. Jamais de constipation. Pas d'irrégularité des traits, ni de déviation de la langue. Troubles urinaires indiqués ci-dessus. Fonctions digestives bonnes, bien que le sujet soit très-amaigri. Pas de troubles cardiaques ou respiratoires.

Phénomènes de sensibilité : La sensibilité des muscles au pincement, comparée à celle des sterno-mastoïdiens, est modérée aux biceps et à l'avant-bras, moindre aux adducteurs fémoraux et aux mollets du côté droit, et anéantie dans le membre inférieur gauche. Le sujet a conscience parfaite de ses mouvements aux membres supérieurs, mais ne distingue pas les états de relâchement et de contraction musculaire, ni les attitudes aux membres inférieurs. Les mains ne distinguent pas un corps lisse d'un corps rugueux, une étoffe de laine grossière, par exemple, d'un morceau de toile. Pourtant, le poids, la forme, le volume, la température sont nettement perçus. En outre, le sujet accuse à la face palmaire un engourdissement plus prononcé qu'à la face dorsale des mains. Aux membres inférieurs, les troubles cutanés sont plus étendus. Il y a analgésie incomplète à la cuisse et à la jambe droites, complète à gauche. Le pincement, la traction des poils, sont mieux perçus, mais de trois à six secondes en retard, selon l'intensité de l'impression. Le chatouillement, le contact du sol, ne sont pas même sentis confusément. Les impressions de froid, de chaud, sont normales au membre droit, tandis qu'il y a insensibilité presque absolue aux corps portés à une chaleur de 50 degrés environ, et un peu d'hyperesthésie pour les corps froids, du côté gauche.

Phénomènes de myotilité : Puissance musculaire très-énergique et égale aux poignets, un peu affaiblie aux membres inférieurs, et davantage à gauche. Aucune convulsion spontanée ou provoquée aux membres thoraciques. Secousses dans les muscles des cuisses, plus fortes à gauche, dans la station verticale et la marche. Les mains, surtout la gauche, sont maladroites. En comparant les actes de chacune, on voit qu'en effet celle-ci n'arrive pas en ligne droite à son but. Le malade ne peut plus coudre, ni écrire. Il ne peut boutonner son habit dans l'obscurité. Aux membres inférieurs, les actes musculaires échappent à la volonté d'une façon bien plus remarquable, surtout lorsque la vision ne vient pas en aide, et davantage aussi du côté gauche. L'élévation du membre se fait mieux quand le sujet maintient le pied et la jambe dans une extension forcée ; et l'ataxie s'accroît dès que l'un des segments du membre est un peu fléchi. Les attitudes intermédiaires sont d'ailleurs impossibles ; la flexion arrive tout de suite à son maximum. On ne saurait imaginer tous les artifices que l'expérience a suggérés au malade pour se lever et s'asseoir. Il glisse d'abord une jambe au dehors, approche une chaise, se suspend à la corde qui pend au-dessus de son lit, pose avec précaution son autre jambe à terre et se laisse couler insensiblement sur la chaise. Ce qu'il évite, c'est d'abandonner une portion de ses membres inférieurs sans appui, c'est de mouvoir autre chose que ses bras et son tronc. Car la plus petite contraction des cuisses ou des jambes devient comme un foyer de mouvements, et de mouvements désordonnés, se propageant aux muscles voisins. Sur sa chaise, passif et les yeux ouverts, il maintient bien son équilibre ; mais si j'éloigne son dos de sa chaise, et que j'écarte son corps de la verticale, il perd toute notion de sa position, et tombe en se débattant. Pourtant, en le faisant tenir debout, soutenu à droite et à gauche, ses épaules supportent solidement mon poids entier, sans que les reins ou les jambes ploient. Il affirme qu'il porterait même davantage.

M. Trousseau a fait prendre à ce malade de 1 à 3 centigrammes de nitrate d'argent pendant six semaines. Il en est résulté quelques coliques et un tremblement général et permanent, qui ont disparu dès qu'on a cessé le médicament, sans aucune modification des symptômes de la maladie. Depuis le 1er janvier courant, il a été mis à l'essence de térébenthine, 4 capsules, c'est-à-dire environ 2 grammes par jour. Jusqu'ici il n'y a aucune modification en bien ou en mal. L'appétit demeure bon.

16 février. — Tout traitement en vue de l'ataxie a été supprimé. Pas de douleurs fulgurantes.

21 mai. — L'engourdissement prend plus d'intensité aux mains, surtout au petit doigt de chaque côté. Les muscles interosseux de la main droite s'atrophient visiblement ; ceux des éminences thénar et hypothénar tendent au même résultat. La voix est chevrotante. Catarrhe vésical. M. Trousseau a repris le traitement par l'essence de térébenthine.

12 juillet. — Depuis un mois, les membres supérieurs sont affectés d'un tremblement permanent et sont plus maladroits. La force musculaire y

est conservée. En outre, les douleurs générales redoublent sans qu'aucun moyen puisse même les calmer.

Vers le 1er septembre, il est envoyé à Bicêtre.

OBS. CLXX. — *Ataxie locomotrice progressive à la deuxième période Amélioration légère à plusieurs reprises par les bains sulfureux. Insuccès du nitrate d'argent.*

G... (Marie), agée de 46 ans, lingère, a, depuis deux ans, séjourné successivement dans les services de MM. Grisolle et Trousseau, à l'Hôtel-Dieu, de M. Duplay, à Lariboisière, de M. Beau, à la Charité, de M. Marotte, à la Pitié. Depuis janvier 1863, elle est couchée à l'Hôtel-Dieu, service de M. Potain, salle Saint-Antoine, lit n° 16.

Son père, sa mère et son frère sont morts de maladies accidentelles, sans avoir présenté de névropathies. Elle était d'une bonne santé, n'aurait pas eu de syphilis, ni fait d'excès de boisson, lorsqu'en 1851, la veille de ses menstrues, apparut, pendant la nuit, une douleur lancinante, localisée au-dessous de la malléole externe droite. L'année suivante, elle fut prise, pendant vingt-six jours, de coliques saturnines très-graves, à la suite d'usage de cidre sophistiqué. Pendant plusieurs mois, elle fut sujette à des récidives de coliques qu'elle combattait en prenant un mélange d'absinthe pure et d'anisette.

En 1855, après de violents chagrins domestiques, la mémoire s'altéra, et la vue commença à s'affaiblir des deux côtés à la fois. En 1857, la jambe fut progressivement faible et engourdie. En 1858, les mêmes signes apparurent tout à coup dans la jambe gauche, à la suite d'un bain chaud. Pendant les deux années, les règles furent de plus en plus irrégulières. Leur cessation complète, en 1859, fut l'occasion d'une aggravation générale.

Les douleurs s'étendirent des pieds aux jambes, aux cuisses. Elles consistaient en cinq ou six battements au même point, revenant toutes les cinq ou dix minutes, pendant plusieurs jours. Indépendemment de ces douleurs vagabondes, elle ressentait de temps à autre, dans les membres inférieurs, des picotements, des sensations de sautillement, de torsion, des contractures douloureuses des orteils, etc. Pendant toute l'année 1860, elle fut très-tourmentée par une incontinence d'urine continuelle. Depuis quatre mois, le petit doigt et l'annulaire gauche sont le siége d'un engourdissement de sinistre présage.

Les traitements qu'elle a subis ont été : Des bains sulfureux et sirop ferrugineux, la première fois ; les mêmes bains, le même sirop, électricité localisée, la deuxième fois ; les mêmes bains, électricité, frictions et application de six cautères à la région lombaire, la troisième fois ; et encore les bains sulfureux, la quatrième fois. Toujours il y eut une amélioration proportionnée à la durée de son séjour à l'hôpital. La première et la dernière fois surtout, elle se crut presque guérie. Le seul traitement par le nitrate d'argent qu'elle ait suivi, c'est-à-dire à la Pitié, pendant six semaines, jusqu'à 4 pilules par jour (sans doute de 1 centigramme), n'amena aucun résultat. La même médication, continuée cette fois-ci à l'Hôtel-Dieu, depuis son entrée, n'a pas encore eu de résultat ; et l'opinion personnelle de la malade est tellement fixée à l'égard de ce médicament, qu'elle demande à grand cris qu'on le suspende pour le remplacer par des bains sulfureux.

État actuel, 6 février 1863. — Goître volumineux. Appareils respiratoire et circulatoire sains. Appétit et fonctions digestives excellents. Aucune céphalalgie ni aujourd'hui, ni précédemment. Facultés intellectuelles bonnes, bien qu'elle croie sa mémoire diminuée depuis ses chagrins domestiques. Vue faible, sans prédominance d'un côté. Jamais de diplopie. Très-léger strabisme interne à droite, par moments. Ouverture palpébrale de ce côté plus petite qu'à gauche. Elle fait usage de lunettes biconcaves, et peut coudre et tricoter. Symétrie parfaite des deux côtés de la face. Intégrité de l'ouïe, de l'odorat et de la parole. Pas de rachialgie. Selles normales et quotidiennes. Dysurie qui a succédé à l'incontinence d'il y a un an. De loin en loin, accès de douleurs lancinantes et vagabondes dans les membres inférieurs ; ou bien douleurs fixes, localisées, de chaque côté, au niveau des dernières côtes.

Membres supérieurs : La sensibilité cutanée des membres supérieurs au contact et à la douleur est tout à fait normale. L'exploration la plus minutieuse ne fait découvrir aucune différence à droite ou à gauche, aux mains, aux bras ou au cou. Les attitudes y sont bien appréciées par la malade. Il n'y a aucune incertitude, aucune maladresse dans les actes de préhension. Elle enfile une aiguille, et écrit aussi facilement que précédemment, sauf les inconvénients résultant de la faiblesse de la vue. Le seul phénomène à noter est un sentiment d'engourdissement accusé , depuis quatre mois dans le petit doigt gauche, et à un moindre degré dans l'annulaire voisin, et qui ne s'accompagne ni de fourmillements ni d'agitation passagère.

Membres inférieurs : « Tous les médecins qui, jusqu'à ce jour, m'ont examinée, prétend la malade, ont constaté l'intégrité de la sensibilité de mes jambes, à l'exception d'un léger retard dans les sensations. » En effet, telle fut ma première opinion. Cependant, après un examen plus approfondi, je découvre que la sensibilité est, en général, moindre aux membres abdominaux qu'aux membres thoraciques ; et, fait assez bizarre, l'attouchement léger de la peau avec la pointe d'une épingle est perçu immédiatement et assez vivement, tandis qu'une pression plus grande donne une sensation obtuse et tardive. Par deux fois même, ai-je traversé tout d'un coup et de part en part le derme, en produisant plusieurs gouttes de sang, et c'est six à huit secondes après que, sur mon insistance, la malade répond qu'elle croit que je la pique. Il y a donc anesthésie, et non analgésie des téguments.

La puissance musculaire est assez forte et égale au membre inférieur gauche et aux deux membres supérieurs, mais relativement moindre à la cuisse et à la jambe droites. J'ajoute, par anticipation, que, maintenue debout par plusieurs individus, la malade supporte sur ses épaules le poids entier d'une personne, sans fléchir. Couchée et les yeux fermés, elle élève facilement ses deux jambes, sans extension préalable ni roideur, et parvient à toucher avec son pied le bout de la corde attachée au ciel du lit. Pourtant, lorsque involontairement ou non, un mouvement d'abduction s'opère, celui-ci s'exagère et s'accompagne de saccades choréiformes : il n'en est plus de même dans l'adduction.

Je m'efforce inutilement de la faire tenir debout et marcher. L'obstacle résulte de ce que les pieds viennent toucher le sol par la face dorsale des orteils fléchis, tandis que l'articulation tibio-tarsienne s'étend, et de ce qu'une jambe vient croiser l'autre au moindre effort tenté. On croirait à une paralysie complète, n'étaient les mouvements violents et irréguliers qu'elle exécute lorsqu'on l'y encourage vivement.

3 juin 1863. — Le nitrate d'argent a été porté jusqu'à 3 pilules par jour, et a été abandonné vers la fin d'avril. Depuis cette époque, la malade est demeurée sans traitement, à l'exception d'un ou deux bains sulfureux. Aujourd'hui, je trouve tous les symptômes sans variations en bien ou en mal. L'engourdissement dans le petit doigt gauche n'a pas fait de progrès, mais quelques douleurs vagues ont apparu depuis un mois, dans les autres doigts des deux mains. Depuis trois semaines est survenu, sur les côtés du front et des tempes, et au milieu des cheveux avoisinants, une éruption abondante de petites pustules un peu cuivrées, surmontées çà et là d'écailles ou de concrétions jaunâtres. Rien d'analogue sur le sommet de la tête et en aucune partie du corps. La malade dit avoir eu déjà de semblables éruptions plusieurs fois. Pas d'engorgement ganglionnaire de la nuque ou des régions parotidiennes. Elle nous répète encore que jamais elle n'a eu d'écorchures, de boutons aux parties génitales, de mal de gorge, etc. En somme, nous considérons cette affection comme de l'*acné pilaris*, suivant le langage de M. Bazin.

ARTICLE III.

TROISIÈME PÉRIODE.

Nous avons décrit une première et une deuxième période, en nous ralliant à la manière de voir de M. Duchenne ; et les pages précédentes ont démontré la réalité de cette distinction.

Faut-il reconnaître une troisième période et sur quoi la fonder?

Chaque fois que la première existait, c'est-à-dire dans plus de la moitié des cas, sa démarcation avec la deuxième était fort nette. Le malade avait des douleurs, quelques troubles de la vue, peut-être de l'anaphrodisie, mais aucun trouble de sensibilité ou de myotilité dans les membres, capable de fixer le diagnostic. Alors, éclataient tout à coup, ou à courte distance, trois ou quatre symptômes nouveaux, qui changeaient totalement l'aspect général de la maladie. Tout à l'heure, on pouvait songer au rhumatisme, à la syphilis, à des accidents réunis par hasard, le malade n'était pas inquiet; à présent, le nom de maladie de la moelle est écrit en toutes lettres et le médecin n'hésite plus. Dans les phases qui suivent, il n'y a plus de transformation ou d'aggravation semblable, pour fournir un nouveau jalon. Les symptômes se multiplient, s'aggravent sur place, s'étendent sans secousse; et l'expression : maladie plus ou moins avancée, répond mieux à la vérité que toute autre.

M. Duchenne n'est pas de cet avis. Sa troisième période, très-nette dans sa description, commence au moment où la maladie se généralise, ou mieux s'étend des membres inférieurs aux supérieurs.

Or, 1° cette généralisation n'est pas obligée; la preuve, c'est qu'il y a de très-anciennes ataxies progressives, où la maladie revêt uniquement la forme paraplégique et reste stationnaire. 2° Il est un très-grand nombre de cas, 10 sur 20 peut-être, dans lesquels la maladie paraît limitée aux membres inférieurs, et où cependant il existe, depuis des années, un engourdissement des deux derniers doigts, de tous les doigts ou de la main, d'un seul ou des deux côtés, sans troubles de myotilité. 3° Il arrive encore que la maladie est d'emblée généralisée, c'est-à-dire qu'il n'y a pas de deuxième, ni même parfois de première période. A côté de cela, ne faut-il pas rappeler ces douleurs, dans les quatre extrémités et la face, qui durent des années et attestent déjà une généralisation quelconque de la maladie, bien que l'engourdissement et l'ataxie doivent se borner plus tard aux jambes. N'arrive-t-il pas aussi, qu'au début de la deuxième période, des fourmillements se montrent dans les doigts, de l'engourdissement, de la maladresse des mains, comme si la maladie voulait s'y fixer, et que tout cela disparaisse pour faire place à des symptômes complets, limités aux membres inférieurs pendant longtemps? 4° Comment M. Duchenne classera-t-il l'observation de M. Vernay, où la maladie n'existe qu'aux membres supérieurs, et celle de M. Duguet, dans laquelle les deux membres, d'un seul côté du corps, sont pris en même temps à l'exclusion des deux autres?

Dans la maladie qui nous occupe, et même en négligeant les lésions oculaires, tout atteste, au contraire, que, dès les premiers jours, la maladie occupe une grande longueur de la moelle, et que les symptômes ne sont plus saillants et plus fréquents dans les membres inférieurs, que parce que le renflement lombaire est plus atteint. Si nous tenons autant à réfuter la distinction sur laquelle M. Duchenne a voulu asseoir sa troisième période, c'est qu'elle consacre une erreur préjudiciable, c'est-à-dire, l'exclusion de la maladie du renflement cervico-brachial, pendant toute la durée de la deuxième période.

Nous consentons cependant à admettre une troisième période comme synonyme de période trés-avancée.

C'est-à-dire que tous les signes dont elle se compose sont ceux de la première et de la deuxième période réunies, mais beaucoup plus intenses, ou occupant une surface plus étendue. Prochainement, nous en donnerons des observations, dans esquelles les symptômes, presque limités aux membres inférieurs, ou également développés aux quatre membres, sont surtout remarquables par leur gravité.

Tout ce qui révèle une altération plus profonde, plus étendue de la moelle, contribue à caractériser cette troisième période. Ainsi, ces mouvements si affreusement désordonnés de pantins, pendant la station ; l'impossibilité des actes de préhension ; l'ataxie exceptionnelle de la face ; l'anesthésie cutanée étendue, et portant même sur les impressions de froid et de chaud ; l'anesthésie musculaire absolue ; cette anesthésie que nous avons appelée mixte, de laquelle dérive la perte de notion de position et des mouvements artificiels ; l'incontinence urinaire ou fécale ; et la paralysie véritable, acquerront, tour à tour ou réunis, une importance que chacun appréciera au lit du malade. Si les fonctions digestives, la nutrition, s'altèrent peu à peu sous l'influence immédiate de la lésion médullaire, si des complications cérébrales accusent une extension progressive du mal vers l'encéphale, si l'atrophie musculaire surgit, non à titre de maladie parallèle, mais indiquant une extension de l'altération de la moelle en circonférence, ce seront encore des éléments qui pèseront dans la balance.

On le voit, la dénomination de troisième période indique que, rationnellement, l'altération médullaire est profonde et sans doute irrémédiable.

Mais nous avons parlé de paralysie, nous allons nous expliquer.

État de la force musculaire.

Les ataxiques sont, en général, des sujets vigoureux, bien portants, dont les muscles sont durs, saillants, et les membres plutôt volumineux. Beaucoup étaient commis voyageurs, facteurs des postes, employés de gare, lorsque les accidents de la deuxième période sont venus les surprendre au milieu de leurs occupations. Un petit nombre, au contraire, sont d'un caractère irritable et hypochondriaque et ont été éprouvés par la misère, les chagrins, l'humidité. Ces derniers sont pâles, anémiés, et portent leur histoire écrite sur leurs physionomies inquiètes et vieillies. Aucune comparaison ne saurait être établie entre la force musculaire de ces deux séries d'individus, qu'une foule d'intermédiaires séparent.

Aussi la première question, lorsqu'on parle de puissance musculaire chez un ataxique, comme chez tout autre individu sain ou malade, est-elle de savoir quelle est et quelle était antérieurement sa force physiologique. Cette force est d'autant plus difficile à présumer rétrospectivement que la cessation de leurs travaux habituels, le séjour à l'hôpital, un régime insuffisant, l'ont nécessairement diminuée, et qu'elle varie déjà considérablement avec les individus, les tempéraments, la constitution, etc. Aussi, ce qui manque dans toutes les évaluations de la force musculaire, c'est le terme de comparaison. Tel malade, en soulevant un poids de 25 kilogrammes, aura une vigueur plus près de sa moyenne physiologique que tel autre qui lève 50 kilos. Le praticien, qui étudie la puissance contractile, devra donc tout d'abord se rendre compte de la constitution, du tempérament, de l'idiosyncrasie du sujet, de la déperdition naturelle de ses forces par les chagrins, l'insomnie, la mauvaise hygiène, le séjour à l'hôpital, avant de consulter le dynamomètre.

On avait fondé de grandes espérances sur cet instrument. La principale objection à lui adresser est de ne pas tenir compte précisément de la force physiologique ; la seconde est de ne pas donner des résultats précis, par suite de la difficulté de l'adapter identiquement dans les mêmes conditions ; la troisième est qu'il n'est pas portatif. Les médecins, et M. Duchenne lui-même, n'ont pas cru, en effet, devoir reproduire ses indications dans les observations. Ils ont senti que la mensuration de la force musculaire est trop complexe pour être faite par un appareil mathématique et ne vaut pas l'appréciation du clinicien (1).

Le procédé auquel j'ai donné la préférence pour rechercher la puissance musculaire est celui qu'emploie aussi M. Duchenne. Pour les muscles de l'avant-bras, le plus simple est de se faire serrer les poignets, des deux côtés en même temps, en ayant soin de placer les deux bras et l'avant-bras dans une position symétrique. Pour les muscles du bras, de l'épaule, du bassin, de la cuisse, de la jambe, du pied, on place le segment de membre dans la position qu'il occupe, lorsque les muscles en expérience sont à leur maximum de contraction ; puis, commandant au malade de maintenir énergiquement la même attitude, on apprécie le degré de force qu'il faut déployer pour vaincre sa résistance. Pour cela, on agit d'une main sur les extrémités du levier, tandis que, de l'autre, on fixe la portion du membre située au-dessus. Il est nécessaire d'empêcher le malade de prendre des points d'appui sur le lit. Exemple : Pour apprécier la puissance des extenseurs de la jambe sur la cuisse, je fais étendre la jambe fortement ; puis, maintenant la cuisse avec le bras gauche passé au-dessous d'elle, je presse avec la main droite sur la partie antérieure et inférieure du tibia, jusqu'à ce que la résistance soit vaincue. Souvent le sujet résiste vigoureusement un moment ; puis, à bout de force, il cesse tout à coup la lutte ; il faut tenir compte de cet espace de temps.

Sur un même sujet, il est nécessaire de comparer les muscles sains aux muscles malades, un côté du corps à l'autre. En très-peu de temps, et en opérant comparativement sur des individus sains et des individus atteints d'affections aiguës et chroniques, on finit par acquérir une expérience très-grande

(1) Désirant cependant me servir du dynamomètre, sauf à en rectifier les indications, je me rendis chez M. Charrière fils qui me dissuada de lui en commander un.

dans ces diverses épreuves. On arrive ainsi à connaître avec assez de précision le degré de force que l'on a droit d'attendre d'un individu, et à pouvoir dire s'il y a une diminution relative de cette force.

Il est un point sur lequel j'appelle l'attention et qui ne saurait être contesté. La force du bras droit est ordinairement plus grande, excepté chez les gauchers ; aux membres inférieurs, il n'y a pas de différence sensible. La force des membres inférieurs est dans un certain rapport avec celle des supérieurs ; celle des extenseurs est aussi dans un certain rapport avec les fléchisseurs. Eh bien, si, tenant compte de ces inégalités et comparant les muscles entre eux, la flexion de la cuisse ou du pied droit, par exemple, à la flexion de la cuisse ou du pied gauche, on découvre une différence notable, il n'y a pas de doute à avoir. Là où la différence est relativement moindre, il y a nécessairement affaiblissement musculaire. J'insiste sur cette comparaison des deux côtés entre eux parce qu'elle mène à des résultats certains. On peut, chez un anémié, trouver que la contraction musculaire est faible aux deux membres inférieurs et croire à tort à une paralysie incomplète. Mais on ne peut avoir de doute quand il y a une différence positive d'un côté à l'autre. Souvent cette comparaison m'a fait découvrir un affaiblissement qui certes m'eût échappé autrement.

La condition fondamentale de la paraplégie ataxique pour Todd et de l'ataxie progressive pour M. Duchenne, est l'intégrité de la puissance musculaire. En effet, la plupart des observations portent que la vigueur des membres est bien plus considérable que ne le faisaient supposer les troubles de myotilité dont ils étaient le siége. Nous aussi, sur la moitié de nos malades, nous avons trouvé une force plus ou moins grande, qui excluait toute idée de paralysie incomplète. D'ailleurs la vivacité avec laquelle les malades rejettent leurs draps, détachent leurs pieds du sol, suffisait à nous le prouver.

Cependant ce serait une grande erreur de croire qu'elle est absolument intacte. Nous laissons de côté, bien entendu, les sujets anémiés, les cas d'atrophie musculaire, et ceux où se surajoute une complication cérébrale ou médullaire, comme un ramollissement circonscrit. Mais questionnez un de ces individus robustes, qui résistent si bien à l'extension ou à la flexion de leurs jambes, et qui vous supportent sur leurs épaules un instant, à la condition de s'être calés auparavant, qu'on nous passe l'expression, ou bien d'avoir pris un point d'appui extérieur quelconque, ils vous diront : Avant d'être malade, je portais tant, 100 kilos par exemple ; aussitôt que l'engourdissement et les troubles des mouvements sont apparus, je ne pouvais plus lever que 50 ou 30 kilos, aujourd'hui je lève encore moins. Comparez sa résistance à vos efforts avec celle d'un individu sain, également musclé et de même constitution, toujours vous trouverez une différence à son détriment. D'ailleurs, cette expression de faiblesse des jambes ou des mains qu'ils emploient toujours, et qui est dans toutes les observations, ne le fait-elle pas pressentir ? Combien de fois n'avonsnous pas rencontré une inégalité de force entre la flexion des deux mains, entre l'extension de la jambe droite et celle de la jambe gauche ? Chaque fois que, d'un côté à l'autre, il y avait une différence d'intensité considérable dans les symptômes : ataxie, anesthésie cutanée, anesthésie musculaire, il y avait aussi une différence proportionnelle de la force musculaire. Cet affaiblissement a été noté incidemment par d'autres que par nous. (Obs. 193, 241, 238, 184, 207, 252, 248.)

Ainsi le malade lutte faiblement ou quelques secondes ; il est tout de suite fatigué. Un doigt suffit pour fléchir sa jambe étendue. Cette jambe, pliée, vient à vous immédiatement sans la moindre résistance. Une main vous serre vigoureusement le

poignet, tandis que l'autre ne fait sentir qu'une pression insignifiante. Le sujet ne regarde pas comme un jeu de porter
quelqu'un sur ses épaules. Ses reins, ses jambes, ploient; et
les points d'appui solides lui deviennent de plus en plus in-
dispensables. Combien d'ataxiques n'avons-nous pas vus qui ne
résistaient un instant qu'en s'appuyant fortement sur le lit,
ou qui, même dans ces conditions, se seraient affaissés, si les
pieds de l'expérimentateur eussent quitté le sol.

Jusqu'ici la phrase, si souvent répétée : le malade exécute
librement tous les mouvements au lit, est encore vraie; d'autant plus que le phénomène ataxie dans l'instant où il entre
en jeu, lui donne, momentanément et en apparence, une
grande énergie. Il n'a donc pas de paralysie en prenant ce
mot à la lettre. Il résiste bien peu à vos efforts, mais enfin il
résiste. A un degré plus avancé, la semi-paralysie commence
à se laisser entrevoir, dans les mouvements, au lit, pendant la
marche. La jambe est soulevée avec difficulté ; le pied traîne,
se détache lentement, pesamment, du sol. Plus tard encore,
dans le décubitus dorsal, le membre est élevé après de grands
efforts, oscille là quelque peu, et retombe épuisé; le malade
vient à son aide avec les mains ; les orteils sont arrêtés par les
draps, etc. Si on le pose à terre, il se cramponne à vous; ses
jambes flasques ne laissent presque plus voir l'ataxie; il s'affaisse comme une masse inerte.

Il semble, en effet, qu'à ce moment extrême, l'ataxie musculaire décroît comme croît la paralysie ; ce qui est rationnel,
puisque la première est plutôt un excès et l'autre une diminution de la myotilité. Et certainement elle finirait par s'effacer
complétement devant la paralysie complète, si les malades ne
succombaient auparavant d'eschares au sacrum, ou d'une
maladie intercurrente.

M. Isnard a déjà avancé l'opinion que nous soutenons:
« La paralysie du mouvement n'est pas rare, a-t-il dit, à la

dernière période de la maladie de M. Duchenne. » Cet autre passage déjà cité de M. Teissier, doit, selon nous, s'interpréter dans le même sens : « Dans la myélite, l'ataxie locomotrice n'est pas rare au début du mal, ce n'est que plus tard que les muscles s'affaiblissent par suite des progrès de la paralysie. »

Chez aucun de nos cinq ou six ataxiques à la troisième période, les indices de paralysie n'ont fait défaut. La main du n° 171 ne serrait plus du tout ; les jambes du n° 173 ne se déplaçaient plus de 6 centimètres horizontalement ou de bas en haut. Manifestement ataxique dans le service de M. Gubler, où nous l'avons vue, cette malade n'était plus qu'une paraplégique ordinaire, six mois après, chez M. Moutard-Martin. Récemment entrée à la Salpêtrière, l'abolition des mouvements est toujours complète (1). Le n° 203, moins paralysé que la précédente, l'était cependant aussi incontestablement. Nous n'avons jamais pu obtenir, aux extrémités, un seul mouvement d'une force notable. Les phénomènes si remarquables de myotilité qu'offraient ses mains, et que nous avons décrits page 233, comme de l'ataxie, étaient un mélange de mouvements involontaires, de mouvements maladroits et de paralysie. Aussi les avons-nous résumés par le mot impotence.

En somme, nos recherches ne renversent pas l'assertion de M. Duchenne, mais restreignent sa formule dans ce qu'elle a de trop absolu. L'ataxie contraste souvent avec la persistance d'une assez grande quantité de force musculaire, pour que le mot de paralysie soit rejeté. Mais aussi, dans un très-grand nombre de cas, la moitié peut-être, il y a un affaiblissement progressif, plus apparent dans les régions où l'ensemble des autres symptômes est plus intense, affaiblissement dont la double cause serait peut-être une influence de la moelle sur la nutrition, et, plus tard, certainement une altération de

____

(1) J'ai revu cette malade. Un traitement par le nitrate d'argent l'a améliorée d'une façon inespérée. Pour les détails, voyez le dernier alinéa de son observation.

quelques-unes des parties motrices de cet organe. Enfin la paralysie incomplète, et même complète, serait une terminaison éloignée de la maladie. L'anatomie et la physiologie pathologique s'accorderaient parfaitement avec cette vue. L'avenir en décidera.

Au point de vue des périodes, il est certain que l'intégrité de la puissance musculaire est un des caractères les plus constants de la seconde, tandis que sa diminution est un indice d'aggravation. S'il nous fallait même un caractère unique pour asseoir notre troisième période, ce serait elle, la paralysie incomplète, que nous choisirions. C'est pourquoi nous en avons parlé à cette place.

Nous ne citerons que pour mention les cas où l'on a vu un groupe de muscles paralysé isolément. Dans l'observation n° 160, il s'agissait des muscles sacro-lombaires et dans celle n° 200 des adducteurs fémoraux d'un côté ; ce sont des exceptions.

Voici trois exemples de notre maladie à la troisième période.

Obs. CLXXI. — *Ataxie locomotrice progressive avancée. Physionomie de paralytique général. Amblyopie. Embarras de la parole. Paralysie incomplète du mouvement. Anesthésie cutanée, musculaire et mixte. Prédominance de ces symptômes aux membres supérieurs.*

B... (Paul), agé de 41 ans, menuisier, entré le 14 octobre 1863 à l'hôpital Beaujon, salle Saint-François, n° 29, service de M. Moutard-Martin.

Aucun antécédent spécial de famille ; ni névrose, ni paralysie, ni aliénation. B... a eu des convulsions dans son enfance. Il n'accuse aucuns excès vénériens ou alcooliques, aucun accident syphilitique. Il y a huit ans, il a été gastralgique pendant deux ans. Il y a trois ans, il a eu une douleur sciatique, suivie de rhumatisme articulaire dans les deux genoux, pendant vingt jours. Durant toute l'année 1859, il habita un logement très-humide.

Son affection a débuté en 1860. En deux mois, les symptômes suivants firent invasion presque à la fois : élancements dans les genoux, les bras, le tronc, plus douloureux que ceux d'aujourd'hui, plus intenses la nuit et le privant de sommeil ; affaiblissement de la vue de deux côtés à la fois ;

céphalalgie ; incertitude de la station, maladresse des mains, perte du toucher, etc. Ils paraissent avoir été presque aussi caractérisés à cette époque qu'aujourd'hui ; et depuis trois ans la maladie serait parfaitement stationnaire, sauf les douleurs qui ont diminué et la vue qui s'est éteinte à droite. En juillet 1861, ne pouvant plus exercer sa profession, parce qu'avec son marteau il se frappait sur les doigts, il entre à l'hôpital Saint-Antoine dans le service de M. Boucher (de Josy.)

Voici les divers traitements qui ont été suivis : 1° la belladone, qui aurait amélioré les douleurs ; 2° le sulfate de quinine, à la dose de 24 à 72 centigrammes par jour pendant six mois, sans résultat ; 3° le nitrate d'argent jusqu'à 6 centigrammes, pendant cinq mois : crampes d'estomac dans les commencements, puis tolérance parfaite ; l'amaigrissement fut le seul effet constaté ; 4° un séton pendant six mois, sans résultat, pas même celui d'atténuer les maux de tête ; la suppression de cet exutoire s'est faite aussi sans modification de la maladie ; 5° l'iodure de fer, administré pendant un mois, aurait fait disparaître momentanément une toux laryngée et spasmodique dont nous parlerons tout à l'heure. Vers les premiers jours d'octobre de cette année, B... quitta l'hôpital Saint-Antoine, comme il y était entré, et fut admis ensuite à Beaujon.

État actuel, 10 novembre. — Ce qui frappe en abordant ce malade, qu'il soit debout ou couché, c'est sa ressemblance avec un paralytique général. Ses traits sont comme immobiles et indifférents. La démarche est titubante plutôt qu'ataxique. La parole est parfois embarrassée ; il est très-amaigri quoique passablement musclé, et la disparition du tissu adipeux porte spécialement sur la face et les extrémités supérieures. Les fonctions digestives et l'appétit sont bons. Son état intellectuel est excellent. Voici les résultats de nos investigations :

Extrémité céphalique : Les sens fonctionnent régulièrement, à l'exception du tact et de la vue. La pupille gauche est plus large, plus mobile que la droite. L'ouverture palpébrale gauche est plus petite. De ce côté, il y a strabisme externe. La vision est très-imparfaite à gauche ; le malade ne peut plus lire et ne reconnaît pas les objets à cinq pas. Elle est nulle à droite, au point qu'un rayon solaire direct ne détermine pas d'impression, même confuse. La partie antérieure de la langue est contournée en S, et la pointe portée vers la gauche. De temps à autre, raconte B..., elle se met de champ dans la bouche et obéit mal. Souvent il est pris d'un sentiment désagréable de sécheresse dans la région du larynx, qui provoque une toux spasmodique très-fatigante. Les deux moitiés de la face sont symétriques et sensibles comme à l'état normal. Il accuse des étourdissements subits et éphémères, qui le font trébucher davantage quelques secondes, et une céphalalgie frontale perpétuelle, à laquelle se joignent quelquefois des espèces de névralgies.

Membres thoraciques : La force du biceps gauche est affaiblie plus qu'a droite. Les mains ne serrent presque pas, la gauche pas du tout. La pression profonde des muscles des deux bras et de l'avant-bras droit est vaguement perçue ; celle des muscles de l'avant-bras gauche et des éminences thénar et hypothénar, des deux côtés, ne l'est aucunement. Les mouvements spontanés des mains et des doigts sont appréciés passablement sans le secours de la vue ; mais les notions des positions et des mouvements artificiels sont totalement perdues. Divers poids, placés dans les mains, ne sont pas reconnus. La sensibilité cutanée, au tact et à la douleur, est très-obtuse à l'avant-bras gauche et conservée à droite. Il y a analgésie et anesthésie des deux mains. La forme et la consistance des objets n'y sont pas appréciées. Après cinq minutes d'une exploration laborieuse, les yeux fermés, le malade n'avait pas reconnu sa pipe. L'ataxie locomotrice est très-caractéristique dans ceux des mouvements qui se rapportent aux muscles de l'avant-bras et des mains. Pour faire le signe de la croix, il ne peut grouper ses doigts et les porter au milieu du front. Les yeux ouverts, et moins encore les yeux fermés, il ne parvient à se toucher le bout du nez avec son index, qu'après de longues tentatives. Le doigt gauche arrive toujours à l'oreille, à la joue ou dans les cheveux du même côté. Le doigt droit atteint aussi constamment le côté gauche. Inutile, après cela, d'ajouter que les mains sont maladroites, ne peuvent écrire, poser une épingle, faire un nœud de cravate, etc. Le désordre de la myotilité est mis en relief, surtout par l'acte de reconnaître un objet, les yeux fermés, de le faire glisser entre les doigts, de le retourner, de le retrouver sur le lit quand il est tombé ; les doigts, à tout instant, sont saisis de curieux mouvements d'extension ou d'abduction, et ne peuvent parvenir à exécuter les actes secondaires dont se compose ce mouvement, simple pour nous, si complexe pour un ataxique. L'explication de la chute des objets nous est ainsi donnée. Après ce défaut du contrôle de la volonté sur les mouvements, nous devons noter la présence de petites secousses musculaires spontanées des mains et avant-bras, plus prononcées à gauche, et que le malade a de la peine à maîtriser. Il en résulte une agitation semi-choréique remarquable.

Membres abdominaux : La force musculaire des membres inférieurs, très-évidemment diminuée, particulièrement dans les fléchisseurs et du côté gauche, est assez grande en comparaison des membres supérieurs. Les extenseurs, à droite, résistent deux ou trois minutes à des efforts modérés pour fléchir la jambe. Le pincement profond des muscles y est senti. Pas une fois le malade ne se trompe sur le mouvement qu'il a exécuté les yeux fermés, ni sur les attitudes données à ses membres.

Néanmoins il déclare perdre quelquefois la nuit le sentiment de leur position. La plante des pieds sent très-confusément le chatouillement, la piqûre d'une épingle ou les aspérités du sol. La sensibilité au tact est obtuse à un moindre degré aux cuisses et normale aux jambes, tandis que les sensations de douleur sont exaltées dans ces dernières seulement. Couché dans son lit, avec ou sans le secours de la vue, il exécute librement tous les mouvements qu'on lui indique. S'il hésite, c'est par faiblesse et non rébellion des muscles contre la volonté. De loin en loin et pendant une seconde il y a un peu de brusquerie. Debout, il parvient à mettre son pantalon sans s'appuyer sur le lit et sans grande agitation. Devant nous, il marche sans bâton, et même les yeux fermés sans redouter une chute. Il projette ses jambes fort peu. Cependant son équilibration est très-instable ; il trébuche. Dans la rue, dit-il, il ferait un kilomètre, n'était le bruit des voitures et l'ahurissement qu'il en éprouve.

Selles régulières. Dysurie modérée, quelques érections provoquées par le souvenir sans désirs vénériens notables. Douleur à la pression au bas du rachis. Les autres douleurs dites fulgurantes sont aujourd'hui rares, tolérables, ne revêtent pas la forme d'attaques et reviennent davantage la nuit, lorsque le temps est humide.

Traitement. — A son entrée, un nouveau séton fut posé à la nuque et le nitrate repris à la dose de 4 centigrammes pendant dix jours. Le premier n'a pas déterminé d'amélioration sensible.

Obs. CLXXII. — *Ataxie locomotrice progressive très-avancée. Paralysie passagère de la troisième paire. Anesthésie superficielle et profonde et ataxie locomotrice aux quatre extrémités.*

M..., âgé de 39 ans, entré le 5 février 1863, salle Saint-Ferdinand, n° 1, service de M. Nonat, hôpital de la Charité.

Son père, mort d'une fluxion de poitrine à 65 ans, sa mère, son frère et sa sœur, aujourd'hui bien portants, n'ont jamais eu de maladies nerveuses, de convulsions, de paralysie, de surdité, etc. Lui-même pour toute maladie, jusqu'à 35 ans, n'a eu que la petite vérole. Son hygiène a été fort mauvaise jusqu'à 12 ans et son alimentation insuffisante. Il se fatiguait beaucoup, et n'avait pas de matelas pour se coucher. Il se maria de bonne heure, et exerça la double profession de concierge et de cordonnier. Dès qu'apparurent les premiers symptômes de sa maladie, il abandonna sa loge humide, située dans un courant d'air, pour une chambre saine au sixième étage. Sa nourriture était suffisante, et son existence exempte de soucis. Il a eu plusieurs chaudepisses, et un chancre de la verge, qui ne fut suivi d'aucun accident vers la peau, les cheveux, la gorge, etc. Jamais il n'aurait commis d'excès de boissons ou de plaisirs vénériens. Il aurait toutefois abusé considérablement du café noir.

Vers le milieu de l'année 1858, il commença à ressentir dans le bas des cuisses, dans les jambes et les pieds, des douleurs qu'il qualifie de rhumatismales. Elles étaient vives, momentanées, revenant à tout instant. Dès qu'elles se montraient, il se mettait au lit, se couvrait beaucoup, et une heure et demie après, il n'en était plus question. Ces douleurs, dont le retour est subordonné aux variations atmosphériques, ont persisté jusqu'à ce jour.

Le 3 janvier 1859, M... garda le lit vingt-quatre jours. Pendant tout ce temps, il n'alla qu'une fois à la selle sous l'influence d'un purgatif. Il était agité et avait de la fièvre la nuit. Il avait des maux de reins très-violents, des coliques, le ventre gonflé et sensible. L'appétit était conservé, rien d'ailleurs de suspect vers les membres, le bassin ou la tête. Le médecin, appelé tard, lui défendit de rester couché ; quelques jours après, il allait mieux ; mais des vomissements précédés d'éructations se montrèrent après chaque repas, et persistèrent pendant deux années, sauf deux ou trois interruptions de quinze jours environ. Il prit successivement toutes sortes d'eaux minérales dites digestives.

Au mois de mai 1859, il commença à éprouver à la base de la poitrine et à l'épigastre un sentiment de pression, de poids, semblable à une large ceinture thoracique, qui s'est étendu et est remonté depuis dix-huit mois. La miction devint pénible ; les urines étaient partiellement expulsées après de longs efforts, ou bien s'échappaient spontanément.

Deux mois après, en août 1859, M... se réveilla un matin avec un strabisme léger, et un prolapsus de la paupière supérieure gauche. Les objets lui paraissent doubles, brisés. Il va voir M. L. A. Desmarres qui le traite par l'iodure de potassium, l'iodure de fer et la teinture d'iode. Le trouble de la vue cesse au bout de huit jours, le prolapsus trois mois après. Ni l'un ni l'autre ne sont plus revenus. A cette époque, apparaît le premier symptôme vers les membres.

Lorsque le bras gauche reste un peu de temps dans la même position, il est pris, une fois tous les huit jours environ, de fourmillements, d'engourdissement et de faiblesse, que de simples frictions font disparaître. Au commencement de 1860, nouveau symptôme qui dure trois mois : trois ou quatre fois dans le cours de la journée, la parole s'embarrasse, il balbutie, ne peut plus prononcer certaines syllabes, non par la faute de la langue, mais parce que, dit-il, la lèvre supérieure se refuse à remonter.

Les choses en restent là pendant un an : douleurs rhumatismales limitées aux jambes, troubles urinaires, constriction thoracique, vomissements et fourmillements passagers du bras gauche. En février 1861, pour la première fois, et bien que les désirs fussent accrus et les érections très-prolongées, il ne peut remplir ses devoirs conjugaux.

A la fin d'août 1861, la maladie entre dans une nouvelle phase et atteint son maximum. M..., après une longue course à la grande chaleur, s'endort sur un sol humide pendant plusieurs heures. Le lendemain, il éprouve à la partie inférieure de la cuisse gauche des fourmillements qui, les jours suivants, se propagent à la jambe et aux orteils, et y déterminent un premier degré d'anesthésie. Deux mois après, les mêmes fourmillements s'annoncent dans la hanche droite, et gagnent de haut en bas jusqu'aux orteils. La marche devient incertaine et exige le secours d'un bâton. Deux mois plus tard, il prend des béquilles. Encore est-il tenu de ne pas quitter de vue ses pieds, et il s'imagine marcher sur du coton. Les matières fécales s'échappent involontairement. Au bout de deux autres mois, les deux membres supérieurs sont envahis à leur tour. Les fourmillements, permanents d'abord au bout des doigts, prennent un mois à s'étendre aux poignets, et un autre mois à atteindre les coudes.

Ce malheureux, incapable alors de poser le pied par terre, et affecté d'incontinence d'urine et de matières fécales, de spermatorrhée quotidienne, se résigne à entrer à l'Hôtel-Dieu. Il est apporté dans une voiture, puis à bras dans le service de M. Barth, salle Sainte-Madeleine, n° 24. Là, le traitement se compose successivement d'iodure de potassium, d'iodure de fer, de pilules de Sédillot, de nitrate d'argent. Ce dernier médicament a été administré pendant quatre-vingt-dix jours à la dose d'un demi-centigramme par jour avec repos d'une semaine tous les huit jours. Le seul résultat sérieux obtenu fut la disparition de l'incontinence des urines et des matières fécale à la suite d'une cautérisation pointillée au fer rouge au bas du rachis.

Après quatorze mois de séjour à l'hôpital, M..., confié aux bras d'un infirmier qui le transporte dans une voiture, revient chez lui, et huit jours plus tard rentre à la Charité. M. Nonat lui ordonne pendant quatre mois 2 centigrammes de nitrate d'argent par jour. L'amélioration n'est appréciable que par le retour des érections. Au mois de mai, un érysipèle envahit la face. Le début en est signalé par des vomissements bilieux pendant les quatre premiers jours. La maladie ne s'en trouve pas modifiée.

État actuel, 17 juin 1863.— M... est faible et amaigri. Le tissu adipeux manque à la face, sa peau est sèche et d'un jaune pâle. Dans les carotides s'entend un souffle fort et rémittent ; son intelligence et sa mémoire sont remarquablement bonnes, ainsi que l'atteste la précision avec laquelle il m'a donné ses antécédents pathologiques. Il n'a jamais eu de céphalalgie, de tintements d'oreille. Il y a dix ans, il fut sujet à des étourdissements, lorsqu'il se baissait, mais cela ne s'est plus reproduit. L'audition est excellente. Depuis ses accidents passagers de paralysie oculaire et palpébrale, il porte des lunettes de presbyte pour lire, et y voit bien autrement.

Sa paupière supérieure gauche est plus flasque, moins vigoureuse que l'autre, sans cependant être paralysée.

Il n'y a aucune différence entre les deux moitiés de la face ; ni la langue, ni la luette ne sont déviées. Il n'y a pas d'hésitation dans la parole. Aux gencives, on voit un liséré bleuâtre provenant sans doute du nitrate d'argent. Pas de points douloureux le long du rachis. Nous avons indiqué précédemment les douleurs, limitées aux jambes et aux pieds. Ces dernières apparaissent, non pas lorsque le temps est au beau fixe, au variable fixe, ou à la pluie, mais quand il est sur le point de changer. Les variations hygrométriques ne paraissent pas avoir une influence particulière. Lorsqu'on le transporte dans le jardin et que ses jambes souffrent du froid, c'est alors surtout que ses douleurs se montrent sous forme d'éclairs.

Le malade accuse, d'autre part, un sentiment d'engourdissement dans toute la moitié inférieure du corps, remplacé dans les deux tiers inférieurs environ des membres supérieurs et du thorax par quelque chose d'analogue, par des fourmillements continus, incessants, auxquels il s'est habitué.

La sensibilité cutanée est profondément altérée dans toutes les parties où existent ces engourdissements et ces fourmillements, par conséquent des deux côtés du corps, au ventre et dans une partie du thorax. La plante des pieds ne perçoit aucune des qualités du sol, sauf, par instants, la présence d'une aspérité. Lorsque les yeux sont fermés, le chatouillement, la piqûre de la peau de part en part, l'arrachement des poils n'éveillent aucune espèce de sensation dans les deux membres inférieurs. Le froid et la chaleur toutefois sont vaguement perçus et toujours cinq ou six secondes en retard. Lorsque les yeux sont ouverts, et que l'attention est excitée par mes gestes, la perception a lieu quelquefois, mais confusément et tardivement dans les mêmes régions. Aux membres supérieurs et au thorax, la sensibilité est moins éteinte, et sans le secours de la vue M... indique passablement, mais encore tardivement, l'épreuve qu'on lui fait subir. Lorsqu'il fouille dans sa poche pour en retirer sa tabatière, il cherche longtemps, et croyant la tenir, il retire sa main serrée et vide. Néanmoins il reconnaît au toucher, au bout de quelques instants, et sans y regarder, un porte-monnaie, un morceau de pain dur. En revanche, il y a hyperesthésie très-marquée du sens de la température.

Le sens musculaire sous toutes ses formes est éteint aux membres inférieurs. En pinçant les jumeaux, les adducteurs, on ne provoque aucune sensation. Lorsque, ses yeux étant fermés, on lui ordonne un mouvement, il l'exécute, mais sans savoir où il s'est arrêté ; et si, à son insu, on déplace sa jambe, il n'en a nulle connaissance. Même anesthésie aux membres supérieurs, mais à un moindre degré.

Les muscles de l'avant-bras sentent vaguement, les biceps un peu plus.

En revanche une pression semblable dn sterno-mastoïdien qui nous servait de terme de comparaison, était douloureusement perçue. Tandis que la percussion des clavicules avec un doigt donne lieu à un ébranlement, à une douleur vague dont le malade se rend bien compte, une semblable percussion des rotules, de la face interne du tibia, des malléoles, est sans résultat. Les muscles des membres inférieurs sont mous et diminués de volume comparativement au biceps brachial et au sterno-mastoïdien. Leur force de contraction est généralement faible. On constate facilement qu'elle est moindre dans les trois segments du membre inférieur gauche que du côté droit, moindre aux avant-bras qu'aux bras, moindre au membre supérieur gauche qu'au droit.

Arrivons aux phénomènes d'incoordination. Ils sont médiocrement appréciables aux membres supérieurs, et très intenses aux membres inférieurs. Sans le secours de la vue, M... fait avec précision le signe de la croix de l'une et l'autre main ; il porte son doigt indicateur directement à tel point du visage qu'on lui indique ; il saisit la corde de son lit avec habilité, s'y suspend comme un sujet en bonne santé. Pourtant il est maladroit, même les yeux ouverts ; il ne peut plus écrire, il est incapable de boutonner sa chemise, de ramasser une épingle. Pour manger il saisit sa fourchette à pleine main, et tient son poignet en pronation forcée. Les doigts n'agissent pas avec ensemble, les trois derniers restent fléchis, tandis que le pouce et l'indicateur font le travail. Serre-t-il un peu en prenant une prise, les doigts glissent et le tabac est projeté.

Quand M..., couché sur le dos, tire les jambes hors de son lit, on dirait un ressort qui se tend et se détend, le membre est lancé au loin et sans mesure, l'adduction surtout est exagérée. Avant son érysipèle, il parvenait à poser ses pieds par terre à l'aide de ses bras, et cramponné à la colonne du lit, à se maintenir debout quelques secondes. Quelquefois un infirmier le transportait au jardin où, tenu solidement sous les aisselles, il faisait quelques pas : « Tant que je pouvais conserver mes jambes énergiquement étendues sur la cuisse, dit-il, je pouvais faire quelques mouvements roides et passables, dont le centre était à la hanche ; mais dès que le genou se ployait un peu, la flexion se complétait d'un seul coup, et plus je m'efforçais de me rattraper, plus mes jambes se déjetaient follement de tous côtés. » Sous mes yeux, les membres inférieurs sont pris de soubresauts tout à fait spontanés et momentanés. La miction est pénible et incomplète, blennorhée depuis deux ans. Les selles sont normales, à moins qu'il n'y ait de la diarrhée: alors il y a incontinence, avant qu'aucun besoin, qu'aucune colique ne l'avertissent.

Les viscères en général sont à l'état normal. L'appétit et les fonctions digestives sont satisfaisants.

Traitement nul. — Vin de quinquina.

19 juin. — Avant-hier il a pris un bain sulfureux pour la première fois depuis sa maladie, et dit s'en être bien trouvé. Ce matin, il fait froid et humide, M... remarque que ses fourmillements piquent beaucoup, et que ses douleurs de jambes apparaissent. Il continue à prendre des bains sulfureux tous les deux jours.

24 juin. — Il a eu hier un violent accès de douleurs dans les membres inférieurs avec resserrement à l'épigastre, et vomissements. Ces vomissements sont constants chaque fois qu'il a ses crises de douleurs ; il n'en avait pas eu depuis le début de son érysipèle. Le temps est extraordinairement beau et chaud.

14 juillet. — Il prend ses bains sulfureux régulièrement, et a eu ces jours derniers une éruption acnéiforme générale. Il est parvenu un jour à faire trente pas, soutenu sous les bras par deux infirmiers, mais il était extrêmement fatigué et essoufflé après cet exercice; il ne peut se tenir sur une chaise, mais seulement sur un fauteuil. « Mon mal fait des progrès, dit-il. »

25 août. — *Ut suprà*, bains sulfureux.

28 août. — Il ne se lève plus. Les muscles fléchisseurs des orteils et extenseurs du pied ont subi une légère rétraction en vertu de laquelle les orteils sont toujours fléchis, et le pied reste étendu. Depuis les bains sulfureux, il n'a plus ses grandes douleurs.

Obs. CLXXIII. — *Ataxie locomotrice progressive avancée. Ataxie remplacée progressivement aux membres inférieurs par de la paralysie incomplète, puis complète. Traitement par le nitrate d'argent infructueux une première fois, fructueux une seconde. Diminution de la paralysie, retour de l'ataxie.*

Louise B..., âgée de 57 ans, couturière, entrée le 9 décembre 1862 à l'hôpital Beaujon, salle Sainte-Marthe, n° 42, service de M. Gubler.

Cette femme assure que personne dans sa famille n'a été atteint de névrose. Sa mère est morte à 77 ans. Elle ne fut pas sujette aux épistaxis dans sa jeunesse, n'a jamais habité d'endroit humide, ni eu de douleurs articulaires. Elle n'offre aucun indice de scrofules, d'hystérie ou de dermatose ancienne ; elle a éprouvé de fréquentes attaques de migraine accompagnée de vomissements, qui ont diminué d'intensité de 23 à 36 ans. Elle eut quatre enfants, et fut prise d'hémorrhoïdes, qui cessèrent vers 46 ans. Elle se rappelle avoir eu des boutons écorchés aux parties génitales, qui la cuisaient, et guérirent promptement, sans être suivis de maux de gorge, ou d'autres accidents suspects. La ménopause survint sans difficulté à 42 ans. Depuis cette époque, elle a encore eu quelques migraines, mais sans vomissements.

L'origine de sa maladie remonte à quinze ans environ, et coïncide avec diverses circonstances, propres à éclairer l'étiologie. A cette époque, elle perdit trois de ses enfants, son mari devint infirme, et dut renoncer au travail qui les faisait vivre. La femme B... eut donc à travailler outre-mesure et manqua souvent de pain. Elle nous a raconté, les larmes aux yeux, ses malheurs et ses privations, auxquels s'ajoutaient des chagrins de ménage.

Il y a quinze ans donc, elle remarqua que des travaux, même peu fatigants, étaient suivis de courbatures et d'une faiblesse insolite. Cinq ans auparavant, elle avait consulté un médecin pour une anesthésie singulière et permanente du doigt annulaire gauche qui persiste encore.

Il y a une dizaine d'années, il lui arriva de constater accidentellement, à cause du frottement de la chemise, des surfaces hyperesthésiées, de la grandeur d'une pièce de 5 francs ou de la main, en des endroits variables des téguments, tels que le côté externe de la cuisse, du poignet, les bras, les jambes. Un attouchement très-léger et superficiel déterminait en ces points une vive douleur, tandis qu'une pression énergique et profonde était indolente. Ces phénomènes duraient un jour, se montraient dix ou quinze fois par an, et ont persisté jusqu'à il y a trois mois. Plus tard, elle éprouva quelques étourdissements avec troubles de la vision, qui duraient de cinq minutes à un quart d'heure, sans l'obliger à s'asseoir.

Elle commença à ressentir, il y a deux ou trois ans, des fourmillements aux doigts, aux mains, puis aux orteils. Le côté gauche, dans les deux cas, était affecté le premier. L'état général demeurait bon, l'appétit, les fonctions digestives normales ; la constipation était l'état habituel. Jamais de céphalalgie, sauf les migraines. Jamais de diplopie, d'amblyopie passagère, de difficulté dans la prononciation. Quelquefois, elle ressentait un sentiment de strangulation. Il y a trois mois, la fréquence et l'intensité de ses courbatures s'accrurent. Un matin, il y a six semaines, en allant au marché, elle se sentit prise d'engourdissement, de fourmillements, de picotements dans les extrémités inférieures, et eut grand'peine à se traîner le long des maisons jusque chez elle.

État actuel, 29 décembre 1862. — La femme B... est extraordinairement maigre et débile ; elle aurait toujours été telle. La physionomie pâle porte l'empreinte de la misère. Les traits sont réguliers, la langue ne vacille pas et n'est pas déviée. Les pupilles sont égales. Les paupières s'ouvrent et se ferment bien. Les globes oculaires se meuvent normalement. Il n'y a aucun trouble de l'ouïe ni de la vision : elle est assise dans son lit et se maintient solidement dans cette attitude.

Les doigts de chaque main sont incessamment agités par d'imperceptibles mouvements d'adduction, d'abduction, d'extension et de flexion, qui n'ont rien de régulier, et dépendent de contractions fibrillaires insensibles des muscles de l'avant-bras, ou des interosseux de la main. Ces mouvements ne sont pas influencés par la volonté et ne se modifient pas lorsque la malade y prête son attention ou étend le bras. Les avant-bras et les bras présentent, par instants, des indices d'une agitation analogue.

La force musculaire est moindre aux deux bras et avant-bras, surtout à gauche, qu'aux membres abdominaux déjà si affaiblis. La sensibilité explorée de diverses façons est aussi conservée. Les extrémités des doigts sont le siége de quelques engourdissements spontanés. Le signe de la croix est fait avec précision, les yeux ouverts ou fermés. Cependant elle nous dit qu'elle est maladroite de la main gauche, et que, bien qu'elle puisse écrire, elle est incapable de se servir de son aiguille depuis six semaines parce qu'elle ne la sent pas. Sous nos yeux, elle renverse son assiette de soupe, ce qui lui est déjà arrivé.

Aux membres inférieurs, la puissance d'extension et de flexion de la jambe et de la cuisse est beaucoup moindre qu'à l'état normal. La diminution de la force du côté gauche est plus considérable. Lorsque les yeux de la malade sont fermés et qu'on lui commande un mouvement, elle l'exécute rapidement, et d'une façon exagérée, surtout celui d'adduction. Elle n'a pas une notion exacte de l'étendue de ce mouvement, ni du point où s'est arrêté son membre qu'elle oublie facilement dans une nouvelle attitude. Pendant ces divers actes, la jambe demeure roide, étendue et n'est le siége d'aucune convulsion ou contraction partielle.

Lorsqu'on asseoit la femme B... sur une chaise, elle ne tarde pas à glisser et à tomber sans pouvoir se retenir. Il lui est impossible de se tenir debout, même les yeux ouverts. Cependant, en la maintenant droite et en équilibre, je constate, en appuyant symétriquement sur les deux épaules de haut en bas, qu'elle possède encore assez de force. Avec de la persévérance, et en la tenant sous les bras, on parvient à lui faire faire un pas. A peine le pied qui s'est déplacé, supposons le droit, a-t-il dépassé la jambe et la cuisse gauches qui le retenaient mécaniquement, que, saisi d'un mouvement d'adduction irrésistible, il est entraîné de façon que le côté externe du pied droit vient sur le côté externe du pied gauche, derrière la malléole. La malheureuse n'a pas conscience de ce croisement de ses pieds et ne peut s'aider à les dégager. Lorsqu'elle ferme les yeux, toute apparence d'équilibre cesse, et elle s'affaisse inerte.

La sensibilité au calorique, au toucher, à la piqûre d'une épingle, à la pression profonde des masses musculaires est égale des deux côtés et presque normale. Le chatouillement des plantes des pieds ne provoque aucune réaction. Cependant la malade assure qu'il y a un mois, à son entrée à l'hôpital, la sensibilité était diminuée, surtout à gauche. Le contact du parquet d'ailleurs est senti normalement.

Les viscères en général ne nous offrent rien à noter. Les digestions sont difficiles depuis deux mois. L'intelligence est intacte. L'appétit est faible (une portion).

5 janvier. — Traitement : La malade est soumise depuis le 15 décembre dernier au nitrate d'argent, qui a été porté sans interruption de 1 centigramme par jour à 9 centigrammes. Jusqu'ici il n'a donné lieu à aucune colique, à aucune coloration bleuâtre des lèvres ou des gencives.

20 janvier 1863. — Le nitrate d'argent, qu'on avait porté sans résultat jusqu'à 10 centigrammes, a été abandonné il y a huit jours. Depuis ma dernière visite, elle va moins bien. Elle se plaint vivement d'un sentiment de constriction du thorax. Cette sensation a précédé un peu les symptômes des membres inférieurs, et siégeait alors à l'abdomen (c'est-à-dire il y a trois mois). Un médecin en ville ayant fait appliquer de chaque côté de la colonne lombaire six cautères, cette constriction disparut et revint lorsque, à son entrée à l'hôpital, les cautères furent supprimés. Ces jours derniers, cette constriction a remonté plus haut et se fait sentir au-dessous des seins. « Je ne souffre nulle part, » dit-elle.

Voici aujourd'hui l'état de la sensibilité. Chatouillement non perçu aux plantes des pieds. Impressions de température perçues normalement, mais moins aux membres inférieurs, où pourtant les autres sensibilités sont un peu obtuses. Le pincement est perçu sans retard, aux quatre membres. La piqûre n'est pas perçue lorsque l'épingle traverse le derme de part en part aux membres inférieurs, et l'est aux supérieurs. Le pincement musculaire ne détermine pas aux cuisses, aux mollets, aux avant-bras, la sensation qu'elle donne aux muscles sterno-mastoïdiens. L'insensibilité à la piqûre, indiquée aux membres inférieurs, remonte sans diminution jusqu'au septième espace intercostal, là devient moindre et reparaît à l'état normal à droite du sternum vers le troisième espace, et à gauche vers le cinquième espace. L'ataxie des membres supérieurs a fait des progrès, surtout à droite, ainsi qu'on le constate, quand de chaque main alternativement, elle va les yeux fermés trouver un objet placé sur son lit. Lorsqu'on saisit les apophyses épineuses, dorsales et lombaires jusqu'à la cinquième dorsale, et qu'on s'efforce d'ébranler les vertèbres en masse, la malade accuse une sensation vague, sourde et profonde qui n'est plus obtenue lorsque l'exploration porte plus haut.

26 janvier. — La malade se décourage. La constriction abdominale en ceinture la préoccupe vivement. Assise dans son lit, elle conserve moins bien son équilibre. Au moindre mouvement, les extrémités inférieures surtout sont prises d'un tremblement très-incommode. Elle éprouve un sentiment de froid extrême autour du thorax et aux extrémités. La sensibilité cutanée est meilleure aux membres inférieurs qu'il y a huit jours.

1er février. — *Ut suprà*. A partir d'aujourd'hui une pilule d'un demi-milligramme d'atropine. Découragement de plus en plus marqué. Elle pleure à la moindre provocation. Dès que l'une des jambes est abandonnée en demi-flexion, elle s'étend énergiquement d'elle-même. Dès qu'on ordonne un mouvement au membre gauche, c'est toujours l'adduction et une adduction exagérée qui se produit quand même.

10 février. — 2 pilules d'atropine.

23 février. — 3 pilules d'atropine.

3 mars. — Jusqu'ici la malade pouvait, à la rigueur et soutenue par quelqu'un, se maintenir quelques secondes sur ses jambes. Elle s'aidait elle-même lorsque l'infirmière la changeait de place. Aujourd'hui ce dernier vestige de myotilité volontaire des membres inférieurs et du tronc a disparu. Le liséré bleu, noté aux gencives précédemment, s'exagère aujourd'hui bien qu'elle ne prenne plus de nitrate d'argent. Mouvements choréiformes incessants d'adduction et d'abduction des doigts lorsqu'on lui fait étendre les mains.

22 mars. — *Exeat* sur sa demande. On avait renoncé à tout traitement. L'atropine, n'amenant pas plus de résultat que le nitrate d'argent, a été cessée bientôt. Symptômes *ut suprà*.

22 septembre 1863. — Je retrouve cette femme dans le service de M. Moutard-Martin, où elle est depuis six mois, sans avoir subi de traitement spécial. Il n'est survenu aucun accident particulier. La sensibilité tactile est presque intacte, les sensations de température sont tout à fait normales. L'analgésie est complète dans toute l'étendue des membres inférieurs et du tronc jusqu'au-dessous des clavicules. Non-seulement elle ne peut mettre pied à terre soutenue par deux aides, mais au lit ses jambes immobiles ne se déplacent pas d'un pouce en élévation, ou latéralement, malgré des efforts réitérés ; aussi est-il impossible de savoir si elle est ou non encore ataxique. Les muscles sont totalement anesthésiés au membre inférieur droit et incomplétement à la cuisse gauche. La maladresse des mains, dont nous avons parlé existe toujours.

5 janvier. — Je retrouve la malade couchée au n° 1 de la salle Alexandre, service de M. Charcot (Salpêtrière). La malade, toujours de mauvaise humeur, divague même par moments, sans présenter toutefois d'hallucinations ou de délire spécial. En revanche, je suis tout surpris de la voir lever les jambes, les porter à droite ou à gauche avec assez de vivacité, et faire divers mouvements ataxiques dont le centre est tantôt à la hanche, tantôt à l'articulation fémoro-tibiale. La surveillante a constaté cependant, comme je l'avais fait il y a quatre mois, qu'à son entrée elle était incapable de déplacer l'un ou l'autre de ses membres d'un pouce, soit de haut en bas, soit latéralement.

Voici le traitement qu'on lui a fait subir, malgré son insubordination :
Du 26 septembre 1863 jusqu'à ce jour, avec plusieurs interruptions,
nitrate d'argent de 4 à 8 centigrammes par jour. Pendant l'une de ces
interruptions, du 11 au 20 décembre, elle a pris 2 à 4 capsules d'essence
de térébenthine par jour. Nous attribuons l'amélioration remarquée ci-dessus
au premier de ces médicaments, amélioration se traduisant par la diminution de la paralysie et le retour de l'ataxie.

ARTICLE IV.

SYMPTÔMES DIVERS.

Il nous reste à dire quelques mots de symptômes moins
importants.

La *rachialgie* se montre environ dans un cinquième des
cas. Toujours modérée et sourde, elle est accusée par le malade à une hauteur très-variable, et comprend une, deux,
trois ou quatre vertèbres lombaires ou dorsales. Le passage
d'une éponge chaude, la percussion, l'ébranlement de l'os, en
saisissant de son mieux l'apophyse épineuse, la révèlent quelquefois. Nous ne savons s'il faut confondre avec elle la pesanteur de reins dont se plaignent certains sujets. Nous en rapprochons la *constriction en ceinture*, dont la présence est
bien plus fréquente que la rachialgie proprement dite. Elle
siége au ventre, à la base du thorax ou plus haut. Sa limite
inférieure se confond souvent avec le sentiment d'engourdissement ou avec l'anesthésie des parties situées au-dessous.
D'autres fois, à la première période surtout, elle en est indépendante, et est alors en général temporaire. Un individu
était pris de cette douleur en ceinture chaque fois qu'il urinait; un autre au moment des crises de douleurs généralisées;
un troisième, pendant les quelques années qui ont précédé
l'invasion positive de sa maladie de la moelle, avait des attaques d'arthrite rhumatismale, suivies chaque fois de cette
constriction en ceinture à la base du thorax. Ce qui indiquerait
que cette douleur dépend bien d'un travail morbide qui aurait

lieu vers le rachis, c'est qu'une fois où elle constituait la limite supérieure de l'engourdissement du tronc, les deux demi-ceintures, à droite et à gauche, siégeaient à une différence de hauteur de cinq travers de doigt. Jamais nous n'avons trouvé de points plus particulièrement douloureux dans l'espace inter-costal ou à sa partie antérieure.

La rachialgie, sous ces deux formes, réunies ou isolées, n'appartient pas plus à une période qu'à une autre. Limitée au rachis, elle est toujours vague et temporaire; et nous pensons que les caractères contraires, c'est-à-dire sa fixité et sa persistance, seraient un motif pour réserver le diagnostic de la maladie, ou pour admettre une complication. En somme, ayant égard à l'état de la science, il y a quelque raison de l'attribuer à des poussées congestives vers les méninges, plutôt qu'à l'altération de la moelle elle-même.

Par une coïncidence étrange, qui n'est pas la seule dans les six observations de Friedreich, et qui explique d'ailleurs la parenté qui unit quatre de ces malades d'une part et deux de l'autre, il s'y rencontre une *déviation de la colonne ver-tébrale*, dont le développement s'est fait dans la seconde enfance ou à l'âge de puberté. Y a-t-il là un rapport quelconque entre la lésion du tissu osseux et celle des cordons postérieurs, un vice analogue de nutrition, par exemple? Nous ne saurions le dire. Chez le sujet de notre observation, n° 210, le rachis s'est aussi courbé progressivement vers les débuts de sa maladie. Mais, malgré la présence d'un strabisme léger, nous n'osons affirmer chez lui une ataxie locomotrice progressive. Sa démarche singulière, ses mouvements, n'étaient pas ceux des sujets atteints de cette maladie.

Nous avons peu parlé à dessein de l'*hyperesthésie cutanée* que quelques malades accusent à une époque voisine du début, et de celle qui se montre au moment et à l'endroit des douleurs. Pour nous, ce sont des exceptions qui ne méritent pas l'importance qu'on a voulu leur donner. Nous en reproduisons un ou deux cas La plupart de ces hyperalgésies indiquées dans quelques observations, sont plutôt des perversions de sensibilité.

Obs. CLXXIV. — Homme de 58 ans. Début en 1856, tout à la fois par douleurs généralisées, affaiblissement de la vue et de l'ouïe, anesthésie incomplète et ataxie des membres inférieurs. En 1861, on constate en outre une chute de la paupière gauche, une hyperesthésie cutanée du membre inférieur gauche tandis qu'à droite il y a anesthésie, de l'ataxie des membres supérieurs, de l'anaphrodisie et de l'ischurie. (Dujardin-Beaumetz, *loc. cit.*, obs. n° 7.)

Voici l'exemple de ces hyperesthésies cutanées circonscrites sur lesquelles insiste M. Duchenne.

Obs. CLXXV. — Homme de 48 ans. En 1854, affaiblissement de la vue d'un côté, diplopie. Douleurs rhumatismales, térébrantes, erratiques ; hyperesthésie cutanée à leur niveau, disparaissant avec elles. En 1855, fourmillements, anesthésie tactile incomplète, et ataxie de la main gauche. Vers la fin de la même année, mêmes désordres dans les membres inférieurs. Iodure de potassium administré sans résultat. (Duchenne, *loc. cit.*, obs. 126.)

Parmi les symptômes initiaux de la deuxième période, et même dans la troisième, il est fait mention, et cela plutôt dans les observations allemandes, d'un *sentiment de refroidissement des extrémités*. Nos malades ne s'en sont plaints à nous qu'une fois ou deux.

Dans un tiers des cas, approximativement, il survient des *crampes*, des roideurs, de brusques *contractions musculaires*. Ces convulsions momentanées sont partielles et exclusivement fibrillaires, ou portent sur tout le muscle. Rares à la première période, elles sont plus communes à la deuxième. Elles éclatent tout à coup, la nuit ou le jour, spontanément ou à l'occasion des douleurs, c'est-à-dire plutôt quand le temps est au variable et à l'humidité. Très-souvent c'est quand le malade met pied à terre et sent le froid du parquet; les orteils s'éten-dent spasmodiquement pendant dix à trente secondes, se relâ-chent et se redressent de nouveau; les tendons du dos du pied font saillie; tel était le cas de notre n° 160. Ces désordres diminuent lorsque le malade a pris un peu d'exercice.

Foucart, en 1858, a signalé la présence, chez un ataxique avancé, d'une flexion permanente des orteils demi-luxés dans leur extrémité métatarsienne, et d'une extension semblable, mais moins forte du pied. C'est ce qu'on a désigné sous le nom d'*équinisme;* un peu d'adduction du pied s'y ajoute. La plupart des observations, à la troisième période, et quatre ou cinq des nôtres en particulier, présentent ce caractère. Est-il dû uni-quement au poids de la couverture sur le dos du pied et des orteils? Cette explication impliquerait un degré quelconque de paralysie des muscles. Il est plus rationnel, cependant, d'y voir un phénomène moins accusé, mais identique, avec celui qui a lieu dans ces myélites chroniques ordinaires anciennes, où la rétraction atteint un degré extraordinaire, et où les jambes viennent s'appliquer contre les cuisses, et les cuisses contre le ventre.

La lecture des observations et les nôtres nous donnent à penser que les ataxiques ne présentent jamais, en l'absence de complications, cette forme particulière de *tremblement* qu'on observe chez les sujets atteints d'alcoolisme peu avancé, et que rend évidente la position horizontale et étendue des membres supérieurs. En revanche, la forme à oscillations plus grandes et moins égales existe assez fréquemment, soit aux membres ataxiques seulement, soit aux membres supérieurs non ataxi-ques, et même au cou et à la tête. Elle est rarement continue, et se montre plutôt lorsque le malade met pied à terre le matin, ou qu'il est ému et l'objet de l'attention générale. D'autres fois, elle n'apparaît que lorsque le membre cesse d'être appuyé.

Lorsqu'on a présent ce qu'il y a d'essentiel dans les deux phénomènes : agitation plus ou moins rhythmique et spontanée dans le tremblement, agitation désordonnée à l'occasion des actes volontaires dans l'ataxie, rien n'est plus aisé que de les distinguer aux membres inférieurs. Mais aux supérieurs, il n'est pas toujours facile d'éviter la confusion. Nous sommes convaincu que les auteurs ont souvent attribué une maladresse des mains accusée par le malade, à l'ataxie, tandis qu'elle n'était le fait que d'un tremblement passager. Quoique assistant à la production du phénomène, le médecin lui-même peut s'y tromper. Car, comme nous l'avons dit, autant l'ataxie est caractéristique aux membres inférieurs, autant elle l'est peu aux supérieurs. A une période avancée, elle simule la paralysie ; dans les commencements, au contraire, elle se rapproche du tremblement. Du reste, si l'on commet une erreur au point de vue de la dénomination des deux phénomènes, elle est sans inconvénient pour l'histoire et le diagnostic de la maladie. Quelquefois, en effet, tandis que l'ataxie est considérable aux jambes, le tremblement des mains, peut-être avec un peu d'engourdissement des doigts, est le seul symptôme qui atteste que l'affection s'étend aussi bien à la région brachiale qu'au renflement lombaire de la moelle.

Plusieurs observations rapportent que les *actions réflexes* persistent dans les membres inférieurs atteints ; ce n'est pas douteux. Ces contractions des orteils, qu'offraient le n° 160 et quelques autres, dès que leurs pieds touchaient le parquet froid, nous les montrent. Lorsqu'on appliquait un corps froid sur l'une des cuisses du n° 225, les muscles des deux cuisses se contractaient. Lorsque le chatouillement était conservé, il déterminait aussi des contractions. Mais reste à interpréter ces phénomènes ; indiquent-ils que le pouvoir réflexe de la moelle est normal, diminué ou exalté ? C'est ce que nous nous réservons d'examiner dans le dernier chapitre.

La contractilité électro-musculaire persiste tant que l'atrophie et la dégénérescence graisseuse ont respecté les muscles. Cette dégénérescence, d'ailleurs, est une complication et non un symptôme ordinaire de la maladie. Il semble que l'influence connue de la moelle sur la nutrition des muscles n'est pas troublée, du moins dans le cours de la deuxième période.

La propagation possible de l'altération médullaire au quatrième ventricule, comme nous le dirons, fait songer, chez les ataxiques, à l'albuminurie et à la glycosurie. Sur une dizaine d'examens, la dernière a fait défaut, et la première s'est montrée passagèrement une fois sans œdème, mais coïncidant avec un catarrhe des voies urinaires et, une autre fois, avec œdème pendant quelques jours. Friedreich a noté une fois une glycosurie passagère. Le n° 223 avait de l'ascite et un peu d'anasarque ; ses urines n'ont pas été examinées.

Les *symptômes cérébraux* seront traités à l'article *Complications*.

Steinthal a donné, comme un des caractères de la forme du tabes dorsalis dont nous nous occupons, la *bonne humeur* et la *résignation des malades*. C'est, en effet, une chose des plus frappantes et qui contraste singulièrement avec les accès de pleurs des individus atteints de ramollissement cérébral, avec l'air hébété des paralytiques généraux et abruti des sujets atteints d'alcoolisme chronique avancé. Leur physionomie souriante, leur caractère facile, l'intérêt qu'ils prennent à ce qui les entoure, leur peu d'inquiétude quand ils n'ont pas une famille à soutenir, tout cela est très-remarquable à la seconde période. Nous faisons exception cependant pour quelques sujets antérieurement hypochondriaques et irascibles. A la troisième période, l'amaurose, l'impotence des quatre membres, les troubles urinaires les touchent davantage. Tout ce qu'ils demandent parfois, c'est un soulagement à leurs douleurs. Ces caractères sont bien rendus par cette phrase qui leur est habituelle : « La tête et le coffre sont bons ; toute ma maladie est dans les jambes. »

En effet, la *nutrition se fait bien*, les fonctions digestives sont régulières, l'appétit bon. En l'absence de complications, ils ont un embonpoint passable. Si bon nombre sont pâles et un peu amaigris, il faut l'attribuer, soit à l'insuffisance de leur alimentation chez eux, soit au séjour à l'hôpital, et plus souvent encore aux douleurs qui les réveillent ou les privent absolument de sommeil.

Plusieurs fois, les *vomissements* ont été mentionnés sous forme d'attaques au début, vers la fin, ou çà et là dans le cours de la maladie. Il n'y a pas à douter qu'ils ne soient quelquefois liés directement, sinon à l'altération chronique de la moelle, du moins à une congestion aiguë actuelle de cet organe. Ils surviennent de même dans les myélites aiguës, et dans quelques myélites chroniques communes. D'autres fois, ils répondraient à une poussée morbide vers l'encéphale. Cependant, les vomissements ne doivent pas être regardés comme un symptôme propre de la maladie qui nous occupe, mais comme une complication. (Voy. nᵒˢ 117, 241, 172, 176, etc.)

Trois de nos malades avaient un bruit de souffle carotidien. Les deux premiers, outre leur maladie de la moelle, avaient une véritable chlorose antérieure. Le troisième était dans la convalescence d'un érysipèle grave.

La peau, plusieurs fois, a présenté des éruptions répétées d'acné, d'impétigo, et deux fois d'urticaire, indépendantes de toute action du nitrate d'argent.

Les *eschares*, à une période avancée, sont moins communes qu'on ne serait tenté de le croire ; est-ce parce que l'influence de la moelle sur la nutrition est peu ou n'est pas altérée, ainsi que nous le disions ?

CHAPITRE III.

ARTICLE PREMIER.

MARCHE. DURÉE.

La *marche* de la maladie a été longuement développée dans les chapitres qui précèdent. Nous nous bornerons à en résumer les traits principaux.

Pendant deux, trois ou vingt années, des douleurs reviennent, aux changements de temps, vagues ou par attaques, généralisées ou prédominantes dans un membre, douleurs que le sujet qualifie de rhumatismales. Il s'y joint ou non de la diplopie intermittente, un strabisme temporaire, un prolapsus de la paupière supérieure, de l'amblyopie passagère aussi ou progressive, et prochainement double, et une anaphrodisie croissante. C'est la première période. Quelquefois elle manque.

Les symptômes propres à la seconde sont l'engourdissement, l'ataxie locomotrice, l'anesthésie cutanée, au tact et à la douleur, l'anesthésie musculaire, la perte de notion des mouvements volontaires, l'anesthésie mixte, c'est-à-dire l'abolition de la sensibilité à la pression, et l'abolition des mouvements artificiels et de la notion des attitudes, etc. Ils portent sur les membres inférieurs seulement, sur trois ou quatre membres, très-rarement sur les supérieurs seuls. Aux mains, l'engourdissement, l'anesthésie cutanée du petit doigt et de l'annulaire, puis de tous les doigts, précèdent ordinairement la maladresse. Il est impossible de fixer les limites de cette deuxième période, par la raison que les renseignements du malade apprennent rarement le moment précis de son début et que sa terminaison se fond insensiblement avec la troisième.

Les symptômes qui appartiennent en propre à celle-ci ou mieux à une époque avancée sont: le nasonnement, la dysphagie, l'anesthésie du goût, l'anesthésie cutanée et l'ataxie d'une moitié de la face, la diminution de la sensibilité cutanée au froid et à la chaleur, l'incontinence des fèces, l'affaiblissement musculaire, la paralysie incomplète, la paralysie complète, la rétraction modérée des extrémités, les troubles intellectuels, etc. Plusieurs phénomènes, la rachialgie, la dysurie, le trouble de la parole, les crampes, le tremblement, se rencontrent indifféremment dans les trois périodes.

Les phénomènes de la première période sont temporaires et intermittents, à peu d'exceptions près. Ceux de la deuxième sont progressifs; mais arrivés à un certain degré, deviennent stationnaires ou oscillent sous l'influence des variations atmosphériques, des saisons et du régime suivi, sans jamais disparaître. Nous donnons plus loin le seul cas que l'on puisse considérer comme une guérison relative; le traitement n'y a été pour rien puisqu'il a été nul. Quelquefois ils sont traversés par des accidents aigus, médullaires ou cérébraux, qui les aggravent, au moins momentanément. La troisième période est encore si lentement progressive, qu'on peut également lui appliquer le mot de stationnaire.

La *durée* de la première période est la seule qu'on puisse fixer approximativement. Nous avons dit qu'oscillant entre quelques semaines et vingt années, elle est en moyenne de quatre à cinq ans.

En réunissant cette période aux symptômes qui la suivent, et pour lesquels le malade s'est adressé au médecin, c'est-à-dire en comprenant l'intervalle qui sépare le début, indiqué avec plus ou moins de netteté par les douleurs, les troubles oculaires ou l'incertitude de la station, et le moment où l'observation a été prise, on obtient le résultat suivant sur 119 observations :

Dans 4, il est parlé de mois,
    6, elle est d'une année,
   27, — de 2 à 3 années inclusivement,
   47, — de 4 à 7 ans   —
   17, — de 8 à 14 ans   —
   18, — de 15 à 30 ans —
En moyenne, 7 années.

Dans ce tableau, il est des cas où l'intervalle, la durée de la maladie si l'on veut, se trouve très-allongée par des douleurs dont la date se perd dans les souvenirs du malade, et dont les relations avec la présente maladie peuvent être suspectées. Mais, d'autre part, il n'y est pas tenu compte du temps qui s'écoule après le moment où l'observation est publiée. Dans nos observations personnelles, la date du début remontait pour le moins à deux ans, et au plus à vingt-quatre et vingt-six ans.

Ce que nous tenons à formuler, et ce qui ne peut s'asseoir rigoureusement sur des chiffres, c'est que l'ataxie locomotrice, dont les premiers symptômes se montrent vers l'âge de trente ans, progresse d'abord vite, puis lentement, et, de temps à autre, reste stationnaire de nombreuses années. Sa durée est ainsi indéfinie, et sa fin amenée par une maladie intercurrente; car jamais on ne guérit tout à fait, et très rarement on meurt d'accidents directement liés à elle, comme de cystite ou d'eschares au sacrum.

ARTICLE II.

COMPLICATIONS, ETC.

Une maladie d'aussi longue durée et sévissant sur une aussi grande étendue doit nécessairement présenter dans son cours des complications variées. Nous allons en parler ainsi que de l'influence que pourraient exercer sur elle d'autres maladies et certains états demi-morbides, comme les hémorrhoïdes et les menstrues.

Ces complications ou accidents sont inhérents à l'axe cérébro-spinal ou lui sont étrangers. Parmi les premières, nous passerons en revue les méningites spinales, les congestions et ramollissements médullaires, les congestions et ramollissements cérébraux, la paralysie générale, l'atrophie musculaire progressive.

Congestion et phlegmasie des méninges spinales.

Se présentent-elles à titre d'accidents intercurrents? L'anatomie pathologique répond en nous montrant les enveloppes de la moelle, souvent hypérémiées, exceptionnellement parsemées d'exsudations plastiques. Mais la symptomatologie de ces altérations, quand elles sont limitées, est encore si peu connue, que l'on est presque réduit à les deviner sur le vivant. Toute douleur fixe au niveau d'une ou de plusieurs apophyses épineuses, toute contracture correspond-elle à une atteinte des enveloppes de la moelle? C'est probable, mais non certain. Les rapprochements que nous avons faits entre les descriptions cliniques et les descriptions anatomiques contenues dans les observations ne nous ont pas éclairé. Remarquons seulement que la fréquence de la rachialgie, d'une part, et celle des lésions méningées, de l'autre, sont à peu près dans le même rapport.

Congestion de la moelle.

Ici c'est le contraire, les autopsies ne viennent guère à notre aide, tandis que la clinique en dit plus. Le malade vous raconte quelquefois que s'étant couché comme à l'ordinaire, il s'est réveillé les jambes engourdies jusqu'à la ceinture et incapables de le soutenir solidement, la sensibilité très-émoussée, et ayant parfois en outre des fourmillements, de la rachialgie, du malaise, voire même un peu de fièvre. Le médecin aurait prescrit des ventouses le long du rachis. C'est là un début exceptionnel. N'est-on pas en droit d'y voir une véritable congestion du renflement lombaire ?

Des accidents du même genre, moins ou plus caractérisés, légers ou graves, passagers ou prolongés, ont encore été signalés dans le cours de la maladie. Bien qu'ils ne soient que l'expression plus accusée de ces congestions latentes qui, vraisemblablement, marquent chaque pas de l'affection, ils ne s'en présentent pas moins quelquefois comme de véritables complications. La forme la plus légère répondrait à quelques-uns de ces cas que les malades désignent sous le nom d'étourdissement ou de vertige ; la forme la plus grave frise l'apoplexie médullaire.

Cette expression vague d'étourdissement est employée par eux dans les acceptions les plus variées : tantôt elle dépend d'un trouble oculaire ou auditif spécial ; tantôt elle s'applique à un sentiment passager de défaillance cérébrale avec vertige ou perte momentanée de connaissance ; tantôt elle s'adresse à un sentiment différent de faiblesse, avec diminution ou abolition momentanée de la faculté d'équilibration et de locomotion, la connaissance conservant toute son intégrité. Tandis que les deux premières formes ont leur raison d'être dans l'encéphale, celle-ci aurait sa cause dans la moelle. Nous l'avons observée chez quelques ataxiques à la deuxième et à la troisième période. Ainsi, chez le n° 165, les phénomènes s'annonçaient par une violente constriction abdominale, la connaissance étant parfaitement conservée ; il n'éprouvait, avant ou après, ni céphalalgie, ni bouffées de chaleur à la face, ni vertige, ni bourdonnements d'oreilles ; il se trouvait seulement pendant quelques instants dans l'impossibilité de remuer les jambes et de parler, et avait conscience, comme il le disait, que sa tête n'était pas prise. Cette constriction abdominale indique que le siége du phénomène était dans la moelle. Quant à la gêne de la parole, elle prouve que la congestion s'étendait au bulbe.

L'exemple suivant, tout à fait démonstratif, nous montre la

congestion médullaire à tous ses degrés. Une première fois, le membre inférieur droit est seul et tout à coup frappé de paralysie incomplète et passagère. Une seconde fois, le sujet tombe frappé d'hémiplégie à droite, de perte de la parole, sans céphalalgie et avec conservation parfaite de la connaissance; un quart d'heure après, le mouvement, la sensibilité et la parole revenaient comme auparavant. Une troisième fois, il est encore surpris par les mêmes symptômes : perte de la parole, et hémiplégie, cette fois à gauche, sans céphalalgie et avec intégrité parfaite de la connaissance. Pendant plusieurs heures, il est tranquille et attend, s'imaginant que les accidents vont disparaître comme auparavant. Mais des symptômes cérébraux surviennent, et il succombe en douze heures. Ce fait et le précédent suffisent, je crois, à prouver la réalité de ces congestions aiguës de la moelle qui, légères et fréquentes, trahissent le mode d'accroissement de la maladie, et qui, graves et heureusement rares, constituent de véritables complications.

Obs. CLXXVI. — *Ataxie locomotrice progressive. A plusieurs reprises, accidents médullaires et cérébraux aigus. Autopsie.*

Louis M..., 46 ans, tabletier, entré le 6 janvier 1863, dans le service de M. Hérard, salle Saint-Landry, n° 16, hôpital Lariboisière.

Son père est mort de fièvre cérébrale à 56 ans, sa mère d'un cancer au sein. Une sœur est bien portante et exempte de névrose. Jusqu'à 9 ans, M... dit avoir été malade sans rien spécifier, à l'exception d'une otite pendant dix mois, qui laisse l'ouïe dure d'un côté. A 17 ans, il eut une autre maladie également inconnue, qu'il attribue à l'onanisme; à sa suite il eut une affection nerveuse consistant en crises sans chute ni perte de connaissance. Alors ses avant-bras se convulsaient en pronation et les doigts se fléchissaient énergiquement. Il y a quinze ans, il fut atteint d'une inflammation de l'œil droit qui devint rouge, puis de l'œil gauche. Il y a huit ou dix ans, il se présenta pour ses yeux, dont il continuait à souffrir, chez M. Desmarres, qui diagnostiqua un hypopion double.

A 40 ans, enfin, c'est-à-dire il y a six ans, il contracta un chancre à la verge, suivi de mal à la gorge, à l'anus, de taches à la peau, de croûtes isolées dans les cheveux et d'alopécie modérée. Un an après, céphalée permanente par toute la tête, qui lui faisait pousser des cris jour et nuit pendant trois mois. Aucun traitement ne le soulageait, dit-il. La douleur aurait disparu après des attouchements pratiqués sur la tête par un charlatan.

Vers la même époque apparut une dysurie permanente et parfois une anurie telle qu'il ne pouvait uriner qu'avec la sonde. Deux chirurgiens le soignèrent alors comme atteint de rétrécissement de l'urèthre. L'un d'eux pratiqua l'uréthrotomie interne, il y a vingt mois, sans succès, bien que précédemment la sonde n° 23 eût pénétré avec facilité. Depuis lors, il a continué à se sonder lui-même.

Il y a trois ou quatre ans, M... pour la première fois, ressentit de la faiblesse des jambes, une diminution notable des érections, puis des engourdissements dans les extrémités inférieures. Il fut alors traité par M. Alfred Fournier, comme atteint de syphilis. Il y a deux ans, pendant six mois il fut pris, trois ou quatre heures après le repas, vers minuit, en sortant de l'estaminet, de vomissements faciles et abondants. Tout à coup, il y a onze mois, il fut pris, sans cause occasionnelle, d'accidents plus graves encore. Ce furent, presque simultanément, une céphalalgie moins violente et moins continue qu'auparavant, une faiblesse très-grande des deux membres inférieurs, et une défaillance telle qu'on dut le ramener chez lui ; puis incontinence des matières fécales, succédant à une constipation permanente depuis trois ou quatre ans ; obscurcissement de la vue ; diplopie, les objets étant vus brisés. Il y a cinq mois, de nouveaux symptômes apparurent encore : parole très-embarrassée, balbutiement sans troubles de la déglutition. Il y a un mois il a ressenti, une dizaine de fois en tout, des douleurs vagues, circonscrites, durant quelques minutes, dans les téguments des bras, des cuisses, des jambes.

M... est entré à l'hôpital Saint-Louis il y a six mois, et a été traité à l'iodure de potassium pendant six semaines par M. Hillairet qui, s'appuyant sur les vomissements antérieurs, songea tout d'abord à une affection cérébelleuse. Il passa chez M. Trousseau, qui diagnostiqua une ataxie progressive et le traita encore par l'iodure de potassium. Il y a dix jours enfin, se trouvant amélioré, il sortit de l'Hôtel-Dieu, vit sa position s'aggraver et entra à Lariboisière.

État actuel, 9 janvier 1863. — M... est amaigri, anémié ; et cependant ses fonctions stomacales, son appétit, sont demeurés intacts. Il n'a pas de souffle dans les carotides ni au cœur ; pas de palpitations ni de toux habituelle. Les symptômes sont relatifs à la locomotion, à la sensibilité générale, à l'altération des yeux, aux troubles des viscères pelviens, à la céphalalgie habituelle. Passons-les en revue.

La force musculaire est égale et indemne aux membres supérieurs et inférieurs. Les pieds et surtout les mains, des deux côtés, sont le siége d'un tremblement imperceptible, lorsqu'ils ne sont pas fixés. Aux mains, on remarque quelques légers soubresauts musculaires, se traduisant par des déviations des doigts.

La sensibilité au froid, au tact, à la piqûre, est normale aux membres supérieurs, et l'a toujours été, suivant le malade. Jamais non plus ils n'ont été le siége d'engourdissements, de fourmillements. La sensibilité est normale aux deux membres inférieurs, mais il n'en a pas toujours été ainsi. Pendant son séjour à Saint-Louis, le chatouillement était peu perçu à la plante des pieds. Lorsqu'il marchait, il croyait s'appuyer sur une éponge ou du coton.

L'engourdissement remontait jusqu'aux reins, y compris les fesses et les parties génitales, et a disparu il y a trois mois.

Le signe de la croix est parfaitement fait des deux mains, les yeux étant fermés. Il n'est pas maladroit; mais, il y a six semaines, il ne pouvait écrire droit; au moment de tracer un jambage, la plume s'échappait. Il y a dix jours, il écrivait mieux; aujourd'hui, il écrit déjà plus mal.

Les yeux fermés et couché, il lève les jambes sans saccades; et, pour cela, il est indifférent que les genoux soient étendus ou fléchis. La marche est assez satisfaisante; les deux temps sont bien exécutés, les jambes se fléchissent sur la cuisse à chaque temps. Tout ce qu'on peut remarquer, c'est un peu de lenteur dans les mouvements et un écartement exagéré des pieds, comme si le malade voulait instinctivement élargir sa base de sustentation. Il en est de même lorsqu'on lui ferme les yeux. Si on lui rapproche alors les pieds, l'équilibre est maintenu à peu près comme chez un sujet sain. Lorsqu'il s'agit de changer de direction, il se retourne sans difficulté.

Quelquefois, cependant, lorsque la vue n'intervient pas, la notion d'équilibre semble lui faire défaut; il trébuche et tomberait du côté où il penche, si, ouvrant les yeux, il ne retrouvait bien vite son centre de gravité. Ces faibles troubles de locomotion ont été plus marqués jadis à Saint-Louis, mais toujours il a pu marcher les yeux fermés.

Les pupilles sont égales; les globes oculaires n'offrent pas une parfaite symétrie; le gauche est plus tourné en dedans. Aujourd'hui les deux yeux sont mauvais, s'obscurcissent, surtout le droit, ce qui l'inquiète plus que toute autre chose. L'une de ses oreilles entend mal. Les traits, la langue, la luette ne sont pas déviés, bien qu'il accuse un peu d'embarras de la parole, insensible pour moi. Nous avons déjà dit qu'il y a incontinence ou rétention d'urine depuis quatre ans et qu'aujourd'hui le malade se sonde habituellement. Nous avons aussi dit ordinairement constipé depuis quatre ans, M... fut pris d'incontinence fécale il y a onze mois. Dix-sept fois, dit-il, il a fait sous lui, parce qu'il n'était pas averti du besoin.

Depuis six semaines cela ne lui est plus arrivé. La céphalalgie est modérée, ne l'empêche pas de dormir, est générale et continue. Jamais de rachialgie, spontanée ni provoquée, ni de douleur en ceinture. Rien à noter du côté du cœur, du poumon, du foie, de la rate.

Traitement : 1 pilule de bichlorure de mercure, de 5 milligrammes. Bains sulfureux tous les deux jours.

15 janvier. — Pas de changement.

24 janvier. — Sommeil meilleur. Selles plus régulières. Appétit bon. Moins de douleurs spontanées dans les jambes et les bras ; au contraire dysurie accrue.

31 janvier. — Pas d'amélioration sensible. La céphalalgie à laquelle il est sujet depuis un an, est, depuis trois semaines, plus forte et continue, avec exacerbation la nuit.

12 février. — M... allait d'une façon satisfaisante, il marchait un peu mieux, lorsqu'il y a cinq jours, il fut pris d'une attaque de paralysie incomplète de la jambe droite. Il jouait aux dames depuis une heure et demie, lorsque, voulant se lever, il éprouva une difficulté plus grande que d'ordinaire et crut d'abord à une fausse position. Tout le membre inférieur droit, depuis les orteils jusqu'à la hanche et aux bourses, était profondément engourdi ; plus qu'à l'époque où le malade était soigné par M. Hillairet. Aujourd'hui ce membre lui semble comme recouvert d'une enveloppe de caoutchouc. Les impressions sont obtuses, comparées à celles du membre gauche, et la plante du pied sent mal le sol. Cependant les douleurs et la nature des impressions paraissent aussi nettes qu'à l'état normal. La force musculaire est diminuée à droite et il traîne un peu la jambe, sans que l'ataxie soit mieux caractérisée.

Traitement : les deux pilules *ut suprà* ; et un julep avec 0,50 centigrammes d'iodure de potassium.

19 février. — Rien de nouveau. Même traitement. Ni insalivation, ni gingivite. Les symptômes nouveaux constatés le 12, persistent au même degré. Les voisins remarquent que de temps en temps il a des absences.

25 février, à dix heures du matin. — M... a eu une nouvelle attaque avant-hier. Sauf de l'inappétence depuis quelques jours, il se sentait bien, n'avait pas eu de céphalalgie, lorsqu'à midi, en descendant l'escalier, il fut pris d'hémiplégie de tout le côté gauche du corps, face, bras et jambe, et de perte de la parole avec conservation de la connaissance. Il était à peine dans son lit depuis un quart d'heure, que, mouvement et parole, tout était revenu comme par enchantement. Hier, M... garda le lit par précaution. Il ne ressentait plus qu'un peu d'engourdissement du côté gauche, et quelques troubles de la vue. Au lieu d'une personne, il en voyait trente devant lui.

Ce matin, je ne constate plus aucun indice de cet accident. Sa parole, sa sensibilité à gauche, les mouvements du même côté sont comme précédemment. Il n'accuse aucune lourdeur de tête. Il accepte avec plaisir ma proposition de prendre en note ce qui lui arrivera à l'avenir, et ajoute que cela ne lui sera ni difficile, ni fatigant.

26 février. — M... a succombé cette nuit à une attaque plus forte que les précédentes.

Hier, à midi, il se préparait à descendre au jardin lorsque, sans céphalalgie préalable, il fut subitement pris aux cabinets, de vomissements, de perte de la parole et d'hémiplégie gauche, avec conservation de la sensibilité. Rapporté dans son lit, il supposait que les accidents allaient se résoudre d'eux-mêmes. Ni céphalalgie, ni troubles de l'intelligence ; constipation. L'interne ordonne des sinapismes et un lavement purgatif à trois heures. Mais peu à peu apparurent des étourdissements, des contractures aux deux bras, plus prononcées à gauche, du coma, et, vers quatre heures la perte complète de connaissance. Quelques convulsions cloniques, générales et passagères. A six heures, râle trachéal, puis des sueurs profuses, du stertor, et enfin la mort à onze heures et demie, sans avoir eu de douleurs ni de délire.

Autopsie. — Nous devons à l'obligeance de M. Ranvier, interne du service, les détails suivants observés à l'œil nu ; et à M. Cornil, l'examen histologique de la moitié inférieure de la moelle.

Injection légère de la dure-mère cérébrale. Les sinus sont gorgés de sang. A la surface du feuillet viscéral de l'arachnoïde cérébrale, et faisant saillie, on voit de petits corps de la grosseur d'un grain de semoule à une petite lentille, blancs, opaques, ayant la consistance de la fibrine organisée. Dans les mailles de la pie-mère sous-jacente, infiltration séreuse abondante. Les vaisseaux de cette membrane sont le siége d'une injection très-prononcée. A la surface de l'encéphale, on ne voit rien d'anormal, pas de dépôts pseudo-membraneux, pas de suffusions sanguines. La substance grise est foncée de ton et un peu rosée. Dans la substance blanche des lobes cérébraux, les vaisseaux paraissent plus volumineux que d'habitude ; ils laissent entre eux et la pulpe cérébrale un espace circulaire. Cet état est celui que M. Cruveilhier a décrit sous le nom d'*état criblé du cerveau.* Les ventricules ne renferment pas de sérosité en quantité notable ; la membrane ventriculaire, la toile choroïdienne et les plexus choroïdiens sont plutôt anémiés que congestionnés. Dans la couche optique droite, on trouve une petite cavité en forme de rigole limitée par une membrane de nouvelle formation. Cette membrane est villeuse ; elle renferme des vaisseaux volumineux ; elle est baignée d'un liquide séreux. La substance cérébrale circonvoisine a une bonne consistance. Tout ceci marque la place d'un ancien foyer hémorrhagique.

La protubérance, le bulbe et le cervelet paraissent intacts. La moelle ne semble pas tout d'abord être malade ; ses membranes ont leur coloration normale. La pie-mère étant enlevée, on peut mieux juger des parties sous-jacentes. Les faisceaux postérieurs se montrent alors dans toute leur hauteur avec une coloration gris rosé, un aspect translucide qui tranchent avec ceux des cordons antérieurs parfaitement normaux.

Aucun des nerfs crâniens n'est examiné.

Les reins, hypérémiés et ramollis, sont altérés des deux côtés ; malheureusement un accident a empêché de les examiner avec soin.

La portion de moelle qu'a examinée M. Cornil présentait les particularités suivantes :

1° Al' œil nu : La pie-mère était épaissie et adhérente à la portion postérieure de la moelle. Après l'avoir ouverte et décollée, les cordons postérieurs offraient à leur surface une coloration gris rosé, demi-transparente; les cordons latéraux, dans leur moitié postérieure surtout, étaient gris et également transparents. Les cordons antérieurs, au contraire, et la partie antérieure des cordons latéraux étaient, comme à l'état normal, blancs et opaques.

Sur des coupes faites à diverses hauteurs, on vit que toute l'étendue en profondeur des cordons postérieurs possédait la même apparence que leur surface, qu'ils étaient complétement colorés en gris rosé et semi-transparents ; tandis que la coloration grise et la transparence des cordons latéraux étaient bornés à leur partie superficielle et que l'altération s'y montrait à peine dans une profondeur d'un millimètre. Dans le reste de leur étendue, ils étaient, comme les cordons antérieurs, parfaitement sains. La substance grise avait la disposition habituelle et ne paraissait pas altérée. Les racines postérieures de la moelle étaient plus petites qu'à l'état normal, mais sans changement de coloration. Les lésions des cordons postérieurs s'arrêtaient avant la fin de la moelle, et la plus grande portion du renflement lombaire en était exempte.

2° Au microscope : Dans les cordons postérieurs altérés, on trouvait, comme éléments prédominants, des noyaux ou de petites cellules dont la membrane d'enveloppe était très-rapprochée du noyau. Ces derniers étaient les plus nombreux ; ils étaient allongés, brillants, ovalaires; quelques-uns se rapprochaient néanmoins de la forme circulaire ; leur nucléole était peu visible. Les cellules, peu abondantes, étaient circulaires. Le diamètre des noyaux était de 4 à 5 millièmes de millimètre. Un certain nombre de ces noyaux commençaient à subir la dégénérescence granulo-graisseuse ; ils étaient pâles et infiltrés de fines granulations. Ces éléments se trouvaient au milieu d'une substance très-finement granuleuse. Là où ils existaient, il y avait un très-petit nombre de tubes nerveux ; encore ces derniers étaient-ils atrophiés, très-minces et variqueux. La dégénérescence graisseuse des noyaux n'existait que dans les cordons postérieurs. La partie corticale transparente des cordons latéraux était très-riche en noyaux et cellules semblables à celles des cordons postérieurs ; mais tous étaient très-transparents et non granuleux.

En outre, les cordons postérieurs seuls présentaient de grands corpuscules granuleux de Gluge ; ils étaient surtout nombreux autour des vaisseaux dont les parois étaient malades (dégénérescence graisseuse) ; et il est probable que ceux qu'on voyait loin des vaisseaux y avaient été entraînés fortuitement par le mode de préparation.

Ainsi peut-on certifier, par l'examen microscopique, que la lésion, peu étendue du reste, de la surface des cordons latéraux, était beaucoup plus récente que celle des postérieurs. Les deux cordons latéraux étaient malades au même degré, à droite comme à gauche.

La substance grise, aussi bien que les cordons antérieurs, était complétement saine. Les racines postérieures, bien que plus petites, n'avaient pas subi dans leurs nerfs la dégénérescence granuleuse, et les tubes nerveux étaient seulement plus petits qu'à l'état normal.

Ramollissement de la moelle.

Le ramollissement aigu de la moelle apparaît dans les mêmes conditions que la congestion aiguë, et peut être regardé comme un degré plus intense du même travail morbide. L'observation sommaire n° 177 en est un exemple. Le malade fut frappé tout à coup de paraplégie, et mourut quelques jours après des troubles urinaires dont elle fut cause.

Obs. CLXXVII. — Spittel, âgé de 49 ans.

À la suite d'un refroidissement en 1850, fourmillements et faiblesse dans les membres inférieurs ; incertitude de la marche. En 1851, l'ataxie est caractérisée aux jambes, surtout quand il ferme les yeux. Pas d'anesthésie; pas de rachialgie ; force musculaire intacte. Tout à coup, le 2 janvier 1852, les jambes se dérobent sous lui. Anesthésie, analgésie ; affaiblissement musculaire ; rétention d'urine ; constipation. Mort après une cystite et la fièvre hectique. Tubes nerveux déformés, variqueux, peu remplis, et diminués de quantité dans les racines postérieures. La coloration des cordons postérieurs est moins blanche que dans les antérieurs. En plus, léger ramollissement au niveau des premières vertèbres dorsales. (Schützenberger et Michel, Sellier, *Thèse de Strasbourg*, 1860.)

Quant au ramollissement chronique et circonscrit survenant inopinément dans le cours d'une ataxie progressive, nous sommes enclin à en admettre la possibilité, quoique nous n'en possédions aucun exemple. Quelquefois parmi les lésions anatomiques des ataxiques, occupant, comme on le sait déjà, une grande étendue, on trouve mentionnée, à côté de caractères plus importants une diminution de consistance des cordons postérieurs, exceptionnellement assez forte en quelques endroits pour être dite presque diffluente. Mais c'est alors un incident anatomique, une aggravation partielle, plutôt qu'une complication à proprement parler.

Complications cérébrales.

L'observation 176 ci-dessus, si intéressante à tant d'égards, et dont le diagnostic est confirmé par l'autopsie, nous montre encore : 1° la facilité avec laquelle des accidents, limités primitivement à la moelle, se propagent vers l'encéphale ; 2° l'existence dans cet organe de poussées congestives qui y révèlent la tendance d'un travail morbide parallèle à celui de la moelle. En effet, outre les attaques de congestion médullaire dont nous venons de parler, le même sujet a éprouvé à plusieurs reprises des attaques de congestion encéphalique, et, dans leur intervalle, une céphalalgie assez persistante.

Ceci nous amène à parler des complications cérébrales, ou mieux de certains symptômes, comme la céphalalgie, les étourdissements et les troubles intellectuels, que nous avons négligés dans notre chapitre *Symptomatologie*, ne les regardant pas comme appartenant au type ordinaire de la maladie, mais bien à l'une de ses formes ou à une complication.

Nous avons indiqué la céphalalgie, les étourdissements, les tintements d'oreille qui accompagnent quelques paralysies oculaires à leur début et qu'on peut rattacher à une congestion céphalique spécialisant en fin de compte son action sur les nerfs oculaires. Les symptômes dont nous allons parler ont une tout autre signification.

La *céphalalgie* chez le malade ci-dessus a été le premier et le seul symptôme qui ait éveillé son attention ; elle a continué jusqu'à sa mort, c'est-à-dire pendant cinq ans, non pas aussi intense, mais presque continue. Nous nous attendions à trouver dans le cerveau un foyer particulier, il n'y avait rien de bien net ; et les lésions anciennes se bornaient à la dégénérescence grise des cordons postérieurs propre aux sujets morts d'ataxie progressive. Le n° 189 présente une céphalée bien plus intense ; elle dure des mois, revient par paroxysmes la nuit ou à certains moments de la journée, s'améliore par divers médicaments, disparaît par moments, mais, en somme, le poursuit avec la même insistance depuis dix-neuf ans. La céphalalgie moins continue, siége à la base du crâne ou aux régions sourcilières, comme chez le n° 171. Elle est indiquée forte ou faible sept fois sur dix-neuf de nos observations. Elle ne mérite positivement le nom de céphalée que dans les trois cas ci-dessus. Cette céphalalgie a existé aussi dans plusieurs des observations étrangères avec autopsie, et ne s'y trouvait pas davantage expliquée par une lésion cérébrale propre. (Obs. n°ˢ 192 et 190.)

Les *étourdissements*, isolés, se rencontrent à la deuxième et à la troisième période. Ainsi le n° 152 eut une fois, à l'hôpital, une perte de connaissance d'une demi-minute. Le n° 171, outre sa céphalalgie frontale incessante, accuse des étourdissements subits qui le font trébucher davantage pendant quelques instants.

Les *troubles de l'intelligence* ont une plus grande portée. Quelques malades, 1 sur 10 environ, disent que leur mémoire est un peu diminuée. Le n° 230 assure que, par moments, il oublie certains mots, certains faits, en même temps que sa langue s'embarrasse. Plusieurs fois il est en contradiction avec lui-même. Ses voisins affirment qu'il ne sait pas toujours ce qu'il dit. Le n° 225 se rappelait encore moins les faits antérieurs à son entrée à l'hôpital. Plusieurs autres ne savaient au juste ce qui leur était arrivé huit ou dix jours auparavant. Le n° 176 avait des absences. Le n° 173 divaguait, sans avoir d'ailleurs d'hallucinations ou de délire spécial. L'un des malades dont l'histoire a été publiée par M. Charcot a présenté depuis des troubles intellectuels importants (communication orale). Le n° 203 avait des hallucinations ou mieux des illusions pendant la nuit, et empêchait ses voisines de dormir. Elle s'imaginait qu'on lui arrachait ses couvertures et qu'on en voulait à ses jours. Les soubresauts spontanés de ses jambes étaient la cause habituelle de ses hallucinations ; mais, en dehors de cela, elle divaguait encore. L'observation ci-après, n° 178, montre un délire furieux et des hallucinations à diverses reprises alternant pendant quatre ans avec de l'idiotie. L'observation n° 156 est encore un autre exemple de délire.

Obs. CLXXVIII. — Homme de 40 ans. En 1819, douleurs rhumatismales dans les membres inférieurs ; angine et photophobie, puis fourmillements dans les doigts et diminution de la sensibilité tactile. En 1820, faiblesse musculaire dans les bras et le pied gauche. En 1821, paralysie du côté gauche ; faiblesse dans les genoux ; troubles d'équilibration et de défécation. En 1822, amblyopie ; l'anesthésie s'accroît ainsi que tous les symptômes ; la marche est difficile et chancelante ; il ne peut plus écrire. En 1824 et 1825, l'anesthésie s'accroît encore ; vertiges, vomissements, coliques, convulsions, cécité et paralysie plus intense. En 1827, troubles de la parole ; irritabilité d'humeur, exaltation, hallucinations, délire furieux. Après une amélioration passagère, retour des mêmes accidents. Jusqu'en 1831, alternatives d'idiotie et de manie. Mort d'asphyxie.

Autopsie. — Méninges cérébrales injectées et œdématiées. Pie-mère spinale rouge, épaissie, depuis la sixième dorsale jusqu'en bas. Encéphale injecté et brunâtre. Coloration grise rougeâtre et atrophie des bandelettes, chiasma et nerfs optiques. Mais le fait le plus saillant est l'atrophie de la moelle, surtout vers la queue de cheval. (Eisenmann, *loc. cit.*, obs. 39.)

Ces faits démontrent que, dans le cours de l'ataxie progressive, quelques symptômes cérébraux apparaissent, savoir : des céphalalgies, des étourdissements avec perte de connaissance, des absences, de la perte de mémoire et des crises de manie ou de démence. Les deux premiers se rencontrent à toutes les périodes ; les deux suivants, à la fin de la deuxième et à la troisième ; l'aliénation, essentiellement à une période avancée et caractérisant l'une des terminaisons possibles. Quelque importants qu'ils soient, ils n'influent pas assez sur les allures générales de la maladie et sur le reste de son cortége symptomatique pour éloigner la pensée de l'ataxie progressive ; ils ne font qu'en obscurcir le diagnostic. Ils dénotent que la cause morbide qui agit sur les nerfs crâniens et sur la moelle atteint sans doute aussi l'encéphale, mais rarement d'une façon moins accentuée, et en général consécutivement.

Nous ne ferons qu'effleurer la question suivante, la science n'étant pas encore en mesure d'y répondre. L'affection chronique de la moelle que nous décrivons s'accompagne-t-elle parfois de *ramollissement cérébral* ou de *paralysie générale* ? Diverses considérations, plutôt théoriques, tirées les unes de l'anatomie pathologique, les autres de la clinique, nous le donnent à penser. Quel lien les unirait ?

A propos du ramollissement cérébral, nous ne connaissons qu'une seule observation, celle que M. Teissier a intitulée : ataxie musculaire suite de ramollissement cérébral. Mais, ainsi que l'a pensé cet éminent praticien, l'ataxie n'y est qu'un épiphénomène, et aucun autre symptôme ne s'y ajoute pour démontrer l'existence parallèle de la maladie décrite par M. Duchenne. Aussi avons-nous reproduit précédemment ce cas dans le même sens que l'auteur. La clinique, jusqu'à ce jour, n'a donc pas encore rapproché les deux affections, cérébrale et médullaire, dont il s'agit.

C'est encore dans le mémoire de M. Teissier que nous trou-

vons une observation de paralysie générale et d'ataxie locomotrice progressive réunies. Cette fois, c'est bien de cette dernière maladie qu'il est question. Mais a-t-il eu raison de voir,
dans le nasonnement et la dysphagie qui sont venus en même
temps que la diplopie, dans la perte de la mémoire et l'embarras de la parole qui, un an après, accompagnaient l'incertitude de la marche et l'engourdissement des extrémités, des
preuves d'une paralysie générale survenant parallèlement?
Nous ne le pensons pas. A l'époque où M. Teissier faisait ses
leçons à l'hôpital de Lyon, on croyait, sur l'autorité de
M. Duchenne, que les trois symptômes ci-dessus n'existaient
jamais dans sa maladie. Le contraire est maintenant hors de
doute. D'ailleurs, cette marche parallèle des deux ordres de
symptômes n'indiquerait tout au plus qu'un fait, c'est que la
cause morbide qui frappe les nerfs sensoriaux en produisant
la diplopie et l'amblyopie, qui frappe la moelle en produisant
l'ataxie et l'anesthésie, agit aussi sur l'encéphale en amenant
les symptômes considérés comme propres à la paralysie générale commençante.

M. Baillarger, se fondant sur cinq observations personnelles
et sur une sixième de M. Brierre de Boismont, pense avoir
démontré que les deux maladies peuvent s'associer ou se
déplacer mutuellement. Voici en quelques mots le résumé de
son mémoire et des cinq cas sur lesquels il s'appuie. Dans le
premier, l'ataxie locomotrice est peu prononcée quand apparaît
le délire ambitieux. Dans le second, les symptômes de la paralysie générale ouvrent la marche et l'ataxie succède. Dans le
troisième, la paralysie est à sa troisième période, tandis que
l'ataxie progressive est à la deuxième. Dans le quatrième et le
cinquième, le début de la paralysie générale s'intercale entre
la première période ou céphalique, et la seconde ou ataxique,
de l'ataxie progressive. Quant à leur influence réciproque,
tantôt la paralysie continue ses progrès et suspend ceux de

l'ataxie, tantôt elle guérit tandis que l'ataxie s'aggrave, tantôt les deux maladies marchent parallèlement.

Avouons-le, nous n'avons pas été convaincu par le mémoire du savant académicien publié dans les *Annales médico-psychologiques*, ni par les articles des *Archives des maladies mentales*, tous très-courts d'ailleurs, et écrits presque dans les mêmes termes. Sur ces cinq cas, deux seulement, les plus probants sans doute, ont été publiés. Le lecteur les trouvera dans ce travail sous les n°⁵ 242 et 31 ; celui de M. Brierre de Boismont, dont il dit un mot, porte le n° 27. Or, l'un est une paralysie générale sans ataxie locomotrice ; l'autre est une paralysie générale accompagnée du symptôme ataxie locomotrice, sans que rien autre chose autorise à diagnostiquer la maladie ataxie progressive. Le troisième est une folie avec accès de manie sans ataxie. Donc, sans nier l'assertion de M. Baillarger, nous ne trouvons pas dans son mémoire les éléments d'une démonstration.

Cependant nous inclinons à croire que, cliniquement tout au moins, les deux maladies se rapprochent et se fondraient volontiers. Il est impossible de nier que les troubles intellectuels, l'embarras de la parole et même le tremblement de la langue que l'on rencontre chez quelques ataxiques, ne conduisent naturellement l'esprit vers la pensée d'une greffe de la paralysie sur l'ataxie progressive. D'autres considérations, en partie consignées page 36, nous poussent dans la même voie. Enfin il existe une forme ataxique bien nette de la paralysie générale. L'une de nos deux observations (n° 30) ne laisse pas subsister l'ombre d'un doute. Tout cela n'indique-t-il pas une certaine parenté entre la paralysie générale et l'ataxie progressive, et n'ouvre-t-il pas une voie nouvelle aux études ?

Nous ne déciderons pas ici si l'ataxie locomotrice progressive s'unit aux autres espèces d'affections chroniques de la moelle, dont nous avons dit quelques mots dans la première partie, si, par exemple, elle se complique de *paralysis agitans* ou de paralysie complète, dépendant d'une lésion propre des cordons antérieurs. Ce serait nous engager dans une discussion dont nous n'avons pas encore tous les éléments.

Atrophie musculaire.

On a vu qu'en général la nutrition s'opère bien. Les membres plus particulièrement frappés ne sont froids que par exception ou difficiles à réchauffer, au dire du sujet. Ils ne sont pas œdématiés. Leur diminution de volume est médiocre et s'explique suffisamment par la résorption du tissu adipeux et par le défaut d'exercice des muscles. Ces derniers continuent à réagir sous l'excitation électrique. Quelquefois cependant, les muscles mous et plus diminués que ne le comportent les deux circonstances ci-dessus, se contractent moins par l'électricité ; autrement dit, ils s'atrophient et subissent en partie la dégénérescence graisseuse, ce que confirme l'autopsie à l'œil nu et l'examen microscopique.

Cette atrophie survient dans deux conditions très-différentes.

Dans l'une, elle frappe surtout les extrémités inférieures, c'est-à-dire les régions où la maladie existe depuis plus longtemps et à son maximum. Il semble qu'alors cet accident soit plutôt un symptôme qu'une complication, et qu'il se rapproche de l'atrophie consécutive aux paraplégies anciennes ou à un repos prolongé des muscles. Les observations nᵒˢ 192 et 110 en sont des exemples.

Dans l'autre, elle apparaît aux éminences thénar et hypothénar, puis aux interosseux du métacarpe, aux avant-bras, au grand dentelé, etc., et atteint un degré plus considérable que dans le cas précédent. La contractilité électro-musculaire diminue, et finit par disparaître entièrement comme dans l'observation n° 179. Ce qu'il y a de remarquable, c'est que son degré ne répond pas à l'ancienneté de la maladie, ni à l'intensité de l'ataxie et de l'anesthésie dans ces parties. Toutes choses égales même, une fois apparue elle marche plus vite que la maladie sur laquelle elle est greffée. Elle constitue donc une véritable complication. C'est une maladie nouvelle, l'atrophie musculaire progressive de Aran, qui apparaît et se développe parallèlement à l'autre. Aucune autopsie n'est encore venue confirmer cette opinion ; mais les traits caractéristiques sont si bien accusés, qu'on peut affirmer qu'on rencontrerait une altération des racines antérieures des nerfs rachidiens.

Nos deux observations n°ˢ 169 et 230 en sont des exemples. En voici sommairement deux autres.

Obs. CLXXIX. — P... sergent de ville, 39 ans. Il y a vingt mois, sentiment de gravier dans les yeux et diplopie. Strabisme externe de l'œil droit. Prolapsus de la paupière supérieure droite. Disparition de ces accidents au bout de quatre mois. Aussitôt surviennent du froid et de l'engourdissement aux extrémités inférieures et la gêne de la marche. En même temps les doigts et les mains commencent à maigrir. Rétention d'urine. État actuel : fonctions viscérales excellentes. Ataxie faible aux doigts, très-intense aux membres inférieurs. Il ne peut plus se tenir debout. Douleurs. L'atrophie musculaire porte plus ou moins sur les sterno-mastoïdiens, les intercostaux, les grands dentelés, les deltoïdes et autres muscles des deux bras. Mort quelque temps après. (Foucart, 1859, *Gazette médic.*)

Obs. CLXXX. — Homme de 50 ans. Son frère serait mort à l'âge de 7 ans d'une myélite. Début par attaques de douleurs dans les membres inférieurs ; puis difficulté, puis impossibilité de la marche. Anesthésie et incontinence d'urine et des matières fécales. Amélioration par les bains. Plus tard, aggravation, diplopie intermittente, douleurs dans les membres supérieurs, et, enfin, atrophie musculaire progressive des mains, des pieds et un peu des avant-bras. Les désordres de la marche s'exagèrent dans l'obscurité. (Leyden, *loc. cit.*, obs. n° 111.)

Les complications étrangères à l'axe cérébro-spinal sont aiguës ou chroniques. Parmi les premières, la cystite, l'entérite et l'érysipèle sont les plus fréquentes.

La *cystite* résulte le plus souvent du séjour prolongé de l'urine dans la vessie qui ne l'expulse qu'à moitié. Une fois on a eu occasion de sonder le malade immédiatement après la miction et de vérifier le fait. Les douleurs fulgurantes de l'urèthre et du bassin parurent une fois ou deux avoir joué un rôle dans son développement. Plusieurs fois aussi le nitrate d'argent l'aurait occasionnée. Les symptômes sont ceux qu'on observe dans toute cystite subaiguë, puis chronique. La phlegmasie peut se prolonger aux uretères, aux reins, et finir par donner lieu à la fièvre urineuse et à l'infection putride.

Les rapports de *l'entérite* avec l'ataxie progressive ne sont pas aisés à saisir, lorsqu'elle n'est pas due au nitrate d'argent. Dans cette dernière circonstance, on a vu la diarrhée prendre une intensité considérable, affaiblir le sujet, et par suite, amener une rechute ou une recrudescence. Aussi conseillons-nous d'accroître lentement la dose du nitrate d'argent et de ne pas arriver aux doses, variables selon les sujets, qui amènent la diarrhée ; les avantages qu'on retire des doses élevées sont trop douteux et trop faibles à côté des risques qu'elles font courir au malade.

Leyden mentionne la dysenterie parmi les complications.

Dans l'observation n° 193, une pleurésie, dans une autre, un gonflement rhumatismal des jointures des doigts survinrent sans amender la maladie.

L'érysipèle de la face et du cuir chevelu survenant chez un ataxique ne présente rien de particulier ; mais sa convalescence est plus pénible, et dans les trois cas qui nous sont personnels, elle a laissé après elle la maladie très-aggravée.

Parmi les affections chroniques, la *phthisie pulmonaire* est la plus commune. Sur 43 décès, elle en a été la cause 13 fois. Chez le n° 202, nous avons suivi la maladie avant qu'aucun indice positif se soit montré, et pendant tout le cours de l'affection pulmonaire, jusqu'à la mort. Cette dernière n'a présenté aucun incident, aucun signe particulier et n'a pas eu d'influence sur les symptômes de l'ataxie progressive. La maladie première a continué ses progrès sans le moindre amendement passager attribuable à la puissante dérivation qui avait lieu. Il est vrai que si, à titre de dérivation, la phthisie eût pu améliorer l'affection de la moelle, d'autre part, à titre de cause débilitante, elle devait l'aggraver à la manière d'une diarrhée colliquative ou d'une alimentation insuffisante. Il n'y a donc pas à songer à une influence métastatique, bien que, dans une observation de M. Bourillon, on voie les symptômes d'une phthisie disparaître et faire place à ceux de l'ataxie progressive. Y aurait-il lieu de supposer que l'affection pulmonaire et l'affection de la moelle soient deux manifestations d'une même cause morbide ? Jusqu'à nouvel ordre, rien n'autorise à le penser. Elles nous ont toujours paru éclore séparément. La phthisie s'expliquait en général par des antécédents héréditaires. Chose remarquable ! entre la scrofule et l'ataxie progressive, nous n'avons jamais saisi de rapport.

Dans l'observation n° 222, on voit apparaître une maladie gastrique revêtant tous les caractères du cancer de l'estomac à la première période, et les symptômes de la maladie qui nous occupe diminuer simultanément. Ce cas même est le seul où l'on puisse à la rigueur prononcer le mot de guérison. Cette fois serait-ce une métastase ?

Nous possédons une douzaine d'observations dans lesquelles l'état des *menstrues* ou leur disparition sont mentionnés. Dans l'observation n° 137, la femme était âgée de 26 ans; elles manquèrent au moment où l'on constatait une légère amélioration. Chez le n° 238, la ménopause arriva sans que la maladie ait été modifiée dans un sens ou dans un autre. Dans trois ou quatre, en revanche (obs. 170, 240, 241), la maladie s'aggrava lorsque le flux menstruel disparut définitivement. Une fois (obs. 139), au début de l'affection, l'aménorrhée alterna avec une diarrhée considérable. En somme, cette influence nous a paru sans intérêt.

La suppression d'un *flux hémorrhoïdal* habituel, dans le cours de la maladie, notée dans quelques observations, n'a pas réagi notablement (obs. 242, 246, 143). En revanche, *le retour d'une transpiration*, soit des pieds, soit d'autres parties du corps, a toujours coïncidé avec un amendement favorable quelconque. (Obs. 208.)

ARTICLE III.

FORMES.

On se souvient comment nous avons été amené à détacher du groupe des maladies réputées myélites chroniques, l'espèce dont nous nous occupons. On se souvient aussi qu'oubliant dès lors son origine, nous nous sommes attaché à la décrire comme s'il s'agissait d'une maladie déjà nettement définie et bien circonscrite. C'est encore à ce titre qu'actuellement nous devons nous demander s'il y a lieu d'y reconnaître diverses formes.

Eisenmann, le seul jusqu'ici, a tenté quelque chose dans cette voie. Confondant malheureusement le symptôme avec la maladie, il en admet six espèces cliniques, savoir : 1° une simple, c'est-à-dire sans troubles des sens et de la sensibilité des membres, mais avec troubles pelviens ; 2° une avec anesthésie ; 3° une incomplète, c'est-à-dire avec troubles oculaires, douleurs, etc. ; 4° une avec impulsion à se jeter de côté ; 5° une avec troubles intellectuels ; 6° une avec atrophie musculaire. Mais l'auteur mêle à l'ataxie progressive une foule de cas qui n'en sont pas et que nous avons élagués dans la première partie.

Quant à nous, convaincu que les divisions en clinique doivent être faites en vue d'éclairer principalement le pronostic et le traitement, nous nous sommes tourné vers l'étude qui y contribue le plus, surtout quand il s'agit de maladies chroniques, c'est-à-dire vers l'étiologie, ou pour plus de précision, vers les causes générales et constitutionnelles.

Voici les quelques formes que nous y avons entrevues :

1° La maladie se déclare quelquefois chez des sujets appauvris par les chagrins, les veilles, l'onanisme, les excès vénériens, la mauvaise hygiène, irascibles et hypochondriaques par tempérament. Ils sont anémiés, pâles, inquiets ; ils digèrent mal. Femmes, ils ont des attaques convulsives et la boule hystérique. Hommes, ils ont des vapeurs et le nervosisme si bien décrit par M. Bouchut. Leur maladie ne rappelle-t-elle pas l'étisie dorsale de nos devanciers? Pour eux le mot asthénie vient forcément à la pensée; la médication est toute tracée. (Obs. n°ˢ 224 et 230.)

2° Plus souvent la maladie apparaît chez des rhumatisants, ou des individus soumis d'une façon très-évidente et réitérée au froid et à l'humidité. Ce n'étaient d'abord que des douleurs évidemment rhumatoïdes; par une sorte de dégénérescence, elles deviennent peu à peu celles de l'ataxie. Ou bien les arthrites aiguës ouvrent la marche, s'accompagnent de rachialgie intermittente, et enfin sont remplacées par des douleurs mobiles et vagues, à la suite desquelles arrivent un à un les autres symptômes. L'indication thérapeutique n'est-elle pas ici tout autre et aussi bien formulée que chez les malades précédents? (Obs. n°ˢ 220, 138.)

3° D'autres fois, la maladie éclate chez des individus sujets aux migraines, aux hémorrhoïdes, aux acnés, ou à une transpiration habituelle des pieds. Leur santé auparavant était excellente, leur tempérament pléthorique, congestif, arthritique. L'épithète de sthénique conviendrait ici. Plus d'une fois le début coïncide avec la suppression d'une des habitudes ci-dessus. Certes, difficile ou non à remplir, l'indication thérapeutique est toute écrite.

4° Le traumatisme, l'alcoolisme, peut-être la syphilis, sont d'autres fois la cause apparente appréciable, et semblent indiquer d'autres modes d'éclosion.

Ne serait-il pas rationnel et vraiment pratique, sur des données aussi capitales, de fonder des espèces névropathiques rhumatismales, congestives, traumatiques, etc.? Sans aucun doute. Malheureusement nous n'avons trouvé dans l'ensemble et la marche des symptômes rien de suffisant pour les bien faire reconnaître et les circonscrire.

Laissant donc cette tentative, nous avons porté nos recherches ailleurs; et, faute de mieux, nous nous sommes rejeté sur la symptomatologie et les formes anatomiques qu'elle révèle. Là, plusieurs variantes très-nettes se désignaient d'elles-mêmes à notre attention. Intéressantes au point de vue scientifique, elles ne mènent par malheur qu'à des indications thérapeutiques très-secondaires.

Avant de les indiquer rapidement et d'en donner des exemples, voyons s'il n'existerait pas une forme aiguë. L'ataxie progressive, avons-nous dit, est essentiellement chronique, à marche ascendante, puis stationnaire. Le début en est généralement lent et insidieux. Quelques cas empruntés à l'Allemagne tendraient cependant, à côté de ceux où nous avons noté un début brusque, à faire admettre une forme subaiguë dans les commencements et à en limiter la durée totale à quelques mois. Mais la brièveté avec laquelle ils sont rapportés, et la description des symptômes laissent des doutes sur l'irréprochabilité du diagnostic. Aussi le seul cas prétendu d'ataxie aiguë auquel nous nous arrêterons est le suivant de M. Bourguignon.

Obs. CLXXXI. — Homme de 34 ans. Après une série d'abcès, accompagnés de fièvre et de douleurs, et plusieurs crises hystériformes, cet individu, d'une constitution bonne, mais actuellement très-affaiblie, fut atteint de diplopie, de strabisme, de chute de la paupière supérieure gauche, de semi-paralysie de l'ouïe, de l'olfaction, du goût, de dysphagie, de troubles de phonation, puis de fourmillements généralisés, auxquels succédèrent l'anesthésie cutanée, la perte du sens musculaire, l'ataxie locomotrice, et enfin des troubles pelviens et une paralysie absolue portant sur les quatre membres. Les facultés intellectuelles demeurèrent saines. Grâce aux toniques, à l'électricité et à l'hydrothérapie, la guérison était complète quatre mois et demi après le début. (Bourguignon, *Ann. Soc. hydrol. méd. de Paris*, t. VIII, p. 171.)

Nous ne pouvons accepter ce cas dans le sens de M. Bourdon, et y voir la maladie qui nous occupe. Nul doute qu'elle eût pour siége une étendue considérable de la moelle, et que l'ataxie locomotrice n'ait existé avant l'apparition de la paralysie des quatre membres. Mais toutes les affections de cet organe, même très-étendues en surface, même avec troubles de la vue ou de la parole, qui présentent de l'ataxie locomotrice, ne sont pas de l'ataxie progressive. Nous avons amplement démontré que l'ataxie est un symptôme, rien de plus; et qu'il ne suffit pas pour caractériser notre maladie. Enfin, dans le cas actuel, sa présence est passagère, la paralysie ne tarde pas à la remplacer, les troubles oculaires eux-mêmes sont perdus au milieu d'une foule d'autres symptômes encéphaliques. L'âge du sujet, la succession rapide des accidents, la durée totale de quatre mois et demi, la guérison prompte et radicale, tout y est en contradiction avec la masse de nos observations, notamment avec les quarante et quelques cas avec autopsie que nous possédons. L'admettre dans notre cadre serait y jeter la confusion sans motif suffisant.

Pour notre part donc, nous nous bornons à reconnaître une forme complète ou commune, des formes frustes et des formes compliquées.

La *forme commune* présente deux périodes distinctes (la première et la seconde), ou commence par l'ataxie locomotrice, et a pour caractéristique l'apparition tôt ou tard de troubles fonctionnels des nerfs crâniens, parmi lesquels les troubles oculaires sont les plus importants. Elle est représentée dans ce travail par une centaine d'observations. C'est elle que nous avons eue en vue dans nos descriptions précédentes, et la seule qui nous ait déterminé à accepter la maladie décrite par MM. Romberg et Duchenne.

Parmi les formes frustes, c'est-à-dire dans lesquelles plusieurs symptômes importants font défaut, nous ne nous arrêterons qu'à cette *forme paraplégique*, signalée par Todd, et si difficile parfois à distinguer de celles des autres affections chroniques de la moelle qui s'accompagnent d'ataxie. Nous renvoyons à la page 133, pour les raisons cliniques, et au prochain chapitre pour les raisons anatomo-pathologiques qui nous ont conduit à la reconnaître. Elle a pour caractère l'absence, apparente ou réelle, de troubles fonctionnels vers les nerfs crâniens. C'est dire que les autres symptômes, ataxie, anesthésie, etc., sont tantôt limités aux deux membres inférieurs, tantôt étendus d'une façon plus ou moins marquée aux quatre membres, et qu'enfin ils se conçoivent bornés aux membres supérieurs. Le premier cas étant le plus commun, nous donnons à cette forme la dénomination de paraplégique.

Les symptômes n'y diffèrent pas de ceux de la forme commune. Quand ils sont rigoureusement limités aux deux membres inférieurs, il est fort difficile de préciser leur signification. L'affection paraît concentrée à l'extrémité inférieure de la moelle ; et il faut avoir grand égard à la marche, à la physionomie des symptômes et aux caractères de l'ataxie, pour ne pas faire une myélite ordinaire de ce qu'on est en droit d'appeler ataxie progressive. La généralisation des douleurs aux membres supérieurs et au tronc indique cependant que le travail morbide remonte plus haut. Quelquefois on finit par découvrir un autre indice, comme un engourdissement dans deux ou trois doigts, des fourmillements dans la main, passagers ou continus. Lorsque les symptômes sont nets aux quatre membres, le doute n'est plus permis sur l'étendue de l'altération médullaire. C'est alors que l'ophthalmoscope peut révéler, d'une façon inattendue, une lésion latente des rétines, c'est-à-dire que ce qu'on prenait pour une forme fruste (forme toujours suspecte) est une forme commune. Aussi ne faut-il jamais négliger cet instrument, ni être avare de questions sur les premières phases de la maladie. Dans l'observation n° 139, l'autopsie seule a démontré l'altération des nerfs optiques.

Suivent trois observations sommaires de cette forme ; la dernière avec autopsie, apporte un argument de plus à la thèse que nous venons de soutenir.

OBS. CLXXXII. — Homme. Début subit en 1856, par un étourdissement au milieu de la rue, des troubles ataxiques des membres inférieurs et de la constipation. A la fin de 1857, l'ataxie s'exagère, en même temps que survient l'anesthésie des pieds. En 1858, maladresse des mains ; ni troubles oculaires, ni douleurs ; persistance de la force musculaire ; sensibilité cutanée et musculaire affaiblie. (Duchenne, *loc. cit.*, obs. n° 128.)

OBS. CLXXXIII. — Femme, 56 ans. Début, à l'âge de 45 ans, par l'incertitude de la marche. Depuis deux ou trois ans, cependant, la malade était sujette à des lassitudes et des crampes dans les membres inférieurs. Aujourd'hui, douleurs fulgurantes, ataxie locomotrice des quatre membres. Anesthésie incomplète au tact et à la douleur, aux jambes, au tronc, au cou et à la face. Sensibilité musculaire et notion des attitudes obtuses. Rien à noter aux yeux, même à l'examen ophthalmoscopique. Amélioration passagère par l'électrisation. Aucun résultat par les bains sulfureux, les bains de vapeur, les vésicatoires et les cautères le long du rachis. Amélioration sous l'influence du nitrate d'argent, donné à plusieurs reprises pendant deux mois, à la dose totale de 1 gramme 20 centigrammes. (Ortet, thèse de Paris, 1862.)

OBS. CLXXXIV. — Hervé, 47 ans. Début, il y a quinze ans, par douleurs limitées aux membres inférieurs, puis généralisées. Dysurie ; pas de troubles des sens ; pas d'anesthésie ; ataxie des quatre membres. Mort de tuberculisation. — Coloration jaun-ambré des faisceaux postérieurs. Racines postérieures grises et affaissées. Corpuscules amyloïdes abondants. Pas d'hypergénèse sensible de la substance conjonctive. Bandelettes optiques un peu ramollies. (Marotte, *Union médicale*, 1862.)

Les observations suivantes, avec et sans autopsie, appartiennent à la forme paraplégique proprement dite.

Obs. CLXXXV. — *Ataxie locomotrice progressive. Forme paraplégique. Aucun trouble fonctionnel des nerfs crâniens.*

Joseph V..., tailleur, 58 ans, entré le 21 janvier 1863 à l'hôpital de la Charité, salle Saint-Félix n° 5, service de M. Natalis Guillot.

Il n'a jamais eu de maladie auparavant. A 28 ans, il eut une blennorrhagie et un chancre préputial, non suivi d'accidents généraux. Soldat belge pendant onze ans, il fut exposé, par suite d'un système singulier de punition usité à Bruxelles, à des refroidissements multipliés, auxquels il attribue sa maladie actuelle. Jamais il n'a fait, dit-il, d'excès de boissons ou de femmes.

Il fut pris, pour la première fois, il y a sept ans, dans les pieds, et plus tard dans les jambes, de douleurs aiguës, comparables à un fer rouge qu'on enfoncerait une demi-seconde dans les chairs, qui ont persisté jusqu'à ce jour, sous forme d'attaques de six à vingt-quatre heures de durée, avec intervalles de plusieurs mois de calme. Il y a deux ans qu'il s'aperçut que la course et la marche lui étaient difficiles dans l'obscurité. Son aptitude aux rapprochements sexuels a diminué notablement depuis dix-huit mois, et a disparu totalement depuis trois mois. Tout d'un coup, il y a une année, il survint de la dysurie, de l'incontinence des urines, et une constipation qui lui sont encore habituelles.

Du 15 au 31 décembre dernier, il séjourna à l'hôpital Saint-Louis, service de M. Hillairet, et y prit quatre fumigations générales, qui, tout de suite, assure-t-il, améliorèrent la locomotion et la sensibilité des membres inférieurs.

État actuel. — V... est solidement musclé ; les membres inférieurs seuls sont un peu amaigris. Son intelligence est saine ; digestions excellentes, quoique l'appétit ait diminué depuis trois mois. Les appareils respiratoire et circulatoire n'offrent rien d'anormal. Jamais il n'a éprouvé le moindre trouble de la vue ou de la parole. Il ne ressent ni céphalalgie, ni rachialgie, ni constriction thoracique ou abdominale. Les douleurs sont limitées aux membres inférieurs. Il est ordinairement constipé, et offre les troubles urinaires que nous avons indiqués.

État de la sensibilité : La sensibilité au pincement des muscles est égale et normale aux sterno-mastoïdiens, et aux biceps, un peu moindre aux muscles épicondyliens et épitrochléens, moindre encore aux adducteurs des cuisses, et presque nulle aux jambes. L'état de relâchement ou de contraction des muscles, les attitudes, bien appréciés aux membres supérieurs, le sont encore à la cuisse gauche, et ne le sont plus à la cuisse droite et aux jambes. Le malade prétend que les mouvements de sa jambe gauche lui sont révélés par une sensation dans les parties profondes de la cuisse ; et que rien de semblable ne l'avertit des changements opérés dans la direction et la position de ses pieds. La sensibilité cutanée des membres supérieurs n'offre pas la plus légère anomalie. Celle des membres inférieurs est altérée. Ainsi le sujet, lorsqu'on le touche, qu'on le pique, ou qu'on le pince, ressent l'impression, mais se trompe sur sa nature et son intensité. Le chatouillement, à peine senti à la plante du pied droit, donne naissance, à gauche, à une certaine action réflexe. Le sens de la température, normal pour le froid, est diminué pour le chaud.

État de la myotilité : Pas d'ataxie positive des membres supérieurs. Au dire du malade, les mains ne seraient pas maladroites. Pourtant elles offrent un peu d'hésitation dans les actes de précision. Aux membres inférieurs, le désordre de la myotilité est au contraire fortement caractérisé. Lorsque, couché, on lui fait lever un membre, celui-ci s'étend dans ses articulations tibio-tarsiennes et fémoro-tibiales, les muscles fléchisseurs aussi bien qu'extenseurs, deviennent durs et rigides, et le mouvement s'exécute exclusivement autour de l'articulation coxo-fémorale, par saccades, sans mesure, et dépasse son but. Les positions intermédiaires de la jambe ne peuvent être gardées sans qu'aussitôt une contraction involontaire des fléchisseurs ne vienne compléter le mouvement.

Pendant la marche, et quoique s'aidant du bras d'un camarade, il conserve à peine son équilibre. Ses pieds sont alternativement lancés en avant et en dehors, la pointe relevée. Dès que les yeux se ferment, le désordre s'exagère. Les jambes s'agitent sans but apparent, comme celles d'un pantin. Les mouvements les plus désordonnés ont lieu à droite, et pivotent autour de l'articulation du genou, par suite d'une impossibilité de maintenir cette articulation en position fixe, comme cela est la règle chez les ataxiques modérés.

22 janvier. — 10 centigrammes de noix vomique en quatre pilules.

25 janvier. — Avant hier, il a pris 25 centigrammes, hier 35, aujourd'hui il est à 75 centigrammes de noix vomique. Aucun effet physiologique.

26 janvier. — *Exeat* sur sa demande, sans résultat, sauf quelques secousses insignifiantes.

Obs. CLXXXVI. — Pothel, facteur, 55 ans. En 1849, début par douleurs occupant le tronc et les membres abdominaux. En 1851, impuissance. En 1852, ataxie très-intense des membres inférieurs. Troubles de la sensibilité limités aux jambes. Pas le moindre trouble de la vue. Mort de tubercules pulmonaires. — Teinte grisâtre des cordons postérieurs de la région lombaire. Racines postérieures atrophiées. (Trousseau, *Union médicale*, 1862).

Obs. CLXXXVII. — Homme, âgé de 38 ans. A été souvent exposé à l'humidité ; douleurs générales pendant plusieurs années. Faiblesse des jambes en 1857. La marche devient tout à fait impossible en 1859. Brusquerie des mouvements et ataxie ; force musculaire intacte ; pas d'anesthésie cutanée ; aucun trouble de la vue. (Sigaret, *loc. cit.*, obs. 3).

Obs. CLXXXVIII. — *Ataxie locomotrice progressive, sans troubles visuels. Mort de phthisie. Dégénérescence grise des cordons postérieurs de la moelle. L'examen histologique fait par MM. Ch. Robin et Sappey donne les mêmes résultats que dans l'obs. 184.* (Vigla, *Soc. médic. des hôpitaux*, séance du 14 mai 1863).

Parmi les formes compliquées, une seule jusqu'à ce jour, mais la plus intéressante que l'on puisse désirer, mérite d'être mise à part. C'est la *forme cérébrale*. Elle se fonde sur l'adjonction, généralement à la forme commune, de phénomènes cérébraux assez importants pour faire croire au développement dans l'encéphale d'un travail morbide parallèle ou consécutif à celui qui s'opère ou s'est opéré dans la moelle et la périphérie des nerfs crâniens, travail qu'on doit, par analogie, présumer de même nature. Parmi ces symptômes, les uns sont fugaces ou incertains, ainsi que nous l'avons dit dans le précédent article, les autres sont plus remarquables. Rappelons les pertes subites de connaissance, la céphalée, les changements d'humeur, la perte de mémoire et le délire. A eux seuls, les troubles intellectuels suffisent à justifier la forme que nous proposons. Si, dans ces phénomènes apparaissant à la deuxième ou à la troisième période, on préférait voir une complication grave ou un mode de terminaison, peu nous importe, le fait n'en reste pas moins. Parmi nos observations, nous indiquerons surtout les n°s 203, 189, 176 et 173. A coup sûr, ces cas sont de l'ataxie locomotrice progressive. Jamais exemple n'en a été mieux caractérisé que le n° 203. Et cependant ils ne peuvent être confondus avec la masse de ces maladies ; les troubles cérébraux leur impriment un cachet qui oblige le clinicien à les mettre à part.

Suit l'une des observations qui ont contribué à nous faire admettre cette forme cérébrale.

OBS. CLXXXIX. — *Ataxie locomotrice progressive. Amaurose double.
Céphalée. Forme cérébrale.*

L. (Jean), 49 ans, tourneur en bois, est entré à l'Hôtel-Dieu, service de
M. Trousseau, salle Sainte-Agnès, n° 1, le 9 mai 1862.

Son père, sa mère et trois frères n'ont jamais présenté d'accidents paralytiques, de crises nerveuses, de faiblesse intellectuelle, d'amblyopie, de
bégayement, etc. Il a été d'une santé chétive jusqu'à 5 ans; il eut la variole à 9 ans, des coliques de 12 à 24 ans, des humeurs froides aux pieds
à 16 ans, et la gale à 25. Enfin, de 26 à 30 ans, sa santé fut excellente.
Jamais d'épistaxis habituelles ou d'hémorrhoïdes. Alors apparurent pour la
première fois des céphalalgies, avec malaise, ressemblant un peu à des
migraines. Elles occupaient les deux régions sourcilières, ou bien une seule,
ou le pourtour de la base de la tête. Elles ont persisté depuis par paroxysmes, durant de un à quatre jours, séparés par des intervalles libres de
un à huit jours ou un mois. Souvent très-intenses, elles n'empêchent cependant pas le sommeil. A 31 ans, il eut un chancre de la verge non suivi
d'accidents. Jamais d'abus vénériens ou alcooliques.

Il était alors tourneur en bois. Son pied droit toujours en mouvement se
fatiguait considérablement. A 42 ans, un sentiment d'engourdissement se
manifesta dans le deuxième orteil de ce pied, y demeura localisé pendant
deux mois, et de là gagna de proche en proche les trois derniers orteils,
puis le gros orteil en un an. A 44 ans, l'engourdissement *remontait* vers
le genou droit, apparaissait dans le deuxième orteil du côté gauche, et de
ce côté la même marche suivait. En même temps, c'est-à-dire il y a sept
ans, la vue *commença* à s'affaiblir des deux côtés. Les objets *étaient* vus
simples, mais coupés par des croissants obscurs. Il est difficile d'établir
l'état des fonctions génitales; il affirme avoir eu peu de relations sexuelles
et y avoir renoncé par goût depuis quatre ans.

En mai 1860, la maladie, dont les progrès jusque-là étaient lents, subit
une recrudescence énorme en vingt-cinq jours. La vision s'éteignit totalement dans l'œil gauche, et presque aussitôt dans l'œil droit. Il fut désormais incapable de distinguer le jour de la nuit, ou la présence d'une bou-
gie allumée tout près de la pupille. « Au fur et à mesure que je voyais
moins, dit le sujet, l'engourdissement des membres inférieurs remontait;
je devenais de plus en plus faible et incapable de me tenir debout. » La
pseudo-paralysie atteignit ainsi les reins. Il s'y joignit une douleur abdominale en ceinture. La miction était difficile; quelques gouttes d'urine
s'échappaient au moindre effort musculaire. La constipation qui existait
depuis deux ans s'accrut; et pourtant la maladie n'avait pas encore atteint
son maximum. Des douleurs aiguës, comme des coups de poignard, courtes,
revenant par paroxysmes, envahirent les jambes, les cuisses, les reins, le

ventre, la poitrine, les bras, tantôt à droite, tantôt à gauche. Elles revenaient aux changements de temps, à l'approche d'un orage, et disparaissaient, dès que le temps se mettait au froid et au sec. L'engourdissement dépassant la racine des membres inférieurs, s'étendit alors au ventre et au thorax et apparut dans les membres supérieurs des deux côtés à la fois; la main droite en même temps était prise de tremblement.

Bref, en octobre 1860, le malheureux patient fut amené à l'Hôtel-Dieu dans une voiture, et transporté du perron à son lit, sur le dos d'un camarade. M. Trousseau constata une anesthésie absolue de la sensibilité cutanée, musculaire, et osseuse des membres inférieurs, et relative des membres supérieurs. L'atropine pendant trois mois et la belladone pendant trois autres mois, lui furent administrées, outre les bains sulfureux, trois fois par semaine, et l'électricité localisée tous les jours. Sous cette influence, les douleurs fulgurantes disparurent, l'insensibilité diminua extraordinairement, l'équilibration et la marche devinrent telles, que le malade, se croyant guéri, sortit de l'hôpital.

Pendant un an, et quoique aveugle, il voyagea et se rendit aux bains de mer, accompagné d'un ami qui le dirigeait. L'hiver surtout, il alla bien. Mais, à l'approche du printemps, une aggravation survint comme les années précédentes, et il rentra à l'Hôtel-Dieu, plus malade qu'à sa sortie précédente, mais moins qu'à sa première entrée. Ses jambes étaient atteintes encore d'anesthésie incomplète, et, à tout instant, il se laissait tomber dans la salle.

Il fut successivement traité par la belladone pendant un mois; par le nitrate d'argent pendant huit jours, à 2 centigrammes par jour; par le sirop de strychnine pendant quarante jours; l'essence de térébenthine pendant quinze jours, 8 capsules quotidiennement; et enfin par l'électricité tous les jours. Tous ces médicaments produisirent leurs phénomènes physiologiques, mais ne modifièrent en aucune façon les symptômes de la maladie. « Pendant les premiers mois de mon séjour actuel à l'hôpital, raconte-t-il, tandis qu'on me traitait ainsi, la maladie a fait des progrès, j'étais arrivé à ne plus quitter mon lit, à ne plus sentir la position de mes jambes. Il y a un mois au contraire, et précisément lorsqu'on ne me soignait que par l'électricité depuis trois mois, l'amélioration s'est fait sentir. Je puis me lever, et me traîner avec l'aide d'un camarade jusqu'au poêle. Je sens mes membres inférieurs, etc. »

État actuel, 31 janvier 1863. — L... est grand, bien constitué, peu amaigri, quoique pâle. Ses muscles sont d'un bon volume. Ses digestions et son appétit sont excellents. Aucun trouble intellectuel. Jamais il n'a eu d'attaques convulsives, ou de pertes de connaissance. Depuis quinze jours, sa céphalalgie revient environ tous les deux jours, vers une heure du matin et se prolonge jusqu'à quatre heures après midi. Il entend bien des deux oreilles. Les mouvements de la bouche et de la langue se font bien. Les pupilles sont également dilatées, sans exagération. Les mouvements du globe oculaire sont bien exécutés, mais sans but, sans intelligence. L'amaurose est complète et double. Les traits de la face sont symétriques. Quelquefois le malade, dans l'état intermédiaire de la veille et du sommeil, rêve qu'il a des tiraillements, des tics en diverses parties du corps, et que sa face, notamment, est déviée. Constipation opiniâtre. Le besoin d'uriner se fait tout à coup sentir le jour, et serait suivi d'émission dans le lit, si le malade ne se hâtait de prendre son urinal. La nuit, n'étant pas averti de ce besoin, il est obligé de conserver son vase entre ses cuisses. Hier, par extraordinaire, il a éprouvé dans le gros orteil droit une douleur térébrante, comme si l'on eût voulu le lui arracher.

La sensibilité cutanée au pincement, à la piqûre, à la température, au poids, au chatouillement, est intacte aux membres inférieurs et supérieurs, à droite et à gauche, et tout à fait semblable à celle du cou et de la face, prise pour terme de comparaison. Toutefois la transmission des impressions est en retard d'une seconde à une demi-seconde aux membres inférieurs ; et le malade possède à un haut degré le sentiment d'un engourdissement des quatre membres plus prononcé à droite. La sensibilité au pincement des masses musculaires est normale dans toutes les parties du corps, ainsi que la sensibilité à la percussion des os superficiels. Ces résultats contrastent avec l'anesthésie complète, constatée à sa première entrée à l'Hôtel-Dieu, et incomplète à sa seconde entrée, c'est-à-dire cette fois-ci.

La puissance musculaire est énergique aux deux membres gauches, et relativement diminuée aux deux membres droits. Il a une notion très-nette des attitudes et de la contraction musculaire. Pas de secousses ou de contractions provoquées ou spontanées. Les diverses impressions de piqûre, de pincement, déterminent une secousse assez étendue du membre excité, surtout de l'inférieur gauche.

Le malade, étant couché, lève facilement, sans roideur, ses membres inférieurs et les maintient étendus ou demi-fléchis à volonté. Cependant le mouvement est saccadé, et s'écarte un peu de son but. Durant ces épreuves, il est pris, dans les fléchisseurs fémoraux, [de douleurs très-aiguës, qu'il qualifie de crampes, et qui l'obligent d'interrompre le mouvement. Pendant qu'il s'habille, il a des mouvements semblables à ceux de la chorée, mais moins étendus. Il boutonne sa chemise, pose très-bien une épingle, ce qui lui était impossible en mai dernier, et surtout l'année précédente.

Dès que ses pieds posent à terre, il est pris d'un sautillement, ou trépignement qui, dit-il, l'aide à conserver son équilibre. Ce phénomène, très-différent de ce qui se passe chez les ataxiques ordinaires, a lieu sur place, sans grand déplacement latéral des jambes. Cramponné à son lit d'une main, appuyé sur sa canne de l'autre, il parvient ainsi à en faire le tour, et à aller s'asseoir. Dans cette opération, il marche de flanc, rapprochant et écartant alternativement ses deux pieds. Dès qu'il abandonne son point d'appui, il est incapable de maîtriser ses mouvements, perd la notion de la verticale et tombe. Appuyé sur mon bras, il fait une vingtaine de pas en sautillant, sans que ses jambes soient lancées en dehors ou en avant, sans qu'elles soient saisies de contractions et de mouvements étendus.

16 février. — La térébenthine a été supprimée depuis dix jours sans être remplacée par aucun autre traitement. Il a uriné involontairement la nuit, il y a quelques jours.

24 mai. — Les céphalalgies atroces qu'avait constamment ce malade ont cédé à l'emploi du sulfate d'atropine. Toutefois elles reviennent encore de loin en loin, sous forme d'accès qui durent vingt-quatre heures environ. Vers le 1er mai, les troubles de locomotion s'étant améliorés, le malade résolut de descendre au jardin, ce qui ne lui était pas arrivé depuis un an. Mais il avait trop compté sur ses forces ; il fut pris, au bas de l'escalier, d'un engourdissement, d'une faiblesse, et d'un tremblement des membres inférieurs, tels, qu'on dut immédiatement le transporter dans son lit. Depuis cette époque, et coïncidant avec l'apparition des chaleurs, les troubles musculaires se sont de nouveau aggravés. Depuis le 4 mai, il prend une cuillerée à soupe de sirop de strychnine par jour sans résultat.

15 juillet. — Sa démarche est la même, il se lève, s'asseoit sur sa chaise, fait le tour de son lit, sans abandonner les colonnes de fer, mais ne va pas plus loin. Depuis un mois, sa céphalalgie apparaît tous les jours, à minuit, avec une intensité terrible, et disparaît le matin. Son siége est limité à la base du crâne, de façon que la ceinture passe au niveau des deux arcades sourcilières, au-dessus des deux oreilles, et à la nuque, sans prédominance d'un côté. Le cyanure de potassium en compresses est le seul médicament qui le soulage quelquefois.

15 septembre. — Rien aux mains, crampes dans les orteils, céphalalgies moins intenses pour le moment. Les mains sont parfois engourdies le matin.

9 janvier 1864. — La marche est certainement très-améliorée ; il se promène dans la salle. A deux reprises différentes, sa céphalalgie a disparu pendant six semaines.

En résumé, cet homme est pris, il y a dix-neuf ans, d'une céphalalgie frontale et occipitale, qui revient par accès, lui laisse peu de répit, et persiste encore. Il y a neuf ans, engourdissement des extrémités inférieures ; il y a sept ans, amaurose double progressive ; il y a deux ans, la maladie arrive en quelques semaines à son maximum. Les symptômes à cette époque sont : anesthésie cutanée, musculaire, osseuse ; ataxie des membres inférieurs, et peut-être aussi des supérieurs ; troubles pelviens. Après huit mois de séjour, il sort de l'Hôtel-Dieu, la sensibilité presque revenue. En mai 1862, une rechute a lieu ; l'anesthésie est incomplète cette fois. En janvier 1863, nous constatons la presque intégrité de la sensibilité musculaire, des troubles inappréciables de la sensibilité cutanée, la conservation de la force musculaire, des désordres ataxiques d'un aspect particulier ; et par-dessus tout une céphalée qui laisse peu d'instants de repos au malade, et disparaît de temps à autre, pour revenir bientôt, comme toujours.

Cette maladie est-elle bien de l'ataxie locomotrice progressive ? M. le professeur Trousseau est de cet avis et nous nous y rangeons. Cependant il s'y rencontre de singulières anomalies, à commencer par les troubles de la station et de la locomotion. Cette céphalée ouvrant la marche et persistant depuis dix-neuf ans est embarrassante, bien qu'elle se soit présentée chez d'autres ataxiques, mais moins prononcée. L'absence de crises épileptiformes, de pertes de connaissance, de vomissements, éloigne l'idée d'une tumeur à la base de l'encéphale. Toute réflexion faite, nous persistons dans l'interprétation de l'éminent professeur et nous proposons de la ranger dans notre forme cérébrale.

Ceci admis, on devra joindre aux quatre observations déjà citées les n°ˢ 171 et 230 qui s'en rapprochent par la céphalée. Les n°ˢ 178 et 156 viendraient s'y ajouter. Si, plus tard, des observations de ramollissement cérébral ou de paralysie générale consécutifs à l'ataxie progressive venaient à se rencontrer, elles rentreraient dans cette forme et en seraient une nouvelle consécration. (Revoir les pages 30, 286 et suivantes.)

CHAPITRE IV.

ANATOMIE PATHOLOGIQUE.

On a vu, dans l'historique, les péripéties par lesquelles a passé notre maladie. Confondue en Allemagne avec d'autres affections paralytiques sous le nom de *tabes dorsalis*, signalée en Angleterre comme une paraplégie spéciale et une myélite chronique, elle n'a réellement fait son apparition en France qu'en 1858. La connaissance des lésions anatomiques notamment a devancé, chez nos voisins d'outre-Rhin, la connaissance de l'ataxie locomotrice chez nous ; et M. Duchenne, avec quelques recherches, eût facilement comblé cette lacune que M. Luys s'est chargé de remplir trois ans après.

La première autopsie se rattachant à notre sujet remonte à Bonet (de Genève) ; c'était une atrophie de la moelle sans désignation du siége. La première où l'atrophie ait été vue localisée dans les cordons postérieurs est de Steinthal. Enfin Turck le premier en étudia les lésions caractéristiques au microscope et en reconnut l'altération des tubes nerveux.

Le nombre total des autopsies qui appartiennent directement à la maladie en question approche de 50. Une analyse sommaire de 20 des plus anciennes et des moins positives au point de vue clinique ou nécropsique a été donnée dans la première partie, chapitre VI, article III, où, sans avoir égard à la présente maladie, nous avons discuté les rapports entre le symptôme ataxie et les lésions de tel ou tel cordon de la moelle. 10 sont disséminées dans cette deuxième partie. Enfin, à la suite de ce chapitre, et à titre de documents, s'en trouvent 2 qui nous sont personnnelles, une autre due à l'obligeance de M. Cornil, plus 13 autres empruntées à divers auteurs. La science en possède encore que nous avons omises, entre autres celle de M. Pihan-Dufeillay et celle de M. Hillairet dont nous avons déjà parlé.

Aux lecteurs qui voudront bien les parcourir et les confronter avec notre description, nous faisons observer que toutes n'ont pas la même valeur, et que certaines, par l'époque récente où elles ont été prises et par l'étendue donnée à l'exposition des faits cliniques ou des lésions anatomiques méritent de peser davantage dans la balance. Ainsi sur le chiffre total de 48 cas, il en est 4 où l'on n'a rien découvert à l'autopsie, et une où l'altération était limitée aux nerfs optiques ; 2 appartiennent à Abercrombie ; 1 à MM. Nonat et Duchenne ; la 4e à M. Pihan-Dufeillay. Nous avons exposé précédemment les motifs qui nous les font négliger. La 5e, de M. Gubler, ne souffre aucun doute. Nous reviendrons sur son interprétation, quand nous aurons fait connaître les lésions qui manquaient. Parmi les 43 autres, il en est 12 ou 13 contre lesquelles on élèverait à la rigueur quelques objections et qu'il nous paraît sage de reléguer sur un plan secondaire. En fin de compte, nous demeurons riche d'une trentaine d'observations laissant peu à désirer. L'accord qui y règne, les noms dont quelques-unes sont signées en garantissent la valeur.

Les lésions qu'on rencontre à l'autopsie chez les sujets atteints d'ataxie progressive portent sur le système nerveux ou sur les viscères. Ces dernières, véritables complications de second ordre, seront décrites en dernier lieu. Nous allons immédiatement nous occuper des premières. Elles intéressent la moelle spinale, quelques points de l'encéphale, les racines postérieures rachidiennes et la périphérie de certains nerfs de la tête et des membres.

Naturellement notre description va se partager en deux parties, consacrées, l'une aux lésions pour lesquelles le scalpel et l'œil nu suffisent, l'autre à celles qui exigent l'intervention du microscope. Auparavant il nous paraît indispensable de rappeler ce qu'il est rigoureusement nécessaire de bien connaître sur la configuration, l'aspect, la coloration normale de la moelle et de ses racines rachidiennes. Le temps et les peines qu'exige l'ouverture du canal rachidien font, en effet, que ces organes, trop souvent négligés, ne sont bien connus que d'un petit nombre.

Lorsqu'on a scié et enlevé les arcs vertébraux postérieurs, et essuyé le sang épanché par les veines intra-rachidiennes, on découvre la face postérieure blanc bleuâtre d'un long sac fibreux. C'est la dure-mère, des côtés de laquelle se détachent les étuis des nerfs spinaux. Entre elle et les parois osseuses, se trouve une quantité variable de tissu séro-adipeux rougeâtre et d'aspect gélatiniforme, qu'il ne faudrait pas prendre pour un produit d'exsudation, comme nous l'avons vu faire dans une autopsie d'ataxique. Lorsqu'on a incisé ce sac et le feuillet séreux qui s'y adosse intérieurement, il s'écoule une quantité variable de liquide arachnoïdien et encéphalo-rachidien, jaune et limpide ; et l'on aperçoit au milieu, la face postérieure de la moelle et la pie-mère délicatement injectées, sur les côtés, les racines spinales postérieures, et en arrière de celles-ci, les festons du ligament dentelé.

La moelle se compose de deux portions : l'une, intra-crânienne, qui plonge dans l'encéphale ; l'autre, intra-rachidienne, que nous avons sous les yeux. Cette dernière, déposée sur une table, a la forme d'un cordon cylindrique, ou légèrement aplati d'avant en arrière dans sa partie supérieure. Sa mensuration a donné les résultats suivants à M. Sappey : circonférence à la région lombaire, 33 millimètres ; à la région dorsale, 28 millimètres ; au renflement cervical, 38 millimètres ; diamètre moyen, 11 millimètres. Elle est formée de deux moitiés symétriques que séparent un sillon antérieur, profond, deux commissures et un sillon postérieur, habituellement effacé

dans la maladie qui nous occupe. Chacune de ces moitiés se
divise, à sa surface, en deux parties légèrement convexes ;
l'une, comprenant les trois quarts antérieurs, répond aux
faisceaux ou cordons antéro-latéraux ; l'autre, comprenant le
quart postérieur, répond aux faisceaux ou cordons postérieurs
sur lesquels se concentre l'intérêt de notre sujet. Sous le nom
de faisceaux médians postérieurs, les anatomistes ont distingué,
à la région cervicale, deux dépendances des faisceaux postérieurs proprement dits, qui, des côtés du bec du *calamus*, se
portent en bas, côtoient la ligne médiane, et se perdent insensiblement vers la région dorsale. La maladie a égard à cette
distinction.

Une coupe transversale de la moelle nous montre une écorce
blanche, et une substance grise centrale. Cette dernière a à
peu près la forme d'un H, dont les branches antérieures,
renflées en massue, n'atteignent pas la circonférence, et dont
les postérieures, longues et effilées, aboutissent en arrière et
à la superficie au point où se rapprochent les deux parties
légèrement convexes indiquées ci-dessus. Toute la portion de
substance blanche ou corticale, située, d'une part, en dehors
des branches de l'H, et comprise, d'autre part, entre les
branches antérieures, dites cornes antérieures, constitue les
cordons antéro-latéraux. Toute la portion triangulaire, inter-
ceptée entre les deux branches ou cornes postérieures, constitue
les cordons postérieurs. C'est dans cet espace triangulaire,
dont le sommet répond à la branche transversale, c'est-à-dire
à la commissure grise, et la base, à la face postérieure de la
moelle, qu'il faut rechercher l'altération dont nous allons parler. Il importe donc d'en avoir bien présentes la configuration,
la couleur, la consistance et la vascularisation.

La coloration de la substance blanche saine, tant des cordons
antérieurs que des postérieurs, tant à leur surface dépouillée
de la pie-mère que sur leur coupe, est d'un blanc mat, franc

et uniforme. Sa consistance, toute spéciale, ne se prête à aucune comparaison précise, et s'altère très-promptement, surtout lorsque le temps est à l'orage. Aussi doit-on être prudent sur son appréciation à l'état pathologique. Dans une autopsie d'ataxique, nous l'avons vue devenir molle et presque diffluente en moins de douze heures. La coloration de la substance grise est d'un gris semi-transparent, nuancé de rose ; sa consistance, moindre que celle de la substance blanche.

Les racines spinales se présentent sous l'aspect de petits cordons, pleins, fermes, arrondis, d'un blanc mat, qui émergent perpendiculairement des côtés de la moelle ; et prennent naissance : les antérieures, au milieu de la convexité que forment les cordons antéro-latéraux ; les postérieures, sur la ligne de jonction des deux convexités, c'est-à-dire des cordons antéro-latéraux et des cordons postérieurs. L'espèce de turgescence de ces racines donne lieu, dans l'intervalle des deux séries verticales, l'une en avant, l'autre en arrière, qu'elles forment de chaque côté, à une sorte de gouttière, dont la disparition indique leur affaissement, c'est-à-dire l'atrophie des unes ou des autres. Lorsqu'on aura des doutes sur l'intégrité du volume des racines, nous recommandons ce caractère si simple. Mais c'est plutôt en les comparant entre elles qu'on se forme une opinion. Selon Blandin, le volume des postérieures est à celui des antérieures comme 2 est à 1 à la région cervicale, comme 1 est à 1 à la région dorsale, et comme 1 1/2 est à 1 à la région lombaire.

Examinons maintenant comment cet état normal est modifié par la maladie (1).

____

(1) Les œuvres citées de Gull, de Raciborski, de Virchow, de Bourdon, de Leyden, d'Edwards, renferment quelques planches bien faites sur les lésions que nous allons décrire. En outre, M. Duchenne vient de présenter aux académies, et doit publier prochainement une série de reproductions photographiques de moelles d'ataxiques.

Méninges spinales. — Sur 40 autopsies, 16 fois l'état des méninges n'est pas mentionné, sans doute parce qu'elles étaient saines ; 5 fois elles sont déclarées normales ; 18 fois elles sont légèrement altérées ; une seule fois, elles le sont considérablement ; dans cette dernière, il y avait du pus (obs. nᵒ 102). Dans le tiers de ces 18 cas, il ne s'agit que d'une vascularisation récente, limitée à la face postérieure de la moelle, et se continuant souvent avec une vascularisation semblable des racines postérieures, et même de leurs ganglions ; la pie-mère en est le siége exclusif. Dans les deux tiers restant, ce sont des traces anciennes de méningites, disséminées çà et là sur de petites étendues et bornées encore à la face postérieure ; c'est aussi la diminution de transparence et l'opacité de la pie-mère, son épaississement, sa coloration jaunâtre ou laiteuse, quelques dépôts membraneux, des adhérences lâches en petit nombre. Une fois, la sérosité arachnoïdienne est dite louche et une autre fois sanguinolente.

Ces indices de congestions ou de phlegmasies partielles et modérées expliqueraient les rachialgies, temporaires et intermittentes, dont nous avons parlé et peut-être aussi quelques-unes des contractures, si rares d'ailleurs. Dans les autopsies d'ataxiques auxquelles nous avons assisté, la pie-mère, arrachée avec des pinces, n'entraînait pas après elle de débris de tissu sous-jacent, ce qui conduirait à penser que l'altération des cordons postérieurs ne vient pas d'une extension par contiguïté de cette phlegmasie, ainsi que l'ont avancé Gull et Friedreich. L'inconstance des lésions méningées (19 fois altérées sur 40 cas), permet de les regarder plutôt comme des complications incidentes, comme des épiphénomènes sympathiques de voisinage.

Moelle. Cordons postérieurs. — Sur la moelle d'un ataxique, il y a à s'occuper de la forme, du volume, de la consistance et de la coloration de cet organe.

La forme est changée, ainsi que le font remarquer Friedreich et Leyden. Dans une partie plus ou moins longue de son étendue, elle paraît plus aplatie d'avant en arrière, ce qui a fait croire à quelques-uns qu'elle était élargie. Cet aplatissement résulte de la diminution de volume des cordons postérieurs, dont la saillie en arrière a disparu, ou est remplacée par une dépression ou gouttière longitudinale. Les dimensions absolues ont été mesurées par quelques auteurs : MM. Charcot et Vulpian, Laborde, Duménil, etc. ; toujours elles étaient moindres qu'à l'état normal. Dans notre autopsie n° 202, nous avons trouvé les mesures suivantes : diamètre transversal, 1° au renflement lombaire, 11 millimètres ; 2° vers la huitième dorsale, 9 millimètres ; 3° vers la première dorsale, 10 millimètres ; 4° au niveau de la troisième cervicale, 14 millimètres. Mais, depuis, nous avons reconnu que cette façon de procéder était vicieuse. En effet, les cordons antéro-latéraux et la substance grise étant sains, l'atrophie ne porte que sur les cordons postérieurs. Lorsque nous sommes venu à comparer deux coupes de moelle à la même hauteur, l'une saine, l'autre d'ataxique, nous avons été frappé du fait. Les cordons postérieurs de cette dernière étaient d'un tiers moins volumineux que ceux de la première. Ce sont donc ces cordons qu'il faut mesurer et non toute la moelle (1).

C'est d'après ces principes que M. Cornil a procédé pour la malade n° 204. Les dimensions absolues étant trop difficiles à obtenir, il s'en est tenu aux dimensions relatives. Ayant fait

______

(1) M. Duménil a eu la même pensée : il a mesuré, sur une moelle d'ataxique, l'écartement des cornes postérieures, qu'il a trouvé de 4 millimètres, à la région cervicale ; de 2 millimètres 1/2, à la région dorsale ; et de 4 millimètres, à la région lombaire. Mais cette mensuration est si minutieuse et incertaine à l'œil nu, que nous donnons la préférence au procédé de M. Cornil.

durcir par l'acide chromique, d'une part une moelle saine, d'autre part la moelle malade, il a procédé à leur comparaison à l'aide du micromètre. Voici ses résultats : 1° les diamètres transversaux, de part et d'autre étaient les mêmes ; 2° le diamètre antéro-postérieur était diminué d'un cinquième sur l'ataxique ; 3° le diamètre antéro-postérieur des cordons postérieurs, pris à part, était d'un tiers moindre sur cette moelle malade. Ce qui prouve, comme nous l'avions présumé à l'œil nu, que l'atrophie de la moelle, dans l'ataxie progressive, porte exclusivement sur les cordons postérieurs, et particulièrement sur leur diamètre antéro-postérieur.

Un dernier fait, qui a trait à l'aspect extérieur, est l'effacement du sillon médian-postérieur. Il est indiqué quelquefois par une ligne blanchâtre, d'autres fois il est inappréciable même au microscope.

La consistance de la substance grise et des cordons antéro-latéraux est comme d'habitude. Dans les cordons postérieurs, elle est souvent normale, mais souvent aussi un peu ramollie ; une fois ou deux elle était semi-fluide et, plusieurs fois, elle est indiquée comme plus dense en quelques points par Friedreich. Nous n'accorderons qu'une médiocre importance aux états intermédiaires, tant est difficile cette appréciation. Dans notre observation n° 202, la portion de moelle examinée avait la consistance ordinaire ; douze heures après, sur d'autres coupes, les cordons postérieurs se mettaient en bouillie à la moindre pression.

Nous nous sommes demandé inutilement s'il y avait quelque relation entre la présence d'un ramollissement considérable et les autres caractères observés à l'œil nu et au microscope ; si, par exemple, le ramollissement n'attesterait pas une marche plus aiguë. Les observations ne nous ont offert aucun élément pour en décider.

L'hypertrophie n'a pas été signalée. Dans la célèbre observation de Monod, il est question d'une augmentation de volume de la substance grise, avec amincissement des cordons postérieurs. Mais il est évident que l'élargissement transversal apparent, et la ressemblance de la coloration grise dont nous allons parler avec celle de la substance grise normale, ont été cause de ce jugement erroné.

Le changement de coloration, portant exclusivement sur les cordons postérieurs dont nous allons actuellement nous occuper, est ce qu'il y a de plus important. Il est constant et presque pathognomonique. Là où il existe, et rien que là, le microscope découvre que les éléments normaux sont très-altérés, et toujours de la même façon. Ce changement est assez délicat pour qu'il faille une certaine attention pour le découvrir. Il faut y regarder de près, pratiquer plusieurs coupes à diverses hauteurs; et il n'est pas étonnant qu'il ait passé inaperçu dans les autopsies d'Abercrombie et de M. Nonat. Il se montre à travers la transparence de la pie-mère, ou bien il est masqué par une opacité laiteuse de cette membrane, qu'il est alors nécessaire d'enlever.

La coloration apparaît alors grise, demi-transparente, comme vitreuse, nuancée çà et là de jaune ambré, de jaune rougeâtre ou de rose, selon la quantité de sang qui s'y trouve, et tranche fortement sur la blancheur normale des parties avoisinantes. M. Cruveilhier, il y a vingt ans, l'a décrite sous le nom de dégénérescence gélatiniforme, expression qu'a reproduite Virchow. Elle se présente, dans la généralité des cas, sous la forme de deux bandes grises qui du *filum terminale* jusqu'au milieu de la région dorsale environ, recouvrent toute la largeur comprise entre les insertions opposées des racines postérieures, c'est-à-dire toute la partie visible des cordons postérieurs. Elle se mélange souvent de stries ou de taches blanches longitudinales. En s'élevant, ces deux bandes diminuent de largeur, se partageant quelquefois, comme dans les observations de MM. Charcot et Vulpian, en bandelettes dont l'une, la plus constante, suit les faisceaux intermédiaires jusqu'au-dessus ou au-dessous du bec du *calamus scriptorius*, et l'autre, la ligne d'implantation des racines postérieures jusqu'à la hauteur du bulbe.

Dans quelques autopsies, la coloration grise occupait aussi la moitié inférieure du quatrième ventricule. Ainsi, dans l'observation 202, on voit un V, dont les deux branches se dévient en dehors, comme les pédoncules cérébelleux infé-rieurs, et paraissent se perdre dans le cervelet, tandis que la base du triangle intermédiaire, d'une nuance moins foncée, passe sous les barbes du *calamus*, dont la couleur blanche contraste avec elle. Dans les observations de MM. Bourdon et Cruveilhier, la protubérance offrait quelques taches grises. Les confins de cette dégénérescence s'arrêtent tout à coup en un bord net ou diffus, se mélangent de blanc et disparaissent peu à peu. Outre des stries et taches blanches longitudinales, on voit parfois des filaments blancs et transversaux qui la croisent et dont on ne sait pas au juste la nature : capillaires altérés ou prolongements sains des racines postérieures.

Sur des coupes pratiquées à diverses hauteurs, on retrouve la même altération se continuant dans la profondeur, et res-pectant pendant longtemps le milieu de la zone blanche qui touche immédiatement à la commissure grise. A un centimètre au-dessus du *filum terminale*, la section montre deux parties distinctes : l'une antérieure, blanche, mate ; l'autre postérieure, grise, demi-transparente. Au renflement lombo-dorsal, l'alté-ration atteint tout l'espace triangulaire compris entre la commissure grise en avant, la surface de la moelle en arrière et les deux cornes grises sur les côtés. Dans notre autopsie n° 203, cet espace était très-altéré à sa base et sur les côtés, tandis que le centre et surtout le sommet conservaient la colora-tion blanche. A la région cervicale, la coupe montre la coloration grise occupant l'angle interne et postérieur de chacun des deux faisceaux postérieurs , comme dans l'observation n° 202, et quelquefois en outre, le voisinage des racines postérieures à leur insertion. (Obs. n°s 193 et 194.)

En un mot, la dégénérescence semble, à la région lombaire, naître d'abord le long des bords externes de chaque cordon, puis le long des bords postérieurs, c'est-à-dire à la superficie de la moelle, et de là gagner de proche en proche les bords contigus et profonds de ces cordons. A la région cervicale, elle ferait, au contraire, sa première apparition au niveau des angles postéro-internes contigus, c'est-à-dire dans les faisceaux médians postérieurs, et quelquefois en même temps, mais plus tardivement vers l'angle externe, près de l'insertion des racines postérieures.

La symétrie est de règle, mais souffre des exceptions. L'une des bandes, vue à la superficie, peut être plus étroite que l'autre ou différemment accidentée. L'une des deux divisions supérieures, l'externe de préférence, peut manquer d'un seul côté.

Nous relaterons une lésion bizarre dont la nature nous échappe, observée une fois par Friedreich. Dans toute la région dorsale, régnait de chaque côté, au point d'union de la substance grise et du cordon antéro-latéral, de la corne antérieure et de la corne postérieure, un canal longitudinal d'une ligne de diamètre. Dans sa moitié inférieure, ses parois étaient lisses, et sa cavité remplie d'une sérosité limpide laissait pénétrer un stylet. Dans sa moitié supérieure, il était constitué par un tissu d'apparence celluleuse ou spongieuse, imprégné de sérosité, au milieu duquel le microscope a trouvé des fibres de tissu conjonctif et quelques fibres nerveuses altérées. Qu'est-ce que cela ? La description de la moitié supérieure rappelle le tissu réticulaire, moins le lait de chaux, décrit dans l'encéphale par M. Cruveilhier comme un ancien foyer hémorrhagique; la moitié inférieure en serait un degré plus avancé.

Racines postérieures. — Nous venons de voir que la dégénérescence grise débute ordinairement à la superficie des cordons, quelquefois au voisinage du point d'émergence des racines postérieures des nerfs spinaux. Cela fait présumer que celles-ci aussi sont envahies. Voici ce qu'il en est dit dans 40 autopsies : 7 fois l'état de ces racines n'est pas indiqué ; 29 fois elles sont atrophiées, légèrement grisâtres, ou altérées seulement au microscope ; 4 fois elles sont saines. Ces altérations sont une congestion plus ou moins forte de leurs enveloppes jusqu'aux ganglions inclusivement, une coloration grise, semi-transparente, semée de quelques points injectés, le ramollissement et l'atrophie. La dégénérescence grise s'y présente par stries ou faisceaux longitudinaux, entremêlés habituellement de filaments blancs ou portions saines, très-visibles. Elle peut atteindre toute l'épaisseur du nerf.

La diminution de volume et de consistance est plus nette et plus fréquente dans ces racines que dans les cordons postérieurs. Du moins y est-elle plus souvent mentionnée, ce qui tient évidemment à la facilité avec laquelle on constate le volume et la consistance des unes, libres et exposées aux regards, et à la difficulté, au contraire, de faire à la moelle la part des cordons antéro-latéraux et des cordons postérieurs. On a vu ces racines postérieures, d'un quart, de moitié, des trois quarts moins grosses que les antérieures. Les filets radiculaires, au lieu d'aller s'implanter directement dans le sillon collatéral postérieur, ressemblent à des rubans flétris et sans épaisseur, qui se traînent sur la moelle et y disparaissent sans terminaison arrêtée. Dans l'autopsie de M. Marotte elles étaient diffluentes.

Les ganglions spinaux, regardés trois fois, étaient une fois normaux, une fois gonflés et vascularisés, une fois vascularisés seulement. Chaque fois que le tronc nerveux a été suivi au delà du trou de conjugaison, il était normal, et cependant les micrographes ont signalé bien au delà, c'est-à-dire dans certains filets nerveux des membres, des altérations non douteuses sur lesquelles nous reviendrons.

Y a-t-il une relation d'intensité entre la lésion des cordons postérieurs et celle des racines rachidiennes? Dans nos quarante autopsies et dans quelques autres moins précises que nous avons négligées, la dégénérescence médullaire est présente et occupe une grande longueur des cordons. Dans onze d'entre elles, celle des racines est passée sous silence ou déclarée absente; et il n'y a pas lieu de croire que l'observateur qui a trouvé la première ait laissé échapper la seconde, plus visible. Ces chiffres tendent donc à établir que l'altération de la moelle est la seule des deux nécessaire et constante.

D'autres considérations appuient cette proposition. Ainsi, dans plusieurs observations, on voit les racines peu altérées, tandis que les cordons le sont beaucoup. Tout l'espace compris entre les deux cornes grises postérieures, la commissure grise et la face postérieure de la moelle est souvent atteint; tandis que les racines en question ne le sont habituellement que dans une partie de leur épaisseur ou conservent longtemps des portions intactes. Que l'on compare les deux ordres de lésions successivement aux lombes, au dos et au cou, celles de la moelle décroissent lentement d'intensité, celles des racines bien plus vite, en sorte qu'à la région cervicale on trouve parfois, dans les unes, la couleur blanche et la consistance ferme, normale, et, dans l'autre, la coloration grise très-forte encore. (Voy. les obs. n°ˢ 193, 139, 190, 192, 186.) On n'a jamais rencontré l'atrophie des racines postérieures sans diminution de volume et dégénérescence des cordons postérieurs. Enfin, chez la jeune fille amaurotique, M. Cruveilhier a dépeint les filaments des racines se prolongeant, blancs et sains à l'œil nu, à la surface de la coloration grise des cordons.

En somme, l'altération des racines serait, sinon une conséquence, ce que nous n'osons dire, du moins un état consécutif, en tout cas, jamais antérieur à la maladie des cordons.

*Cordons antéro-latéraux. — Racines antérieures. — Sub-
stance grise.* Les observations d'ataxie progressive irrécusables
et exemptes de complication sont unanimes à proclamer la
constante intégrité des cordons, racines et cornes grises antérieurs. M. Cruveilhier, Leyden, et autres ont bien rencontré
la dégénérescence grise disséminée dans les cordons antérieurs,
mais il s'agissait d'une maladie autre que l'ataxie progressive, dont l'histoire est encore à faire. Mais les deux maladies
se combinent-elles? C'est possible, à en croire l'observation
n° 121. Cette combinaison s'opère-t-elle par l'apparition isolée
de la dégénérescence grise dans les cordons antérieurs et dans
les cordons postérieurs à la fois, ou bien par sa propagation
d'arrière en avant, c'est-à-dire des cordons postérieurs aux
latéraux et de ceux-ci aux antérieurs?

Sur nos 40 cas, les cordons latéraux sont dits sains 17 fois,
et les cornes grises postérieures 11 fois; et au contraire un
peu altérés, les premiers 5 fois, les secondes 6 fois. Cette altération, inappréciable à l'œil nu pour la substance grise, sauf
l'injection, est quelquefois visible sans microscope pour les
cordons latéraux. Toujours elle occupe des portions très-petites,
contiguës aux cordons postérieurs, et est moins avancée que
la dégénérescence de ceux-ci. Une fois Leyden rapporte que,
du cordon postérieur, elle a passé à la partie postérieure du
latéral, à travers une corne grise postérieure. Une fois ou deux,
l'altération s'est étendue à la superficie de ces cordons latéraux,
comme si elle voulait s'affranchir et progresser plus vite en avant.

En résumé, dans l'ataxie progressive sans complication médullaire, la dégénérescence reste ordinairement limitée aux
cordons postérieurs et ne s'étend aux parties voisines de la

substance grise et des cordons latéraux que dans une petite étendue et à un faible degré. Les cordons antérieurs sont sains; rapprochons de ce fait l'absence de toute vascularisation de la partie antérieure de la pie-mère et des racines antérieures; et faisons nos réserves, quant à ces dernières, pour le cas où l'atrophie musculaire progressive viendrait se greffer sur l'ataxie progressive.

Moelle allongée. — Encéphale. — La dégénérescence grise, partie du renflement lombaire, atteint, avons-nous dit, le bec du *calamus*, la moitié inférieure du quatrième ventricule, et s'est retrouvée une fois ou deux dans la protubérance. Plusieurs fois elle se fixait le long de la ligne d'implantation des premières paires cervicales. Sont-ce là ses véritables limites supérieures ; et les nerfs crâniens qui continuent la série des paires rachidiennes, sont-ils atteints? C'est ce dont nous allons nous occuper.

La moelle épinière dans sa partie intra-crânienne se dissocie anatomiquement. La substance grise normale s'éparpille; les faisceaux blancs se divisent en deux portions, l'une antérieure, qui passe sous le pont de Varole, constitue la majeure partie des pédoncules cérébraux et plonge avec eux dans les couches optiques, les corps striés et les hémisphères; l'autre postérieure, dont les éléments entrent partiellement en relation avec le cervelet et vont rejoindre la portion précédente pour se comporter comme elle. Où se termine alors la moelle? L'anatomie tranche la difficulté; mais la physiologie et la pathologie n'en continuent pas moins à séparer les actes intellectuels des actes organiques, sans tenir compte de telle ou telle démarcation arbitraire. Pour notre part, nous ignorons où finit réellement la moelle, et où commence physiologiquement l'encéphale, et voyant dans l'ataxie progressive une maladie diffuse, essentiellement de l'axe spinal, nous sommes porté à penser qu'elle ne s'arrête pas facilement devant la barrière apparente que lui oppose l'extrémité supérieure du bulbe.

Sur nos 40 autopsies, il en est peu où l'état de l'encéphale ait été recherché avec soin. 7 fois cependant sont mentionnés de très-légers désordres. L'observation de MM. Talichet et Chauveau est si bizarre et si imprévue, que nous la laissons de côté, d'autant plus que la description clinique laisse le diagnostic dans l'obscurité. Dans l'observation n° 178, le cerveau est dit injecté. Dans celle n° 198, il est diminué de consistance. Dans les observations n°ˢ 190 et 202, les corps striés sont décolorés, et nous avons, dans la deuxième, comparé cet aspect à celui d'un rein avec lésion de Bright, à la troisième période. Dans celle n° 176, l'un des corps striés renfermait un petit kyste ancien. Deux ou trois fois, un seul ou les quatre tubercules quadrijumeaux étaient injectés; le plus souvent ce sont les parois du quatrième ventricule qui sont vascularisées. Une fois, M. Cruveilhier a trouvé çà et là des taches grises. Nous ne disons rien de l'arborisation des méninges, notée lorsque le sujet a succombé à des phénomènes cérébraux.

En somme, sauf un peu d'injection de médiocre importance, et à part l'observation de M. Talichet, on doit regarder jusqu'à nouvel ordre ces lésions comme de peu d'intérêt. Le cervelet en particulier, que l'on a plus souvent examiné avec attention, est toujours sain. Mais l'absence d'altération, et notamment de dégénérescence grise, ne dénote pas une intégrité fonctionnelle. Plus d'une raison témoigne que cette dégénérescence n'est que le second degré, la conséquence d'un travail morbide antérieur, dont les preuves ont échappé jusqu'ici à nos sens.

Nous en tenant à ce second degré, il reste néanmoins une différence anatomique remarquable entre l'état de la moelle spinale et celui de la moelle crânienne, si l'on peut se servir de cette expression : d'une part, dégénérescence caractéristique des faisceaux postérieurs dans toute leur étendue, de l'autre rien.

Cette dégénérescence, très-intense au bas de la moelle, décroît en s'élevant et disparaît à nos yeux vers la limite supérieure du bulbe. Si la maladie continuait à progresser, n'est-il pas admissible qu'elle puisse franchir ce bulbe ? L'hypérémie des tubercules quadrijumeaux, etc., le donne à penser. Les symptômes et complications encéphaliques que nous avons décrits, et qui nous ont amené à reconnaître, au lit d'un malade, une forme cérébrale, s'expliqueraient ainsi. L'altération de l'ataxie progressive, en atteignant le cerveau, y donnerait peut-être la main aux lésions de la paralysie générale, créant ainsi ces formes mixtes que M. Baillarger a admises prématurément. Ces aperçus ouvrent un vaste champ aux recherches anatomo-pathologiques et répondent à ceux qui, armés d'une trentaine d'autopsies plus ou moins complètes, seraient tentés de croire la science achevée désormais sur l'ataxie progressive.

Nerfs crâniens. — Sur nos 40 autopsies, 24 fois il n'est rien dit des nerfs crâniens, et 4 fois on avoue ne pas les avoir examinés. Nous avons regretté cette lacune, surtout dans les observations de Leyden et Friedreich, dont l'anatomie est si complète sous les autres rapports, lacune qui atteste le peu d'attention qu'on prête en Allemagne aux troubles oculaires signalés par Romberg.

Sur les 12 cas restant, tous satisfaisants en ce qui regarde les nerfs optiques, 10 fois l'un et plus souvent les deux étaient altérés, et 2 fois seulement ils étaient sains.

Quant aux 8 cas complets, relatifs aux autres nerfs crâniens, 1 fois (obs. n° 200) l'altération du nerf hypoglosse y est décrite (au microscope) ; 1 fois les moteurs oculaires communs externes et l'un des pathétiques étaient gris, œdématiés, fragiles et atrophiés (obs. 190) ; 1 fois les moteurs oculaires communs, les hypoglosses et le pneumo-gastrique étaient gri-sâtres et petits, sans que l'examen microscopique ait trouvé

d'altération histologique notable, tandis que l'olfactif, indemne
à l'œil nu, était criblé de corps amyloïdes (obs. 203); une
autre fois enfin un des moteurs oculaires communs était aplati
et diminué de volume (obs. 205).

Il est regrettable que ces chiffres soient si faibles. Tels qu'ils
sont, ils montrent cependant que les nerfs optiques sont aussi
fréquemment altérés que les autres nerfs crâniens le sont rarement, fait qui contraste avec la presque égalité des cas où les
troubles fonctionnels des uns ou des autres ont apparu sur le
vivant. Ils montrent encore que l'altération des nerfs optiques
est très-nette, tandis que celle des autres nerfs est douteuse,
tant au microscope qu'à l'œil nu.

Sur les nerfs optiques, on a constaté la vascularisation, la
diminution de consistance et de volume, le ramollissement et
l'atrophie considérable, la transformation en un cordon fibreux,
enfin et avant tout la dégénérescence grise, semi-transparente.
Le plus souvent, la périphérie du nerf est seule grise et
ramollie, tandis que le centre est encore blanc, comme si
l'envahissement s'opérait de la périphérie au centre; d'autres
fois, c'est l'inverse. A la surface ou dans la profondeur, on
retrouve au milieu du gris des fascicules blancs respectés;
à un degré plus avancé, on n'en distingue plus. La maladie
envahirait la papille d'abord, puis s'étendrait au reste de la
rétine; je ne connais pas d'exemple où l'examen ophthalmoscopique n'ait pas confirmé la lésion annoncée par les symptômes.
A l'autopsie, ce sont les nerfs qui sont atteints le plus souvent,
et à un degré plus avancé; de là l'altération, diminuant d'intensité, gagne le chiasma, les bandelettes même, et s'arrête ordinairement avant que celles-ci ne prennent le nom de corps
genouillés, sans jamais les dépasser. Une fois seulement (obs.
n° 193), la périphérie de ces corps était déjà grisâtre. Aucun
indice ne donne à penser que la dégénérescence puisse atteindre
les tubercules quadrijumeaux.

Nous avons dit comment ont été trouvés les autres nerfs crâniens. Ajoutons que leur extrémité périphérique, c'est-à-dire celle qui, à en juger par analogie avec les nerfs optiques, doit être la première affectée, n'a guère été examinée, et qu'à tort on regarde plutôt le bout central. De là peut-être la rareté des cas où se trouve indiquée leur lésion. Dans l'observation de Friedreich, le nerf hypoglosse était ramolli à son insertion médullaire, particularité d'autant plus contradictoire que les faisceaux antérieurs dont ils tirent leur origine sont toujours intacts dans la maladie dont nous nous occupons.

Parmi ces faits, arrêtons-nous à deux. Le premier, c'est que, dans les nerfs crâniens ou, pour plus d'exactitude, dans les nerfs optiques, l'altération apparaît à la périphérie du nerf, tandis que la partie correspondante de la moelle allongée demeure indéfiniment saine ; et que, de cette périphérie elle se propage lentement et de proche en proche le long des nerfs et des bandelettes, sans jamais atteindre les tubercules quadrijumeaux. Point fondamental qui démontre que l'altération se développe sur place dans le nerf optique, et n'est pas la conséquence d'une lésion qui n'a jamais existé à son insertion médullaire. Ajoutons de plus, en nous reportant aux symptômes, que cette altération débute dans la moitié des cas, bien avant que la même altération ait éclaté dans la moelle lombaire ; mais, opposition non moins singulière ! tandis que dans les nerfs optiques elle procède de la périphérie et est la première à apparaître, dans les racines postérieures rachidiennes, au contraire, elle est postérieure à la maladie des cordons et tardive.

Notre deuxième remarque est celle-ci : s'il faut en croire les observations, l'altération appréciable des autres nerfs crâniens serait fort rare, contrairement à ce qui a lieu pour les nerfs optiques. Ce fait, s'il se confirme, n'est-il pas la traduction de la différence qui existe entre leurs symptômes fonctionnels? Toujours le strabisme, la diplopie, la paralysie de la paupière supérieure, et quelquefois l'embarras de la parole sont des phénomènes temporaires qui viennent tout à coup, durent plus ou moins de temps et s'en vont complètement. Cette guérison implique la disparition de la lésion anatomique et exclut toute possibilité d'une lésion profonde et irrémédiable, comme l'atrophie et la dégénérescence grise en question. Quant à l'amblyopie, à l'amaurose, quelquefois il est vrai temporaire, elle est plus souvent permanente. Une fois apparue, elle s'accroît indéfiniment, ainsi que l'exige la lésion que nous avons trouvée. Ainsi donc, symptômes et lésions des nerfs crâniens s'accordent parfaitement dans les descriptions passées et présentes que nous en avons faites.

Un dernier mot. Tous les nerfs crâniens ont été trouvés, les uns ou les autres, peu ou beaucoup altérés, hormis le facial, l'auditif, le trijumeau, le glosso-pharyngien et le spinal. Mais les symptômes correspondant à ces derniers ayant été rencontrés sur le vivant, il s'en suit, comme nous l'avons avancé, qu'il n'est pas une seule des douze paires crâniennes qui soit réfractaire à la maladie.

B. — Au microscope.

Dans les parties simplement hypérémiées, comme les tubercules quadrijumeaux, les micrographes n'ont en général rien noté de plus que ce que l'on voit à l'œil nu. Les vaisseaux plus ou moins dilatés ont leurs parois saines comme ceux des cordons et racines antérieurs. Les tubes nerveux y sont continus, pleins, non déformés, non granuleux, pourvus de leur *cylinder axis* et de leur quantité habituelle de myéline. Les éléments de la substance intermédiaire ne sont pas augmentés, et sur vingt préparations c'est à peine si l'on rencontre trois ou quatre corpuscules amyloïdes.

Quelquefois cependant, là où tout paraissait se borner à l'hypérémie, ils ont constaté inopinément l'altération à ses débuts, soit des capillaires, soit de la substance nerveuse, dont nous allons parler.

Dans les parties envahies par la coloration grise caractéristique, l'altération des éléments histologiques est, en revanche, si constante qu'à son seul aspect à l'œil nu, on sait approximativement ce que l'on trouvera au microscope. Lorsqu'à cette coloration s'ajoutent le ramollissement et l'atrophie, les résultats sont identiques. L'uniformité de l'examen histologique est telle qu'une seule description suffit et s'applique aussi bien aux faisceaux qu'aux racines postérieurs, à la périphérie des nerfs optiques ou sciatiques, qu'à l'hypoglosse, etc. Les différences reposent seulement sur la quantité en plus ou en moins d'éléments altérés ou détruits.

Ce qu'il y a à examiner au microscope dans une moelle suspecte, ce sont les éléments nerveux et la substance conjonctive intermédiaire. Sont-ils en quantité normale, sont-ils altérés ? C'est par la comparaison avec l'état normal qu'on procède ; les cordons et les racines antérieurs étant sains, ce sont eux dont on se sert. On peut examiner le tissu médullaire à l'état frais. Mais le procédé de faire durcir la moelle dans une solution d'acide chromique et d'y pratiquer des coupes extrêmement fines est généralement préféré en France. Sur l'une de ces coupes et à l'aide d'un grossissement modéré, on s'occupe d'abord des cordons sains, c'est-à-dire, par exemple, des parties situées entre les deux cornes grises antérieures (courtes et renflées), puis des cordons malades compris entre les deux cornes grises postérieures (longues et atteignant la surface).

Le première différence que l'on découvre entre eux dépend de l'inégalité de réfraction de la lumière à travers la préparation. Les cordons antérieurs sont obscurs, presque opaques. Les postérieurs sont semi-transparents ou tout à fait clairs.

L'explication saute aux yeux. Dans les premiers, les tubes nerveux sains, coupés transversalement, se présentent en énorme quantité, très-serrés les uns contre les autres, sous forme de corps régulièrement arrondis, au centre desquels un point indique le *cylinder axis*. Dans les seconds, le nombre des sections de tubes sains est très-limité, et à leur place existe une foule de petits points moins disséminés sur un fond clair formé par la substance intermédiaire. Après avoir pris un aperçu de cette disposition générale, on passe à un grossissement plus fort, afin d'étudier spécialement cette dernière, ainsi que l'état des capillaires.

M. Sappey a préconisé dans ces derniers temps un procédé particulier dont le but est de coaguler la myéline des tubes nerveux, pour en mieux apprécier la quantité. Il consiste à faire bouillir quelques instants un fragment de moelle dans un mélange de quatre parties d'eau et une d'acide azotique. La trame du tissu conjonctif est détruite. Puis il procède à la dissection des fibres nerveuses, en y ajoutant une ou deux gouttes d'acide acétique ou d'alcool. Mais à ce procédé on reproche de détruire précisément une des choses les plus intéressantes, c'est-à-dire la substance conjonctive.

C'est par les mêmes moyens à peu près qu'on arrive à la connaissance histologique des racines postérieures et des nerfs crâniens. Mais voyons les résultats obtenus. Les lésions que nous allons décrire se rattachent aux éléments nerveux proprement dits, aux éléments accessoires renfermés dans le tissu nerveux et aux vaisseaux capillaires.

1° Les tubes nerveux sains sont en petit nombre et absents par places. Dans une observation, il est dit même qu'on n'en retrouvait plus de trace. Les tubes malades prédominent. Granuleux, rétrécis de distance en distance, renflés irrégulièrement dans l'intervalle, variqueux, plus ou moins étroits, vides, privés même de leur *cylinder axis*, ils sont souvent méconnaissables. Ces divers aspects tiennent à leur infiltration granuleuse, à la diminution, à la résorption inégale de leur contenu liquide et au ratatinement de leur gaîne. Dans un même champ du microscope on constate quelquefois ces divers degrés. Selon MM. Charcot et Vulpian et M. Cornil, leur altération comprend deux phases. Dans l'une, la substance médullaire se segmente en fines granulations graisseuses; dans l'autre, la résorption de ces granulations et l'atrophie des tubes s'effectuent absolument comme dans les parties périphériques des nerfs séparés des centres nerveux. Que deviennent finalement ces tubes vides et flétris? MM. Charcot et Vulpian et Friedreich les retrouvent dans les fibrilles si abondantes qui forment la trame du tissu.

2° Les autres éléments appartiennent essentiellement à la substance conjonctive hypertrophiée, ainsi que le prouve l'addition d'une goutte d'acide acétique. Ce sont des masses de fibrilles ténues, qu'une fois Friedreich a vues dirigées longitudinalement selon la direction du cordon postérieur; des cellules arrondies, dont la membrane d'enveloppe est très-rapprochée du noyau; des noyaux libres en plus grand nombre qu'à l'état normal, brillants, allongés, ovalaires ou arrondis, mesurant de 0,004 à 0,006 de millimètre en longueur, sur 0,003 à 0,005 de millimètre de largeur et pourvus de 1 à 4 nucléoles peu apparents.

3° On trouve en outre, le long des vaisseaux principalement, un grand nombre de corpuscules amyloïdes, jaunâtres, discoïdes, se colorant en violet par l'iode, en bleu foncé par l'iode et l'acide sulfurique, et composés de zones concentriques quelquefois très-visibles, de granulations graisseuses réunies par une enveloppe ou corpuscules de Gluge, et de granulations graisseuses libres.

En somme, cette altération se résume en ces termes : dégénérescence granuleuse, puis atrophie des éléments nerveux et hyperplasie de la substance intermédiaire, autrement dit vice de nutrition portant sur les éléments normaux. On sait, en effet, que les corps amyloïdes ont été découverts en divers points de l'organisme, notamment dans la moelle saine. Quant aux éléments graisseux, ils apparaissent dans tous les tissus dont la nutrition est défectueuse.

Si l'hypérémie de la substance même des cordons postérieurs n'est exceptionnellement appréciable à l'œil nu que par des points jaunâtres ou rougeâtres disséminés et diffus, en revanche le microscope y découvre fréquemment les indices de poussées congestives et l'altération des capillaires. Ce sont des restes de dépôts sanguins et des cristaux d'hématoïdine. Les globules sanguins sont empilés dans les capillaires. Les parois de ceux-ci sont hypertrophiées et granuleuses. M. Ordoñez a insisté sur ce dernier point. Sur un malade de M. Charcot, il constata, non-seulement dans les points très-altérés, mais aussi dans les parties encore blanches, une dégénerescence toute spéciale de leurs parois, que les réactifs lui ont permis de rattacher à une altération athéromateuse ou graisseuse. C'était une abondante incrustation de granulations moléculaires, par groupes ou larges plaques, qui enveloppait toute la circonférence du vaisseau et siégeait dans sa paroi propre et dans sa tunique adventive. Pour lui, les corps granuleux libres seraient des amas de granulations détachées des capillaires malades; deux fois, il a vu plusieurs petites branches être totalement imperméables au sang. M. Ordoñez a constaté cette altération chez trois malades : celui de M. Charcot, un autre qui a succombé dans le service de M. Moreau (de Tours), et un troisième dans le service de Després. Une ou deux observations antérieures mentionnent des altérations analogues. M. Cornil les a trouvées trois fois, et elles sont indiquées dans la plupart des autopsies de Friedreich et Leyden.

Les lésions que nous venons de résumer, n'ont été rencontrées, excepté la dernière, que dans les points où la coloration grise les faisait prévoir. Ainsi, en l'un de ces endroits de la moelle dorsale, où une traînée blanche et saine et une bande grise malade sont en contact, le microscope rencontre là les tubes nerveux intacts et les fibrilles de la substance conjonctive en quantité normale, et ici les tubes altérés et détruits et la névroglie, les cellules et les noyaux en abondance. Néanmoins, quand les pièces anatomiques ne sont plus fraîches ou ont été plongées dans des solutions qui en modifient la couleur, ou s'il s'agit de nerfs dans lesquels quelques stries grisâtres ou jaunâtres échappent facilement à l'observation, le microscope découvre des altérations qui autrement eussent passées inaperçues. C'est par lui qu'on a reconnu la lésion de quelques nerfs rachidiens, au delà des trous de conjugaison, dont il nous reste à parler.

Cette recherche a été faite huit fois, à notre connaissance, sur le tronc et quelques filets cutanés du sciatique, sur le nerf crural, sur le plexus brachial, sur un nerf cutané digital, sur le grand sympathique, etc. Trois fois seulement on a trouvé quelque altération (obs. n°ˢ 200, 151, 139). On a aussi parlé d'une diminution de consistance et de volume de ces nerfs, observée à l'œil nu, mais en termes si réservés qu'on peut négliger cette donnée. On ne les a pas vus atteints de dégénérescence grise; tout se borne donc pour eux aux indications du microscope. Les tubes nerveux étaient brisés, en petit nombre, en voie d'atrophie ou granuleux. Les granulations graisseuses étaient plus nombreuses, mais le tissu conjonctif à peu près normal.

Ce que le microscope a appris sur l'altération spéciale à la substance grise de la moelle et en particulier aux cornes grises postérieures plus souvent atteintes, est bien résumé dans la description suivante empruntée à l'observation de M. H. Bourdon : « La substance grise a perdu sa consistance à la partie centrale surtout, ses fibres sont rompues par places. En général, les réseaux des cellules nerveuses, étendus des cornes antérieures aux cornes postérieures, sont conservés ; mais, 1 millimètre plus haut ou plus bas, on ne les rencontre parfois plus, et à leur place des fibres rompues, des amas de granulations graisseuses, des cellules déchiquetées sur leurs bords et recouvertes d'un nombre de granulations plus grand qu'à l'état normal. Les capillaires étaient turgides. Dans les régions où la substance grise a été effondrée, on retrouve des dépôts amorphes de matière hématique sous forme diffuse. »

En résumé, l'examen nécropsique des sujets qui ont succombé dans le cours d'une ataxie locomotrice progressive, montre, en diverses parties du système nerveux et comme lésion essentielle, une dégénérescence grise, semi-transparente, dite gélatiniforme par M. Cruveilhier et Virchow, s'accompagnant à un degré sans doute avancé d'atrophie, plus rarement de ramollissement de l'organe. Cet état résulte d'une atrophie progressive des tubes nerveux, dont la myéline se résorbe, et de l'hypergénèse des éléments de la substance conjonctive, des corps amyloïdes et des granulations moléculaires normales. La diminution de volume indique toutefois que l'atrophie des uns l'emporte sur l'hypertrophie des autres. Les tubes nerveux de la substance blanche se trouvent ramenés, selon Virchow, à un état voisin de ce qu'ils sont normalement dans la substance grise. De là, la similitude d'aspect et de couleur du tissu gris morbide avec la substance grise normale.

La dégénérescence commence, 1 fois sur 2, par atteindre la périphérie des nerfs optiques, puis se déclare dans les cordons postérieurs, s'y propageant sans doute de bas en haut, ensuite très-probablement dans les racines rachidiennes postérieures, et enfin tardivement dans quelques nerfs rachidiens périphériques. Elle s'accroît localement en intensité, mais s'étend aussi par ses bords. Les solutions de continuité qui existent entre ces diverses parties atteintes prouvent que cette dégénérescence prend naissance sur place, d'une part dans les nerfs optiques, les moteurs oculaires, le plexus brachial, le sciatique ; d'autre part, dans les cordons postérieurs ; autrement dit que la maladie, tout en s'adressant principalement à la moelle, n'en est pas moins une maladie de tout le système nerveux. Les observations insérées aux pages 119 et suivantes, et qui ont trait à une affection autre mais voisine, nous montrent la même altération jetée par plaques jusque dans l'encéphale et appuient cette dernière proposition.

Ci-joint quelques-uns des cas avec autopsie qui ont servi à notre étude.

Obs. CXC. — V... âgé de 38 ans. —Début, il y a six ans, par l'incertitude de la marche. Diplopie, et prolapsus de la paupière supérieure, il y a dix-huit mois. Incontinence d'urine, il y a six mois. Ataxie limitée aux membres inférieurs. Pas d'anesthésie, pas de douleurs. Céphalalgie sous-occipitale. Dégénérescence jaune ambré de la région dorso-lombaire, due à ce que les tubes nerveux sont vides ou altérés de diverses façons. Racines postérieures altérées. Ganglions spinaux gonflés et rouges. Nerfs moteurs oculaires gris et atrophiés. Substance grise également altérée. (H. Bourdon, *Archiv. gén. de médecine*, 1861.)

Obs. CXCI. — Michaud, âgé de 35 ans. — Début, il y a deux ans et demi, par crampes, fourmillements, douleurs dans les jambes, et impossibilité de marcher dans l'obscurité ; six mois après, fourmillements, et maladresse des mains. En 1862, ataxie, mieux caractérisée aux membres inférieurs qu'aux supérieurs. Sensibilité cutanée et musculaire intacte. Anaphrodisie, Pas de troubles des sens. Mort d'accidents cérébraux. Injection de la pie-mère, surtout en arrière ; coloration grisâtre des faisceaux postérieurs, à la région lombaire. Racines postérieures grisâtres et affaissées au même niveau. Hypergénèse de la substance conjonctive. Corpuscules amyloïdes en très-grand nombre. Les nerfs encéphaliques n'ont pas été examinés. (Oulmont, *Union médicale*, 1862.)

Obs. CXCII. — Duriau, âgé de 38 ans. — Début, en 1848, par l'incertitude de la marche. En 1856, céphalalgie et cécité progressive. En 1858, entérorrhagie et vomissements. Ataxie, et anesthésie cutanée des quatre membres. Pas de douleurs. Mort dans un état de marasme. — Ulcérations intestinales. Tubercules pulmonaires. Nerfs et bandelettes optiques grises et aplaties. Couleur grisâtre de toute la longueur des faisceaux et racines postérieurs. (Duménil, *Union médicale*, 1862).

Obs. CXCIII. — F. P... de 42 ans. — Début en 1849, par douleur dorsale, et affaiblissement de la vue. Amaurose à droite, en 1852; à gauche, en 1855. Ataxie locomotrice, anesthésie des membres inférieurs et dysurie en 1860. Morte de phthisie pulmonaire et d'eschares au sacrum. Atrophie grise des nerfs optiques, jusqu'aux corps genouillés inclusivement. Méninges saines. Dégénérescence grise des cordons et des racines postérieurs; disparition de la plupart des tubes nerveux. Gangue fibrillaire; corps granuleux et amyloïdes; parois des capillaires alérés. (Charcot et Vulpian. *Note sur l'atrophie des cordons postérieurs de la moelle. Gaz. hebdom.*, 1862.)

Obs. CXCIV. — L... âgée de 49 ans. En 1848, névralgie sciatique gauche causée par l'humidité. En 1853, les règles supprimées sont remplacées par une diarrhée qui persiste cinq années. Presque en même temps apparaissent l'engourdissement et l'affaiblissement des jambes, puis la diplopie. A la fin de 1858, l'ataxie est considérable aux membres inférieurs, bien que la sensibilité y soit intacte. Électricité et douches inutiles. En 1862, la diarrhée continue. Douleurs fulgurantes; anesthésie cutanée et musculaire incomplète, et ataxie des membres inférieurs. Du 16 mai au 4 juin, de 1 à 3 centigrammes par jour de nitrate d'argent. En octobre, morte de phthisie pulmonaire. — *Autopsie*. Tubercules sous-péritonéaux; ulcérations intestinales. Dégénérescence grise, depuis le bec du *calamus* jusqu'à l'extrémité de la moelle, comprenant toute la largeur des cordons postérieurs en bas et une partie seulement en haut. Dégénérescence semblable et moins avancée, avec atrophie, des racines postérieures. Substance grise saine. Les nerfs sensoriaux n'ont pas été examinés. Injection des méninges spinales en arrière. Dans les points gris altérés, les tubes sont en partie détruits ou granuleux. (Charcot et Vulpian, *Gazette médicale*, obs. 1, 1863.)

Obs. CXCV. — H... cocher, 33 ans. — Antécédents syphilitiques. Début, en 1859, à la suite d'un refroidissement par de la dysurie et des fourmillements douloureux dans l'extrémité inférieure gauche, puis dans la droite et par du tremblement. Ataxie parfaitement caractérisée des membres inférieurs. Anesthésie incomplète jusqu'aux genoux. Miction difficile. Un peu de dysécie. Aucun trouble oculaire à mentionner. Mort de phthisie pulmonaire le 14 janvier 1862. — *Autopsie*. Moelle un peu ramollie à la région cervicale et au sommet de la région dorsale. Dans ces endroits, les cordons postérieurs sont gris et semés de taches blanches. Cette dégénérescence a son maximum à la surface, sur la ligne médiane. Elle s'étend un peu aux cordons latéraux, à travers les cornes postérieures. Au milieu de la région dorsale, on voit une bande grise parsemée de points rouges limités à un seul côté des cordons postérieurs. Le bas de la région dorsale et la région lombaire sont intacts. Sous le champ du microscope, le tissu altéré se compose de points noirs (coupes des tubes nerveux) sur un fond clair. Ces points sont plus écartés qu'à l'état normal ; et l'on trouve des fibres sans moelle et des corps amyloïdes. Quelques capillaires ont leurs parois épaisses, granuleuses, et çà et là on voit des groupes de granulations graisseuses. (Leyden, *loc. cit.*, obs. 25.)

Obs. CXCVI. — Tailleur, 43 ans. — En 1846, suppression de la transpiration des pieds, douleurs obscures dans les membres inférieurs. En 1849, anesthésie progressive de la plante des pieds, des jambes et des cuisses. Impossibilité de marcher dans l'obscurité ou les yeux fermés. En 1851, l'insensibilité porte même sur les impressions thermoscopiques ; faiblesse, fourmillements et anesthésie des bras et des mains. Rétention d'urine pendant des journées, suivie d'incontinence par regorgement. Troubles rectaux. En 1853, grande amélioration de la marche et de la sensibilité par les bains froids. Mort accidentelle par la rupture d'une artère fémorale.

Autopsie. — Dégénérescence grise, semi-transparente, gélatiniforme, rigoureusement limitée aux cordons postérieurs depuis l'extrémité de la moelle jusqu'au *calamus scriptorius*, entremêlée d'îlots blancs, plus nombreux vers le centre des cordons. Les racines postérieures ont l'aspect de filets gris, minces et transparents.

Au microscope, les masses hyalines grises se composent de mailles fines qui se gonflent dans l'acide acétique, comme le tissu conjonctif. On y trouve disséminés des filets nerveux à double contour, de largeur variable, les uns trop étroits, et çà et là des *cylinder axis* libres. La substance intermédiaire renferme des noyaux gros et ovales en grand nombre, des noyaux plus petits et ronds en moindre quantité, et des corpuscules amyloïdes, très-abondants, dont la plupart offrent des zones concentriques, et la réaction iodo-sulfurique. Les capillaires sont altérés ; les plus petits ont un aspect homogène comme la sclérotique, les plus gros ont leur tunique adventice épaissie, striée en spirale, et infiltrée de granulations graisseuses. (Leyden, *loc. cit.*, obs. 26.)

Obs. CXCVII. — Professeur de musique, 40 ans. — Début par douleurs rhumatismales dans le membre inférieur gauche, puis dans le droit. Plus tard affaiblissement musculaire progressif, à gauche d'abord. Amaigrissement des jambes. Flexion des orteils, par suite de la pression des couvertures. Ataxie locomotrice bien évidente des quatre membres, s'exagérant par l'occlusion des yeux. Station impossible sans point d'appui. Diminution considérable et perversion de la sensibilité des membres inférieurs. En 1860, incontinence d'urine, catarrhe de la vessie, troubles de la défécation. Intelligence intacte. Bonne humeur habituelle. Retour des douleurs des quatre membres, aux changements de température. En 1862, mort d'une phlegmasie des voies urinaires.

Autopsie. — Vessie hypertrophiée, adhérences des méninges spinales ; liquide trouble dans la cavité arachnoïdienne. Les racines postérieures sont amincies et transparentes. La moelle est un peu ramollie, mais davantage en arrière. Les cordons postérieurs, dans toute leur étendue, sont transparents et gélatiniformes. Aux régions dorsale et cervicale, les cornes postérieures participent un peu de cette altération.

Au microscope, celle-ci se compose de fibres nerveuses en petit nombre au sein d'une masse hyaline, pâle, réticulée, où l'on voit des noyaux disséminés, ronds et ovales, de dimensions variables et des corps amyloïdes. En se rapprochant du centre des cordons postérieurs, là où, à l'œil nu, on retrouve la substance blanche, les éléments nerveux reparaissent plus nombreux, et la substance intermédiaire disparaît. La tunique adventice des vaisseaux est épaissie et renferme des noyaux ronds et des granulations graisseuses. Même altération dans les racines postérieures. Les vaisseaux capillaires et le tissu des cordons latéraux sont un peu atteints. (Leyden, *loc. cit.*, obs. 27.)

Obs. CXCVIII. — Peintre, 38 ans. Coliques de plomb jadis. En 1858, constriction à l'épigastre, constipation, dysurie, sensibilité obtuse du pied gauche, puis du droit, incertitude de la démarche, fourmillements dans les deux derniers doigts de la main gauche. Même les yeux ouverts, il marche sur ses talons. Difficulté de la station, surtout les yeux fermés ; aggravation de ces accidents. En 1862, douleurs rhumatoïdes, amaigrissement, pupille gauche plus dilatée que la droite. Troubles intellectuels. Loquacité, rétention d'urine, diarrhée involontaire. Analgésie des quatre membres, plus grande aux supérieurs ; au lit, il exécute tous les mouvements. Debout, il est pris de tremblement. Gangrène au sacrum. Mort en 1862.

Autopsie. — Broncho-pleuro-pneumonie. Vessie hypertrophiée, avec taches ardoisées. Cerveau ramolli et pâle. Méninges rachidiennes injectées, adhérences de la pie-mère. Liquide rougeâtre dans la cavité arachnoïdienne. Toute la moelle est ramollie. Les cordons postérieurs sont remplacés par un tissu gris, transparent, gélatineux, surtout à la partie supérieure. Taches grises morbides en divers points de la moelle allongée. Racines postérieures suspectes.

Au microscope, les cordons altérés se composent de mailles petites, se gonflant dans l'acide acétique, et renfermant des noyaux ronds et ovales disséminés, des corps amyloïdes et de rares fibres nerveuses à double contour. Dans les racines postérieures, mêmes lésions à peu près. On y trouve des gaînes de nerfs avec leurs noyaux et sans myéline. Çà et là, *cylinder axis* proéminent hors de la gaîne vide. Plus loin, la myéline est fractionnée et mêlée à des noyaux jaunâtres qui revêtent lâchement le cylindre de l'une. Les capillaires sont altérés aussi bien dans les cordons que dans les racines postérieures. (Leyden, *loc. cit.*, obs. n° 28.)

Obs. CXCIX. — Homme de 45 ans. *Tabes dorsalis* très-avancé ; marche impossible, mort de cystite et pyélite. *Autopsie.* Adhérence de la pie-mère cervicale. Plaques calcaires au même niveau. La dégénérescence grise transparente des cordons postérieurs ne comprend qu'une partie de leur largeur à la région cervicale, et toute cette largeur à la région thoracique et au-dessous. Les racines postérieures sont transparentes et atrophiées, surtout au dos. Vessie hypertrophiée. Atrophie et dégénérescence graisseuse des muscles, surtout dans les membres inférieurs. Les parties grises se composent de fibres nerveuses en petit nombre, de noyaux ronds et ovales, et de quelques corps amyloïdes. Les capillaires sont très-altérés. (Leyden, *loc. cit.*, obs. n° 30.)

Obs. CC.— André Lotsch, 35 ans. Début, il y a vingt ans, par faiblesse des membres inférieurs, et incertitude de la marche : à 26 ans, faiblesse du bras droit, puis du gauche; à 27 ans, la parole se trouble; à 33 ans, on constate l'état suivant : l'électricité, appliquée aux muscles, provoque d'énergiques contractions. Cependant les mouvements sont lents et pénibles; l'adduction des cuisses, la station assise, sont impossibles. Ataxie des quatre membres, plus prononcée aux supérieurs. La tête chancelle, quand le malade veut la relever. La sensibilité cutanée est partout presque normale, ainsi que la sensibilité musculaire ; les yeux fermés, la pesanteur des objets est bien appréciée. Pourtant les courants électriques produisent une douleur mieux supportée que chez un sujet sain. Aucun trouble des sens, de miction ou de défécation. Parole difficile et peu intelligible. La langue tremble et est prise de quelques mouvements involontaires. A 34 ans, pleuro-pneumonie, soubresauts dans les membres; à 35 ans, mort après du coma et des selles involontaires.

Autopsie. — La partie postérieure de la pie-mère spinale est épaissie, opaque et adhérente à la dure-mère. Les cordons postérieurs, dans toute leur longueur, jusqu'au *calamus*, sont gris, transparents et denses, surtout dans la région lombaire, où, de plus, ils sont rétrécis et déprimés. Le microscope ne trouve plus de tubes nerveux. Ils sont remplacés par un tissu à fibrilles ténues, en partie formé par les gaînes nerveuses vides et affaissées, et par des corps amylacés très-abondants. Quelques granulations pigmentaires et graisseuses dans les capillaires ; même altération dans les nerfs de la queue de cheval. La plupart des fibres nerveuses du nerf sciatique seraient atrophiées sans autre altération. Les nerfs hypoglosses présentent une atrophie avancée des tubes et des corps amylacés en abondance. (Friedreich, *loc. cit.*, obs. n° 1.)

Obs. CCI. — Justine Suss, âgée de 34 ans. Début à l'âge de 16 ans, par faiblesse et douleurs erratiques des membres inférieurs ; et, quatre ans après, des supérieurs, en commençant par le côté droit. A 24 ans, difficulté de la parole ; à 30 ans, crampes dans les extrémités inférieures ; à 34 ans, on constate ceci : Douleurs dans la jambe gauche. Nystagmus bilatéral double. Cyphose et scoliose dorsale. Parole inintelligible. Ataxie des quatre membres. La tête et le cou oscillent légèrement, lorsque la malade les redresse. Les mains serrent d'une façon peu soutenue. Sensibilité électro-musculaire diminuée, sensibilité cutanée au tact un peu affaiblie. Traitement par toniques et extrait de noix vomique, deux grains par jour. Un peu de mieux. Morte en 1859 d'une fièvre typhoïde avec un abcès au cœcum.

Autopsie. — Partie postérieure de la pie-mère spinale opaque, etc. Dégénérescence grise de toute l'étendue des cordons postérieurs, empiétant sur les cordons latéraux, au niveau des régions cervicale et dorsale. Racines postérieures atrophiées et durcies. Au microscope, tissu à fibres longitudinales. Corps amyloïdes. Fibres nerveuses atrophiées, disparues. Vaisseaux à parois graisseuses et pigmentées. Tronc nerveux des membres, renfermant une quantité anormale de tissu conjonctif. (Friedreich, *loc. cit.*, obs. n° 3.)

Obs. CCII.—*Ataxie locomotrice progressive. — Désordres des mouvements portés à leur comble. — Phthisie pulmonaire. — Autopsie.*

B... (Paul), âgé de 37 ans, ancien facteur de l'administration des Postes, entré à l'Hôtel-Dieu le 12 mai 1863 ; service de M. Trousseau, salle Sainte-Agnès, n° 12.

Aucune névrose appréciable dans sa famille. Son père est mort phthisique à 38 ans. Sa mère vit encore et a 73 ans. A l'âge de 20 ans, B... eut un chancre suivi de taches cuivrées à la peau, d'une alopécie passagère et de boutons à l'anus. Ces derniers, qu'il qualifie du nom de fissure, guérirent promptement par les lotions au sublimé. Il a été soldat pendant cinq ans, sans avoir fait de campagne. Il n'a pas eu de rhumatisme articulaire, de fièvre intermittente, et n'aurait point fait d'excès insolites de femmes ou d'absinthe et autres liqueurs alcooliques.

Les premiers indices de sa maladie actuelle remontent à l'année 1856 environ. Ce furent des élancements, limités d'abord à l'extrémité du petit doigt gauche, et qui s'étendaient aux autres doigts de la même main. Ces douleurs ressemblaient, dit-il, à des étincelles de feu qui le brûlaient, le taraudaient, pour nous servir de sa propre expression, pendant une seconde et s'éteignaient. Elles revenait de dix en dix minutes pendant deux ou trois jours, et cessaient tout d'un coup pendant trois à six mois. Un an plus tard, les cuisses et les pieds, surtout à gauche, étaient à leur tour envahis. Elles se localisaient de préférence tout près des grosses articulations. Les choses demeurèrent dans cet état pendant trois ans. Il se rappelle aussi avoir ressenti quelques fourmillements dans la main gauche, mais jamais de contractures ou de convulsions partielles.

En 1859, il fut pris d'alternatives d'incontinence et de rétention d'urine, les selles demeurant régulières. Il entra à l'hôpital Saint-Antoine, et, à sa sortie, put reprendre ses occupations.

Vers la fin de janvier 1861, il s'aperçut d'un défaut de sûreté dans sa marche. Il était comme ivre, et le soir, en montant son escalier, il manquait parfois la marche. Tout à coup, un matin, le 17 février suivant, il se réveilla très-engourdi des membres inférieurs, il ne pouvait les mouvoir qu'avec la plus grande difficulté. Il ne sentait plus le sol et chancelait. Ses désirs vénériens et son aptitude aux érections avaient disparu. A partir de ce jour il renonça à ses occupations. Trois mois après, il entrait à l'Hôtel-Dieu.

État actuel, 16 janvier 1863. — B... est très-amaigri et d'une teinte pâle, cachectique. L'émaciation porte sur la face, le tronc et les membres supérieurs droits, mais est plus grande aux trois membres malades. On n'y constate pas cependant d'atrophie musculaire positive. L'appétit et la digestion sont médiocres. Jamais de vomissements ni d'hémoptysie. Toux sèche, habituelle, depuis six semaines, sueurs nocturnes, expectoration pituiteuse et nummulaire, et indices à l'auscultation de tubercules pulmonaires au premier degré. Pas de souffle carotidien ni de battements de cœur. La mémoire et l'intelligence sont excellentes. Le malade est très-résigné sur l'une et l'autre de ses affections. Il n'éprouve ni céphalalgie, ni embarras de la parole. Les deux moitiés de la face sont symétriques. La langue, tirée hors de la bouche, ne tremble pas et n'est pas déviée. La déglutition s'exécute bien. Le goût et l'ouïe sont normaux.

Les paupières et la direction des globes oculaires n'offrent rien à noter. La pupille droite est plus petite que la gauche. De ce même côté, la vue est affaiblie depuis une époque que le malade n'a pu me dire approximativement. Il affirme n'avoir jamais vu les objets doubles. Enfin la pupille de la rétine droite, examinée à l'ophthalmoscope, a été trouvée en voie d'atrophie, tandis que la gauche était saine.

La flexion et l'extension de l'avant-bras et de la main gauches sont énergiques. Mais, en se faisant serrer les poignets comparativement par les deux mains en même temps, il n'est pas permis de douter que le côté gauche malade ne soit bien plus faible que le droit. La flexion et l'extension des pieds, des jambes et des cuisses sont encore considérables, mais moindres qu'au membre supérieur malade. La sensibilité électro-musculaire qu'on trouva, il y a dix-neuf mois, nulle aux deux membres inférieurs et faible au supérieur gauche, est en partie revenue. La pression profonde des muscles, médiocrement perçue au bras droit, l'est moins au bras gauche et ne l'est plus du tout aux jambes. La notion des mouvements spontanés et artificiels et des attitudes est nulle aux trois membres les plus malades.

Les yeux fermés, la main droite fait passablement le signe de la croix, tandis que la gauche ne tombe jamais aux endroits voulus. Lorsque le malade s'habille, le bras gauche pend le long du corps et n'est utilisé de loin en loin qu'à la façon d'un levier inerte. Il ne se livre à aucun mouvement irrégulier spontané, mais n'obéit qu'avec peine et maladroitement aux ordres de la volonté. Sans le secours de la vue, il ne peut aller trouver et saisir un objet dont la place précise lui est connue. Les yeux ouverts, il ne peut mettre un bouton, poser une épingle. Le malade est si convaincu de l'inutilité de son bras qu'il renonce tout à fait à s'en servir. Le bras droit, sans être adroit, l'est relativement et à lui seul rend tous les services.

Les membres inférieurs exécutent tous les mouvements dans le décubitus dorsal. Mais aussitôt qu'on pose la main sur les yeux, l'ataxie apparaît dans toute son évidence. Il roidit la jambe qu'on lui désigne, l'élève par saccades et la projette dans l'abduction exagérée par une action brusque et involontaire. Si l'on ramène alors cette jambe et qu'on la fléchisse, on reconnaît que les muscles durs et tendus résistent sans conscience, et que le malade ne sait plus l'attitude nouvelle qu'il occupe. Inutile de dire que toutes les précautions ont été prises contre toute simulation ou exagération possible. La station debout, les pieds rapprochés, est maintenue quelques instants pourvu que le sujet ait un point d'appui latéral quelconque. Dans ces conditions, il supporte sur ses épaules, sans ployer, mais en se fatiguant beaucoup, le poids entier d'une personne. Appuyé sur un bâton, il marche à petits pas, lentement et lourdement. Les mouvements ne prennent une grande irrégularité qu'au moment où il change de direction et veut revenir à son point de départ. S'il modifie son pas et l'accélère, l'insubordination des muscles s'accentue, il trébuche constamment.

Avant d'engager le malade à fermer les yeux, il est indispensable de lui donner deux infirmiers qui le tiennent solidement. En effet, il s'affaisse aussitôt à moitié, et pèse de tout son corps sur leurs bras. A la première tentative pour avancer, les membres s'étendent, sont projetés violemment à droite, à gauche, tantôt dans le même sens, tantôt dans des directions opposées, et se portent en abduction, en adduction, sans que jamais la plante des pieds s'arrête et se fixe sur le plancher. Il est impossible de discerner dans cette musculation fantastique, et qui rappelle l'agitation des pantins, la moindre indication des temps physiologiques de la marche. Après une demi-minute de cet exercice choréiforme, B..., fortement courbaturé, demande instamment à être reporté dans son lit. « Chaque fois qu'on me fait marcher, dit-il, je suis trois jours à me remettre. »

Passons aux troubles de la sensibilité. Il a déjà été question de l'anesthésie musculaire et des douleurs. Ces dernières ont disparu presque entièrement depuis un an, c'est-à-dire depuis qu'il a été traité par la térébenthine. Les quatre doigts et le pouce de la main droite sont le siége d'un engourdissement dont la description, dans le langage du malade, se confond avec celle des fourmillements. Les sensibilités au tact et à la douleur y sont émoussées. Le reste des téguments de ce membre est sensible comme à l'ordinaire. A gauche, la main tout entière et l'avant-bras jusqu'au coude, sont engourdis à un plus haut degré. Dans la même étendue, les notions de douleur, de poids, de pression, de contact, etc., sont entièrement perdues. La sensibilité thermoscopique est seule conservée. Rappelons que l'ataxie, inappréciable à droite, est considérable à gauche.

Aux membres inférieurs, la sensibilité, très-altérée des deux côtés, l'est bien davantage à gauche. Le chatouillement, la piqûre d'une épingle, ne sont suivis ni de sensation, ni de douleur. Le pincement énergique avec les ongles est senti confusément, quatre secondes en retard aux jambes, une seulement aux cuisses. La consistance du sol n'est pas appréciée. Le froid, perçu normalement à droite, détermine à gauche une impression très-pénible. Le chaud, perçu aussi à droite, est senti très-confusément à gauche, et après cinq à huit secondes. Pour cette dernière épreuve, nous nous sommes servi d'un tige de verre chauffée à la flamme d'une lampe.

Les troubles pelviens sont modérés. La défécation se fait régulièrement. La miction également, bien qu'il y ait du catarrhe vésical. Il y a quelque temps, on a trouvé une fois dans ses urines de l'albumine, dont la présence se rattachait sans doute à celle du mucus. Anaphrodisie, mais pas de spermatorrhée. Jamais de rachialgie.

Traitement.—L'électricité, employée quotidiennement depuis son entrée, n'aurait amené, au dire de l'employé chargé de cette tâche, qu'une légère amélioration de la sensibilité électro-musculaire dans les membres inférieurs. Les bains sulfureux aussi ont été infructueux. Le nitrate d'argent aurait amené des coliques, de l'anorexie, des espèces de tiraillements douloureux dans les membres, distincts de ses douleurs fulgurantes, de l'amaigrissement, mais aucun amendement dans la maladie. En ce moment, et depuis fort longtemps, il prend de 8 à 12 capsules par jour d'essence de térébenthine. Il en est satisfait ; cependant, par suite de la perte d'appétit, il a fallu ce matin lui ordonner 2 gouttes de teinture de Baumé, chaque jour et à chaque repas.

Le 23 janvier, le 17 février, le 21 mai, le 12 juillet et le 17 septembre, nous avons examiné de nouveau le malade de la tête aux pieds. Pendant ces neuf mois il ne s'est produit aucune amélioration, aucune aggravation dans les symptômes propres à l'affection nerveuse. Là où les progrès de la maladie étaient plus récents, c'est-à-dire dans les doigts de la main droite, nous n'avons remarqué rien de particulier. Les douleurs ont été si faibles, que le sujet n'en parle plus. Nos notes ont trait exclusivement à l'affection pulmonaire dont la marche fut régulièrement progressive, et dont la physionomie n'eut rien de spécial. Les deux maladies ne s'influençaient en aucune façon. Pendant quelque temps on le soumit inutilement au sirop de sulfate de strychnine. A partir du 1er septembre il cessa de se lever. La mort eut lieu à midi, le 8 octobre, après une courte agonie.

Autopsie vingt-quatre heures après le décès. — Cavernes tuberculeuses au sommet des deux poumons ; pleurésie à droite. Anémie de la substance corticale des reins ; vessie petite à parois hypertrophiées.

Sérosité sous-arachnoïdienne assez abondante. Injection de la pie-mère cérébrale. Les sinus veineux intra-rachidiens ne renferment pas plus de sang qu'à l'état normal. La dure-mère est blanche et normale. Pas d'injection de l'arachnoïde ou du ligament dentelé. Les vaisseaux de la pie-mère rachidienne sont en général injectés au même degré que ceux du cerveau. Nous ne constatons pas que la vascularisation soit exagérée aux régions cervicale et dorsale, et à la face antérieure du renflement lombaire. Mais, à la partie postérieure de celui-ci, elle est incontestablement plus forte qu'en aucune autre partie de l'axe cérébro-spinal, sans que ses limites soient nettement arrêtées. Nous constatons que toutes les racines postérieures sont aussi très-vascularisées, principalement aux lombes, où cette injection fait suite à celle de la moëlle lombaire.

La pie-mère, jaunâtre et translucide, ne permet pas de distinguer la coloration sous-jacente de la moëlle. Lorsqu'on l'a enlevée, on voit sur le trajet des faisceaux postérieurs une bande grise occupant aux lombes tout l'intervalle compris entre les racines postérieures, et, à la région cervicale seulement les 4/6 moyens, c'est-à-dire la surface correspondant aux faisceaux intermédiaires postérieurs.

La façon dont se comporte cette coloration grise, en arrière du bulbe, est très-curieuse. Elle se cache derrière les fibres arciformes blanches qui la recouvrent, cesse au niveau des pyramides postérieures et reparaît au plancher du quatrième ventricule sous forme d'un V ouvert en haut. Les deux branches de ce V, très-visibles, présentent chacune une lèvre externe, foncée, nette et séparée du bord latéral correspondant du ventricule par une ligne blanche, saine et large de 2 ou 3 millimètres, et une lèvre interne diffuse, à teinte décroissante. L'extrémité supérieure de ces branches passe au-dessous des barbes de *calamus* (filets de nerf auditif), dont la blancheur mate contraste avec sa coloration grise, et de là se contourne en dehors pour côtoyer les pédoncules cérébelleux inférieurs et plonger dans le cervelet. Dans l'épaisseur des corps restiformes, à quelques millimètres au-dessus du bec du calamus, on retrouve un peu de couleur grise pathologique, bien qu'au même niveau leur superficie soit blanche.

Une coupe pratiquée à la région lombaire montre la coloration grise se prolongeant dans la profondeur, mais n'atteignant l'isthme que sur les côtés, le long des cornes grises, par une pointe effilée. Au centre des deux faisceaux postérieurs et circonscrits par la couleur grise, persiste un petit cône blanc, à base appuyée sur la commissure postérieure de la moelle. Une autre coupe, au niveau de la troisième cervicale, offre une disposition presque inverse. La couleur grise représente un triangle situé sur la ligne médiane dont la base, plus foncée, est à la périphérie et le sommet tronqué presque sur la commissure postérieure, tandis que, de chaque côté, près des cornes postérieures grises, une ligne blanchâtre apparaît de 1 millimètre ou 2 de largeur. Ces coupes nous indiquent donc : 1° que la coloration grise morbide n'atteint pas tout à fait la commissure grise ; 2° qu'elle est plus intense à la surface ; 3° qu'aux lombes elle occupe la superficie et les côtés des faisceaux postérieurs, laissant leur centre moins altéré ; 4° qu'à la région cervicale elle n'atteint que le centre, laissant sur les côtés une zône intacte.

Entre les racines antérieures et postérieures, on ne reconnaît plus l'intervalle en forme de gouttière verticale qui les sépare si visiblement à l'état normal. Les racines antérieures sont arrondies, pleines et volumineuses. Les postérieures sont flasques, affaissées et accolées à la moelle, comme des rubans sans épaisseur ; elles sont moins altérées, moins atrophiées à la région cervicale qu'à la région lombaire. Les bandelettes optiques, le *chiasma* et les nerfs optiques sont blancs, opaques et fermes comme d'habitude. Ils n'ont pas été regardés à leur insertion rétinienne.

Le lendemain, c'est-à-dire quarante-huit heures après la mort, les limites précises de la coloration grise et l'injection des méninges ne sont plus appréciables. Les cordons postérieurs sont ramollis à la région cervicale, mais encore consistants à la région lombaire. Les coupes superficielles des corps striés, surtout du gauche, offrent, au sein de leur substance grise, des taches confluentes d'un jaune mat qui rappellent les taches d'anémie d'un rein arrivé à la deuxième période de la maladie de

Bright. Les tubercules quadrijumeaux, les hémisphères cérébraux et le cervelet sont sains.

Examen au microscope par M. Sappey :

Cordons antérieurs normaux. Dans les postérieurs, tubes en plus petit nombre, moins volumineux et variqueux. Racines antérieures normales ; dans les postérieures, pas de tubes normaux. Les tubes des racines postérieures ont le tiers en volume des tubes des racines antérieures, ils ont 5 millièmes de millimètre de diamètre, et ceux des racines antérieures 15 millièmes.

Examen plus détaillé, par M. Cornil :

Les segments de moelle examinés sont altérés dans leurs faisceaux postérieurs seulement : en faisant l'examen de coupes horizontales de la moelle comprenant toute son épaisseur, on voit, à un grossissement de 40 à 80 diamètres, que, dans les faisceaux antéro-latéraux, les coupes des tubes nerveux, riches en matière médullaire, et contiguës les unes aux autres, donnent à ces faisceaux l'aspect d'une mosaïque opaque ; dans les faisceaux postérieurs, l'aspect change complétement ; on a un tissu plat, finement granulé, où, de distance en distance, on aperçoit une coupe de tube nerveux rempli de substance médullaire ; on y voit en outre un assez grand nombre de corpuscules amyloïdes. Les cornes grises antérieures et postérieures sont saines.

Sur les coupes longitudinales des cordons postérieurs, on constate également la présence des corpuscules amyloïdes, et la disparition de la substance médullaire des tubes dans le plus grand nombre d'entre eux. Les mêmes préparations, examinées à un grossissement de 300 diamètres, montrent, sur les coupes horizontales, que les tubes nerveux ou bien ont complétement disparu, ou bien sont réduits à leur cylindre d'axe ; un très-petit nombre a conservé sa substance médullaire. Autour d'eux, existe un tissu riche en corpuscules de tissu cellulaire et en corpuscules amyloïdes principalement situés autour des vaisseaux.

Les racines postérieures, atrophiées à l'œil nu, présentent au microscope des tubes nerveux grêles, variqueux, et un tissu cellulaire riche en noyaux. Les corps striés étaient normaux, quant à leurs éléments histologiques. (*Obs. lue en 1863 à la Soc. méd. d'obs.*, ainsi que le n° 25.)

OBS. CCIII. — *Ataxie locomotrice progressive à sa dernière période.* — *Complications cérébrales.* — *Autopsie.*

T. A. J..., âgée de 59 ans, entrée à l'infirmerie, salle Saint-Paul, n° 9, service de M. Charcot, le 18 juin 1863, a été admise à la Salpêtrière, le 20 novembre 1847, pour une cécité double et une paralysie.

L'état de ses facultés intellectuelles et de sa mémoire, au moment où nous prenons son observation, est assez satisfaisant pour que nous accordions confiance à ses renseignements. Sa famille n'a jamais présenté d'affection analogue à la sienne. A 18 ans, T... aurait eu une fièvre continue d'un mois de durée. La menstruation, demeurée régulière, a commencé à 15 ans et a cessé à 52. Avant l'âge de 30 ans, elle a toujours eu une bonne nourriture et n'a pas eu de chagrins. A cette époque, elle se maria, eut sept grossesses, et ne se trouva plus dans des conditions hygiéniques et morales aussi heureuses. Elle ne sait à quoi attribuer le début de sa maladie.

Les premiers signes furent, vers 34 ans, des douleurs dans le milieu du dos, dans les côtes et l'épaule gauche, qui, plus tard, se généralisèrent par tout le corps.

C'est à l'âge de 38 ou 39 ans, et en quelques mois, que la maladie se caractérisa. Cette femme commença par ne plus pouvoir enfiler son aiguille et par voir, quand elle se baissait, des mouches noires courir à terre, et, quand elle relevait la tête, des étincelles de toutes couleurs, un arc-en-ciel et un brouillard obscurcissant le champ visuel. Elle avait une douleur dorsale, s'irradiant en ceinture, et une certaine difficulté de la parole. Elle sentait mal ses pieds qui lui semblaient retenus par derrière, lorsqu'elle voulait avancer. A une époque qu'elle ne parvient pas à préciser, elle aurait eu une chute passagère de la paupière supérieure droite, dont on ne retrouve pas de trace aujourd'hui. Avant d'entrer à la Salpêtrière, elle a subi inutilement, dans quatre hôpitaux différents, une foule de traitements pour son amblyopie.

Lors de son admission, elle distinguait encore l'ombre d'une personne passant devant elle, et même le sexe aux vêtements. Elle marchait en vacillant comme une personne ivre, et s'aidait d'un bâton, bien qu'elle pût s'en passer à la rigueur. De temps à autre, son pied était lancé en arrière au lieu de se porter en avant. Elle avait des fourmillements et quelques indices de désordres musculaires dans les membres supérieurs.

Depuis l'année 1852, elle n'a plus mis le pied à terre, même avec le secours de béquilles ou d'une infirmière. Elle ne distingue plus que le jour de la nuit; aussi a-t-elle dû passer de la section des infirmes simples dans celle des incurables. Il y a un an, elle a été traitée pendant trois mois et sans succès par le nitrate d'argent. Depuis lors, ses douleurs, qui auparavant s'étaient améliorées et limitées aux membres inférieurs, se sont généralisées et sont devenues plus fréquentes. En outre, elle est prise souvent de régurgitations aqueuses abondantes. Jamais elle n'a eu d'hémorrhoïdes, de migraines, de céphalalgies simples, de battements de cœur, ni d'oppressions ou de toux habituelle.

État actuel, 26 juin 1863. — T... est amaigrie, ses membres inférieurs sont diminués de volume; les téguments y sont tendus, lisses, un peu œdématiés. Les orteils sont dans un état permanent de flexion dans leurs jointures métacarpo-phalangiennes. La tête des premiers métacarpiens, comme demi-luxée, fait une saillie sous la peau (équinisme). Sur la racine du nez, des joues, sur le menton, existe une éruption ancienne d'acnés hypertrophiés, recouverts d'écailles furfuracées et exempts de démangeaisons.

Les facultés intellectuelles, dans le moment de notre examen, nous ont paru aussi bonnes que le comporte l'existence presque exclusivement végétative que mène cette malade depuis nombreuses années. Nous apprenons cependant de la surveillante que, depuis cinq mois, elle est prise d'accès de fureur ou de méchanceté ; qu'elle empêche de dormir les voisines, se figure qu'on veut attenter à ses jours, et s'écrie qu'on a jeté quelque chose dans sa soupe, qu'on lui arrache ses couvertures. Une partie de ces illusions se rattache aux secousses musculaires dont ses jambes sont spontanément affectées.

Les deux pupilles sont larges et immobiles, les traits symétriques. La parole est défectueuse par instants, bien que la langue exécute tous les mouvements. Le goût est obscur depuis une année, la déglutition est difficile. Il n'est pas nécessaire d'élever la voix pour se faire entendre ; et cependant il faut approcher une montre très-près de l'oreille, et même à gauche la poser tout contre, pour que son tic-tac soit perçu.

Elle se plaint de douleurs semblables à des élancements dans toutes les parties du corps, qui jadis revenaient par crises de vingt-quatre heures à huit jours de durée, et qui, aujourd'hui, sont presque continues, et de soubresauts musculaires dans les membres inférieurs. Elle n'a pas remarqué que ces phénomènes soient subordonnés aux variations atmosphériques, ce qui, sans doute, tient à ce que, n'y voyant pas, elle ne sait rien du temps qu'il fait.

Elle accuse un sentiment d'engourdissement de tout le corps, moindre en haut du sternum et à la tête. La limite supérieure de cet engourdissement varie d'un jour à l'autre ; ainsi les épaules ne sont pas toujours atteintes, et la face ressent quelquefois une sensation de ce genre. La sensibilité cutanée est très-altérée surtout du côté gauche, surtout au membre inférieur. Le contact d'un ou de plusieurs doigts n'est nullement perçu au tronc, aux membres. Le pincement de la peau est senti vaguement aux bras et non aux jambes. La pointe d'une épingle donne aux quatre membres une sensation obscure de piqûre et de douleur. Le froid est senti presque aussi bien qu'à l'état normal dans toute l'étendue du corps. Nos investigations sur la sensibilité musculaire ne sont pas concluantes.

Lorsqu'on l'engage à exécuter un mouvement donné des membres inférieurs, elle en fait un autre ; et si le membre s'arrête dans une attitude nouvelle, elle n'en sait rien. La conscience des actes musculaires est plus nette dans les bras, les épaules, les mâchoires et les lèvres. Aussi nos investigations sur l'état des forces sont-elles fort difficiles. La puissance musculaire est certainement médiocre à l'avant-bras droit, diminuée considérablement à l'avant-bras gauche, et plus altérée encore aux membres inférieurs. Certains mouvements du côté gauche ne peuvent s'opérer bien ou mal. Par moments, la jambe ne parvient pas à bouger, malgré les efforts visibles de la malade.

L'ataxie porte sur les quatre membres et est fort bizarre aux mains. Quand elle fait le signe de la croix, ses doigts sont étendus et divergents, l'avant-bras est en supination, et c'est le bord interne du métacarpe qui brusquement vient frapper la tête, la partie postérieure de l'épaule, etc. Quand elle veut prendre une prise de tabac, elle commence par jeter çà et là ses mains étendues dans la direction où elle présume rencontrer la tabatière, y revient à plusieurs reprises par saccades choréiques, la saisit dans la paume de la main, en n'utilisant que les muscles thénar et hypothénar, et, par un mouvement rapide, la porte à ses dents. L'autre main intervient à son tour et, par divers artifices, parvient à la fixer contre le menton, tandis que les dents ouvrent la boîte et que le nez s'y glisse avec précaution. Pendant cette opération, les doigts demeurent inertes et étendus, la paume de la main remplissant l'office d'une simple planche.

La marche et la station sont absolument impossibles. La malade s'affaisse immédiatement et réussit à peine à se traîner accroupie. Mais, dans le décubitus dorsal, lorsqu'elle parvient à faire mouvoir l'un de ses membres, le droit principalement, ce membre s'élève faiblement, par saccades irrégulières et se porte aussitôt en abduction exagérée, sans que la volonté puisse le diriger ou l'arrêter.

L'ébranlement des apophyses épineuses n'éveille aucune douleur rachidienne notable. Les fonctions de défécation et de miction sont normales. Quand les fèces sont exceptionnellement liquides, un peu d'incontinence se montre. Fonctions digestives bonnes. Pas de traitement depuis l'insuccès du nitrate d'argent.

La mort a eu lieu le 11 septembre 1863, par suite d'une vaste suppuration demeurée inaperçue des muscles fessiers et provenant d'une chute ou d'eschares.

Autopsie, pratiquée par M. Cornil. Les reins sont congestionnés ; la vessie est pleine de pus. Le cerveau pèse 1170 grammes, la moëlle, pourvue de ses membranes, 35 grammes. La dure-mère cérébrale est saine. Les nerfs et bandelettes optiques sont atteints de dégénérescence grise demi-transparente. Les moteurs oculaires communs, les hypoglosses, les pneumogastriques, paraissent à l'œil nu plus petits, plus transparents et un peu grisâtres.

Au microscope, les nerfs optiques offrent l'atrophie des tubes nerveux et l'hypertrophie de la substance conjonctive habituelle dans ces circonstances. Dans les bandelettes optiques, on trouve des tubes nerveux très-grêles, variqueux, au sein d'une substance finement granuleuse, parsemée de noyaux. Les tubercules quadrijumeaux sont comme d'habitude. La rétine a son aspect normal. Les nerfs acoustiques renferment beaucoup de corps amyloïdes, mais pas de tubes nerveux altérés. Les nerfs moteurs oculaires communs, pathétiques, facial, pneumogastriques et hypoglosses, suspects, sont cependant sains. Le nerf olfactif est volumineux et présente une multitude de corps amyloïdes, vérifiés par l'iode et l'acide sulfurique. Les tubes nerveux des nerfs trijumeaux sont plus petits que d'ordinaire.

Les cordons postérieurs de la moelle depuis leur extrémité effilée inférieure jusqu'au calamus, à l'exclusion des corps restiformes, sont gris, demi-transparents, sans diminution de consistance. Les parties voisines et superficielles des cordons latéraux sont un peu atteintes par contiguïté. Le microscope les trouve constitués par une substance finement striée, des noyaux et un très-petit nombre de tubes à peu près sains. Les parois des capillaires n'ont pas subi de dégénérescence athéromateuse.

Les racines spinales postérieures sont grêles et grises ; leurs tubes nerveux très-grêles, espacés, peu distincts, sont séparés par un tissu contenant des noyaux.

Les cellules des cornes antérieures et postérieures de la substance grise, celles des ganglions spinaux et du grand sympathique abdominal, sont normales.

Un nerf cutané d'un doigt de la main a présenté des tubes nerveux et des corpuscules de Paccini parfaitement sains.

Obs. CCIV. — *Ataxie locomotrice progressive. Cancer de l'utérus. Autopsie.*

R. Marie, âgée de 44 ans, couturière, entrée à l'infirmerie de la Salpêtrière, dans le service de M. Charcot le 4 septembre 1863.

Elle est amaigrie, brune, de tempérament nerveux. Réglée pour la première fois à 17 ans, elle a eu trois enfants et, depuis six mois, a éprouvé des pertes utérines abondantes qui ont cessé depuis six semaines. C'est pour ces pertes et son affection utérine qu'elle est entrée à la Salpêtrière. Au toucher utérin, le col est aplati, large, bourgeonnant, à bords renversés en dehors ; l'utérus est fixe.

En outre, elle nous dit avoir été traitée il y a six ans pour une paraplégie. Elle est restée deux mois à l'hôpital de la Charité avec des douleurs en ceinture et des douleurs fulgurantes dans les masses musculaires des extrémités inférieures. On lui a posé alors quatre cautères dans la région lombaire. Cette paraplégie a été amendée sous le rapport des douleurs, mais n'a pas été guérie, ainsi qu'on s'en assure en voyant marcher la malade. En effet, les mouvements sont irréguliers, non coordonnés, les pieds sont jetés à droite et à gauche; la station est impossible quand on lui ferme les yeux, et on s'assure qu'elle a perdu la notion de la position des extrémités inférieures. Les extrémités supérieures sont atteintes, mais à un plus faible degré.

On institue le traitement au nitrate d'argent le 2 octobre, et on le continue jusqu'au 2 décembre. Pendant le cours de ce traitement, les douleurs des membres et celles en ceinture n'ont pas été observées; le nitrate d'argent avait causé des démangeaisons sans éruption à la peau et le liséré caractéristique des gencives.

Pendant le mois de novembre, elle vomit souvent et éprouva des pertes utérines assez considérables. Le 5 décembre, une métrorrhagie très-considérable se manifesta, dura plusieurs jours et laissa après elle une anémie considérable, qui enleva la malade le 29 décembre à six heures du soir.

Autopsie faite le 31 décembre 1863. Nous omettons tout ce qui s'écarte de notre sujet, y compris la description du cancer de l'utérus.

Centres nerveux. Le crâne est mince, les méninges cérébrales, et le cerveau n'offrent aucune lésion. Les nerfs optiques sont gris, mous, semi-transparents et atrophiés; les nerfs olfactifs, acoustiques, etc., sont sains.

Moelle épinière. La pie-mère spinale est adhérente, épaissie et opaque dans sa partie postérieure. Les racines postérieures sont atrophiées. Les cordons postérieurs sont semi-transparents et grisâtres. M. Cornil, ayant comparé avec soin au micromètre une moelle durcie avec une moelle saine dans les mêmes conditions, a trouvé : 1° que les diamètres transversaux de part et d'autre étaient les mêmes ; 2° que le diamètre antéro-postérieur était diminué d'un tiers dans la moelle d'ataxique ; 3° que le diamètre antéro-postérieur des cordons postérieurs, pris à part, était réduit d'un tiers sur la même moelle malade.

Voici les résultats obtenus sur des coupes horizontales comprenant toute l'épaisseur de la moelle, et sur des coupes verticales passant par les cordons postérieurs. Sur les premières, on voit, à un grossissement de 80 diamètres (obs. 4 oc. 2 Harth.) que, tandis que les cordons antéro-latéraux présentent des tubes nerveux de même diamètre rendus opaques par la substance médullaire qu'ils contiennent, la coupe des faisceaux postérieurs présente des points arrondis, opaques, parsemés sur un fond transparent. Ces faisceaux postérieurs, examinés à 220 diamètres, montrent que les points opaques sont formés par des granulations graisseuses, disposées autour d'un cylindre d'axe dont la coupe apparaît au centre de ces granulations comme un point brillant. Le tissu environnant, plus clair, est constitué par les mailles étroites de tissu cellulaire au centre desquelles passe le cylindre d'axe atrophié et pâle des tubes nerveux arrivés à la dernière période de l'atrophie. Ces mailles de tissu connectif contiennent des noyaux généralement allongés, et sont en certains points le siége de fines granulations graisseuses. De distance en distance, on voit des corpuscules amyloïdes généralement situés autour des vaisseaux dont la paroi est épaissie, sans dégénération athéromateuse.

Sur les coupes verticales, on a la confirmation des mêmes lésions sous une autre apparence, les tubes nerveux se voient alors dans le sens de leur longueur : un certain nombre d'entre eux paraissent opaques à un faible grossissement, et on reconnaît avec un objectif plus fort, que leur opacité est due à des granulations graisseuses qui entourent le cylindre d'axe bien conservé ; ces granulations graisseuses sont parfois réunies dans une enveloppe (corpuscules granuleux de Gluge). Le tissu voisin, qui constitue la partie moyenne des cordons postérieurs, offre des lignes parallèles pâles qui sont le vestige de tubes nerveux atrophiés et pâles. Les cellules nerveuses de la substance grise, ainsi que celles des ganglions spinaux sont intactes.

Ainsi, dans ce cas, l'atrophie des tubes nerveux des cordons postérieurs n'est pas arrivée à la dernière limite ; et on voit très-bien une phase du processus morbide : la dégénération graisseuse de la substance médullaire de ces tubes. (Obs. communiquée par M. Cornil.)

J'ai gardé pour la fin le seul cas irrécusable d'ataxie progressive exempt d'altération des cordons et racines postérieurs. En voici le résumé, qui m'a été donné verbalement par M. Gubler et par plusieurs autres personnes qui avaient vu le malade et assisté à son autopsie.

Obs. CCV. — Un homme, mort dans le service de M. Gubler, le 16 octobre 1863, d'une variole confluente, était atteint de douleurs depuis treize années, d'une paralysie de la troisième paire gauche et d'une amblyopie double progressive depuis trois ans environ, et d'incertitude dans la marche depuis six mois. A l'ophthalmoscope, on trouva les deux papilles en voie d'atrophie. La sensibilité cutanée était altérée, le sens musculaire conservé. L'ataxie était bien caractérisée aux mains et aux jambes. L'expression choréique a même été employée pour les supérieurs. Vers les derniers jours, dans le cours de la maladie aiguë à laquelle il a succombé, il fut pris de phénomènes de paralysie musculaire véritable. A l'autopsie, on ne trouva absolument rien à l'œil nu dans l'encéphale, le cervelet, les racines et les cordons de la moelle. Toute la moelle était très-injectée ; les nerfs

optiques étaient gris, semi-transparents, ramollis depuis la papille jusqu'aux corps genouillés exclusivement. L'un des nerfs moteurs oculaires
communs était aplati, diminué de volume, mais n'était pas gris. L'examen
microscropique, pratiqué par MM. Gubler et Luys, trouva les cordons et les
racines postérieurs sains et l'altération habituelle des nerfs optiques.
Ayant comparé moi-même une section transversale du renflement lombaire
de ce malade avec une section semblable chez l'ataxique dont nous avions
fait l'autopsie quinze jours auparavant dans le service de M. Trousseau
(obs. n° 202), j'ai pu constater cette intégrité. Cependant, en y regardant
de près, il m'a semblé que le bord postérieur de la commissure grise, au
lieu de s'arrêter brusquement, était diffus et se confondait insensiblement
avec le centre des cordons postérieurs, comme si ceux-ci commençaient
à s'altérer dans leur profondeur.

Comment interpréter cette observation unique dans la
science et en contradiction avec 40 autres, toutes unanimes
et issues des sources les plus diverses. L'exception ne confirme
pas la règle, mais ne l'infirme pas non plus; elle ne fait
qu'apporter un élément de plus, un point de vue nouveau qui
appelle une solution particulière. Une expérience de physiologie a réussi vingt fois; la vingt et unième fois elle manque.
Le résultat précédent est-il renversé? Non. C'est que, sans
s'en douter, on ne se trouvait pas mathématiquement dans les
mêmes conditions. Il faut chercher, voilà tout, et ne pas se
hâter de conclure si les efforts ne sont pas immédiatement
fructueux. Cherchons donc.

Dans ce cas, le diagnostic est certain : les douleurs remontaient à douze années ; les troubles des nerfs crâniens à trois
ans; la maladie était cliniquement à sa seconde période depuis
six mois. Il n'y a donc pas à objecter que l'époque n'était pas
arrivée où se rencontre habituellement l'altération des cordons postérieurs. Mais l'autre lésion caractéristique, celle qui,
à en juger par les symptômes, précède l'altération médullaire,
c'est-à-dire la dégénérescence gélatiniforme des nerfs optiques existait très-nette. Ne nous indique-t-elle pas que son
apparition à la moelle n'était que retardée? Le point suspect à

l'œil nu, que j'ai signalé, en était peut-être le commencement. Et après tout il n'y avait que six mois de retard. Dans toutes les autopsies à ma connaissance, l'existence de l'ataxie locomotrice remontait au delà de cette époque. Il se pourrait donc que le développement de la dégénérescence grise en question, sur une grande longueur des cordons postérieurs, exigeât une durée du symptôme dépassant ces six mois ; autrement dit, cette dégénérescence ne serait qu'une phase avancée, une seconde période d'un état morbide inappréciable à nos investigations, lequel état morbide, anatomique, serait la véritable cause immédiate des troubles de coordination des mouvements. N'avons-nous pas déjà rencontré, dans la première partie, des faits qui appuieraient cette manière de voir. Certainement, dans les quelques cas d'hydrargyrisme, d'alcoolisme, d'affection vermineuse, d'hystérie, d'intoxication saturnine que nous avons rapportés s'accompagnant d'ataxie locomotrice passagère ou continue, il ne devait pas y avoir de lésions visibles. Je me trompe ; nous les avons attribuées à une congestion de la moelle. Mais précisément dans l'observation de M. Gubler cette congestion est très-intense. Toutefois, nous n'insistons pas sur ce fait, car, s'il se rattache en partie à la maladie principale, il s'explique aussi par les complications auxquelles le sujet a succombé. Dans l'observation n° 195, l'ataxie locomotrice est indiquée aux membres inférieurs et, cependant, à l'autopsie, on trouve le renflement lombaire intact, tandis que la région cervicale et le haut de la région dorsale étaient envahis par la dégénérescence grise. D'ailleurs, le caractère fondamental indiqué dans toutes nos observations n'est-il pas une atrophie, une destruction lente des tubes nerveux, atrophie qui ne peut être primitive, mais qui nécessairement est effet et succède à une période antérieure. L'épididyme, par exemple, ne s'indure pas et ne s'atrophie pas sans une phlegmasie préalable.

Nous ne connaissons pas, il est vrai, en quoi consiste ce premier degré, cette phase antérieure probable. On a dit que c'est une méningite; mais la moitié des observations s'y refuse. M. Ordoñez et quelques autres croient à une altération des capillaires et les ont, en effet, trouvés très-atteints. Dans le cas présent, je doute qu'on les ait examinés suffisamment. Mais, parce qu'on ne trouverait pas les caractères anatomo-pathologiques de cette première phase, faudrait-il donc la nier? Avant l'invention du microscope, beaucoup de lésions nous échappaient. Qui sait si bientôt de nouveaux moyens d'investigation, dans un ordre tout différent, ne sont pas destinés à nous montrer quelque chose, là où nous ne voyons rien aujourd'hui. Qu'on ne se hâte donc pas de prononcer les mots : altération dynamique. Une force ne s'altère pas; mais son *substratum*, le tissu ou le système duquel elle dépend.

En somme, l'observation précédente, rapprochée de nos connaissances acquises, tendrait à nous démontrer : 1° que le symptôme ataxie, dans l'ataxie locomotrice progressive, n'est pas l'effet immédiat de la dégénérescence grise des cordons postérieurs (ce que nous avons déjà conclu dans la première partie); 2° qu'il peut exister, pendant six mois avant que la dégénérescence des cordons postérieurs se soit manifestée, c'est-à-dire sans altération anatomique appréciable à nos moyens actuels d'investigation (la congestion étant réservée); 3° que l'évolution de la dégénérescence grise dans les cordons postérieurs a une première phase (dans laquelle le travail morbide, encore latent, occuperait une étendue proportionnée, sinon plus grande que celle qu'occupera ensuite la dégénérescence grise); 4° que, dans l'évolution, non plus de la dégénérescence, mais de la maladie considérée dans son ensemble, l'altération visible des nerfs optiques est antérieure à celle de la moelle. (Voy. l'appendice.)

Les lésions accessoires de l'ataxie progressive nous intéressent moins. Elles sont relatives aux complications étrangères au système nerveux et aux maladies intercurrentes. Les plus fréquentes sont les tubercules des poumons et des intestins, l'hypertrophie et l'hypérémie de la vessie, les taches ardoisées de sa muqueuse, conséquences de la dysurie et de la cystite, les eschares au sacrum propres à la troisième période, l'équinisme, la déviation du rachis (voy. Friedreich et notre obs. n° 215, etc.). Ludwig Turck, deux fois, a signalé la coïncidence d'un cancer de l'axe cérébro-spinal; une fois, nous avons rencontré un cancer probable de l'estomac, etc. ; la femme n° 204 est morte d'un cancer de l'utérus.

CHAPITRE V.

ÉTIOLOGIE.

Le chapitre *Étiologie*, bien fait et dans un sens large, serait l'un des plus utiles dans l'histoire d'une maladie. Il viendrait pour la meilleure part en aide au pronostic et aux indications thérapeutiques et révélerait plutôt que tout autre la ou les véritables causes premières qui engendrent la maladie et la font se continuer. Une affection issue de causes constitutionnelles, héréditaires, dont le principe est à l'avance dans le sang ou les tissus, ne peut être absolument assimilée à la même affection, mais amenée accidentellement par des excès de tous genres, par une action traumatique ou par des influences extérieures. Dans cette dernière, l'action morbide se limite à l'organe, dans l'autre elle est à la fois dans l'organe et dans l'organisme tout entier. Leur marche différera, leur pronostic et leur traitement aussi.

Malheureusement les éléments de ce chapitre sont incertains et très-insuffisants. Pour que, dans l'ataxie locomotrice progressive, le médecin soit fixé sur la valeur de telle cause constitutionnelle, il faut qu'il ait longtemps suivi son client et connu toute sa famille. Les renseignements qu'il recueille de vive voix sont nécessairement incomplets. Il lui est non moins difficile d'affirmer la cause occasionnelle. L'accident suspect remonte à plusieurs mois, à un an. Jusqu'aux premiers symptômes certains il s'est écoulé une phase d'incubation durant laquelle le sujet a pu être soumis à d'autres influences morbides.

L'apparition insidieuse des signes de l'ataxie progressive et l'extrême longueur de sa première période multiplient les difficultés. Ce qu'on y regarde comme la cause réelle, n'a fait peut-être qu'en hâter le développement ou rendre marqué le mal qui couvait déjà. Aussi le présent chapitre est-il loin de nous satisfaire, bien que pour le composer nous ayons consulté au delà de 120 observations et questionné dans ce but plus de 50 malades.

Causes prédisposantes.

Age. — L'ataxie progressive n'appartient pas à l'enfance, ni à la puberté et est très-rare dans la vieillesse. Les plus jeunes sujets ont 15 ans, 16 et 18 ans; ce sont les six malades de Friedreich. Mais la fatalité qui poursuit les membres de ces deux familles a dû activer l'évolution de leur maladie commune. Le plus jeune qui vient ensuite à 26 ans, et précisément c'est encore dans une famille vouée à l'ataxie; dix-huit autres membres en avaient été frappés. Le plus âgé a 75 ans; le début date de trois ans. M. Trousseau en a vu un de 80 ans.

Le relevé suivant porte sur 104 cas et indique l'âge des individus au moment où l'observation a été prise, c'est-à-dire, en général, lorsqu'ils sont venus réclamer les soins du médecin et que l'affection a pu être diagnostiquée. C'est donc de la deuxième période qu'il est question.

De 26 à 30 ans inclusivement.................. 13 cas.
    30 à 35   —   11
    35 à 40   —   20
    40 à 45   —   20
    45 à 50   —   20
    50 à 55   —   10
    55 à 60   —   6
    60 à 65   —   3
A 75 ans..................................... 1

Ce relevé, en tenant compte de ce que nous venons de dire, montre que l'ataxie progressive se déclare exceptionnellement à l'âge de 20 ans; qu'elle correspond en général à celui de 30 à 35 ans; et qu'enfin les malades atteignent rarement un âge très-avancé. Mais le fait fondamental qui en ressort, c'est que c'est une maladie de l'âge mûr. L'époque de sa fréquence maximum est de 20 à 30 pour M. le professeur Trousseau. Pour nous, elle serait de 35 à 50.

Sexe. — L'influence du sexe est non moins précise. MM. Trousseau et Duchenne, en 1861, n'avaient rencontré l'ataxie progressive que sur 7 femmes. Dans nos observations personnelles, il n'y en a que 4 contre 21 hommes. M. Charcot nous a dit n'en avoir rencontré que 17 ou 18 à la Salpêtrière (incurables, femmes), tandis que le nombre en est considérable à Bicêtre (incurables, hommes). Enfin, sur 114 observations rassemblées par nous, il y avait 33 femmes contre 81 hommes; et il ne faut pas oublier que, dans ce nombre, beaucoup d'observations proviennent de MM. Charcot et Vulpian, médecins de la Salpêtrière. L'ataxie progressive est donc une maladie plus spéciale au sexe masculin, fait qui serait également vrai pour la paralysie générale, dont l'ataxie est peut-être sœur. Qu'on nous permette de reproduire le tableau suivant de M. Brown-Sequard, où l'on voit qu'il en est d'ailleurs ainsi dans les maladies de la moelle en général.

	HOMMES.	FEMMES.
Myélites	35	9
Ramollissement non inflammatoire	26	8
Congestion	8	5
Tumeur ou compression de la moelle	7	2
Méningite spinale	6	1
Hémorrhagie spinale	5	2
Hémorrhagie suivie de myélite	4	1
Total	91	28

Profession. — Notre impression est qu'une mauvaise hygiène et les professions qui exposent au froid, à l'humidité, aux fatigues, entrent pour la plus large part dans l'étiologie de cette maladie; cela tient peut-être à ce que les observations portent principalement sur les individus qui fréquentent les hôpitaux. M. Trousseau, dans sa vaste et brillante clientèle civile, a en effet reçu la visite d'un nombre considérable d'ataxiques, 50 et plus, dès 1861. Quoi qu'il en soit, voici comment se répartissent les professions sur 74 cas.

Marchands et artisans en chambre	26
Couturières	4
Concierges	2
Journaliers, hommes de peine au dedans	8
Journaliers, hommes de peine au dehors	9
Sergent de ville	1
Voyageurs à pied, facteurs, soldats	12
Employés de buréau	3
Professions libérales	8
Rentier	1

Nous nous abstenons de réflexions; plus de détails dans ce tableau n'eussent pas éclairé davantage la question.

Saisons. — Nous ignorons si la maladie éclate en été ou en hiver de préférence. Il est positif qu'une fois développée elle s'exaspère en hiver et que les grandes crises de douleurs et les accidents intercurrents se montrent davantage à cette époque. L'automne serait encore plus funeste aux ataxiques. Il y a donc quelque motif de croire à l'influence de ces deux saisons sur le début même.

A ce propos, ne négligeons pas de rappeler au praticien qui entreprend une médication nouvelle dans le cours de l'ataxie progressive, combien il doit tenir compte de cette influence toujours agissante. L'observation n° 229 est un exemple des illusions auxquelles il s'exposerait.

Excès vénériens. — La signification qu'on a si longtemps accordée au *tabes dorsalis* dont est née l'ataxie progressive donne à croire que les excès vénériens se placent en première ligne parmi les causes tout à la fois prédisposantes et occasionnelles. Cette action n'est certainement pas douteuse, mais sa relation avec les symptômes initiaux est fort difficile à établir pour chaque cas en particulier. Les jeunes gens, par exemple, ne disent pas la vérité sur leurs habitudes d'onanisme. A l'âge mûr, au contraire, les sujets attribuent avec une grande facilité leur maladie aux abus vénériens qu'ils avouent de suite. Puis ce qui est un excès pour l'un peut être un état physiologique pour l'autre. En interrogeant les ataxiques, j'ai été frappé de ces difficultés. Aussi ne suis-je pas convaincu par les neuf cas où l'abus des plaisirs vénériens est signalé parmi les antécédents. Cependant chez une jeune fille (ataxique à dix-huit ans!) M. Duchenne n'aurait trouvé que l'onanisme à invoquer. Nous ne disons rien en particulier de la spermatorrhée très-souvent indiquée. Il est toujours impossible de fixer si elle est cause ou déjà symptôme.

Chagrins, émotions, mauvaise hygiène. — A notre avis, il est peu de causes aussi efficaces quand elles se réunissent. Le malade, questionné avec insistance, finit par les avouer. Souvent de grandes fatigues sont venues s'y joindre. Chez la femme n° 173, les chagrins domestiques, une mauvaise alimentation et un travail forcé pendant plusieurs années, sont la cause bien évidente. Dans l'observation n° 230, c'est une série d'émotions chez un sujet impressionnable et passionné. Dans huit ou dix cas, les chagrins sont mentionnés. La nourriture insuffisante l'est plus fréquemment encore. Ailleurs, il est question de l'abus du café.

L'influence des tempéraments sur le développement de l'ataxie progressive serait bonne à connaître, si l'on s'entendait mieux sur eux, et s'il était facile de les constater.

Ce qui caractérise le tempérament sanguin, c'est la disposition aux congestions, aux migraines, aux hémorrhoïdes, aux hémorrhagies cérébrales, aux maladies du cœur ; c'est un cou gros et court, une physionomie rouge, turgide, des bouffées de chaleur à la face, un pouls plein, etc. Ces caractères n'ont existé aussi nettement chez aucun de nos ataxiques ; mais plusieurs étaient assez marqués pour donner à penser que ce tempérament prédispose à certaines formes d'ataxie progressive.

Une observation dit que le tempérament du sujet était bilieux, une autre lymphatique.

Plusieurs offraient les attributs du tempérament nerveux ; ils nous ont laissé la persuasion que certaines ataxies se greffent sur ce tempérament. Citons le n° 230 ; il était d'un caractère exalté, irritable, soucieux. Le n° 224, bureaucrate, se forgeait mille chimères, n'était satisfait de rien, et s'informait du matin au soir de son état de santé. Tous deux d'un teint pâle, anémique, les traits tirés, étaient très-enclins à l'émotion et aux larmes. D'autres cas sont analysés dans ce travail. Sept fois même se sont rencontrées des attaques d'hystérie.

En somme, la question des tempéraments demeure à l'étude. Suit une observation où le nervosisme joue le principal rôle.

Obs. CCVI.—X..., médecin, âgé de 55 ans. Son père est excessivement nerveux ; une de ses sœurs aussi, et dans un état voisin de l'aliénation. Son fils a des symptômes hystériformes. X.... également très-nerveux, gastralgique, maigre, hypochondriaque, sujet depuis son enfance à des défaillances à la moindre émotion, présente de la spermatorrhée, des palpitations ; il accuse des chagrins, une alimentation insuffisante. La maladie débute en 1852 par des fourmillements et de l'engourdissement des extrémités inférieures. Bientôt, ataxie des membres abdominaux, puis des thoraciques, s'exagérant par l'occlusion des yeux. Anesthésie tactile. Hyperalgésie. Intégrité du sens de la température. Contraction douloureuse par l'électrisation. Faible conscience des mouvements. Vue affaiblie en 1853, éteinte en 1854. (Landry, *loc. cit.*, obs. n° 3.)

Quels sont les rapports du rhumatisme, de la syphilis, de l'alcoolisme, de l'intoxication saturnine, des dartres, de la scrofule avec le début de l'ataxie ?

Le *rhumatisme*, au point de vue diathésique, est caractérisé par des affections variées : Arthrites multiples aiguës, névralgies, paralysies partielles, rétractions musculaires, douleurs diverses, dont les caractères communs sont d'être vagues et de revenir sous l'influence des variations atmosphériques, diverses dermatoses, comme l'érythème noueux et papuleux, etc. En pratique, cependant, on qualifie volontiers de rhumatismale toute maladie aiguë ou chronique, venue sous l'influence du froid humide, subie une seule fois ou réitérée. Nous n'avons pas de preuves suffisantes que certaines formes d'ataxie progressive soient une manifestation de cette diathèse. Huit fois seulement le sujet a présenté, avant la maladie, au début ou dans son cours, des arthrites aiguës fébriles, et cependant tout porte à croire à cette influence.

Dans l'observation n° 208, l'incertitude de la marche a succédé sans transition à un rhumatisme articulaire. Un autre malade était sujet à de grandes attaques, avec gonflement et rougeur des grosses articulations, qui furent remplacées par des douleurs, et un ou deux ans après, par l'ataxie progressive. Les douleurs fulgurantes ressemblent tellement à celles du rhumatisme, que jamais les malades ne les appellent autrement, et qu'en l'absence d'autres symptômes il est impossible au médecin de reconnaître leur nature. Il est bon nombre d'ataxiques auxquels les bains de vapeur et les bains sulfureux conviennent mieux que toute autre médication, tandis que les bains et les douches froides leur sont contraires. Enfin, de toutes les influences qui agissent sur la marche, l'aggravation ou l'amélioration de la maladie, les seules dont l'action soit puissante sont les variations barométriques. Aux changements de temps, lorsqu'il fait humide, en hiver, tous les symptômes s'accroissent parallèlement : ataxie, anesthésie et douleurs. Les conditions inverses produisent de l'amendement. Si l'on tient compte de la cause occasionnelle immédiate, on trouve l'humidité indiquée trente et une fois dans nos observations. Ce sont des facteurs, des douaniers de frontière, une vivandière, des garçons de gare, des employés qui travaillent la nuit à l'air, des concierges dont la loge est au rez-de-chaussée dans un courant d'air, un marinier qui a l'habitude de se jeter à l'eau tout habillé, etc.

Ces considérations démontrent amplement que le rhumatisme a un rôle certain dans le développement et le cours de la maladie. Voir ce que nous avons dit de la forme rhumatismale.

L'influence de la syphilis est moins évidente, et bien que des accidents spécifiques antérieurs soient signalés 15 fois sur 114 observations, je n'en ai pas rencontré une seule de concluante. Eisenmann exprime la même opinion. Plusieurs fois les préparations mercurielles et l'iodure de potassium ont été administrés pour répondre à cette indication; mais toujours le résultat, quand il y en avait, pouvait être attribué au repos, à une hygiène meilleure, ou à l'une de ces améliorations spontanées auxquelles est sujette l'ataxie progressive.

Que l'ataxie se montre, à titre de symptôme, dans des tumeurs syphilitiques du cervelet ou de la base du crâne, ou par suite de productions syphilitiques occupant une grande hauteur, soit des cordons postérieurs, soit de la portion des méninges qui les touchent, rien de plus possible, et nous avons donné des exemples du premier cas. Mais qu'elle intervienne dans notre maladie comme cause déterminante ou prédisposante, et que certaines formes en soient une manifestation viscérale, c'est ce qui n'est pas démontré. Cependant le début s'est quelquefois trouvé très-rapproché du chancre infectant, et d'autre part les douleurs fulgurantes ont simulé les douleurs ostéocopes. Dans l'observation n° 176, l'enchaînement paraissait si évident que toutes les personnes qui voyaient le malade avant d'avoir appris l'insuccès des préparations spécifiques se rangeaient à cette opinion; mais un interrogatoire minutieux témoignait du contraire, et plus tard la dégénérescence grise et l'absence des dépôts spécifiques indiqués par les syphiliographes allemands l'ont confirmé.

L'alcoolisme chronique présente, parmi ses symptômes exceptionnels, l'ataxie musculaire; mais cela ne démontre pas qu'il engendre l'ataxie progressive. Très-rarement les observations spécifient que le sujet ait abusé des alcooliques, et on ne saisit pas les rapports entre cet abus et les phénomènes initiaux.

Nous avons peu à dire de l'*influence du plomb*. Dans les deux observations où il y a des antécédents saturnins, un intervalle assez grand s'est passé entre ces accidents et les phénomènes de la première période (obs. n° 198). Quant à l'observation de M. Teissier, nous n'avons pas hésité à la reléguer dans notre première partie. C'est une intoxication saturnine avec ataxie et non une ataxie progressive.

Les éléments nous manquent pour juger l'influence de l'*herpétisme*. Dans l'observation n° 229, le sujet, à diverses époques, a été atteint d'éruptions successives, d'acnés, sans que les symptômes en aient été modifiés. Les antécédents n'offraient aucun autre indice. D'ailleurs l'acné appartient autant à l'arthritis et à la scrofule qu'à l'herpétisme (Bazin). Dans l'observation n° 230, le sujet était atteint d'un urticaire chronique très-persistant; le traitement employé, en l'améliorant, a hâté l'évolution de l'ataxie. Mais cet urticaire était plutôt un indice de son tempérament nerveux.

La *scrofule* n'a existé que deux fois, bien que la phthisie ait été cause de mort trois fois sur quarante-trois décès. Il n'y a donc aucune raison de croire que cette diathèse puisse s'adresser aux cordons postérieurs.

Eisenmann, dans son chapitre étiologie, fait intervenir la goutte, le typhus, le rachitisme, la lèpre, le cancer, ainsi que l'empoisonnement par la belladone, etc. Mais, ainsi que nous l'avons dit, cet auteur confond tous les cas où l'on rencontre le symptôme ataxie locomotrice.

Les diathèses nous amènent à dire un mot des *métastases*. La suppression d'une dartre ancienne, d'un flux hémorrhoïdal, d'une diarrhée invétérée, d'une transpiration habituelle des pieds, de migraines ou d'autres états morbides, peut-elle donner lieu à l'ataxie progressive ? C'était l'opinion d'Hufeland et noüs nous y rangeons; sept de nos observations le disent. Wunderlich trois fois, et Leyden une fois, l'ont vue succéder à une suppression de la transpiration. Dans l'observation n° 110, on voit une diarrhée alterner avec le flux menstruel, puis être remplacée par les symptômes de l'ataxie. M. Isnard a vu la cessation définitive de migraines, et M. Bourillon, la disparition d'accidents qui avaient fait diagnostiquer une phthisie être suivie du même résultat. Voici leur observation :

Obs. CCVII. — Madame X..., 75 ans. Pendant presque toute sa vie, elle a été tourmentée par de fréquents accès de migraine, accompagnés de gastralgie et de vomissements. Il y a trois ans, madame X... cessa définitivement d'avoir ses accès de migraine ; mais ils furent aussitôt remplacés par des accidents d'une autre espèce. Ce fut de l'amblyopie et de la diplopie qui persistèrent deux ans, et furent déplacées à leur tour par des douleurs musculaires, de l'anesthésie cutanée et de l'ataxie, limitées d'abord aux membres inférieurs, puis étendues aux supérieurs. Force musculaire conservée ; pas de troubles pelviens ; intégrité des sens, hormis la vue. Mort d'eschares au sacrum. Traitement infructueux par la morphine, la belladone et l'arsenic. (Isnard, *Union médicale*, 1862.)

Obs. CCVIII. — Homme de 37 ans. Rhumatisme, chorée et asthme, dans la famille. En 1852, disparition d'accès d'asthme habituels, d'un flux hémorrhoïdal, d'une transpiration des pieds, et d'accidents qui avaient fait diagnostiquer une phthisie. A la suite : fourmillements, gêne des mouvements prédominants dans les membres inférieurs. Il allait comme un homme ivre. Accès de douleurs. Impuissance qui ne l'a pas empêché d'avoir un enfant. Constriction thoracique. Amélioration par faradisation et affusions froides. En 1862, paresse vésicale. Ataxie des quatre membres prédominante à gauche, s'accroissant dans l'obscurité. Il lui semble parfois qu'il est poussé par derrière. Anesthésie et hyperalgésie cutanée. Anesthésie musculaire douteuse. Affaiblissement passager de la vue, il y a deux ans. Il y a un an, deux accès passagers d'amblyopie. Insuccès de l'électricité, du *rhus radicans*, du phosphore et des affusions froides. Amélioration par le nitrate d'argent. Éruption lichénoïde. Le flux hémorrhoïdal et la transpiration habituelle des pieds sont revenus. (Bourillon, *Gaz. des hôpitaux*, 1863.)

Hérédité. — La question d'hérédité est toujours utile à agiter. Sil'ataxie progressive était une maladie accidentelle, ce qui est démontré pour quelques cas, il n'y aurait pas lieu de s'en occuper. Si elle tient aux névroses, et se rapproche à certains points de vue de la paralysie générale, du ramollissement cérébral, etc., il y a lieu de songer à une influence de famille. Mais il ne suffit pas de savoir s'il a existé des maladies semblables parmi les ascendants ou les frères et sœurs, il faut aussi s'informer des accidents névropathiques, paralytiques; savoir, s'il y a eu des aliénés, des sourds-muets, etc., comme cela se fait pour l'épilepsie; découvrir enfin si l'asthme, la migraine, la goutte, la dartre, se sont présentés. Problème immense et souvent insoluble. En effet, si, la phthisie se lègue habituellement sous la même forme, les affections qui touchent au système nerveux ou aux diathèses en général, se transmettent sous des formes, parfois très-différentes; c'est une vérité acquise. Un père est goutteux, le fils sera asthmatique, le petit-fils aura une angine de poitrine, et peut-être une ataxie progressive.

M. Trousseau a développé ces idées pratiques, dans ses cliniques sur la maladie qui nous occupe. Dans une première famille, il a rencontré une monomane, un hypocondriaque, un épileptique et un ataxique. Dans une deuxième, l'oncle et la tante étaient aliénés, un jeune frère hémiplégique, et deux autres frères ataxiques. Dans une troisième, le père s'est suicidé, le fils est ataxique depuis vingt ans sans troubles intellectuels, l'un des petit-fils, poussé par une force irrésistible, jette des cris étranges toute la journée (épilepsie), l'autre a des tics musculaires singuliers.

Mais les cas les plus démonstratifs en faveur d'une influence de famille sont ceux de Friedreich. D'une part, un frère et une sœur, d'autre part quatre frères et sœurs sont atteints d'ataxie progressive. Chez les uns et les autres, tous les traits de la maladie se calquent en quelque sorte. L'autopsie de l'un dans la première famille, de deux dans la deuxième, donna les résultats qu'on eût trouvés évidemment chez les autres. Ci-joint l'un de ces cas :

Obs. CCIX. — Lisette Suss, 36 ans. A 15 ans, douleurs et faiblesse dans les membres inférieurs, puis dans les supérieurs. Plus tard, troubles de la parole et paraplégie incomplète. A 32 ans, elle gardait le lit depuis plusieurs années. Quelques actes simples lui étaient encore possibles ; mais les mouvements combinés étaient ataxiques. Quand elle veut faire un mouvement, on voit d'autres muscles entrer en jeu ; le tronc et la tête oscillent. Sensibilité cutanée et musculaire normale. Douleurs névralgiques. Hystérie. Cyphose et scoliose. (Friedreich, *loc. cit.*, obs. n° 5.)

M. M. Carré donne l'observation d'une famille dans laquelle la grand'mère, la mère, tous les parents de celle-ci, au nombre de huit, sept enfants et un cousin, en tout dix-huit, sont atteints d'ataxie progressive. Parmi les sept enfants, trois sont morts ; l'un est ataxique à Montpellier ; l'autre fait le sujet de l'observation (voy. le n° 158) ; un autre se conduit avec un bâton ; un autre enfin, sourd, se traîne accroupi sur ses quatre membres. Quant au cousin, il n'y voit pas du tout, etc.

Le sujet de notre observation n° 229 a eu une sœur morte aliénée, un enfant mort de convulsions et un autre affecté, depuis huit années, d'incontinence nocturne d'urine. Dans une autre (n° 168), la mère était hystérique, la grand'mère hémiplégique, toute la famille sujette aux dartres. Le sujet du n° 149 avait un frère idiot ; celui du n° 207, une sœur asthmatique, et plusieurs membres de sa famille, entre autres son fils, névropathiques. Le n° 220 avait perdu trois oncles et tante, ainsi qu'un de ses cousins de paralysie générale avec aliénation ; en tout quatre personnes.

Ces onze faits suffisent à démontrer que l'ataxie progressive est quelquefois la manifestation d'une diathèse névropathique. Y a-t-il lieu de les séparer comme répondant à une forme particulière? Nous le croyons ; mais nous nous déclarons aujourd'hui incapable d'en fixer les caractères. Nos matériaux sont trop peu nombreux pour toucher à la question encore plus délicate de la transformation plus complète des affections diathésiques d'une génération à l'autre.

Causes déterminantes.

Les maladies chroniques se développent ordinairement sous l'influence de causes générales: les causes déterminantes ne font qu'en hâter ou favoriser l'éclosion; il en est ainsi de notre maladie. Cependant, on a pu croire que ce dernier ordre de causes suffisait. Nous venons de signaler les chagrins, la suppression d'une habitude physiologique ou morbide, d'une maladie, etc. Deux fois une chute sur la colonne vertébrale avait eu lieu quelque temps auparavant. Trois fois c'était une diarrhée au début. Suivent un exemple de cette dernière et un autre cas, dans lequel les premiers accidents furent attribués au traitement d'une plaie de la jambe par la glace.

Obs. CCX. — Homme âgé de 46 ans. En 1849, suette miliaire qui le retint quinze jours au lit et dont il ne put jamais se remettre. A sa suite, diarrhée intense qui dura quatre ou cinq ans, avec quelques alternatives. C'est dans son cours que l'incertitude de la marche et les douleurs firent leur apparition. En 1855, il cesse complètement son travail. En 1860, diplopie pendant quatre mois, puis amblyopie. En 1864, maladresse de la main droite, qui serre moins que la gauche. Conscience musculaire légèrement affectée. Sensibilité tactile émoussée à la plante des pieds. Anaphrodisie incomplète. (Martineau, thèse de M. Dujardin-Baumetz, obs. n° 2.)

Obs. CCXI. — X..., mécanicien, 45 ans. En 1859, plaie du pied gauche, qui fut traitée par l'emploi prolongé de la glace. Quelques mois après, douleurs dans ce même pied, puis dans le droit, et enfin dans les membres supérieurs. Strabisme pendant quatre mois. Désordres ataxiques des quatre membres s'exagérant dans l'obscurité. Il ne peut boutonner sa chemise sans y regarder, et écrit avec peine. Puissance musculaire conservée. Anesthésie incomplète des quatre membres. Troubles de miction et de défécation. En 1863, insuccès des bains russes et amendement par les bains aromatiques. (Leyden, *loc. cit.*, obs. n° 5.)

Mais la cause la plus commune est l'humidité et les refroidissements, puisque 16 fois elle est indiquée comme occasion-

nelle, et 15 fois, en plus, comme prédisposante, c'est-à-dire
31 fois en tout. M. Duchenne cite un chasseur de marais qui
restait longtemps les jambes dans l'eau, et un cafetier qui avait
éprouvé une suppression de transpiration pendant qu'il préparait sa glace. Le malade de M. Bourillon avait fait une partie de
pêche; il était entré dans l'eau et avait gardé ses habits mouillés
toute la journée.

En somme, les faits positifs contenus dans ce chapitre se
résument ainsi :

L'ataxie locomotrice progressive est une maladie propre à
l'âge mûr, plus fréquente chez le sexe masculin, chez ceux
qui se sont adonnés aux excès de tout genre, qui se sont
exposés à l'humidité et aux grandes fatigues. Parmi les tempéraments, le nerveux est le seul qui dispose certainement à
une forme particulière de la maladie. Parmi les états diathésiques, le rhumatisme est le seul dont l'influence soit incontestable; à ce point qu'il autorise l'admission d'une forme
rhumatismale, la plus commune de toutes. Dans quelques cas,
c'est une maladie de famille. Par exception, elle est le fruit
d'une métastase.

CHAPITRE VI.

DIAGNOSTIC.

Il est ordinairement facile à la deuxième période; il l'est moins à la troisième, et est à peu près impossible à la première.

Première période. — M. Duchenne croit pouvoir, à la physionomie des douleurs, aux paralysies oculaires, à l'anaphrodisie et mieux à la réunion des trois, annoncer l'apparition à venir de l'ataxie locomotrice. Ce praticien ayant l'attention éveillée sur sa maladie, a pu en effet tomber juste, mais plus souvent il a dû se tromper. Il est permis de la supposer, mais rien de plus. Aucun de ces trois symptômes n'a de caractère propre : les douleurs ne diffèrent pas sensiblement de celles du rhumatisme, de la syphilis, de l'irritation spinale et des autres affections chroniques de la moelle. Les troubles de la vision, des mouvements des globes oculaires ou de la parole, passagers ou continus, ressemblent à ce qu'ils sont en d'autres circonstances. L'anaphrodisie à l'âge qu'ont les sujets est en partie physiologique ou difficile à apprécier. Les trois enfin peuvent se réunir fortuitement et dépendre d'une autre maladie, de la syphilis, d'une affection cérébrale, de l'hystérie, de la chlorose même. Dans les conditions les plus favorables, ils n'autorisent jamais qu'une probabilité. Que sera-ce quand l'un d'eux seulement existera ?

Précisément au moment où j'écris ces lignes se présente dans mon cabinet, un soldat de 33 ans qui a fait la campagne d'Italie, et est atteint, depuis deux ans, d'une diplopie permanente avec un peu de strabisme interne. Les pupilles sont égales. L'ophthalmoscope n'a rien trouvé d'anormal. Les désirs vénériens sont physiologiques. En fait de douleurs, il n'accuse que des névralgies sous-orbitaires, du côté de l'œil strabique. La marche, les actes de préhension sont normaux, les yeux fermés. Il n'y a ni engourdissement, ni fourmillement dans les membres, ni rachialgie. Il n'a pas eu la syphilis. Tout se borne à la diplopie et au strabisme apparus du soir au matin. Faut-il croire chez lui à une ataxie progressive plutôt qu'à une simple paralysie rhumatismale ou autre ? Je ne le pense pas ; et pourtant le début brusque, la diplopie et l'absence de tout autre symptôme sont bien ce qu'on observe dans la première période.

Deuxième période. — Avant de nous être arrêté à voir dans notre maladie une espèce particulière détachée, quelque peu arbitrairement, du groupe des affections réputées myélites chroniques, deux cas sur trois nous embarrassaient, et le diagnostic de l'ataxie progressive même confirmée nous semblait un des plus difficiles de la pathologie interne. Aujourd'hui ce diagnostic est pour nous d'une extrême facilité, et nous n'avons hésité que pour les cas suivants : le n° 189 mis à part comme exemple de la forme cérébrale, le n° 215, dont il sera bientôt parlé, et les n°ˢ 168 et 185 que nous avons rangés dans la forme fruste.

Tous les symptômes, hormis l'ataxie, y font tour à tour défaut, mais jamais en même temps. Voici l'ordre dans lequel ils manqueraient, en procédant du plus au moins :

1° Embarras de la parole, etc. ;

2° Rachialgie, dysurie et anesthésie musculaire ;

3° Paralysies oculaires ;

4° Douleurs et intégrité de la force musculaire ;

5° Anesthésie cutanée ;

6° Anesthésie mixte (ou générale, incomplète).

Le plus caractéristique par lui-même est l'ataxie locomotrice. La description en a été faite page 222. Les traits les plus saillants en seront analysés à propos de sa physiologie pathologique. Nous y résumerons en ces termes l'impression qu'elle produit au chevet du malade : activité musculaire irrésistible, désordonnée, mise en jeu à l'occasion des volitions. Sa physionomie est si frappante que le praticien, une fois familiarisé avec elle à un degré avancé et pénétré de ses caractères aux membres inférieurs, la reconnaîtra d'emblée partout où elle se rencontrera et dans tel désordre des mouvements saura distinguer ce qui est de l'ataxie locomotrice de ce qui dépend de la paralysie, du tremblement ou de l'anesthésie. Sachant le sujet strabique, diplopique ou amblyopique, il pourra dix-neuf fois sur vingt poser à première vue et à distance le diagnostic d'ataxie locomotrice progressive.

Aussi toute déviation notable de cette physionomie doit-elle inspirer des doutes. Une impulsion insolite à tourner dans un sens ou un autre, à reculer ou à tomber en avant, le pouvoir de commander aux mouvements dans les positions intermédiaires des membres, l'absence ou le peu de musculation irrésistible bien que l'équilibration soit troublée, etc., suspendront le diagnostic. Voir le chapitre *physiologie pathologique*, article 1.er.

L'intégrité de la force musculaire ou son affaiblissement modéré constitue un élément non moins important. Ajouté à l'ataxie, à l'anesthésie cutanée incomplète et aux troubles oculaires, il donne une certitude que n'accroîtra pas la présence de l'anesthésie musculaire.

Troisième période.—Ce qui peut en obscurcir le diagnostic, c'est la paralysie plus ou moins complète, dont l'un des effets est de diminuer l'ataxie; c'est encore les troubles cérébraux, l'hémiplégie faciale, portant sur la sensibilité et le mouvement, la paralysie du voile du palais, la dysphagie. La première surtout est un écueil difficile parfois à éviter. Le n° 173 avait perdu le droit d'être regardé comme ataxique. Craignant d'avoir mal interprété les phénomènes constatés un an auparavant, nous doutions de notre diagnostic, lorsqu'une amélioration due au nitrate d'argent fit revenir les mouvements et avec eux l'ataxie. Peut-être, il est vrai, qu'à ce degré extrême, la maladie

perd ses droits à être appelée ataxie locomotrice progressive
en se fusionant avec d'autres espèces morbides ; autrement
dit, peut-être la dégénérescence grise des cordons postérieurs se propage-t-elle aux cordons antérieurs et à la substance grise.

Il est peu de maladies qui ressemblent ou touchent autant
que l'ataxie progressive à un plus grand nombre d'états morbides. Nous ne prendrons que les plus importants, et les mieux
connus.

Un médecin suédois, Bang, s'est efforcé, il y a deux ans, de
séparer l'ataxie progressive du *tabes dorsalis*, en donnant pour
synonyme de celui-ci l'expression *paralysis erotica* qui rappelle
la signification que lui accordait Horn aîné. Cette dénomination représente encore une partie des idées répandues en
Allemagne sur le *tabes* ; et allant plus loin, nous croyons que
Romberg lui-même, dans sa description, n'a pas eu en vue exclusivement les cas dont nous nous occupons. Cette expression
étant abandonnée en France, nous n'insistons pas.

L'ataxie progressive, se bornant à être une des espèces
d'affections dites *myélites chroniques*, son diagnostic différe-
rentiel avec les autres n'a plus guère qu'un intérêt scientifique.

La distinguer des myélites, qui ne s'accompagnent d'ataxie
locomotrice à aucune de leurs phases, ou que caractérise une
paralysie considérable, est chose facile. Lorsque l'ataxie progressive présente des phénomènes oculaires, antérieurs aux
troubles d'incoordination, il n'y a pas non plus de danger de
la méconnaître. Mais la difficulté s'élève lorsque, la première
période manquant, les symptômes vers les nerfs crâniens
viennent en même temps que ceux de la locomotion ; elle
augmente à la période ultime, lorsque la paralysie intervient
et dissimule l'ataxie ; elle est considérable enfin, quand les

troubles oculaires font défaut. Le diagnostic n'est réellement périlleux que dans ce dernier cas.

Les maladies dites myélites chroniques (espèces ordinaires), sauf quand elles siégent primitivement à la région cervicale (Ollivier, *Traité des maladies de la moelle*, 1837, obs. n°s 136 et 137), donnent lieu très-rarement à des symptômes fonctionnels vers les nerfs facial, hypoglosse, trijumeau, à plus forte raison vers les nerfs optiques qui naissent plus haut. Et cela se conçoit : dans les myélites auxquelles nous faisons allusion, le trouble fonctionnel des nerfs est le fait de la phlegmasie qui règne à leur bout central ; et cette phlegmasie remonte rarement assez haut pour atteindre l'origine des nerfs crâniens (obs. n°s 80 et 81) ; tandis que, dans l'ataxie progressive, ce trouble dépend d'une altération périphérique presque constante et indépendante de celle de la moelle.

L'apparition de la paralysie à une époque avancée diminue l'ataxie locomotrice, qui reparaît quand celle-là s'améliore. A ce moment donc, le caractère propre des myélites communes attire l'attention, en même temps que celui de notre maladie s'en va. Heureusement que les commémoratifs, les troubles de la vue, viennent en aide et que, généralement, il reste quelque brusquerie dans les très-petits mouvements qui surnagent. Notre n° 173, n'ayant jamais eu de troubles oculaires, l'absence absolue à toute locomotivité rendait, à un certain moment, le diagnostic totalement impossible.

Pour distinguer la forme ataxique des myélites communes d'avec la forme fruste paraplégique de l'ataxie progressive, on n'a plus pour s'éclairer les deux traits fondamentaux : les troubles oculaires manquent de part et d'autre, et les désordres des mouvements volontaires, très-intenses dans celle-ci, très-faibles dans l'autre, ont la même physionomie. L'existence de douleurs généralisées, d'indices quelconques dans les membres supérieurs, l'anesthésie musculaire, le contraste de l'anesthésie

au tact et à la douleur avec la persistance de la sensibilité
thermoscopique, le contraste de la fréquence des troubles
urinaires et surtout génitaux avec la rareté des troubles
rectaux, la marche de la maladie, l'intensité de l'ataxie, la
persistance de la force musculaire seront alors pris en considération. Au contraire, une rachialgie fixe, bien délimitée,
s'exaspérant à la pression, des secousses musculaires, l'affaiblissement notable de la puissance contractile, la conservation
du sens musculaire, le refroidissement, l'atrophie des membres, la marche plus continue de la maladie, et la guérison
seront favorables à l'idée d'une myélite simple. Pour le parallèle de l'ataxie faible et de la paralysie faible en elles-mêmes,
nous renvoyons aux pages 82, etc., 225 et 251.

En somme, le diagnostic différentiel des cas en question est
d'autant plus ardu, que ce sont eux précisément qui démontrent cliniquement, entre les myélites et l'ataxie progressive,
une parenté si étroite, qu'elle s'oppose presque à une description à part.

Ramollissement cérébral. — La science n'en possède encore
qu'un exemple présentant le symptôme ataxie locomotrice.
Dans un cas de ce genre il sera toujours facile d'éliminer
notre maladie. Les symptômes du ramollissement apparaissent d'abord vers la tête; l'intelligence est obtuse de bonne
heure; les absences, les attaques de congestion cérébrale sont
presque pathognomoniques; les troubles des membres affectent
la forme hémiplégique; la physionomie hébêtée contraste avec
le visage naturel des ataxiques.

Dans l'hypothèse d'une association des deux maladies, on
pourra, pensons-nous, presque toujours faire la part de l'une
et de l'autre. On se rappellera que l'une frappe la tête et l'autre
la moelle, et que les phénomènes oculaires, dans le ramollissement, ne sont pas prononcés ou temporaires comme dans

l'ataxie progressive. La forme cérébrale de cette dernière suscite cependant des difficultés d'autant plus sérieuses qu'il n'est pas certain qu'elle ne dépend pas d'altérations analogues à celle du ramollissement cérébral.

Le diagnostic différentiel avec la *paralysie générale* est facile, lorsqu'on en compare la forme commune avec la forme paraplégique de l'ataxie progressive, et que dans la forme complète de celle-ci l'embarras de la parole et les troubles intellectuels n'existent pas, ce qui est la règle. La nature des troubles de la myotilité les sépare. La démarche lourde, incertaine, titubante des paralytiques généraux, est due à leur affaiblissement musculaire et intellectuel, rappelle celle des individus atteints d'alcoolisme et ne ressemble nullement aux mouvements vifs, dégagés, brusques, bruyants ou désordonnés des ataxiques.

Mais il y a une forme ataxique de la paralysie générale et une forme cérébrale de l'ataxie progressive. La solution du problème réside alors dans la comparaison des symptômes encéphaliques. Occupons-nous d'abord des deux phénomènes qui caractérisent surtout la paralysie, puis des quatre ou cinq qui appartiennent plus particulièrement à l'ataxie.

Le délire ambitieux ou furieux, durant quelques jours, à plus forte raison des mois, est un indice de paralysie générale, et ne s'est jamais rencontré à la première période de l'ataxie progressive, en même temps que les symptômes céphaliques. Quand le délire a été noté dans cette dernière, c'était à une période avancée sous l'influence d'une complication cérébrale ou par le fait sans doute d'une extension de la maladie de la moelle spinale à la moelle allongée et sans doute aux hémisphères.

L'embarras de la parole est constant dans la paralysie, et rare dans l'ataxie. Habituellement continu dans la première de ces maladies, il disparaît, par exception, pendant une année et plus, indiquant ainsi une rétrocession ou une guérison.

Dans la deuxième, quelquefois continu, quelquefois intermittent à de courts intervalles, il peut s'améliorer, mais ne s'amende pas assez pour faire croire à une guérison.

Le strabisme, le prolapsus de la paupière supérieure, l'amaurose, la diplopie, auxquels nous ajouterons les douleurs térébrantes, qui sont de règle dans l'ataxie progressive, sont si rares au début de la paralysie générale, que leur existence y est encore un objet de doute. Voici le résumé des cas où ils ont été observés.

Esquirol raconte qu'un léger strabisme lui a suffi pour prédire la démence paralytique chez un monomaniaque, ce qui prouve que ce phénomène avait déjà fixé son attention. M. Baillarger en a rencontré trois cas au début de cette maladie. Chez deux il y avait simultanément strabisme et prolapsus de la paupière supérieure. Chez l'un de ceux-ci il y avait aussi une amaurose qui, après avoir disparu, revint pour devenir complète. L'amaurose simple ou double, au début ou dans le cours de la paralysie générale, a été aussi signalée par M. Lelut plusieurs fois, par M. Lasègue, deux fois, par M. Parchappe et M. Calmeil. La diplopie unie à la paralysie de la cinquième paire a été observée par M. Brierre de Boismont. Les douleurs elles-mêmes ont été rencontrées quatre fois, par M. Baillarger, assez semblables à celles de l'ataxie progressive. Ces divers accidents sont donc communs aux deux maladies, et il en est de même de leur caractère transitoire et de l'inégalité des pupilles.

La marche comparée dans les deux maladies nous fournira quelques autres éléments. Celle de l'ataxie est fatalement progressive. Elle présente des périodes de quelques mois à plusieurs années, pendant lesquelles les symptômes restent stationnaires. Ceux-ci rétrogradent même, mais sans jamais cesser d'exister. Sur cent cinquante observations, une seule offre un amendement tel que le malade se considéra comme guéri. Dans la paralysie, au contraire, on a signalé des rétrocessions plus accentuées, et plusieurs guérisons se soutenant des années.

L'observation suivante de M. Baillarger est un bel exemple de phénomènes multiples simulant la première période de l'ataxie. Rien absolument n'y manque.

Obs. CCXII. — X..., négociant, âgé de 50 ans, a été atteint, il y a quatre ou cinq ans, de diplopie, de strabisme, d'un commencement d'amaurose d'un côté, et plus tard de douleurs aiguës des membres inférieurs. « Il vacillait quand il se retournait un peu brusquement. » M. Duchenne diagnostiqua une ataxie locomotrice progressive à la première période. Il y a quinze mois, affaiblissement de la mémoire et embarras de la parole. Aujourd'hui, cet individu a la paralysie générale avec aliénation la mieux caractérisée. Il n'y a aucun trouble de coordination des mouvements. (Baillarger, *Archives des maladies mentales*, page 430.)

Ce cas nous amène à dire qu'en l'absence de troubles de coordination des mouvements, le diagnostic des deux maladies au début, lorsqu'il n'est pas très-facile, est impossible. Le mieux est de ne pas se prononcer. Dans l'observation ci-dessus, tous les signes de l'ataxie progressive étaient réunis; il n'y en avait aucun en faveur de la paralysie générale. Qu'a-t-il surgi à la période de confirmation? Celle qu'on n'avait pas diagnostiquée. Nous recommandons aussi les observations n°ˢ 30 et 31, et nous donnons ici, dans le même sens que son auteur, l'analyse d'une autre intitulée : « Ataxie musculaire, à forme progressive, présentant quelques signes de paralysie générale. »

Obs. CCXIII — Homme de 36 ans. — En 1859, troubles de la vue ; diplopie pendant vingt jours ; dysphagie et nasonnement de la voix pendant deux mois ; dysurie. En 1860, gêne de la parole, perte de la mémoire. Céphalalgie. Ataxie des membres inférieurs. Enfin, en 1861, engourdissement des mains, anesthésie de la plante des pieds, et ataxie croissante. Persistance de la puissance musculaire. Douleurs dans les membres. — (Teissier, *loc. cit.*, obs. 6).

Quelques *affections cérébelleuses* simulent l'ataxie progressive, à ce point que M. Duchenne fut porté à attribuer sa

maladie « à un travail morbide, qui, des tubercules quadrijumaux, s'irradierait aux pédoncules cérébelleux et au cervelet ».
Voici l'analyse de l'observation qui aurait le plus contribué
à son hypothèse.

Obs. CCXIV. — Garcin, 42 ans, marchand ambulant. — En 1840,
syphilis. En 1850, diplopie, affaiblissement de la vue, douleurs térébrantes
par crises. En 1854, station fatigante, marche vacillante, incertaine, et
difficile à modérer quand elle est plus rapide. En 1858, il ne peut plus
marcher en ligne droite et est poussé irrésistiblement à gauche. Ce phénomène revient de temps à autre et dure plusieurs minutes. — (Duchenne,
loc, cit., obs. n° 139.)

Le diagnostic de ce cas est très-simple. Rien n'y manque ;
mais on y trouve un signe de trop qui jette dans l'embarras,
et l'interprétation de M. Duchenne était toute naturelle.

Les analogies entre les symptômes de l'ataxie progressive et
ceux des affections chroniques du cervelet sont moins nombreuses que les différences. Les signes les plus importants pour
le cervelet sont : la céphalalgie, les vomissements, les troubles
oculaires, les troubles d'équilibration et les attaques congestives, sous une forme ou sous une autre.

La céphalalgie fixe, permanente, siégeant plus souvent à la
nuque qu'au front, est un des meilleurs. Sa valeur est telle
lorsqu'elle revêt ces caractères, qu'elle suffit non pour exclure
l'idée d'ataxie progressive, mais pour autoriser de grands
doutes.

Les vomissements constituent, d'après M. Hillairet, l'un des
caractères les plus constants. Nous ne pouvons adopter cette
opinion sans restriction depuis que, parmi les nombreuses observations que nous avons dû parcourir pour composer notre
chapitre *Ataxie cérébelleuse*, nous en avons rencontré beaucoup sans trace de ce symptôme. D'ailleurs, les vomissements
sont tellement exceptionnels dans l'ataxie progressive qu'on

peut les regarder comme une complication. Cependant le sujet de l'observation n° 176 présenta, pendant deux années, des vomissements si répétés que M. Hillairet, dans le service duquel il séjourna, crut pendant quelque temps à une maladie du cervelet ; or l'autopsie découvrit l'altération des cordons postérieurs dans toute leur longueur, et rien au cervelet ni dans ses pédoncules.

Les symptômes oculaires forment le point de contact le plus remarquable ; c'est le seul qui puisse induire en erreur. M. Bouillaud les avait déjà constatés chez les oiseaux sur lesquels il opérait. « Comme les tubercules quadrijumeaux, dit-il, sont contigus au cervelet, il n'est pas rare qu'ils soient lésés en même temps que lui, ou que l'irritation de celui-ci ne se communique à eux, et dès lors on observe des troubles dans la vision et des dérangements dans les mouvements des yeux. » MM. Leven et A. Ollivier ont récemment mis en lumière la fréquence de ce symptôme dans les maladies du cervelet. L'amaurose, la déviation des globes oculaires s'y rencontrent tout comme dans l'ataxie locomotrice progressive. Mais dans celle-ci leur marche est spéciale. L'amblyopie apparaît insidieusement à un œil, et quelques mois ou quelques années après à l'autre ; et en général une fois installée, progresse régulièrement. La paralysie de la 3°, de la 4° ou de la 6° paire, au contraire, arrive du jour au lendemain et disparaît de même 15 jours ou 6 mois après. Souvent même la diplopie est irrégulièrement intermittente, chaque accès durant de quelques heures à quelques jours. Dans les maladies du cervelet, au contraire, les troubles de myotilité oculaire persistent et s'aggravent aussi bien que l'amblyopie.

Rappelons ce que nous avons dit sur les troubles d'équilibration et de coordination. Ils sont fort rares dans les maladies du cervelet et affectent trois formes : l'une consistant en impulsions insolites en avant, en arrière, etc. ; l'autre qui est

un simple trouble d'équilibration dont la cause est cérébrale ;
la troisième, qui ressemble en tous points à l'ataxie des maladies de la moelle. Dans l'ataxie progressive, le défaut de
coordination ne manque jamais et a une physionomie presque
pathognomonique. Jamais jusqu'à ce jour, dans une observation avec autopsie, il n'y a été fait mention des deux premières
formes. Le malade a conscience que la cause des troubles de
locomotion est dans ses jambes ou dans ses lombes.

Restent les attaques congestives. Dans les affections du cervelet, elles sont communes et consistent en vertiges, étourdissements, convulsions passagères et partielles de la face ou d'un
membre, convulsions épileptiformes, générales ou hémiplégiques. Dans l'ataxie progressive, elles sont très-rares et surviennent à titre de complication ; les seules qu'on y observe
exceptionnellement, se présentent sous forme d'étourdissements
passagers ou de paralysie d'origine médullaire ou cérébrale.

Nous terminons en rappelant que les accidents du côté de
la face, de l'ouïe et de la parole, sont plus communs dans les
affections de la région cérébelleuse et de la base du crâne que
dans l'ataxie progressive.

En résumé, autant les affections cérébelleuses et l'ataxie progressive sont dissemblables et faciles à séparer dans la majorité
des cas, autant elles se rapprochent et se ressemblent dans
quelques cas exceptionnels. En voici un exemple. M. Duchenne
et M. Vigla ont tranché le diagnostic en faveur de l'ataxie progressive ; nous n'avons pas cette hardiesse. Les particularités de
la démarche y diffèrent trop de ce qu'on voit dans cette maladie,
et sont trop identiques à celles de l'observation n° 25, dont le
diagnostic n'est pas douteux, pour que nous ne nous tenions
pas sur la réserve.

Obs. CCXV. — *Sujet de 21 ans, scrofuleux. Incurvation du rachis; embarras de la parole ; strabisme interne. Ataxie locomotrice des quatre membres d'une physionomie spéciale. Propulsion à tomber en arrière.*

L... Édouard 24 ans, couvreur, entré le 23 mai 1863 à la Charité, salle Saint-Jean de Dieu, n° 2, service de M. Bouillaud.

Son père et sa mère sont vivants et bien portants. Il a eu huit frères ou sœurs, dont cinq ont succombé avant leur dixième année de maladies qu'il ne peut indiquer. Tous, et lui aussi, ont eu des gourmes à la tête dans leur bas-âge. Il est le plus fort des trois enfants restants. Jamais il n'a eu d'affection des yeux ou des oreilles, de boutons à la peau ; cependant il porte à la région sous-maxillaire gauche la cicatrice déprimée et irrégulière d'un abcès. Dès l'âge de 13 ans, il a abusé de l'onanisme, puis des plaisirs vénériens. Il accuse une chaude-pisse seulement. Du plus loin que remontent ses souvenirs jusqu'à l'âge de 15 ans, il a été sujet tous les quinze jours et à heure fixe à une migraine violente qui s'en allait au bout de vingt-quatre heures, lorsqu'il avait longuement dormi. Elle consistait en une céphalalgie unilatérale, prédominante au-dessus du sourcil droit, avec prostration, somnolence et besoin d'isolement, sans vomissements. Lorsque ces migraines ont disparu, sa santé n'a subi aucune modification appréciable. Il n'a plus éprouvé le moindre mal de tête, et n'a pas été sujet aux épistaxis.

Vers l'âge de 11 ans, il entra à la Pitié chez M. Michon, qui lui proposa, dit-il, une opération pour remédier à un abaissement considérable de l'omoplate gauche.

La maladie actuelle remonte vers l'année 1859 ou 1860. De temps à autre, de dix en dix jours à peu près, il se réveillait atteint d'étourdissements et de crampes. Ses jambes le soutenaient mal, et il avait une propulsion à tomber en arrière. Cela durait d'un quart d'heure à une heure et demie, et s'amendait, soi-disant, sous l'influence de frictions avec la main. La parole s'embarrassait, les *k* étaient difficiles à prononcer. En outre, on lui disait qu'il se tenait mal, et qu'il devenait bossu. Crampes dans les cuisses et les jambes pendant six mois. Vers la même époque, à la suite d'une rixe, il reçut une quarantaine de coups de manche à balai énergiquement appliqués en travers du dos. L'un de ces coups fit une plaie à la nuque, que l'on rapprocha avec des épingles. Pendant tout le mois suivant, il ressentit des douleurs sourdes et continues le long du rachis. Ces douleurs ne s'irradiaient pas en ceinture et ne l'obligeaient pas d'interrompre ses occupations ; mais un effort, la moindre secousse les réveillait. En somme, pendant deux à trois années, les phénomènes précédents : troubles d'équi-libration, difficulté de la prononciation, et déviation graduelle du tronc, constituèrent toute la maladie et devinrent de plus en plus prononcés. Depuis six mois, la déviation du rachis a cessé de s'accroître.

État actuel, 16 juin 1863. — L... est bien conformé quant aux membres supérieurs et inférieurs et à la tête. Il affirme qu'antérieurement à l'année 1859, son tronc était normalement développé, sauf l'épaule gauche. Il est petit, vigoureusement musclé dans toutes les régions du corps, et d'un embonpoint ordinaire.

Au-dessous de l'angle interne de l'œil, existe une tuméfaction violacée, fluctuante et ovoïde verticalement, que la pression fait disparaître, après expulsion par les points lacrymaux d'un liquide muco-purulent ; c'est une tumeur lacrymale datant de deux mois.

Voici la déformation qu'offre le thorax. La septième cervicale et la première dorsale sont déjetées à gauche et très-saillantes. Une vaste courbure commence à cette dernière, et se termine à la neuvième ou dixième vertèbre ; son sommet, regardant à droite, est à 5 centimètres environ en dehors de la ligne médiane. Plus bas, à la région lombaire est une courbure de compensation en sens inverse. Enfin, en dehors de la courbure dorsale, se trouve une vaste gibbosité costale allongée verticalement. En somme, l'épine a la forme d'une S dont l'anse inférieure serait plus petite ; l'attitude, tant du tronc que de la tête, s'accorde avec cette double inflexion latérale. En percutant directement les points saillants qui répondent aux apophyses épineuses, on ne réveille aucune douleur localisée. Mais en saisissant aussi bien que possible entre les doigts ces apophyses et en les ébranlant fortement, on produit une douleur sourde, bien évidente, de la deuxième à la sixième ou septième dorsale, tandis que la même manœuvre pratiquée sur les autres vertèbres est sans résultat.

Les traits de L... rappellent ceux des scrofuleux ; ils sont gros, les lèvres épaisses. Sauf la cicatrice sous-maxillaire et la tumeur lacrymale, la surface des téguments ne présente rien à noter. L'intelligence est excellente. Depuis l'invasion de sa maladie, il n'a jamais éprouvé de céphalalgie, de pertes de connaissance, de convulsions. La vue et l'ouïe sont excellentes ; ni tintements d'oreilles, ni strabisme, ni diplopie. Les traits sont symétriques ; cependant par instants, quand il rit, il me semble constater une saillie de la joue droite, un léger effacement des traits. Tous les mouvements de la langue sont librement exécutés ; sa pointe, la luette, les piliers, n'offrent aucun indice de paralysie. Ces faits sont d'autant plus utiles à noter que la parole est sourde, nasonnée par moments, comme s'il avait une tumeur dans la bouche ou comme si la langue était tuméfiée. Les voyelles, les syllabes labiales, sont bien dites ; mais les syllabes linguales et en particulier les *k*, les *c*, les *g* sont émis tout à fait indistinctement.

Les impressions de froid, de douleur, de simple contact, de chatouillement sont perçues, comme d'ordinaire, à la face, au tronc, aux bras, aux jambes, à la plante des pieds. Le sens musculaire est partout indemne.

Le malade n'accuse ni sentiment d'engourdissement dans les mains ou les pieds, ni fourmillements, ni douleurs d'aucune sorte. Les mains étendues ne tremblent pas. La force musculaire, explorée partout scrupuleusement, est des plus énergique. Pourtant il y a une différence presque insaisissable au détriment du membre inférieur gauche.

C'est dans les actes de locomotion que résident les phénomènes remarquables que nous allons décrire. Depuis quelques mois L.... est maladroit de ses mains, de la gauche principalement, et laisse échapper les objets. Ses yeux étant ouverts, il est impossible de constater la moindre anomalie dans ses actes. Mais ses yeux fermés, il est incapable de porter directement, d'un seul coup, sa cuiller au milieu de sa bouche, ni son index étendu à l'extrémité du nez. Ce phénomène est plus net à gauche.

Aux membres inférieurs, symptômes analogues, mieux caractérisés à gauche aussi. Dans son lit, il exécute tous les mouvements, et c'est à peine si l'on saisit un léger défaut de précision dans ceux de la jambe gauche. Pendant qu'il se lève, le malade exécute quelques mouvements violents et brusques, suspects pour un observateur attentif. Mais la véritable physionomie de la locomotion ne s'apprend que pendant la marche. Les yeux ouverts et sans aucun secours, sans bâton même, il va et vient toute la journée, descend et remonte les escaliers. Il se sent les jambes roides, dit-il, mais non pas faibles. L'exercice ne le fatigue pas. Mais de temps à autre, pour s'être trop penché à droite ou à gauche, il perd l'équilibre et tomberait, s'il ne trouvait un appui à sa portée, ou s'il ne parvenait par un violent effort à retrouver son aplomb.

Lorsque les yeux sont fermés, la difficulté d'équilibration est plus nette. Il écarte les pieds pour élargir sa base de sustentation, étend ses bras en avant et de côté pour se faire un balancier, et s'avance prudemment vers le but désigné. Les mouvements ne sont pas désordonnés, ne sont pas projetés de côté. Seulement le pied soulevé avec mesure retombe pesamment sur le sol quelques pouces au delà ou en deçà du but. Il marche plus vite qu'à sa guise, afin de conserver son centre de gravité, qui dans l'attitude ordinaire de la marche se trouve porté en avant par l'inclinaison du tronc. En résumé, il est atteint d'une diminution de la faculté d'équilibration, et non pas d'une véritable incoordination locomotrice. De loin en loin, lorsqu'il fait un effort considérable, il est pris de crampes ou de secousses dans les jarrets et les orteils.

Les facultés génitales, la miction, la défécation, sont normales. Les fonctions digestives sont bonnes. Les appareils de la circulation et de la respiration ne présentent rien à noter.

Traitement. — Iodure de potassium depuis dix jours en vue de la tumeur lacrymale. Douches tous les matins pour les autres accidents.

14 juillet. — La marche est plus naturelle, il écarte un peu moins les jambes, trébuche moins, n'étend plus les bras pour se faire équilibre, et marche dans l'obscurité sans aide pendant quelque temps. La maladresse des mains et l'embarras de la parole sont les mêmes.

18 août. — *Exeat*, sans nouveau changement notable.

23 septembre. — Il entre dans la salle Saint-Benjamin, n° 2, service de M. Vigla, Hôtel-Dieu. Aggravation de la marche qui ressemble à celle des individus atteints d'ataxie locomotrice progressive, un peu plus qu'à son séjour à la Charité. On dirait un homme ivre. Il écarte beaucoup les jambes, ne tombe jamais. Les jambes non animées de mouvements exagérés, irrésistibles, se posent cependant ou trop en avant ou trop en dehors, en sorte que le corps, pour aller les rejoindre, a l'air de tomber et d'être en équilibre instable. Persistance de la sensibilité musculaire, cutanée et muqueuse sous ses divers modes et par tout le corps; aucun doute à cet égard. Cautère à la région dorsale. Une pilule de nitrate d'argent, strabisme interne léger en ce moment du côté gauche.

Exeat le 24 septembre pour insubordination.

Il est encore des *maladies de l'encéphale*, comme les tumeurs et autres affections plus obscures, qui pourraient simuler notre maladie, et c'est en général par les paralysies oculaires et l'embarras de la parole. M. Marius Carré donne, dans sa thèse, un cas de ce genre dont voici le résumé. Les deux périodes y sont en tout semblables à celles de l'ataxie.

OBS. CCXVI. — Françoise D..., 40 ans. Il y a six ans, affaiblissement de la vue, puis amaurose subite d'un côté; quelque temps après, mêmes accidents de l'autre côté. Depuis lors, douleurs dans la tête et les membres. Peu avant son entrée à l'hôpital, les mouvements des mains perdent de leur précision; la démarche devient pénible et irrégulière. A son entrée, on constate l'intégrité de la force musculaire. Outre les désordres de la locomotion, il y a anesthésie des membres au tact et à la douleur, troubles pelviens et douleurs fulgurantes. Intégrité de l'intelligence. Amélioration surprenante ensuite. (Marius Carré, *loc. cit.*, p. 96.)

N'est-ce pas là plutôt une affection de la moelle ? L'observation suivante a été publiée comme un exemple d'ataxie locomotrice progressive améliorée par le nitrate d'argent. Nous ne pouvons nous décider à accepter ce diagnostic. Le début si contraire à ce qu'il est dans la presque unanimité des cas ; les attaques épileptiformes qui occupent une place si importante ; les troubles intellectuels ; et surtout cette forme hémiplégique parfaite dont aucun autre cas n'existe dans la science et qui localise si bien la lésion dans l'encéphale ; tout s'y oppose formellement.

Obs. CCXVII. — Femme de 39 ans. Début, trois mois après un accouchement, en 1858, par céphalalgie, cris, insomnie, photopsie, amblyopie, constipation, vomissements et rachialgie. En 1860, céphalalgie violente, attaques épileptiformes ; les facultés intellectuelles et la mémoire s'altèrent. Embarras de la parole. En 1862, nouveaux accès épileptiformes ; on constate l'ataxie, l'anesthésie, la diminution du sentiment des attitudes exactement limitées aux deux membres droits ; puissance musculaire intacte ; pas de douleurs ; amaurose à droite et amblyopie à gauche ; vomissements ; elle bredouille et emploie souvent un mot pour un autre. Amélioration par le nitrate d'argent. (Duguet, *Union médicale*, 1862.)

Hystérie. — Il serait étonnant qu'une affection aussi protéiforme et offrant tous les symptômes nerveux imaginables, associés de diverses façons, ne ressemblât pas quelquefois à l'ataxie progressive. Nous en avons donné sept observations dans lesquelles le symptôme ataxie locomotrice existait, mais deux fois seulement sous sa forme commune. Les paralysies oculaires qu'on y voit quelquefois, viennent et s'en vont avec une fugacité qui rappelle de loin ce qui a lieu dans l'ataxie progressive. Enfin c'est, après celle-ci, la maladie dans laquelle l'anesthésie musculaire se rencontre le plus fréquemment. Le livre de M. Briquet renferme bon nombre de cas où se trouvent ainsi réunis des douleurs lancinantes, divers troubles des nerfs crâniens, diverses anesthésies et de l'incertitude dans les mouvements. Suit un exemple de ce genre emprunté à M. M. Carré.

Obs. CCXVIII. — Émilie F..., âgée de 19 ans. Depuis quelques mois, gastralgie et constriction à la gorge ; cécité par moments. Amélioration, puis faiblesse des jambes ; à la suite d'accès d'hystérie, diplopie, et, pour

la seconde fois, marche difficile et très-irrégulière. Plus tard, anesthésie‘
analgésie et paralysie. (Marius Carré, *loc. cit.*, p. 89.)

Mais si quelques symptômes sont communs, si des attaques
d'hystérie, survenant dans le cours ou au début de l'ataxie progressive, comme cela est assez fréquent chez les femmes, apportent une nouvelle analogie, les allures sont si dissemblables,
il y a tant d'autres caractères dans l'hystérie, qu'en somme jamais le diagnostic ne demeurera incertain. Nous n'insistons
pas davantage.

Paralysie du sens musculaire. — Les troubles de myotilité
qui accompagnent l'abolition de la sensibilité musculaire ont
été discutés page 64, et diffèrent totalement de ceux de l'ataxie.
Lorsque la nuit vient, le malade, surpris dans son fauteuil, ne
peut plus se lever. Lorsqu'il cesse, non-seulement de regarder,
mais aussi de porter son attention sur le membre malade, le
mouvement commencé s'arrête ou se continue automatiquement dans le même sens. En un mot, dès que la vue cesse
d'intervenir et de suppléer à la perte de cette sensibilité, il y a
paralysie complète ; les bras inertes restent pendants le long du
corps, et ne bougent plus malgré les efforts auxquels se livre
le sujet. Et cependant la force musculaire est intacte. Il suffit,
l'instant d'après, qu'il porte les yeux sur la partie immobile,
pour qu'immédiatement cette partie exécute tous ses mouvements avec la même régularité et la même harmonie qu'à l'état
normal. Pendant qu'il s'habille, la moindre distraction, l'acte
de lever la tête un instant, de la détourner pour répondre, suffisent pour causer de grandes maladresses. Ces alternatives d'instant en instant, d'aptitude et d'inaptitude motrice, rendent les
actes indécis, décousus. Mais il y a loin de cette bizarrerie aux
désordres ataxiques. Rappelons d'ailleurs que la paralysie du sens
musculaire est un symptôme comme l'ataxie locomotrice ; par
conséquent qu'à côté de ses caractères propres, on aura, pour

le diagnostic des maladies auxquelles elle appartient, une foule d'autres éléments à faire entrer en ligne de compte.

L'alcoolisme chronique, bien qu'offrant des troubles de sensibilité, de l'incertitude des mouvements, et quelquefois des troubles de la vue, ne peut faire dévier le diagnostic. La seule difficulté est de reconnaître l'association des deux maladies, ainsi que le montre notre observation n° 37.

Certaines *syphilis* à produits disséminés dans les viscères, et notamment dans les centres nerveux, s'accompagnent d'ataxie locomotrice et peuvent simuler l'ataxie progressive.

Lorsque le chancre induré est récent, et que les ganglions inguinaux sont durs et gonflés, lorsque le malade a présenté ensuite une série continue d'accidents, et qu'actuellement la preuve qu'il est en puissance de vérole est écrite sur les téguments et le squelette, il n'y a guère à hésiter. Quand ces conditions manquent, on procède par exclusion ; et l'on attend du traitement la confirmation du diagnostic. Malheureusement les préparations d'iodure de potassium et de mercure ne sont pas infaillibles et agissent aussi sur d'autres productions morbides.

Les difficultés se comprennent lorsque l'esprit se reporte à ses manifestations sur le système nerveux. C'est tantôt une exostose ou une périostose qui, dans le canal rachidien, donne lieu aux symptômes multiples de la paraplégie et, à la base du crâne, à des troubles fonctionnels variés des nerfs crâniens, du cervelet, etc ; tantôt des dépôts plastiques disséminés dans la moelle, l'encéphale ou les nerfs qui, en chaque endroit, se traduisent par des phénomènes correspondants dont le siége échappe à l'analyse clinique, et dont l'ensemble simule une maladie générale. Tantôt encore la lésion de la substance nerveuse est inaccessible à nos sens, et la maladie revêt l'aspect d'une névrose. Comment alors distinguer d'avec l'ataxie progressive une maladie générale qui, anatomiquement, peut spécialiser son action sur les cordons postérieurs de la moelle et sur les nerfs crâniens soit à leur origine, soit à la périphérie, et qui, cliniquement, peut se caractériser par des douleurs généralisées, de la paraplégie, de l'ataxie comme nous l'avons vu page 49, de l'embarras de la parole, de la diplopie, de l'amaurose, un prolapsus de la paupière supérieure, etc. ? Le problème est grave pour la forme commune, pour la forme paraplégique et pour la forme cérébrale, tout à la fois. Les preuves en abondent dans l'ouvrage de MM. Gros et Lancereaux.

Eh bien, malgré ces difficultés en apparence insurmontables, nous croyons que, dans la majorité des cas, le diagnostic est faisable. Cinq éléments viennent en aide : 1° la connaissance que l'individu est, ou non, actuellement en puissance de vérole, et les résultats fournis par le traitement spécifique ; 2° les rapports de date entre le phénomène initial de la syphilis et le phénomène initial de l'ataxie progressive, rapports que l'on oublie quelquefois, ainsi que nous l'avons remarqué; 3° la possibilité, à l'aide des notions anatomiques, de rattacher plusieurs symptômes disséminés à la périphérie des nerfs, à une seule lésion plus ou moins étendue, comprenant l'origine de ces nerfs, lésion telle qu'une tumeur de la selle turcique ou de la queue de cheval; 4° la succession et les allures des symptômes dans la maladie de Duchenne, caractères si précieux pour la reconnaître ; 5° l'existence de l'ataxie dans cette dernière. En effet, on se souvient que, sur 271 cas et plus de syphilis du système nerveux, il ne s'en est rencontré que 4 où ce symptôme existait. Quelque surprenant que soit ce résultat, les chiffres ont une éloquence devant laquelle il faut s'incliner. Et encore, parmi ces 4 cas, il en est un dans lequel le diagnostic est facile et rapporte la lésion au cervelet. Il y est dit que le malade avait une impulsion irrésistible; ce qui n'existe d'une façon aussi nette dans l'ataxie progressive que combiné à des désordres de coordination presque pathognomoniques. Il n'y a donc que 3 cas difficiles qui aient offert de l'ataxie locomotrice. Celui du n° 39 simulerait la forme paraplégique ; les deux autres, les formes commune et cérébrale de l'ataxie progressive.

Quant à l'argumentation qui consisterait à dire que l'ataxie progressive est quelquefois une manifestation de la syphilis, je ne lui connais de fondement que dans le dire de Virchow. Pour lui, l'altération propre de la vérole est une atrophie des éléments normaux avec hyperplasie du tissu conjonctif. Mais il n'y a pas que la dégénérescence grise des cordons postérieurs et la syphilis qui se caractérisent ainsi ; et cette altération histologique n'est pas la seule condition de l'ataxie progressive. Eisenmann, qui se fonde sur 62 observations, dit ne pas en connaître une dans laquelle l'influence de la syphilis soit démonstrative ; nous partageons cette manière de voir en nous appuyant sur un nombre bien plus grand.

Jusqu'ici nous avons raisonné au point de vue de l'ataxie progressive confirmée. Pour la distinguer, à sa première période, des douleurs ostéoscopes et des paralysies syphilitiques des nerfs crâniens de peu de durée, il faudrait avoir affaire à des cas bien exceptionnels. L'exemple suivant montre la déception qu'un maître en matière d'ataxie n'a pas su lui-même éviter.

Obs. CCXIX. — X..., entré à l'hôpital Saint-Louis, service de M. Lailler, salle Saint-Jean, lit n° 52, fut atteint d'un chancre parcheminé, multiple, de la verge, il y a deux ans, pour lequel il séjourna dans le service de M. Puche près de dix mois.

La roséole apparut de bonne heure ; puis succédèrent l'alopécie, les maux de gorge ; à trois mois de là, une hémiplégie faciale gauche ; au bout de sept mois, des exostoses et des périostoses aux jambes ; et, au bout de dix-huit mois, des douleurs ostéocopes.

L'hémiplégie faciale, très-améliorée, est encore visible ; l'œil était et est encore très-ouvert et larmoyant ; la joue est flasque, la commissure

gauche abaissée. Parmi les périostoses, quelques-unes à la face antérieure
du tibia gauche ont suppuré et se sont cicatrisées ; quelques autres, assez
consistantes, sont encore appréciables sous le cuir chevelu, derrière l'une
des oreilles et aux arcades sourcilières. Quant aux douleurs, elles ont
considérablement diminué ; mais, il y a six mois, elles étaient lancinantes,
très-vives, s'exaspéraient la nuit et siégeaient aux pieds, à la face antérieure, sur le côté interne du tibia, et enfin sur tout le côté gauche de la
face et du crâne.

Le traitement mercuriel et à l'iodure de potassium a toujours été continué. M. Laïller y a ajouté des bains sulfureux.

Or, M. Duchenne (de Boulogne), se fondant sur ces douleurs, dont sans
doute il n'avait pas remarqué tous les caractères, s'est cru autorisé à diagnostiquer une ataxie locomotrice progressive à son début. Aujourd'hui
l'absence de troubles des sens, de paralysie des muscles de l'œil, d'anesthésie, d'impuissance, de désordres musculaires, autorise de plus en plus
à rejeter cette pensée.

Cependant, nous croyons qu'il eût été facile d'éviter l'erreur
en se fondant sur l'hémiplégie faciale, qui ne se montre qu'exceptionnellement et à une époque très-avancée de l'ataxie.

Rhumatisme. — On se souvient comment nous avons envi-
sagé le rhumatisme ; son action est vague et mystérieuse,
disions-nous ; c'est une abstraction, et sa description ne se
conçoit pas isolée de l'organe sur lequel il sévit. Il n'y a pas
de rhumatisme tout court, mais des arthrites, des angines
rhumatismales. Les douleurs, les paralysies de cet ordre, sont
inséparables des nerfs ou des centres nerveux. Il n'y a pas une
ataxie rhumatismale, mais une ataxie due à la lésion de cause
rhumatismale des organes capables de produire ce phénomène
morbide. Faire le diagnostic différentiel de l'ataxie progressive
avec les maladies de cette nature présentant un défaut de coordination des mouvements, ce serait revenir sur plusieurs points
déjà traités. Page 82 en particulier, nous avons donné plusieurs exemples d'affections de la moelle dite rhumatismales,
et insisté sur les analogies que quelques-unes, les formes
ataxiques, offrent avec les cas que nous nous sommes déter-

miné depuis à regarder comme de l'ataxie progressive. Ailleurs, nous avons incliné à voir dans d'assez nombreux cas de cette dernière une forme méritant de prendre le nom de rhumatismale, difficile à arrêter en pratique, mais certaine en théorie. C'est dire qu'alors le rhumatisme et cette maladie se confondent. Il est vrai qu'un des caractères de la diathèse en question est de ne laisser dans les tissus aucune trace, du moins aucune lésion primitive; tandis que dans l'ataxie progressive l'altération est très-caractéristique.

Il y aurait donc à se demander si le rhumatisme, outre ces paraplégies par affection de la moelle bien connues cliniquement, et cette autre affection du même organe dont nous faisons l'histoire, ne peut produire, en frappant d'une autre façon les tissus nerveux ou leurs enveloppes, un troisième ensemble symptomatique, simulant l'ataxie progressive de près ou de loin. L'observation suivante le donne à penser; on a même diagnostiqué une ataxie progressive.

Obs. CCLXX. — *Accidents rhumatismaux multiples, simulant l'ataxie locomotrice progressive.*

Louis B... 47 ans, tanneur, entré le 7 octobre 1863, salle Saint-André, n° 27, service de M. Delpech, hôpital Necker.

Cinq de ses frères et sœurs sont parvenus à l'âge de 60 ans en bonne santé, sans avoir été rhumatisants. Son père, atteint de catarrhe, est mort d'une attaque d'apoplexie. Sa mère était hystérique. Les trois frères et sœurs de son père, ainsi qu'un de leurs enfants, ont succombé, tous les quatre, à une paralysie générale avec folie. Il n'accuse aucuns excès vénériens ou alcooliques. A 24 ans, il a eut un chancre induré suivi d'accidents traités par M. Ricord.

Toutes ses maladies ont trait au rhumatisme. Vers l'âge de 19 ans, première attaque de rhumatisme articulaire aigu généralisé pour lequel il garda le lit cinq mois. A 27 ans, deuxième attaque d'une durée de deux mois. A 33 ans, troisième attaque pendant six semaines. De l'une à l'autre la santé était excellente, et il reprenait ses occupations. Il avait constamment les jambes et les bras dans l'eau. Voyageant sur un canal, il s'y plongeait tout habillé, été comme hiver, et ne prenait pas toujours le soin de se sécher. A l'âge de 43 ans, quatrième attaque différente des précédentes ; une éruption de pustules avec démangeaisons eut lieu autour des reins, du ventre, et entre les deux épaules, qui huit jours après disparurent laissant à leur place un rhumatisme articulaire aigu, qui persista sept semaines.

C'est alors que, trois mois après, il fut pris d'insensibilité cutanée et d'engourdissement de la cuisse gauche, et du côté droit du tronc, et de douleurs en éclairs semblables à celles d'aujourd'hui, mais modérées. La marche n'était nullement altérée. Ces phénomènes furent constatés à l'hôpital, où il séjourna deux mois sans y trouver le moindre soulagement. Ses souffrances ont persisté sous forme de douleurs fréquentes, mobiles et tolérables, et de grandes attaques que nous décrirons tout à l'heure, toutes deux soumises aux variations atmosphériques. L'insensibilité des deux régions ci-dessus s'améliora.

Il y a deux ans, il fut pris d'engourdissement du côté externe de la main et de l'avant-bras gauche, et de la jambe du même côté ; puis, trois mois après, d'un engourdissement, semblable de la jambe droite. La faiblesse des membres inférieurs était devenue considérable ; la marche s'accompagnait d'un tremblement général. Nouveau séjour de trois mois à l'hôpital où il fut regardé comme atteint d'une paraplégie incomplète. Il avait de la peine à retenir les matières fécales, et au contraire une grande difficulté à uriner. Une cautérisation au fer rouge faite le long du rachis et deux bains arsenicaux produisirent une amélioration notable. Le tremblement disparut. Mais plusieurs douches froides amenèrent une rechute, et le malade sortit dans le même état qu'à son entrée. A cette époque la démarche était irrégulière, l'équilibre fort instable. Les jambes étaient lancées à droite et à gauche, il ne pouvait s'habiller et dut renoncer à ses occupations qu'il n'a encore pu reprendre.

État actuel, 3 septembre 1863. — B... est modérément musclé et non amaigri. Ses traits sont tirés et fatigués, ce qu'il attribue à l'insomnie de cette nuit et à l'attaque de douleurs à laquelle il est actuellement en proie depuis dix-huit heures. Le temps a brusquement changé hier et est très-humide.

Ces douleurs siègent à la face et aux deux membres inférieurs exclusivement. Elles reviennent par crises toutes les une à quatre minutes et durent de quelques secondes à quelques minutes. Dans ces moments, ce sont des élancements très-intenses, semblables, dit-il, aux éclairs qui sillonnent le ciel en tous sens pendant un orage. Partant principalement de la racine du membre, elles atteignent les orteils et y sont au maximum. Le malade, dont les traits s'altèrent, est obligé de suspendre alors toute conversation et est en proie à une grande anxiété. A la face, ces douleurs partent du fond de la cavité orbitaire gauche et s'irradient à la joue, à l'angle de la mâchoire, au front, à l'oreille du même côté. La pupille gauche, petite comme une tête d'épingle, paraît contracturée. Tout ce côté de la face diffère un peu du côté opposé, exempt de tout symptôme. La commissure buccale est légèrement tiraillée en dehors. La sensibilité cutanée y est incontestablement obtuse, et les chairs y sont comme engourdies.

Nous avons examiné avec soin l'état des sens. Depuis deux ans, la vue est moins bonne de près ; en lisant, les lettres semblent se dédoubler ; l'ouïe, la prononciation, la déglutition, sont normales. Pas de céphalalgie proprement dite. Aucun trouble intellectuel.

Membres supérieurs : Les deux mains serrent vigoureusement, les avant-bras ont une grande force. La sensibilité musculaire sous ses diverses formes est normale. Les actes de précision sont exécutés sans la moindre hésitation. La sensibilité au tact est très-obtuse à droite, au niveau de la face antérieure des deux derniers doigts, de la moitié interne de la main, du bord cubital de l'avant-bras et du côté externe du coude. Les mêmes désordres existaient il y a deux ans, à gauche, mais ont totalement disparu.

Membres inférieurs : La puissance musculaire des extenseurs est tout à fait normale, celle des fléchisseurs est faible. La sensibilité des muscles à la pression est obtuse. La notion des mouvements spontanés est conservée, celle des mouvements provoqués est obscure, celle de position très-amoindrie. Couché, le malade exécute librement et normalement tous les mouvements qu'on lui ordonne. On ne pourrait soupçonner une diminution dans la faculté de les diriger et de les mesurer, qu'au moment où il replace son membre sur le lit. Alors on constate un peu de brusquerie. La station verticale est impossible un seul instant sans le secours de deux aides, ou d'un aide et d'un bâton. La marche, dans ces mêmes conditions, est pénible ; les temps ne sont pas indiqués ; la force pour détacher les pieds du sol semble manquer ; quand il y parvient, les jambes s'embarrassent l'une dans l'autre ou s'écartent de la direction désirée. Quoique se livrant à une musculation très-modérée, il est évident qu'elles échappent au contrôle de la volonté. Pourtant sur un bon terrain, dans le jardin par exemple, et avec le secours d'un bâton, il fait de vingt-cinq à trente pas. La sensibilité cutanée au tact est normale aux deux cuisses ; aux jambes elle diminue ; aux pieds elle est obtuse. Les sensations de douleur et de calorique sont partout intactes ; mais le chatouillement, la dureté du sol, la différence entre une étoffe fine ou grosse, ne sont pas perçus à la plante des pieds.

La sensibilité est aujourd'hui normale dans toute l'étendue du tronc. Plus de troubles pelviens. Désirs vénériens diminués depuis dix-huit mois, ce qui n'a pas empêché le malade d'avoir un enfant, il y a cinq mois. Pas de point rachialgique.

Ajoutons, à ce que nous avons dit du traitement subi il y a deux ans, que les bains sulfureux pris tous les deux jours pendant deux mois, ont coïncidé avec une aggravation. Depuis un mois, traitement interne par le phosphore. Selon M. Delpech, la notion des attitudes serait moins obtuse. « Les bains sulfureux et les douches ne m'ont pas réussi, dit-il, tandis que les bains de vapeur et les fumigations me font du bien. »

En résumé, le sieur B..., après avoir présenté une série d'attaques de rhumatisme articulaire aigu, vit survenir : 1° trois mois après la dernière, des douleurs fulgurantes des membres inférieurs et de la face revenant par paroxysmes; 2° à la même époque, un engourdissement et probablement une anesthésie cutanée, qui parut et disparut en diverses parties du corps, savoir: à la jambe gauche et au côté droit du tronc, puis aux deux membres inférieurs et au côté externe de la main et de l'avant-bras gauche; enfin aujourd'hui aux deux pieds et au côté gauche de la face; 3° il y a deux ans un tremblement général suivi de troubles d'équilibration et de la locomotion avec faiblesse musculaire; 4° actuellement, les mêmes désordres ataxiques avec intégrité de la force des extenseurs de la jambe et faiblesse des fléchisseurs; 5° il y a deux ans, des troubles pelviens, aujourd'hui disparus, et une diminution des désirs vénériens. Quant aux troubles oculaires, ils sont incertains, le rétrécissement pupillaire gauche nous paraissant lié aux douleurs actuelles de la cavité orbitaire.

La nature rhumatismale de cette affection ne nous paraît pas douteuse, bien que les bains sulfureux, il y a deux ans, n'aient produit aucun résultat satisfaisant; tandis que nous n'y voyons pas le cachet de l'ataxie locomotrice progressive. En effet, pas de troubles positifs des nerfs crâniens; plus de troubles pelviens; aucune espèce de continuité dans les phénomènes, mais au contraire, ce vague, cette instabilité propre au rhumatisme; troubles d'équilibration et de locomotion très-différents de ce qu'on observe dans les ataxies progressives ordinaires. Et ce qui est plus important, l'anesthésie apparaît, disparaît tout à fait et voyage, ce qui ne s'est jamais vu dans cette maladie. Qu'y a-t-il en sa faveur ? Les douleurs, telles que M. Duchenne les a décrites, voilà tout.

Dans l'observation ci-après, où un candidat au concours du Bureau central a diagnostiqué à tort une ataxie progressive, l'incertitude de la marche ne mérite plus le nom d'ataxie. Les accidents s'y rapprochent d'une des formes les plus simples, et cependant les plus répandues du rhumatisme chronique, sans paralysie, ni ataxie, ni douleurs notables, forme dont le spécifique serait les bains de vapeur.

Obs. CCXXI. — *Accidents rhumatismaux multiples simulant l'ataxie locomotrice progressive, guéris en douze jours par les bains sulfureux.*

C. P., âgé de 59 ans, chauffeur, entré à l'Hôtel-Dieu le 21 mai 1863, service de M. Rostan, remplacé par M. Potain, salle Sainte-Jeanne, lit n° 6.

Son père et sa mère décédés, l'un à un âge avancé, l'autre à la suite d'un accouchement ; et ses enfants ont toujours joui d'une excellente santé et n'ont offert aucun symptôme de diathèse rhumatismale. Lui-même a eu dans sa jeunesse des hémorrhoïdes qui ont cessé spontanément et sans accident. Jamais il n'a eu de rhumatisme articulaire aigu, de migraines ni de dermatoses. Jamais il n'a commis d'excès alcooliques véritables ; cependant il était sujet parfois à boire en travaillant de un à deux litres de vin dans la journée, mais pas d'eau-de-vie, ni d'absinthe. Il y a six ans qu'il a été soigné à l'hôpital du Midi par M. Cullerier, pour un bouton de la verge qui a guéri en deux ou trois semaines, et n'a été suivi d'aucun accident, tels que mal à la gorge ou à l'anus. Alopécie, éruption cutanée, etc. Jamais il n'a fait d'excès vénériens. Jamais il n'a été impressionnable ou atteint de névrose, névralgie, etc.

C... est chauffeur, ce qui l'expose aux transitions subites de température. De plus il est atteint de sueurs aux pieds, abondantes et habituelles, et c'est exclusivement à ces deux circonstances qu'il rattache les accidents dont il a été affecté à diverses reprises.

La première fois, il y a vingt-cinq ans, après avoir travaillé plus que d'habitude, et s'être longtemps exposé à l'humidité, il fut pris de violentes douleurs dans les parties charnues de l'épaule, du bras et de l'avant-bras droit. Ces douleurs ont diminué et continué jusqu'à ce jour à un degré moindre. Elles reviennent aux changements de temps, et sont accompagnées parfois de faiblesse des membres telle, que le malade peut à peine porter les mains à la tête. En 1848, cette gêne des mouvements l'obligea à consulter un médecin de la Charité, qui ordonna un bain de vapeur. Sous cette influence et dès le lendemain, les douleurs et la faiblesse s'étaient amendées, au point qu'un second bain fut jugé inutile.

La deuxième fois, il y a quatre ans, durant les grandes chaleurs, C... avait passé une partie de la journée les pieds sur la voûte brûlante de sa chaudière, lorsque, pour se rafraîchir, il prit un bain de pieds prolongé dans un seau d'eau froide. La transpiration habituelle de ces parties fut supprimée ; le lendemain, se montraient des douleurs par tout le corps, puis de la faiblesse dans les membres inférieurs, de l'incertitude dans la marche, sans qu'un seul jour la sensibilité se soit modifiée à la plante des pieds. En deux mois, et uniquement par les bains de vapeur, tous ces symptômes furent enrayés. Pendant quatre ans, C... se porta parfaitement bien, à part les douleurs du bras droit. Jamais, durant cet intervalle, il n'a éprouvé de gêne dans la miction et la défécation, de rachialgie, de douleur en ceinture, etc.

La troisième fois, il y a trois mois et demi, C... s'exposa encore une journée entière au froid humide. Il essuya une pluie battante et ne changea ses habits traversés qu'en rentrant chez lui le soir. Les jours suivants, se développèrent peu à peu des symptômes identiques à ceux d'il y a quatre ans. Ce sont eux qui l'amènent aujourd'hui à l'hôpital.

Il y a quatre mois, et cette fois sans cause occasionnelle appréciable, il fut atteint pendant quinze jours de maux de tête violents, continus, ayant leur maximum à la tempe droite, qui disparurent d'eux-mêmes, à la suite d'une transpiration générale, tant du corps que de la tête.

Avant de décrire l'état actuel, il importe de signaler un accident qui lui arriva il y a six ans. Il reçut un coup de fouet dans l'œil gauche, la conjonctive rougit, le globe oculaire devint douloureux, la maladie dura environ quinze jours, et la vue de ce côté est depuis cette époque restée mauvaise. Il n'y a pas eu de diplopie, mais souvent dans la journée il voit, dans son champ visuel, une espèce de fil vertical qui s'élève et s'abaisse.

État actuel, 23 mai 1863.—C... a toutes les apparences d'une bonne santé, il est médiocrement gras et bien musclé. Il déclare ne pas se nourrir toujours parfaitement bien. Il ne boit pas de vin et ne mange pas de viande tous les jours. Sa physionomie n'est pas rouge et bourgeonnée, comme celle des buveurs. Ses téguments ont cette teinte pâle si commune chez les mécaniciens et les chauffeurs. Nulle part on ne découvre de cicatrices, de taches d'acné, etc. Aucune irrégularité sur la crête des tibias ou sur les clavicules. Son intelligence est parfaite, et il rend bien compte de ses symptômes et de ses antécédents. Sa parole est exempte de tout embarras. Sa langue, tirée hors de la bouche, ne vacille pas. Les deux moitiés de la face sont symétriques.

La pupille droite est petite et contractile, la vue normale de ce côté. La pupille gauche est très-large, immobile et déchiquetée à son pourtour. On ne saurait douter que cela tient à des adhérences de sa face postérieure, spécialement sur la partie inférieure externe de sa circonférence. Il n'y a aucune cicatrice appréciable de la cornée. De ce côté la vue est est confuse, non-seulement à la distance où il y voit nettement à droite, mais encore à toutes les distances. Il ne distingue pas les chiffres que je trace sur une feuille de papier. En outre il présente, de la part de cet œil gauche, l'illusion d'optique déjà indiquée.

La puissance musculaire, essayée sur les divers segments des membres, est intacte sur tout le côté gauche. Elle est relativement amoindrie au membre inférieur droit et à la main droite. Cette dernière serre moins; les corps pesants lui paraissent plus lourds. C... accuse de temps à autre des crampes douloureuses des mollets, des cuisses, des orteils. Les muscles se mettent en boules, dit-il. Ces contractures passagères surviennent spontanément, lorsqu'il se livre à un exercice violent, ou pendant les épreuves que je lui fais subir pour apprécier sa force.

Les deux membres supérieurs étendus sont animés d'un tremblement rhythmique imperceptible, plus appréciable à droite. Rien de pareil aux membres inférieurs. Lorsqu'on lui ferme les yeux et qu'on lui ordonne divers actes de précision, tels que faire le signe de la croix, porter l'index à l'extrémité du nez, mettre un bouton, une épingle, on constate une légère agitation choréique, un défaut de précision insignifiant à gauche, mais très-caractérisé à droite. Le malade s'en rend parfaitement compte aujourd'hui, mais il dit ne pas s'en être aperçu jusqu'ici. A priori, on pourrait prendre cette incertitude des mouvements pour de l'ataxie; mais, avec un peu d'attention, on voit que le malade est maître de ses mouvements dans de certaines limites, que ses gestes ne sont pas provoqués automatiquement par une force désordonnée, indépendante de sa volonté. C'est plutôt à une sorte de tremblement non rhythmique, qu'il serait exact de comparer ce phénomène, sans le confondre toutefois avec le tremblement véritable, c'est-à-dire rhythmique, dont les mêmes parties sont aussi le siége. Cette agitation n'empêche pas le malade d'écrire d'une main ferme.

Lorsqu'on le fait lever et marcher, on est également disposé à le croire ataxique des deux membres inférieurs, surtout du droit. En effet, il chancelle, hésite, trébuche, et tomberait peut-être s'il ne trouvait un point d'appui à sa portée. Mais en y regardant de près, on voit ses pieds se lever l'un après l'autre, doucement, avec précaution et prudence. Le moins sûr des deux et le plus faible, selon son expression, c'est-à-dire le droit, ne se détache pas tout d'un coup du sol, n'est pas projeté en avant la pointe en l'air ; le talon ne retombe point lourdement. Dans cette opération, les divers temps de la marche sont lents et craintifs, mais bien indiqués. D'ailleurs le malade perçoit parfaitement la température et la consistance du sol ; et le défaut d'équilibre est augmenté, si on vient à peser lourdement sur ses épaules.

Nous avons recherché avec soin les phénomènes relatifs à la sensibilité. Notons l'absence de céphalalgie, de rachialgie spontanée ou provoquée, d'engourdissements des extrémités. Les douleurs occupent toutes les parties du corps, s'exaspèrent ou se réveillent en général par le mouvement, et sont prédominantes dans les membres supérieurs et inférieurs droits. Ces douleurs s'accroissent quand il a chaud, et diminuent au contraire par le froid. La nuit, elles ont la même intensité, mais plus de fréquence. Tantôt sourdes et semblables à des constrictions continues, ce sont, d'autres fois, des élancements vifs, durant trois ou quatre secondes. En ce moment, elles occupent la région du carré des lombes des deux côtés, ainsi que les parois de l'abdomen, en dehors de la ligne médiane. Il nous raconte encore que lorsque ses pieds sont échauffés, il est pris de picotements qui disparaissent dans l'eau froide. La sensibilité est intacte sur toute la surface des téguments. Elle est exactement semblable sur les deux moitiés latérales du corps notamment à la plante des pieds. La transmission des impressions de douleur, de température, de consistance, s'y fait immédiatement. Les muscles sont sensibles au pincement. Leurs contractions sont appréciées du malade sans le secours des yeux.

En dehors des symptômes précédents, le malade est en parfaite santé. L'appareil respiratoire et cardiaque, le foie, la rate examinés avec soin n'offrent aucun phénomène anormal. Il n'y a pas de souffle dans les carotides. Les urines ne déposent pas habituellement en rouge. Jamais d'étourdissements ou de pertes de connaissance. La défécation et la miction sont normales ; les facultés génitales sont intactes ; l'appétit et les fonctions digestives, également. Il ne tousse, ni ne crache. Il n'a jamais eu les les jambes enflées. Le pouls est régulier, égal, sans intermittence ; les articulations des doigts ne sont pas plus grosses qu'à l'état normal.

Traitement : vin de quinquina et un bain sulfureux.

24 mai. — C... se dit un peu mieux, ses jambes seraient moins roides ; il attribue ce résultat à la transpiration qu'il a eue pendant et après son bain.

3 juin. — Depuis son entrée, C... a pris six bains sulfureux. Il va considérablement mieux. Le tremblement des membres supérieurs, notamment du bras droit, a totalement disparu. Il n'existe plus de trace d'incertitude dans les mouvements des membres supérieurs. La main droite

exécute immédiatement, sans la moindre hésitation, et sans le secours de la vue, les actes de précision qu'elle exécutait si mal il y a douze jours. La marche est plus assurée. Le malade va droit devant lui sans bâton. Les crampes ont tout à fait disparu. Les douleurs ont considérablement diminuées et ne se montrent un peu que dans le bras droit.

Exeat le 5 juin.

En résumé, le sieur C... est atteint d'accidents rhumatismaux. La cause occasionnelle de ses trois attaques principales, l'une il y a vingt-cinq ans, la deuxième il y a quatre ans, la troisième actuellement, est caractéristique. C'est un refroidissement, le corps étant en sueur. Le traitement ou les circonstances qui ont guéri ou amélioré sont identiques : les bains de vapeur ou un retour de la transpiration. Ces accidents sont : 1° des douleurs sourdes, des élancements occupant les parties charnues de toute la surface du corps, en particulier le bras et la jambe droite, les reins et les parois du ventre ; 2° une faiblesse musculaire, un léger tremblement, des crampes et une incertitude de la locomotion sensible aujourd'hui dans le bras droit et les deux jambes. Les troubles de la locomotion ne sont bien caractérisés qu'à droite, par la raison que le reliquat de son attaque de rhumatisme, d'il y a vingt-cinq ans, porte sur le bras droit, que ses accidents d'aujourd'hui existent spécialement à la jambe droite, et enfin qu'il y a un mois notre malade a eu un rhumatisme crânien unilatéral aussi à droite.

Avec l'ataxie progressive, la confusion n'est guère possible. La difficulté de l'équilibration, l'incertitude de la marche, de la préhension avec la main droite, s'exagérant quand les yeux sont fermés, la faible diminution de la force musculaire à droite et son intégrité à gauche, ces élancements disséminés ayant leur maximum dans les membres, ataxiques en apparence, et rappelant les douleurs fulgurantes, enfin cette altération de fonction et d'aspect de l'œil droit, tout cela rappelle bien ce que nous avons décrit dans ce travail. Mais, ainsi que l'observation le prouve, le défaut de coordination n'est qu'apparent aux membres inférieurs ; il dépend d'une faiblesse musculaire, d'un défaut de confiance ; au bras droit, c'est une sorte de tremblement non rhythmique. En outre, la sensibilité musculaire et cutanée est tout à fait intacte, et on apprend que les accidents oculaires sont d'origine traumatique, etc. Enfin, quelques bains sulfureux ont suffi pour amender les accidents, au point que le malade a demandé son exeat.

La conclusion de ce chapitre, c'est qu'à l'exception de quelques cas le diagnostic de l'ataxie locomotrice progressive, à la deuxième et à la troisième période, est un des plus assurés dont puisse se féliciter la pathologie interne.

CHAPITRE VII.

PRONOSTIC.

L'ataxie progressive est certainement une des plus tristes maladies dont l'espèce humaine soit affligée.

Les douleurs, chez un tiers des sujets, reviennent fréquemment par grandes attaques, les obligent à s'arrêter là où ils sont, les torturent et vont jusqu'à les priver de sommeil et épuiser leurs forces. Quant aux troubles des nerfs crâniens, si les uns sont légers et temporaires, d'autres, comme l'amblyopie, frappent d'abord un œil, puis l'autre, et anéantissent la vue sans retour. La dysurie et l'incontinence ajoutent à leurs infirmités. Lorsque l'agitation désordonnée de leurs jambes leur enlève toute faculté de se tenir debout, ils gardent le lit et y sont condamnés le reste de leurs jours. L'anesthésie cutanée et musculaire les isole, non-seulement du monde extérieur, mais encore d'eux-mêmes. Ils ne reconnaissent plus les objets, n'ont plus la notion des attitudes, ni de l'existence de leurs membres. L'embarras de la parole, la surdité, la dysphagie, aggravent leur position. « Je n'existe que par le souvenir, nous disait l'un de ces malheureux, et n'ai plus la conscience de mon corps. » La mémoire et l'intelligence finissent même par s'altérer, et l'aliénation, la démence les attendent au bout de leur carrière. Seules, les fonctions de nutrition résistent au milieu de ces atteintes répétées. Cependant des eschares au sacrum, par exception, ou une maladie intercurrente les empêchent de parvenir à un âge avancé et viennent mettre un terme à leurs maux.

Ce tableau, par bonheur, n'est pas toujours aussi affligeant. La première période continue des années, pendant lesquelles le sujet jouit de l'existence et ne s'imagine pas être sérieusement menacé. La deuxième période comprend aussi des années ; les désordres demeurent stationnaires, s'améliorent pendant l'été, rétrogradent même d'une façon soutenue , sans que pourtant les troubles de la myotilité disparaissent entièrement. Plus d'un ataxique a pu continuer à vaquer à ses occupations, marcher même plusieurs lieues par jour. Un bâton à la main et en plein jour, ils s'étonnent eux-mêmes. Aussi, en général, conservent-ils leur bonne humeur et la résignation ; ils se contenteraient d'un soulagement à leurs douleurs.

Comme on le voit, la maladie n'est donc pas fatalement progressive. Il n'est pas certain même que l'ataxie et l'anesthésie, aujourd'hui bornées aux membres inférieurs, gagneront un jour ou l'autre les supérieurs.

La forme paraplégique laisse plus d'espoir, mais elle est rare. En y regardant avec soin on finit presque toujours par découvrir, soit dans les membres inférieurs, soit dans les yeux (à l'ophthalmoscope), quelques indices que la maladie ne se limite pas au renflement lombaire.

La forme cérébrale est la plus grave : elle indique que l'affection sévit sur une plus grande surface et est plus ancienne.

Nous n'avons pas saisi de différences pronostiques entre les formes liées au rhumatisme, au tempérament nerveux ou au tempérament sanguin.

Les complications inhérentes aux organes atteints, ou qui dépendent de l'un des symptômes sont toutes sérieuses. Il suffit de rappeler les congestions et ramollissements médullaires aigus, les accidents cérébraux, l'atrophie musculaire progressive, les phlegmasies des voies urinaires et les eschares au sacrum.

Les maladies intercurrentes n'ont d'autre gravité que celle qui leur est propre. Cependant, les maladies aiguës laissent après elles l'ataxie progressive plutôt aggravée.

Voici comment se sont réparties les causes de mort sur 43 cas :

Accidents médullaires aigus	2	13 fois se rattachant
Accidents cérébraux aigus.	4	directement à la
Phlegmasies des voies urinaires.	3	maladie.
Eschares au sacrum sans autre complication	4	
Tubercules pulmonaires.	13	
Phlegmasies broncho-pulmonaires.	4	
Entérites	2	
Fièvres typhoïdes.	3	
Variole.	1	
Péricardite.	1	30 fois de maladies
Péritonite.	1	intercurrentes.
Gangrène du cœcum	1	
Cancer de l'utérus.	1	
Affection intercurrente inconnue.	1	
Rupture d'artère fémorale.	1	
Abcès de la fesse.	1	

Ainsi qu'on le voit, la fin est rarement naturelle, c'est-à-dire par eschares au sacrum et affaiblissement sans autre complication; la mort par suite d'accidents liés directement à la maladie, est aussi relativement rare (13 fois). Au contraire, les maladies intercurrentes interviennent pour une large part (30 fois); et, en rapprochant ce fait de l'âge de nos sujets, dont les plus vieux, à deux exceptions près, avaient 65 ans, on doit reconnaître que leur maladie, par un mécanisme quelconque, leur retire une certaine somme de résistance vitale.

L'ataxie progressive guérit-elle? Romberg a tracé ces phrases décourageantes : «.... Il n'y a aucun espoir de guérison; tous sont irrévocablement condamnés à mourir. L'humanité oblige à déclarer que, par l'emploi des moyens thérapeutiques on ne fait que nuire, et que c'est seulement par l'institution d'une hygiène appropriée qu'on peut espérer retarder la terminaison fatale.... Faites à l'incurable une vie tranquille, dans le cercle des siens, et préparez-lui une mort plus douce. » Nous regrettons ces paroles d'un praticien aussi expérimenté, car nous sommes convaincu que le médecin peut améliorer, et que la maladie rétrograde parfois spontanément.

Il n'existe pas, dans la science, un seul exemple authentique de guérison radicale, c'est vrai; mais il y en a d'amélioration.

L'observation suivante nous donne l'espoir de pouvoir provoquer et amener ce que la nature y a opéré avec ses seules ressources. Le malade y est encore un peu ataxique, mais tous les autres symptômes ont disparu; il est arrivé à marcher dans l'obscurité et, à la rigueur, sans canne. Sa démarche n'est que bizarre, et le mot infirme ne lui convient pas. Au reste, il se déclare lui-même guéri; et, bien qu'il n'ait jamais suivi de médication et n'éprouve de répulsion pour aucune, il se refuse à tout traitement. Ce cas réfute les paroles de Romberg et est une heureuse transition au chapitre sur la thérapeutique.

Obs. CCXXII. — *Ataxie locomotrice progressive. Amélioration spontanée équivalant presque à une guérison. Affection gastrique suspecte.*

B... est entré le 19 août 1863 à la Charité, salle Saint-Michel, n° 9, service de M. Pelletan, pour une gastralgie suspecte dont le début remonte à six mois environ.

Aucun antécédent cancéreux dans sa famille. Pas de tumeur à l'épigastre, Anorexie continue. Vomituritions. Vomissements une fois ou deux, non colorés en rouge ou en noir. Alternatives de diarrhée, sans que jamais on y est vu du sang. Teint jaune terreux. Traits tirés et amaigris. Traitement actuel : cautère à l'épigastre ; eau de Vichy et lait.

En outre, ce malade offre les restes d'une ataxie locomotrice progressive presque guérie aujourd'hui. Voici ce qu'il nous raconte à cet égard. Il a été soldat pendant sept ans, mécanicien pendant huit ans, et aujourd'hui il est tailleur. A l'époque, où apparut la maladie qui nous occupe, il travaillait chez Cail dans un atelier exposé à de nombreux courants d'air; il y passait quelquefois la nuit; la neige arrivait jusqu'à lui.

Il y a six ans environ, il fut pris de diplopie et de triplopie, dont la cause siégeait exclusivement dans l'œil droit, et pour laquelle il fut traité par M. Desmarres, pendant un mois, sans résultat. Découragé, il cessa de voir cet oculiste et prit des lunettes bleues. Mais subitement à dix ou quinze jours de là les phénomènes diminuèrent et disparurent en deux ou trois jours ; jamais ils ne sont revenus.

Six mois environ après cet accident, les jambes devinrent faibles, gourdies, et la marche irrégulière. Des chagrins contribuèrent à aggraver son état. De la dysurie et de l'anaphrodisie survinrent. Il y a quatre ans et demi, la maladie étant à son maximum, il passa quatre mois à Lariboisière dans le service de M. Voillemier, qui le considéra comme paraplégique. M. Trousseau et Duchenne le virent aussi et le regardèrent comme atteint d'ataxie locomotrice progressive. Les membres supérieurs étaient exempts de tout symptôme. Il portait sur ses épaules 65 kilos, sans ployer.

Les divers modes de sensibilité, y compris celle aux corps froids et à l'électricité, étaient éteints à la plante des pieds et dans les orteils jusqu'à mi-jambe. Un peu plus haut la sensibilité reparaissait un peu, et aux cuisses devenait normale. Il marchait à l'aide d'un bâton, mais ses mouvements étaient irréguliers, se dérobaient à sa volonté, et un chien qui le heurtait, suffisait pour le renverser. Dans l'obscurité il ne pouvait faire un pas.

Pendant quelques jours il ressentit de la rachialgie, mais pas la moindre douleur dans les membres inférieurs ou ailleurs à aucune époque. L'électricité appliquée quotidiennement pendant son séjour à Lariboisière fut sans résultat. Il renonça alors à tout traitement et s'en tint à une bonne hygiène, à un régime nourrissant et à beaucoup d'exercice. Il reprit tant bien que mal ses occupations. Les chagrins avaient une grande influence sur les troubles de sa marche, et l'amélioration data environ de leur cessation. Bref, il y a un an, l'anaphrodisie et la dysurie avaient disparu, la sensibilité revenait, et tout se limitait à l'irrégularité de la locomotion. C'est alors qu'apparurent les troubles digestifs qui l'ont amené récemment à la Charité.

État actuel. B... est jaune et amaigri, et pourtant ses muscles, tant aux membres inférieurs qu'aux supérieurs, sont fermes, durs, et vigoureux. L'intelligence, la parole, la vision et l'audition sont excellentes. Cependant, en y regardant avec attention, on remarque un défaut de symétrie des deux yeux ; le droit est plus ouvert, plus saillant. Jamais il n'a eu de céphalalgie, d'étourdissements, ou de perte de connaissance. Tout est normal aux membres supérieurs. Les fonctions des organes du bassin sont bonnes, sauf l'apparition de temps à autre de diarrhée.

La sensibilité, tant à la plante des pieds qu'aux jambes, est identique à celle des parties supérieures du corps. Les muscles ont le sentiment des attitudes et du pincement. Ce qui a trait à son ancienne maladie se réduit à une ataxie musculaire des membres inférieurs, légère quoique bien caractérisée.

Couché sur le dos et les yeux fermés, il tire et jette sa jambe hors du lit, avec une brusquerie contre laquelle l'observateur est forcé de se tenir en garde. On dirait un ressort qui se détend et ne permet pas d'arrêt dans les situations intermédiaires à l'extension et à la flexion extrêmes. L'abduction, en particulier, est exagérée. Debout et sans bâton, mais avec le secours de la vue, il va et vient assez bien dans la salle et dans la rue. On ne découvre qu'un peu d'irrégularité dans le mouvement et une projection trop forte de la pointe du pied en avant. Mais dès qu'il ferme les yeux et abandonne tout point d'appui, il trébuche, perd l'équilibre et tombe. Cependant par l'habitude, dit-il, et en s'accrochant aux murs, il parvient depuis un an à aller et venir dans l'obscurité, dans les endroits qu'il connaît.

Comme nous l'avons dit en commençant, la médication actuelle ne s'adresse qu'aux troubles digestifs. On ne s'occupe pas de l'ataxie.

Exeat le 9 septembre.

CHAPITRE VIII.

TRAITEMENT.

Si nous nous étions rendu aux tristes paroles de Romberg, il ne nous serait plus resté qu'à supprimer ce chapitre en entier et à renvoyer aux traités d'hygiène. Mais, grâce à Dieu, depuis qu'il a écrit ces lignes, nos connaissances se sont accrues, les observations se sont multipliées, et, après en avoir lu certaines en particulier, chacun demeurera convaincu comme nous que le médecin a mieux à faire qu'à se croiser les bras. Non-seulement il apporte du soulagement, mais il arrête et peut-être même fait rétrograder l'ataxie dite progressive.

L'autopsie pratiquée par M. Gubler, et cette absence d'altération des nerfs moteurs oculaires constatée maintes fois lorsque précédemment ils avaient été paralysés, ne nous ont-elles pas montré qu'avant la phase anatomique d'atrophie, il en est une autre dans laquelle la substance nerveuse n'est pas encore matériellement affectée. Même pour cette période, MM. Charcot et Vulpian, en nous disant avoir reconnu dans les cordons postérieurs, des tubes nerveux en voie de régénération, ne nous donnent-ils pas quelque espoir? Ne sait-on pas, en effet, que les éléments nerveux naissent de toutes pièces, au sein du liquide épanché entre les deux bouts d'un nerf coupé, de même que les éléments osseux, aux dépens de la lymphe plastique versée par le périoste? Pourquoi, à l'abri de l'air, au sein des tissus, la nature médicatrice, favorisée par nos agents, se refuserait-elle à un effort analogue? Les ataxiques ne sont pas tellement âgés qu'ils ne puissent subvenir aux frais d'une réparation? Loin de nous donc toute idée décourageante, et ayons en mémoire que la médecine est une œuvre de temps, *Ars longa, vita brevis.*

Les soins que le médecin est appelé à donner se rapportent

dans toute maladie : 1° au traitement prophylactique; 2° à l'hygiène et au régime; 3° à la médication générale ou curative; 4° aux médications secondaires et incidentes. Il n'y a pas lieu d'ouvrir un alinéa pour la prophylaxie; elle consiste à éviter les causes connues, qui aident au développement de la maladie : humidité réitérée, mauvaise hygiène, excès vénériens, etc.

Hygiène, régime.

L'hygiène et le régime suivis sont trop mal exposés dans les observations en général pour que nous ne soyons pas obligé d'en parler exclusivement d'après notre expérience personnelle.

Les ataxiques, avons-nous dit, ont, en général, bon appétit, digèrent bien et, à-part leur maladie, sont bien portants. Mais une affection intercurrente, une diarrhée, des chagrins, les atteignent-ils, qu'ils changent de physionomie et voient leurs symptômes s'aggraver en proportion. Un régime débilitant leur est donc interdit. Je ne nie pas qu'une nourriture peu succulente, peu stimulante, convienne mieux à certains d'entre eux, mais je n'en ai pas rencontré de cas positifs.

D'autres sont naturellement chétifs, pâles et amaigris ; cela dépend de leur tempérament, de leurs douleurs, de l'insomnie, d'un défaut d'exercice, ou de leur séjour trop prolongé à l'hôpital, plutôt que d'une influence morbide de la moelle sur les diverses opérations de la nutrition. Leur état général vient-il à s'améliorer, la maladie s'améliore également.

En règle générale, il faut donc surveiller le régime des ataxiques. On leur prescrira une nourriture tonique et réparatrice et, à titre d'aliment, du fer, du quinquina, de l'huile de foie de morue. Chez quelques-uns, d'une constitution détériorée et d'un tempérament nerveux, l'anémie étant plus accentuée, on insistera davantage sur ces derniers. J'ai été fort étonné de ne jamais voir l'huile de foie de morue essayée à titre de méthode directe de traitement ; sans doute est-ce parce que l'ataxie progressive n'a jamais été rencontrée chez un sujet franchement scrofuleux. Certes on y eût songé, si l'expression *tabes* ou étisie dorsale se fût conservée en France.

Cependant, quatre fois seulement sur 10 cas, les bons effets du fer et des toniques ont été notés. Rappelons, en revanche, que dans notre observation n° 222, celle où la maladie ait le plus rétrogradé, c'est à l'hygiène et à une bonne nourriture qu'il convient d'attribuer l'espèce de guérison survenue.

Le séjour au lit ou l'exercice leur conviennent-ils davantage ?

À notre avis, bon nombre des améliorations constatées dans le cours de tel ou tel traitement sont dues au repos pur et simple. J'en ai vu se produire sous mes yeux, avant qu'on eût employé le moindre médicament. Et, comme le malade avait été soigneusement examiné à son entrée à l'hôpital, et ne l'était de nouveau avec le même soin que plusieurs jours ou semaines après, on ne manquait pas d'en rapporter tout l'honneur à la thérapeutique. Il ne faut pas oublier que les indigents, qui ont recours à l'assistance publique, travaillaient la veille encore au delà de leurs forces, se trouvaient sans ressource et se voyaient en perspective à la charge d'une famille confiée à leur sollicitude. Le régime relativement bon des hôpitaux, un soulagement moral, le repos au lit, sont pour eux d'une action autrement efficace que les bains sulfureux ou le nitrate d'argent.

Les individus à l'abri du besoin et qui se soignent m'ont, au contraire, paru se bien trouver d'un exercice modéré et quotidien. Ollivier a déjà remarqué que le matin, au réveil, les sujets atteints de maladie médullaire se trouvaient plus mal ; et que la marche diminuait les symptômes. Ce qu'explique la congestion hypostatique de la moelle pendant la nuit. Or, il n'y a pas à douter qu'une congestion quelconque, si elle n'est pas l'agent, ne soit l'adjuvant des progrès de la maladie.

Eilenberg et Ulrich (de Brême) auraient obtenu par l'exercice, d'après Eisenmann l'un, 2 succès sur 6, l'autre, 2 également. Mais il n'est rien moins que prouvé que les cas en question fussent bien de l'ataxie locomotrice progressive.

Deux recommandations doivent être faites aux malades. La première est d'éviter d'abord les marches forcées, cela va sans dire, mais surtout les variations hygrométriques. Rien n'est plus capable d'accroître tous les symptômes, sans exception, que les brouillards et les temps froids. L'ataxique habitera un logement sec, dans un quartier élevé, loin d'un cours d'eau. Il évitera de sortir par les temps humides et portera de la flanelle. Le deuxième point à exiger de quelques-uns est de se modérer à l'égard des plaisirs vénériens. Bien que leur influence directe ne soit pas nettement démontrée, il ne faut pas tout à fait oublier les opinions anciennes sur les causes du *tabes dorsalis*.

Médications curatives.

Passons au traitement proprement dit, mais auparavant plaçons une remarque. C'est que l'histoire thérapeutique de l'ataxie locomotrice progressive est encore à l'étude et que les matériaux pour la constituer, sauf en ce qui regarde le nitrate d'argent, manquent ou sont insuffisants. Il ne faut pas oublier que cette maladie est née d'hier, que sa connaissance est à peine vulgarisée parmi les praticiens, et qu'elle est prise dans des acceptions très-variées. Sa délimitation exacte, les formes qu'elle revêt, sa marche naturelle, son pronostic, sa nature, en un mot, tous les éléments sur lesquels repose la thérapeutique, n'étaeint pas fixés. C'est le but auquel nous avons visé dans ce travail. Si nous avons réussi, le praticien se trouve dès lors en mesure d'étudier avec fruit les traitements qui lui paraîtront les plus appropriés. Mais aujourd'hui ce chapitre ne peut encore être qu'un essai, qu'une énumération des succès et insuccès, attribués à tel ou tel médicament, dans des observations d'ataxie progressive plus ou moins certaine. Notre prétention dans les pages qui vont suivre n'est donc que de faire connaître ce qui a été tenté, sans préjuger de l'avenir et de venir en aide au médecin qui, dans la pratique, se trouvera en présence de notre maladie. Il vaut mieux, spécialement en thérapeutique, savoir qu'on ignore que s'imaginer qu'on sait. Dans le premier cas on s'arrête, dans le second on continue à chercher. La question du nitrate d'argent sur laquelle nous sommes personnellement édifié, sera seule traitée au complet.

Faisons une autre remarque. M. Duchenne, dans son *Traité de l'électrisation localisée*, écrit ces lignes : « J'ai démontré que l'ataxie locomotrice peut toujours être diagnostiquée, même à une époque assez voisine de son début... Il m'est permis d'espérer, si j'en juge du moins par les faits que j'ai observés, que *reconnue et traitée à temps*, cette terrible maladie cédera ou se montrera moins rebelle à une thérapeutique rationnelle... L'iodure de potassium, aidé de l'électricité, ajoute-t-il plus loin, sont jusqu'à présent (1861) les meilleurs agents à lui opposer ; mais il faut s'y prendre de bonne heure et non quand les troubles de la locomotion ont apparu. »

Nous dirons plus loin que cette médication ne compte aucun succès publié, certain. Pour le moment, remarquons que ces passages reposent sur une croyance de l'auteur. Il dit avoir démontré que l'ataxie locomotrice se diagnostique à une époque voisine de son début. Nous n'avons pu en trouver, ni l'endroit, ni les observations, soit dans son mémoire de 1858-1859, soit dans son livre sur l'électrisation. Pour notre part, nous avouons ne pas reconnaître sûrement une ataxie progressive avant qu'il y ait incertitude des mouvements. Jusqu'à nouvel ordre donc, nous n'affirmerons pas, après avoir traité des paralysies oculaires ou des douleurs, que nous venons de guérir une ataxie locomotrice progressive.

Si nous nous sommes arrêté à cette citation, c'est qu'elle

montre avec quelle facilité on part de faits imaginaires, et combien il est nécessaire, en thérapeutique, d'être réservé sur ses appréciations ; on ne saurait jamais trop s'y tenir en garde contre ce penchant naturel à l'homme, d'attribuer à son intervention un résultat naturel, apparent ou accidentel.

Dans la revue que nous allons faire des médicaments employés, nous trouverons en effet des améliorations légères et passagères, par exception des améliorations un peu soutenues, mais jamais, nous insistons, de véritables guérisons. Lorsque nous emploierons des expressions favorables à tel ou tel traitement, ce ne sera donc qu'à ces sortes d'améliorations que nous ferons allusion.

Comme dans toutes les affections rebelles à la thérapeutique, les agents employés sont en grand nombre, nous les partageons en quatre classes : les antiphlogistiques, les révulsifs, les excitants du système musculaire et nerveux, et les empiriques.

Saignées. — Quatre fois elles sont indiquées dans les observations, une seule fois avec quelque avantage à la période où le malade se présente dans les hôpitaux ; tout ce qui tend en effet à l'anémier lui est nuisible : mauvaise hygiène, alimentation insuffisante, maladies intercurrentes. Cependant si le diagnostic était fixé au moment où des accidents médullaires ou oculaires apparaissent avec quelques caractères de subacuité, ce moyen serait utile ; c'est un élément congestif que l'on a à combattre. Certains accidents intercurrents en présentent également l'indication. On choisirait les ventouses scarifiées le long du rachis, les sangsues derrière les oreilles. Ces dernières, appliquées à l'anus, auraient l'avantage d'agir plus immédiatement sur la veine cave inférieure, et par conséquent sur les sinus veineux intra-rachidiens. Dans quelques cas, ne pourrait-on pas, à titre d'antiphlogistique, leur ajouter le calomel à l'intérieur.

Les *agents révulsifs* portent sur les téguments internes ou externes ou sur le système circulatoire.

A l'égard de ce dernier, nous avons songé à l'aloès dans le dessein de rétablir un flux hémorrhoïdal supprimé ou d'en faire naître un chez certains ataxiques évidemment à diathèse congestive. Le sujet de M. Bourillon vit ses hémorrhoïdes reparaître en même temps que survenait une amélioration dans la maladie. Ne serait-ce pas à cette circonstance plutôt qu'à l'emploi du nitrate d'argent qu'il faudrait la rapporter ?

Les purgatifs sont nécessaires de temps à autre contre la constipation, dont l'un des effets est de favoriser les congestions de la moelle plus encore que celles du cerveau ; mais ils sont en général nuisibles à titre de révulsifs sur le tube digestif. La débilitation et l'aggravation que nous avons vu succéder à la diarrhée qu'occasionne quelquefois l'usage interne du nitrate d'argent en sont la preuve. Sur cinq observations où il est parlé de purgatifs répétés, une fois cependant le malade ne s'en serait pas mal trouvé.

L'idée d'appliquer des révulsifs le long du rachis s'est offerte naturellement. Le praticien étranger à toute doctrine, et se bornant à rechercher les indications, devait songer, dans une maladie dont les signes et les allures indiquent si bien une affection de la moelle, aux moyens qui réussissent dans cette dernière. Les résultats ont malheureusement peu répondu jusqu'ici à cette attente.

Ainsi les vésicatoires ont échoué quatre fois et n'ont réussi qu'une fois. Les cautères ont échoué sept fois et n'ont eu d'efficacité qu'une : il s'agit de notre n° 173. Six cautères lui ayant été posés, le long du rachis, la constriction abdominale disparut de suite et ne revint que trois mois après, lorsqu'on les eût laissés se cicatriser. La cautérisation au fer rouge, plus favorisée, sur huit cas, compte quatre succès. Le n° 172 vit aussitôt disparaître une incontinence d'urine et des fèces qui l'incommodait vivement, par une seule cautérisation de ce genre pratiquée sur les côtés de la colonne vertébrale. Les moxas, les frictions ammoniacales n'ont guère donné de résultats.

L'observation suivante que nous a communiquée M. Collet, interne du service, tendrait à prouver que les ventouses sèches au contraire, appliquées sur les côtés du rachis, sont appelées à rendre des services contre les accès de douleurs fulgurantes.

Obs. CCXXIII.—M. L... est entré à l'hôpital de Lariboisière le 13 juillet 1863, service de M. Moissenet, salle Saint-Jérôme, n° 20.

Son père est mort asthmatique à 75 ans ; sa mère est encore en bonne santé. Aucune maladie analogue n'existe dans sa famille. Les antécédents pathologiques se composent d'une fluxion de poitrine, de la scarlatine, d'une éruption pustuleuse du cuir chevelu, d'une adénite suppurée inguinale, de migraines, de fièvres intermittentes et d'uréthrite, de chancres à la verge, des taches à la peau, d'enrouements qui furent traités par les préparations mercurielles.

En octobre 1862, il commence à ressentir des fourmillements avec sensation de froid des plus désagréables, et des douleurs violentes dans les membres inférieurs ; succèdent l'incontinence des urines, une diminution des désirs vénériens, une faiblesse de la vue, de la diplopie et du strabisme. Les douleurs, semblables à des éclairs, étaient très-pénibles. Son médecin lui prescrivit inutilement de l'iodure de potassium, puis l'envoya aux eaux de Dax. A son retour, des fourmillements et de la faiblesse s'emparent des mains qui ne pouvaient plus tenir la plume. Des douleurs y apparurent, mais moins fortes. Tout cela ne cessa pas de faire des progrès. Il y a six mois il prit le lit, et depuis trois mois il a de l'ascite et de l'œdème intermittent des membres inférieurs.

État actuel. — Face pâle, un peu bouffie. Pas d'œdème des malléoles ; douleurs dans les bras et les jambes, mais principalement les jambes ; s'élançant des extrémités et particulièrement des jointures, elles durent dans chaque endroit de une à deux minutes, s'éteignent et reparaissent plus loin dix ou quinze minutes après. Elles reviennent plus fortes aux changements de temps et l'empêchent de dormir la nuit. Les membres inférieurs ne sont pas diminués de volume. Il ne peut se tenir debout, ni marcher, mais se retourne bien dans son lit et déploie une force assez grande lorsqu'on veut l'obliger à fléchir la jambe. La jambe droite exécute bien les mouvements commandés, mais la gauche obéit mal, et est jetée tantôt en dedans tantôt en dehors. La sensibilité est vaguement et faiblement altérée, principalement à gauche. La plante des pieds sent assez bien le parquet. A la surface des jambes, il se trompe sur la nature des impressions, confond la piqûre, le pincement. Il indique mal l'endroit touché et accuse la sensation toujours en retard. Le sentiment des attitudes paraît obtus. Les deux mains serrent fort. mais il parvient difficilement à faire un nœud à son mouchoir. Il écrit avec peine, et, les yeux fermés, il ne peut porter en ligne droite le doigt vers le point de la face qu'on lui indique.

Pas de céphalalgie. Diplopie avec les deux yeux. A la distance de 50 centimètres, il ne voit qu'un objet, et plus loin il en voit deux. Léger strabisme interne de l'œil gauche. Incontinence d'urine de temps en temps. Incontinence fécale lorsqu'on le purge. Spermatorrhée. Rien à l'auscultation et à la percussion.

Traitement. — Tisane de frêne. Vin de Bordeaux.

14 et 16 juillet. — Les douleurs sont très-vives et le malade s'en plaint sans cesse. Vingt ventouses sèches sur les côtés de la colonne vertébrale.

17 juillet. — Le soulagement a suivi promptement cette application. La nuit suivante, il a mieux dormi que cela ne lui était arrivé depuis longtemps.

18 juillet. — Quelques douleurs se réveillent encore. Vingt ventouses sèches. Amélioration immédiate.

19 juillet. — Le soulagement se confirme. Le malade ne se plaint plus, est très-satisfait des ventouses et déclare qu'elles lui enlèvent ses douleurs comme par enchantement.

20 juillet. — Le temps a été très-pluvieux, et cependant, contre ses habitudes, il n'a pas eu de douleurs.

21 juillet. — L'amélioration persiste.

3 août. — Retour des douleurs. Ventouses sèches, avec le même succès.

7 août. — Bains sulfureux.

18 août. — Quelques douleurs ont reparu.

Les sudorifiques peuvent se classer parmi les médicaments dérivatifs sur le système cutané en général. Ils n'ont rien donné de satisfaisant, la poudre de Dower en particulier. On en peut rapprocher une série d'agents qui agissent aussi comme modificateurs ; nous voulons parler des bains.

On a eu recours dans l'ataxie progressive aux bains térébenthinés et alcalins dont on n'a rien obtenu de bon, puis aux bains sulfureux, aux bains de vapeur, aux bains de mer, aux bains

d'eaux thermales, et d'une manière plus générale à l'hydrothérapie, sur lesquels nous allons nous arrêter.

Bains sulfureux. — En présence d'une maladie dont la cause
occasionnelle ou prédisposante est si fréquemment le froid humide et qui est caractérisée par des troubles oculaires éclatant
et disparaissant inopinément, par des douleurs vives, très-mobiles, que les malades appellent rhumatismales, subissant
toutes les variations atmosphériques, par des fourmillements,
de la faiblesse musculaire sans rachialgie fixe ; en présence
quelquefois d'arthrites rhumatismales au début ou dans le cours
de la maladie, la pensée devait se porter vers les bains sulfureux.
Malheureusement ils n'ont guère été employés qu'à titre d'adjuvants, unis à d'autres agents, en sorte que les résultats consignés
dans les observations ne peuvent éclairer sur leurs effets, ni
servir aux statistiques. En outre, on a eu rarement la patience
de les continuer suffisamment pour qu'il soit possible de se
prononcer. Nous ne pouvons donc affirmer que les chiffres
ci-après représentent la véritable valeur de cette médication.

Sur dix-neuf cas, six fois on a signalé un amendement satisfaisant.

La femme de l'observation n° 170 fut améliorée à quatre reprises différentes. Trois fois d'autres médications étant employées simultanément, on reste dans le doute. Mais la quatrième
fois elle ne prit que des bains, et ce fut précisément une des
deux circonstances où l'amélioration fut la plus considérable.
Dans la deuxième circonstance, elle fut encore soulagée, l'adjuvant des bains étant le sirop d'iodure de fer. Cette femme avait
un tel sentiment que c'était l'agent qui lui réussissait le mieux,
qu'elle me demandait instamment de les lui faire rendre à la
place du nitrate d'argent. Dans l'observation n° 138, le malade,
à son entrée, prit pendant dix jours des bains sulfureux et fut
amélioré tout de suite. Plus tard, lorsque les accidents dus au
nitrate en eurent fait suspendre l'emploi, et qu'on revint aux

bains pendant quelque temps, le résultat fut encore rapide. On verra tout à l'heure que cette observation sera donnée par nous comme un succès possible du nitrate d'argent. Ajoutons que la comparaison qu'elle nous a permis de faire entre les deux médications nous a laissé la conviction que l'amendement eût été plus prompt et peut-être plus considérable par les seuls bains sulfureux. Dans l'observation n° 229, les deux agents thérapeutiques sont encore en présence. Le nitrate employé pendant deux mois a produit de bons effets, mais il n'a fait que continuer un élan donné par les bains sulfureux depuis un an et plus.

Les malades, même ceux qui n'en ressentent définitivement aucun bénéfice, se disent généralement plus forts, moins engourdis après ces bains, et en conçoivent un grand espoir. Mais cet effet se maintient à peine quelques heures et bientôt même ne se fait plus sentir.

Les bains sulfureux n'ont guère d'inconvénients, si ce n'est d'agiter un peu les premières fois et de donner lieu à quelques poussées d'acnés et de vésicules. Quelquefois ils accroissent la spermatorrhée.

Les *bains de vapeur* ne comptent jusqu'à ce jour aucun succès, et sont contre-indiqués dans l'ataxie progressive, à cause de l'affaiblissement que produisent les sudations répétées.

Rappelons, en terminant, que le n° 230 attribuait, à tort ou à raison, les progrès de sa maladie aux bains de toutes sortes, sulfureux, alcalins, etc., qu'il avait pris en vue d'une urticaire chronique.

Concluons que, si les bains artificiels en général et les bains sulfureux en particulier ont paru souvent inutiles et quelquefois contre-indiqués, il est incontestable que, d'autres fois, ils sont appelés à rendre de grands services. Toute la question est de découvrir le genre de cas ou les idiosyncrasies auxquels ils conviennent. Jusqu'à plus ample information, nous admettons que ce sont les rhumatisants. Il n'est pas douteux que les malades n°ˢ 170, 138, 229, cités plus haut, ne fussent dans ce cas.

Hydrothérapie. — A titre de médication tonique, révulsive, modificatrice, cette méthode thérapeutique est indiquée chez bon nombre de malades. Elle est employée dans la plupart des affections paralytiques ayant leur raison d'être à la moelle; elle devait l'être ici. La proportion de succès obtenus est plus élevée que pour les bains sulfureux; elle est de moitié : 8 sur 16. En outre, M. Marius Carré aurait vu deux malades, dans le service de M. Gillebert-d'Hercourt, qui s'en sont très-bien trouvés (1). Suivent deux exemples d'une amélioration très-prononcée qui, dans les deux cas et surtout dans le premier, s'est manifestée de la façon la plus saisissante, dès la première application du drap mouillé, puis de la douche. Le malade chez lequel le mieux fut le plus prononcé, était d'un tempérament nerveux, anémié et hypochondriaque, tandis que l'autre était fort et en bonne santé, à part sa maladie.

Nous donnerons à leur suite un cas d'amélioration par les bains russes qu'aurait obtenu Leyden sur deux tentatives.

Oᴮˢ. **CCXXIV.** — *Ataxie locomotrice progressive. Tempérament très-nerveux. Sensibilité à peine altérée. Prompte amélioration par l'hydrothérapie.*

G... (Louis), bureaucrate depuis vingt-trois ans, âgé de 49 ans, est entré le 7 mai 1863 dans le service de M. Pidoux, à l'hôpital de Lariboisière, salle Saint-Henri, n° 33.

Aucun membre de sa famille n'a été atteint de maladies nerveuses ou

(1) Hier, 12 décembre 1864, nous avons vu un ataxique en cours de traitement à l'établissement de Bellevue et déjà très-amélioré par l'hydrothérapie. Sa maladie a débuté il y a quinze mois par des douleurs fulgurantes, de la diplopie et de la faiblesse et de l'ataxie des membres inférieurs. Cet individu, artiste, m'a paru d'une nature nerveuse, semblable à celle du sujet de l'observation ci-contre n° 224.

d'infirmités. Sa mère seule était très-nerveuse. Dès sa première enfance, G... aurait été très-impressionnable. Jamais il n'aurait eu de convulsions, mais on lui a raconté que, pendant six semaines, ses deux jambes restèrent paralysées. De bonne heure il se livra avec frénésie à la masturbation; son excitabilité s'exagéra davantage. Il n'eut pas d'attaques de nerfs, mais pleurait au moindre motif, gai ou triste. Sa santé a toujours été chétive. Il était sujet à des maux d'estomac, à la constipation, à de l'inappétence. Il n'eut jamais d'hémorrhoïdes ni de migraines. Vers l'âge de 32 ans, il eut un petit chancre de la verge, et, quelques jours après, un bouton à l'anus, qui tous deux disparurent en huit jours par la cautérisation. Ces accidents ne furent pas suivis de maux de gorge, d'alopécie ou d'éruptions cutanées, et n'exigèrent aucun traitement interne. Il n'a jamais été alité au point d'appeler un médecin. Jamais d'excès de café ou de liqueurs alcooliques.

Il y a dix ans environ, il se mit à porter des lunettes bleues, parce que ses yeux se fatiguaient. Au sortir de son bureau, il voyait des mouches et une auréole irisée autour des lumières. Ces accidents ont passé et n'ont plus reparu. Il n'a jamais éprouvé de diplopie.

Vers la même époque, apparurent quelques douleurs rhumatoïdes, qu'il attribue aux chagrins et à l'humidité. Depuis deux ans et surtout six mois, elles ont pris une intensité et une physionomie nouvelles. Il les compare, les unes à des coups de lancette, les autres à des ruptures subites des os, les troisièmes à des déchirures. Elles étaient courtes, aiguës, apparaissaient aux variations de température, siégeaient plus aux jambes qu'aux bras, et avaient parfois une force suffisante pour lui faire pousser un cri et l'empêcher de dormir. Chose digne d'être notée! ces douleurs auraient disparu depuis quatre mois qu'il est paralysé.

Vers la fin de 1861, il fut deux fois surpris par une épistaxis d'une abondance extraordinaire. Vers la fin de 1862, ce fut une hémorrhagie considérable par l'anus.

C'est un mois après, c'est-à-dire il y a cinq mois, qu'il place le début de sa maladie actuelle. Elle éclata par des fourmillements, des picotements, un engourdissement de la plante du pied gauche, semblable à ce qu'on éprouve quand une portion du membre est engourdie par suite d'une fausse position. Son médecin diagnostiqua une maladie de la moelle, et ordonna successivement du fer réduit par l'hydrogène, de la noix vomique, l'électricité, neuf bains sulfureux, et en dernier lieu l'iodure de potassium, 10 centigrammes pendant quinze jours. L'affection n'en fit pas moins des progrès, mais resta bornée à la même jambe. Depuis quelques semaines, cependant, il ressent quelques fourmillements dans la jambe et dans le bras droit. Ne pouvant plus se rendre à pied à son bureau, même avec le secours de sa canne, il renonça à ses occupations il y a trois semaines.

État actuel, 14 mai 1863. — Le tempérament de G... est essentiellement nerveux. Notre présence suffit pour lui donner une vive agitation musculaire et des palpitations qui se sont dissipées ensuite. Sa physionomie exprime la souffrance et l'hypochondrie ; sa parole est brève et inquiète. Ses chairs sont molles, amaigries et pâles. La poitrine, étroite, vicieusement conformée, n'offre rien de spécial à l'auscultation. Il expectore un liquide gommeux et visqueux, dépourvu de parties jaunes ou opaques. On entend, à la base du cœur, un bruit de souffle doux, se prolongeant dans les vaisseaux, et à la pointe un tintement métallique. L'absence d'autres troubles cardiaques autorise à les considérer comme anémiques.

L'appétit et les digestions sont bons. En fait de souffrances, G... n'accuse que des céphalalgies fugitives de peu d'importance. Les douleurs d'il y a six mois ne l'incommodent plus. Sa vue est presbyte et excellente ; les pupilles sont petites et égales. L'audition et la parole sont normales, les deux moitiés de la face symétriques.

La sensibilité, consultée avec le plus grand soin, est intacte aux deux membres supérieurs et inférieurs. Les corps froids, le chatouillement, les piqûres d'épingles, l'arrachement des poils, sont partout perçus et transmis sans retard au sensorium. Il n'existe d'exception qu'à la plante du pied gauche. Les chairs sont flasques, diminuées de volume, à la cuisse et à la jambe gauche, comparativement à la jambe droite.

La puissance contractile dans les divers segments des quatre membres est normale, tant pour les extenseurs que pour les fléchisseurs. La pression profonde des masses musculaires et les attitudes sont bien appréciées. Pas de contractures en aucun point. Tremblement de la langue tirée hors de la bouche, et des deux bras étendus. Il prétend y être sujet depuis longtemps, et l'attribue à ses excès d'onanisme. A ce tremblement peu appréciable se joint, lorsqu'il est ému et qu'il veut agir vite, une sorte d'agitation choréiforme des membres supérieurs, que l'on pourrait prendre à priori pour de l'incoordination.

En soumettant les membres thoraciques à des épreuves réitérées, on parvient à lui faire exécuter, les yeux fermés, les mouvements les plus délicats avec précision.

Aux jambes, l'ataxie est très-caractérisée à gauche et peu à droite. C'est pendant la station et la marche que le phénomène est mis en relief. Alors le genou, rigide et en extension, occupe le fond d'une vaste concavité antérieure, formée par la cuisse et le tibia, tandis qu'en arrière le mollet fait une énorme saillie. Si on le force à marcher, le pied gauche est jeté brusquement tantôt en dedans, tantôt en dehors, en sorte que le deuxième temps de la marche en particulier est entièrement perverti. Ce pied a une tendance à se renverser en dedans, en sorte que son bord externe reposant sur le sol, supporte à chaque instant presque tout le poids du corps. Le pied droit offre par moments une perturbation analogue qui, chez un sujet sain, serait insuffisante pour être regardée comme ataxique, mais qui, comparée avec le pied gauche, où le phénomène est si net, mérite parfaitement cette épithète. Le désordre musculaire n'est pas notablement exagéré par l'occlusion des paupières.

Aucun trouble des organes pelviens, pas de rachialgie spontanée ou provoquée.

Traitement. — Du 9 au 12 mai, 3 pilules de nitrate d'argent de 1 centigr. chacune ; les jours suivants 3 pilules encore, mais de 2 centigrammes chacune.

Le 18, il prend 4 pilules de 2 centigrammes, qui, le 20, amènent un peu de diarrhée. Appétit très-bon.

1er juin. — Le nitrate a été poussé jusqu'à 8 centigrammes par jour ; l'appétit est demeuré bon, mais une diarrhée colliquative a obligé de le supprimer entièrement. Il va jusqu'à 25 fois par jour. La décoction blanche de Sydenham, l'opium, n'ont pas réussi à l'arrêter. Les résultats obtenus par le nitrate avant l'apparition de cette diarrhée, étaient inappréciables. Il croit, au contraire, que la maladie a atteint un degré plus élevé. En effet, la veille de son entrée à l'hôpital il a pu venir de Montmartre à la consultation, et remonter son cinquième étage, en s'aidant de son bâton et du bras d'un camarade. Aujourd'hui il est harassé après avoir fait six ou sept fois le tour de la salle dans les mêmes conditions.

3 juin. — La diarrhée a été arrêtée par le sous-nitrate de bismuth. A partir de ce jour, M. Bucquoy, qui remplace M. Pidoux, prescrit un enveloppement de cinq minutes tous les matins dans un drap mouillé, puis dans une couverture de laine.

6 juin. — G... a fait dix-sept fois le tour de la salle au bras d'un ami. En ne se servant que de son bâton et en tenant la manche de mon habit, il parvient à aller quinze ou vingt pas. Sans ce dernier secours presque insignifiant, il n'en fait que cinq. Son pied gauche, plus malade, tourne sans cesse, en sorte que son bord externe repose sur le sol. Il ne peut rester en place, vu l'impossibilité de se fixer sur le parquet glissant. Les variations atmosphériques n'ont pas une grande influence sur les douleurs et sur les désordres de la myotilité, comme chez son voisin de la même salle au n° 14.

9 juin. — Douches pendant quinze à trente secondes tous les matins.

20 juin. — Douches d'une minute et demie. Toute la face dorsale du pied gauche est d'un rouge rose et œdématiée. Pas d'albumine dans les urines. Ces jours derniers il a ressenti à la plante du pied gauche des picotements d'un nouveau genre. La locomotion a fait de grands progrès. Il descend l'escalier sans autre secours que la rampe. En touchant avec

les doigts la manche de mon habit, et sans canne, il parcourt une fois et demie la longueur de la salle. Le pied gauche s'appuie sur le sol par sa face palmaire et s'y fixe mieux. Traitement *ut suprà*.

23 juin. — Il marche la longueur de la salle sans le moindre soutien vrai ou fictif, mais il tomberait s'il ne voyait quelqu'un à ses côtés, à même de lui porter secours. Le pied n'est plus gonflé. Dans le jardin il va mieux à cause de la rugosité du sol. Je n'ai encore pu le décider à fermer les yeux debout.

27 juin. — L'amélioration paraît suspendue depuis trois jours. Lorsque je le fais marcher les yeux fermés, il est pris de violents étourdissements qui l'obligent à se remettre au lit. Douches jusqu'à quatre minutes de durée.

1er juillet. — Les yeux ouverts, il marche la longueur de la salle sans aucun secours. Les yeux fermés et avec sa canne, il fait trois ou quatre pas, mais il est pris d'étourdissements et de fatigue extrême.

16 juillet. — Les yeux, examinés par M. Cusco, ont présenté les résultats suivants : Œil gauche, glaucome, cercle péripapillaire, teinte grisâtre de la papille qui est enfoncée ; œil droit, même lésion, mais à un degré moins avancé.

24 août. — L'hydrothérapie a été continuée sans la moindre interruption pendant les quinze premiers jours d'août. G.... a quitté l'hôpital, mais a suivi son traitement comme malade externe. Il allait et venait presque sans secours. Une fois, entre autres, il se rendit à pied et sans fatigue, en causant avec un camarade qui ne lui donnait pas le bras, du sommet de la butte Montmartre jusqu'à la porte Saint-Martin. En se rappelant l'extrême difficulté qu'il eut à se traîner du même endroit jusqu'à Lariboisière, il y a quatre mois, appuyé sur le bras d'un ami, il en conclut à l'amélioration certaine de sa maladie. Depuis hier il est couché au n° 12 do la même salle ; sa physionomie est meilleure, ce qu'il attribue au bon régime qu'il a suivi pendant quinze jours. L'engourdissement et la sensibilité de son pied gauche sont très-améliorés, dit-il. Quant à l'incoordination des mouvements, son premier acte, lorsqu'on le prie de fermer les yeux, est de lancer malgré lui sa jambe gauche à la face d'une des personnes présentes. L'ataxie persiste donc. Depuis quelque temps il transpire beaucoup.

9 septembre. — Exeat. Rien de nouveau.

Obs. CCXXV. — *Ataxie locomotrice progressive. Amélioration par l'hydrothérapie.*

G..., âgé de 53 ans, serrurier, entre le 12 juin 1863 à l'hôpital de la Charité, service de M. Bouillaud, salle Saint-Jean-de-Dieu, n° 24.

Cet homme, plus robuste que son âge ne le comporte, a toutes les apparences d'une bonne santé. Mais son intelligence est médiocre et il est atteint d'une infirmité qui nuit à la précision de ses renseignements. Il est sourd depuis dix ans, et pour obtenir une réponse de lui, il faut parler très-fort et tout près de l'une ou de l'autre oreille. Nous garantissons cependant l'exactitude de ce qui suit.

G... n'a pas connaissance de maladie spéciale à laquelle sa famille serait disposée. Ses parents ont vécu très-âgés. Lui-même n'a pas été malade jusqu'en 1841, époque à laquelle, étant soldat en Algérie, il eut des fièvres intermittentes qu'on traita par le sulfate de quinine. C'est à l'emploi de ce médicament qu'il attribue la faiblesse de la vue, dont il fut atteint l'année suivante. Cette faiblesse se développa insidieusement sans céphalalgie ni myodésopsie, et n'a pas subi de variations. Il se rappelle que plusieurs fois, après avoir fixé un objet, celui-ci lui a paru double. Aujourd'hui il y voit également des deux côtés et lit avec des lunettes biconcaves.

En 1849 il fit une chute sur la tête et les reins et séjourna huit jours à l'hôpital Necker pour cet accident. En 1852, en levant un objet trop lourd, il eut un tour de reins, prétend-il, pour lequel il garda le lit pendant six semaines. Il fut traité par les vésicatoires et les boutons de feu appliqués aux environs des dernières vertèbres lombaires. Nous n'en avons pas retrouvé les cicatrices.

Depuis cette époque il a conservé un engourdissement des deux jambes, depuis les genoux jusqu'aux orteils. C'est environ un an après qu'il place l'invasion de sa double surdité; il l'attribue aux coups de marteau bruyants de sa profession de chaudronnier.

En 1859, de nouveaux symptômes s'ajoutaient, savoir : des crampes et des douleurs lancinantes, bornées à la partie inférieure des membres thoraciques, et s'élançant comme des éclairs, des genoux aux orteils. Les crampes ont duré peu, mais les douleurs, sous formes d'accès et d'attaques, ont persisté en suivant les variations barométriques et hygrométriques. Depuis un an les troubles urinaires ont compliqué cet ensemble. G... ne peut retenir ses urines dès qu'il se met à marcher, et cependant il n'urine qu'avec difficulté et ne vide jamais sa vessie complétement.

Pour en finir avec les antécédents, ajoutons que G... n'a pas eu de rhumatisme articulaire, ni de migraines. Il affirme n'avoir eu qu'une chaudepisse et ne pas avoir abusé des alcooliques. En 1846 il eut une fluxion hémorrhoïdale qu'il a traitée par les astringents, et qui ne s'est pas reproduite. Jamais il n'a eu de palpitations, d'enflure des jambes, d'haleine courte, etc.

État actuel, 15 juin 1863. — G... est bien musclé, d'un embonpoint ordinaire, d'une coloration foncée qui exclut toute idée de cachexie; sa poitrine est large, son appétit et ses fonctions digestives bons. L'auscultation et la percussion de la cavité thoracique n'apprennent rien de particulier. Jamais de céphalalgie ; les traits sont réguliers, la langue n'est pas déviée et ne tremble pas. Sa parole est normale. La surdité est incomplète et égale des deux côtés. L'examen des yeux, tous deux faibles, ainsi que des paupières, ne présente rien de spécial.

Les diverses sensibilités sont parfaitement intactes dans toute la moitié supérieure du corps. Les deux mains serrent avec une énergie herculéenne. Les deux membres thoraciques ne sont le siége d'aucune douleur, d'aucun engourdissement, d'aucun tremblement. Cependant en faisant fermer les yeux et en lui ordonnant divers actes, on découvre quelque chose d'insolite. L'index de l'un ou de l'autre côté n'arrive jamais en ligne droite vers l'extrémité du nez ou le milieu de la bouche ; toujours le doigt hésite et s'arrête trop haut, trop bas ou trop en dehors. Pourtant il ne s'est pas aperçu qu'il fût maladroit ou inhabile à mettre un bouton de chemise, à placer une épingle.

Membres inférieurs : Les masses musculaires y sont aussi développées, mais moins dures au toucher qu'aux extrémités supérieures. La pression profonde des muscles jumeaux et soléaire est perçue à un degré moindre que celle des biceps brachial. Les changements d'attitude sont bien reconnus. La résistance à l'extension et à la flexion des divers segments du membre gauche est très-grande, mais moindre comparativement qu'aux membres supérieurs. Du côté droit la force musculaire est diminuée de la façon la plus prononcée. Aussi lorsque la jambe est à son maximum d'extension ou de flexion, il suffit d'une force modérée pour la faire céder. Le malade, de plus, ne peut maintenir cette attitude au delà d'une minute. Dans les positions intermédiaires, sa résistance est presque nulle. Et pourtant cette jambe, aussi bien que l'autre, exécute tous les mouvements avec assez d'exactitude, lorsque le malade est dans le décubitus dorsal. Les divers temps de la marche sont également assez bien indiqués. Il peut, à la rigueur, avec le secours de la vue, aller et venir sans bâton. Je suis parvenu même à le faire avancer dix pas les yeux fermés, se retourner de lui-même et revenir à son lit. Dans cette opération, qui met en relief la difficulté de l'équilibration et de la progression, voici ce qu'on constate : les pieds soulevés l'un après l'autre vacillent et ne se posent pas exactement au point voulu, les bras s'étendent à la façon du balancier d'un danseur de corde ; l'équilibre est perdu trois ou quatre fois durant le trajet, et la chute tantôt de côté, plus souvent en arrière, serait certaine si je n'intervenais. Mais les jambes ne fauchent pas, ne sont pas projetées follement à droite, à gauche ou en avant, et ne paraissent pas entraînées par un besoin d'activité extraordinaire. Ces phénomènes sont plus marqués à droite.

Lorsqu'on applique un corps froid sur l'une des cuisses, les muscles de toutes deux se contractent par action réflexe. Quant aux troubles de sensibilité, ce sont un sentiment d'engourdissement depuis les orteils jusqu'aux genoux, des élancements dans la même étendue, plus vifs et continus depuis quinze jours, et dont les retours sont subordonnés aux variations atmosphériques, enfin une anesthésie incomplète. La plante du pied sent très-bien le froid du plancher, mais nullement sa consistance et ses aspérités. Le chatouillement y donne la sensation d'un contact simple, confus. L'arrachement des poils, le pincement à la jambe, aux cuisses, déterminent la sensation correspondante, mais vague et douloureuse. Cette perception est plus obscure du côté droit. Les impressions de température, normales à gauche, sont hyperesthésiées à droite. Les troubles urinaires ont été décrits plus haut. La défécation est régulière. G... est marié, et depuis six mois n'a pas éprouvé la moindre disposition à remplir ses devoirs conjugaux.

Ni névralgies, ni douleur en ceinture. Autour de la bouche existent trois ou quatre groupes d'*impetigo*, dont l'apparition remonte à deux mois. G... prétend qu'il lui en survient de semblables chaque fois qu'il a ses crises douloureuses dans les jambes.

Traitement. — Expectation.

19 juin. — Le traitement hydrothérapique a été commencé à l'exclusion de tout autre. Il a reçu trois douches et dit que ses douleurs se sont déjà améliorées.

24 juin. — Il va mieux, descend au jardin et remonte plusieurs fois sans bâton. Les yeux fermés il fait devant moi vingt pas et se retourne. Moins d'ataxie. Il urine mieux. Douleurs moindres. Il y a un peu d'amélioration dans la précision des mouvements des membres supérieurs. Douches en jet sur les reins, les jambes et la colonne vertébrale.

14 juillet. — Il fait dix à quinze pas sans soutien, en fermant les yeux, ce qui est moins que la dernière fois. Il se sent bien après chaque douche.

10 août. — Exeat sans rien de nouveau. Hydrothérapie jusqu'à ce dernier jour. Sans canne, et les yeux fermés, il faisait assez bien trente pas et revenait.

Obs. CCXXVI. — Homme de 41 ans. Début par l'engourdissement six semaines après, par la faiblesse des membres inférieurs et la difficulté de la marche à gauche, et quatorze jours plus tard par les mêmes symptômes dans le côté droit et les membres supérieurs. Quant aux douleurs, elles se sont montrées successivement aussi dans la jambe gauche, la droite et dans les membres supérieurs. Difficulté de la miction et de la défécation. Impuissance ; strabisme. Marche incertaine, surtout dans l'obscurité. Il jette ses jambes à droite et à gauche. Anesthésie cutanée incomplète. Faiblesse des membres supérieurs. Amélioration considérable des douleurs et de la marche par les bains russes. Durée d'un an jusqu'ici. (Leyden, *loc. cit.*, n° 4.)

Les *eaux minérales* ont été prescrites avec avantage à la première période et au début de la deuxième, lorsque le malade peut encore aller et venir. Leur action se fait sentir sur les douleurs principalement. Elles sont ordonnées surtout en bains et en douches. Celles qui ont amené les améliorations les plus soutenues sont : Bourbon-l'Archambault, Bourbon-Lancy, Néris, la Malou, Saint-Armand, Lamotte, Royat, Amphion, Baréges, Wiesbaden, Bade, etc. Les suivantes, au contraire, ne comptent pas de succès publiés; Balaruc, Albistronn et Dax. Malheureusement, l'amendement survenu après une première saison, après une seconde même, cesse de se reproduire : instabilité d'effets thérapeutiques qui se retrouve dans toutes les médications employées contre l'ataxie progressive.

Les unes, comme on le voit par cette liste, sont sulfureuses, les autres salines ou ferrugineuses (Royat). Le choix du praticien reposera sur les indications du moment, de tonifier, de stimuler, de calmer ou d'opérer une dérivation vers la peau. La première de ces indications se présente plus communément.

Roth aurait traité dix malades atteints de *tabes dorsalis* par les eaux de Wiesbaden, et aurait obtenu sept succès contre trois insuccès. En voici le résumé, que nous empruntons au livre d'Eisenmann. Malheureusement nous doutons du diagnostic de la plupart de ces cas, et nous ne les eussions pas reproduits, s'ils n'étaient cependant capables de jeter quelque lumière sur l'emploi des eaux minérales dans notre maladie.

Obs. CCXXVII, comprenant cinq malades chez lesquels les excès vénériens auraient été cause des accidents suivants : ataxie et anesthésie musculaire, dysurie, constipation, mais ni douleurs, ni troubles de la vue. — Quatre de ces individus auraient vu les désordres de la marche s'améliorer considérablement par les bains. Un seul n'en a éprouvé aucun bon effet, sauf une diminution de la constipation, mais se serait ensuite bien trouvé des eaux de Bade. (Eisenmann, *loc. cit.*, p. 75.)

OBS. CCXXVIII, comprenant cinq autres malades chez lesquels les causes étaient différentes. — Le premier, atteint d'ataxie locomotrice des membres inférieurs ne s'exagérant pas par l'occlusion des yeux, de constipation, et d'amaigrissement, fut presque guéri. Le deuxième, pris, deux ans auparavant, de faiblesse, de fourmillements dans le membre inférieur gauche et de difficulté de la marche, puis, un an après, de troubles de la vue, de l'audition, et de douleurs dans le tronc, fut également guéri. Le troisième malade, atteint au membre inférieur gauche surtout, ne fut qu'amélioré. L'insuccès fut complet pour le quatrième et le cinquième. (Eisenman, *loc. cit.*)

Notre n° 138 s'est bien trouvé de bains et de frictions à l'eau de mer.

Ce que nous avons désigné sous le nom d'*excitants du système nerveux* ou *musculaire*, c'est l'électricité et la strychnine. S'il faut en croire les assertions de quelques physiologistes, plusieurs des médicaments que nous appellerons empiriques s'en rapprocheraient par leur mode d'action sur les capillaires.

L'*électricité* dynamique fut appliquée de bonne heure par M. Duchenne au traitement de l'ataxie progressive. Il se sert des courants galvaniques d'induction, et s'adresse, par la faradisation superficielle ou profonde, tantôt à l'anesthésie cutanée, tantôt à l'anesthésie profonde. Nous ne supposons pas, en effet, qu'il veuille, par sa méthode, rendre aux muscles une propriété qu'ils ne possèdent pas, la faculté de coordonner leurs contractions : les muscles, dans notre maladie, ne sont pas directement malades ; ils ne sont que des organes passifs qui reflètent les désordres fonctionnels de la moelle. Quant à l'action thérapeutique de l'électricité s'exerçant sur la moelle elle-même, par l'intermédiaire des tissus environnants ou par suite de l'excitation particulière pratiquée à la périphérie des nerfs qui en émanent, nous ne sachons pas qu'on ait songé à la mettre en cause.

Quoi qu'il en soit des explications, voici comment M. Duchenne s'exprime sur ces résultats : « Je ne saurais formuler une idée bien arrêtée sur la valeur de la faradisation appliquée au traitement de cette affection, car nos recherches sur ce point ne sont pas encore suffisantes. Toutefois, les faits que j'ai recueillis me portent à penser que la faradisation est un des meilleurs agents modificateurs qui, à un certain moment de l'ataxie musculaire progressive, puissent améliorer l'état des malades. » Nous regrettons vivement que M. Duchenne ait la fâcheuse habitude d'écourter ses observations et d'y omettre le traitement employé. Une observation complète et prise avec soin est une photographie que personne ne conteste, tandis qu'une appréciation sans preuve est toujours discutable.

Remak est bien plus affirmatif. Dans son traité de galvanothérapie, il déclare avoir traité avec succès, dès l'année 1857, des malades atteints d'incertitude de la locomotion s'exagérant par l'occlusion des yeux (*tabes dorsalis*), par sa méthode, c'est-à-dire par les courants constants et continus. Ici il donne quelques observations écourtées, plus loin il parle de quatorze malades.

Eisenmann cite trois malades : l'un, qui lui fut envoyé par Remak, n'avait éprouvé aucune amélioration après quatre mois ; l'autre, traité par M. Trousseau pendant six à huit semaines, eut le même sort ; le troisième, sous cette influence, parut aller plus mal.

Quant à nous, sur seize autres cas analysés dans ce travail, nous avons trouvé quinze insuccès complets contre un résultat satisfaisant. C'est la malade de l'observation n° 242 ; elle sortit de la Pitié considérablement améliorée après un premier traitement de quatre mois par l'électricité. Une rechute eut lieu ;

même traitement deux ans après, nouvelle amélioration, mais moindre que la première ; autre rechute. Cet agent thérapeutique, employé à l'Hôtel-Dieu tous les jours, pendant des mois et presque des années, est jugé négativement par les malades eux-mêmes. Aucun ne lui accorde de confiance, bien qu'ils s'y soumettent avec plaisir. Toutefois leurs membres, pendant quelques instants après la séance, seraient plus souples et plus sensibles.

M. Duchenne lui-même écrit ceci : « Est-il besoin de dire que la faradisation dans l'ataxie locomotrice ne peut constituer le fond du traitement. » En revanche, il affirme avoir obtenu de bons résultats dans la paralysie de l'œil et les diplopies rebelles par la faradisation des muscles paralysés ou la galvanisation à courant intermittent, ainsi que dans les douleurs traitées par la faradisation cutanée. Mais est-il possible d'affirmer une guérison même éphémère, lorsqu'on sait que les paralysies des muscles de l'œil persistent rarement au delà d'un certain temps, et disparaissent spontanément au moment où l'on s'y attend le moins ? Nous accorderions cependant plus d'action à l'électrisation localisée qu'à ces collyres variés qui, eux aussi, réclament les mêmes cures.

En résumé, malgré les quatorze cas de Remak (1) qui, certainement, n'étaient pas tous de l'ataxie progressive, et celui de M. Charcot, auquel il n'y a pas d'objection de diagnostic à faire, nous concluons que l'électricité ne constitue pas une méthode de traitement, mais tout au plus un adjuvant utile dans les cas, malheureusement trop rares, où la maladie serait en voie de rétrocession ou de guérison.

______

(1) M. Remak fut admis, en décembre 1864, à traiter publiquement par sa méthode des malades à l'hôpital de la Charité. Ce que nous en avons vu, et les renseignements que nous y avons recueillis ne nous portent pas à modifier notre opinion sur la valeur de l'électrisation. Ce professeur n'emploie le mot *tabes dorsalis* ni dans le sens de Romberg, ni dans celui de M. Duchenne. Il confond l'ataxie locomotrice et la vraie paralysie.

La *strychnine* et la *noix vomique*, employées si fréquemment dans les affections de la moelle, depuis que Bretonneau
en a montré les bons effets, ont été mises en usage. Mais quel
espoir fonder sur elles? On les administre habituellement pour
réveiller et exciter la force motrice. Or, dans l'ataxie locomotrice, la paralysie est l'exception, et l'action musculaire s'exerce
irrésistiblement et sans mesure. M. Martin Magron a démontré, il est vrai, qu'à l'excitation provoquée par ces agents
toxiques succèdent l'affaiblissement, l'impuissance. Mais il est
non moins contre-indiqué d'épuiser que de surexciter la myotilité dans la maladie en question. Aussi nos observations
étrangères se bornent-elles à dix insuccès, parmi lesquels
nous rappellerons celui de M. Vernay où, à la dose de
8 milligrammes de sulfate de strychnine par jour, le malade
fut pris d'accès tétaniques généraux et, quinze jours après la
cessation complète du médicament, de suffocations qui mirent
la vie en danger. Cependant, entre les mains de M. Gilette, à
la Salpêtrière, ce médicament aurait une fois produit passagèrement de bons effets. (Obs. n° 247.)

Les *médicaments empiriques*, administrés contre l'ataxie
progressive, sont nombreux. Citons le sulfate de quinine, que
M. Boucher de la Ville-Jossy a ordonné sans résultat chez notre
malade n° 171, pendant six mois, à la dose quotidienne de
24 à 72 centigrammes; l'opium à haute dose, essayé par
M. Trousseau; l'essence de térébenthine; le phosphore, employé sans succès chez le malade de M. Bourillon; l'iodure
de potassium, le bromure de potassium, le seigle ergoté,
l'arsenic, les sels d'argent.

L'*essence de térébenthine* est préconisée en ce moment par
M. le professeur Trousseau; il la donne à la dose de 100 à
150 gouttes, renfermées dans des capsules de gélatine, que le
malade prend au moment des repas. Ce médicament est assez

bien supporté, sauf par quelques-uns qui s'en fatiguent. Il serait avantageux vis à vis du catarrhe vésical et améliorerait les douleurs. Quant à son efficacité immédiate sur la maladie, elle n'est pas encore démontrée. Eisenmann dit qu'un autre médicament du même genre, le baume du Pérou, lui aurait été recommandé, en 1840, contre le *tabes dorsalis*, par le professeur Newman.

Arsenic. — Certaines idées régnantes, à l'hôpital Saint-Louis, autorisent à se demander si certaines formes d'ataxie progressive ne seraient pas une manifestation profonde de la diathèse herpétique : hypothèse que l'on soutiendra peut-être un jour, et qui rationaliserait l'emploi de l'arsenic dans ces cas. Jusqu'ici, ce médicament n'a été employé qu'une fois par M. Isnard, et simplement à titre de modificateur de la nutrition. Il a amélioré les douleurs et peut-être eût fait mieux si le malade n'eût succombé à des eschares au sacrum.

M. Teissier, se rappelant que l'arseniate de soude a donné de bons résultats dans l'hypérémie cérébrale, invite les praticiens à y songer dans l'ataxie progressive.

Iodure de potassium. — M. Duchenne accorde, dans son livre, la préférence à ce médicament. Neuf fois, à notre connaissance, il a été administré, associé deux ou trois fois à des préparations mercurielles. Or, il a donné sept insuccès. Les deux succès se résument ainsi : (obs. n° 133) amélioration légère par bains sulfureux, iodure de potassium, salsepareille et toniques, et (obs. n° 143) amélioration par l'iodure de potassium, pilules de Sédillot et hydrothérapie. Cette multiplicité d'agents appliqués simultanément enlève toute valeur au résultat ; et ces observations ne doivent pas plus être prises en considération au point de vue de l'iodure de potassium qu'à celui des bains sulfureux et de l'hydrothérapie. L'iodure de potassium doit donc être rayé jusqu'à nouvel ordre de la liste des médicaments efficaces dans l'ataxie progressive.

Le *seigle ergoté*, préconisé en Angleterre dans certaines paraplégies, peut-il rendre quelque service dans l'ataxie progressive? Dans une observation de Charles Taylor, qu'Eisenmann rattache à tort à cette maladie, l'action de ce médicament uni à la belladone fut vraiment merveilleux. En France, M. Vulpian l'aurait expérimenté sans succès sur un ataxique.

Nitrate d'argent. — On sait que le nitrate d'argent a été administré dans la coqueluche, l'épilepsie et la paralysie hystérique. Parmi les succès obtenus dans cette dernière maladie, nous rappellerons l'observation relatée par Wunderlich, dans les *Archiv der Heilkunde* de 1861, celle que MM. Charcot et Vulpian ont annexée à leur mémoire sur le nitrate d'argent, celle de M. Bouchut dans la *Gazette des hôpitaux*, de 1862, etc. C'est le premier de ces cas qui a suggéré au professeur de Stuttgart l'idée de l'expérimenter dans la maladie qu'il a décrite sous le nom de *paralysie spinale progressive*, et que Hufeland, Steinthal et Romberg avaient appelée auparavant *tabes dorsalis*.

Les sept observations qu'a publiées Wunderlich sont loin d'avoir donné à ce praticien une conviction assurée. D'une part, il avoue que cette maladie guérit quelquefois spontanément, ou par un traitement bien simple, ce qui nous donne des doutes très-sérieux sur l'identité de la paralysie spinale et de la maladie dont nous nous occupons. D'autre part, il fait remarquer que ses malades n'ont pas été entièrement guéris et, qu'après leur sortie de l'hôpital, on ignore combien de temps a duré l'amélioration. Wunderlich se contente donc d'appeler l'attention des praticiens sur ce mode de traitement. C'est à la dose de 1/10e à 1/6e de grain, répétée de trois à cinq fois par jour, qu'il emploie son médicament.

MM. Charcot et Vulpian, les premiers en France, répondirent

à son appel. Dans un mémoire inséré dans le *Bulletin de thé-rapeutique* de 1862, ils donnent cinq observations nouvelles, auxquelles nous n'avons aucun reproche de diagnostic à adresser. C'est bien l'ataxie locomotrice progressive, telle que nous l'avons décrite dans ce travail. Le début remonte à deux ans, quatre ans, cinq ans, et deux fois à quinze ans. Le nitrate d'argent a été administré à la dose de 1 à 4 centigrammes par jour, pendant un laps de temps variant de trente-cinq à soixante jours, sous la forme de pilules faites avec de la mie de pain ou de la poudre de réglisse ; et, dans chacun de ces cinq cas, il y eut un amendement remarquable. Voici d'ailleurs le résumé que nous en donnent les auteurs :

« Les phénomènes favorables ont, en général, commencé à se montrer quatre à dix jours après le début du traitement. La sensibilité tactile est devenue plus nette ; les notions de position ont recouvré de la précision ; la sensibilité à la douleur et la sensibilité à la température, si habituellement perverties, sont rentrées jusqu'à un certain point dans les conditions normales. La vue elle-même chez une malade a très-notablement participé aux heureuses modifications déterminées par le traitement. Les douleurs, soit continues, soit fulgurantes, ont été complétement supprimées ; et cela a été un des résultats les plus nets et les plus prompts à se manifester. Les mouvements ont très- remarquablement gagné en force et en précision : ainsi , des malades, naguère absolument incapables de se tenir debout et de faire un pas, depuis plusieurs années confinées au lit, où quelques-unes même étaient dans l'impossibilité de se tenir sur leur séant ou de changer de position, peuvent aujourd'hui, pour la plupart, demeurer quelques instants dans la station verticale , sans appui, ou même faire quelques pas dans les salles, soutenues par des infirmières. L'une d'elles marche pendant près d'un quart d'heure sans l'aide de personne, en s'appuyant sur des béquilles; une autre en fait autant, en s'aidant seulement d'une chaise; chez toutes, les mouvements ataxiques des membres inférieurs, d'abord très-prononcés pendant la marche, ont cessé de se manifester ou sont à peine appréciables. Deux malades avaient les mains profondément atteintes; chez toutes deux, les mouvements des mains et des doigts sont devenus plus vigoureux et bien moins incohérents. Ainsi, en résumé, dans toutes nos observations, une amélioration incontestable et très-prononcée a été constatée pendant le cours de la médication instituée. »

Ce mémoire eut un grand retentissement; et, sans remarquer que MM. Charcot et Vulpian eux-mêmes ne parlaient que d'amélioration très-relative et non pas de guérison, les médecins crurent avoir un nouvel agent à ajouter à la trop courte liste des médicaments spécifiques. Tous les ataxiques qui se présentèrent dans les hôpitaux furent invariablement traités par le nitrate d'argent. Dès qu'une apparence d'amélioration se montrait, on se hâta d'en publier la narration. Malheureusement il n'en fut pas de même des insuccès. Un chef de service recommandait devant nous à son interne de prendre avec soin l'observation d'un ataxique. « S'il y a guérison, ajoutait-il, nous la publierons. » L'insuccès fut complet. L'observation ne vit pas le jour. Des faits équivalents se sont reproduits plusieurs fois sous nos yeux.

Pour acquérir une opinion sur l'efficacité du nitrate, ce n'est donc pas dans les publications qu'il faut la chercher, mais dans les conversations entre confrères et en suivant les cas soi-même. Il n'est pas dans la capitale de service où se trouvent rassemblés autant d'ataxiques que chez M. le professeur Trousseau, et où le médicament ait été étudié avec plus de persévérance. Les malades sont habitués à causer entre eux et à entendre répéter les diagnostics par les élèves et les visiteurs qui fréquentent la clinique; eh bien, d'un commun accord, ils se refusent aujourd'hui à l'emploi du nitrate d'argent; et, pour leur donner le change, on a été obligé d'adopter le mot azotate tout court. Mais revenons à notre revue des cas publiés comme favorables.

Nous indiquerons d'abord les observations de MM. Beau (obs. n° 244), Herschell (obs. n° 243) et Duguet (obs. n° 247). Dans la première, le nitrate, porté rapidement et sans inconvénient à la dose de 10 centigrammes par jour, pendant trois semaines, détermina une grande amélioration. Dans la deuxième, il s'agit d'une amblyopie, chez un ataxique, qui s'améliora, sans être guérie, sous l'influence de 1 1/2 à 2 centigrammes quotidiennement pendant deux mois. A cette médication on ajoutait, il est vrai, de l'aloès. Si la vue seule s'était améliorée, il n'y aurait là rien de bien démonstratif, car ces améliorations rapides et spontanées se rencontrent dans l'ataxie progressive, mais la marche également serait devenue plus assurée. M. Herschell, à cette occasion, dit avoir vu, chez M. Wunderlich, un succès semblable, mais avoue d'autre part avoir échoué par le même traitement dans trois autres cas. Dans la troisième, de M. Duguet, le nitrate a été porté à la dose de 1 à 4 centigrammes pendant soixante-dix-neuf jours; dès le neuvième jour, se montrait une amélioration progressive. Une fois, pendant quatorze jours, le médicament a été remplacé à l'insu du malade par des pilules de mie de pain, et l'aggravation s'est montrée tout de suite. Il n'y a qu'une objection, c'est que les accidents fortement congestifs du début, la forme hémiplégique parfaite, et les attaques d'épilepsie jettent des doutes très-fondés sur l'exactitude du diagnostic.

Viennent ensuite quatre observations nouvelles de M. Charcot (n°° 247, 248, 250, 251), publiées dans la thèse de M. Matteus, et deux autres de M. Vulpian (obs. 252, 246), dans celle de M. Edwards. Il s'y agit bien d'ataxie locomotrice progressive.

Dans les deux premières, le traitement a été continué à la dose
de 2 centigrammes en moyenne pendant soixante-quinze jours,
pour l'un, et de 1 à 2 centigrammes pendant deux cents jours.
pour l'autre. Le nitrate était fort mal supporté, et à tout instant,
on était obligé de le suspendre, d'en diminuer la dose, ou d'y
ajouter d'autres médicaments, en particulier de l'opium, à
cause des démangeaisons, des éruptions cutanées, de la diarrhée, de l'embarras gastrique, de la fièvre ou de l'agitation qui
survenaient. Après de nombreuses alternatives, l'amélioration
devint évidente. Dans la troisième observation de M. Charcot,
le nitrate fut bien toléré, et l'amélioration, commencée vers le
quatrième jour, fut manifeste lorsque le malade eut absorbé
40 centigrammes en deux mois et demi. Dans la quatrième, le
médicament parut d'abord exaspérer les douleurs, au bout
d'un mois fut toléré, et donna une amélioration après cinq
mois de traitement à raison de 1 à 3 centigrammes chaque
jour. Dans la cinquième observation, le nitrate, de 2 centigrammes a dû être descendu progressivement à 3 milligrammes.
sans doute à cause des démangeaisons signalées. Au bout de
soixante et onze jours, il y avait amélioration de la marche.
Dans la sixième enfin, il n'y a pas eu de guérison, mais un
amendement très-marqué de la vue, de l'ouïe, de la sensibilité
musculaire et de la marche, après quarante-six jours de traitement à raison de 2 à 4 centigrammes par jour. Un embarras
gastrique a donné lieu à une interruption. Quant aux douleurs,
elles n'ont été soulagées que par l'injection sous-épidermique
du sulfate d'atropine.

M. Vidal a publié de son côté deux observations; MM. Duchenne fils, Ortet et Marius Carré, chacun une. Ayant suivi le
premier malade de M. Vidal pendant quinze mois après lui, nous
reproduisons son histoire dans le courant de cet article, complétée et en notre nom (n° 229). Chez son second malade (n° 245),
l'amélioration aurait eu lieu après un traitement à la dose de

2 à 3 centigrammes par jour durant onze semaines, dans lesquelles s'intercale une suspension de quinze jours. Le cas de M. Duchenne fils (n° 249) est très-intéressant. Chaque fois que le malade revient à son médicament favori, l'amélioration est immédiate. Mais bientôt, à la dose de 1 centigramme, la diarrhée oblige à y renoncer. Dans l'observation de M. Ortet (n° 183) les douleurs s'exagèrent, comme cela se voit quelquefois après les premières doses, mais l'amélioration s'opère au bout de deux mois, le malade ayant pris en tout 1^{gr},20. M. Marius Carré (n° 158), dit sans détail, et en négligeant les bains sulfureux qu'elle prenait simultanément, que sa malade fut améliorée avec 2 centigrammes par jour de nitrate.

M. Bourillon a publié un autre cas (obs. 208); toutefois un flux hémorrhoïdal et une transpiration aux pieds, qui étaient habituels avant la maladie, ont reparu en même temps.

Enfin M. Trousseau, dans une de ses cliniques, cite un cas où la médication argyrique a fait merveille, suivant la propre expression du malade ; et nous connaissons une amélioration obtenue par M. Hillairet dont la publication est promise.

En résumé, voici vingt-huit observations données pour favorable au nitrate d'argent. (Nous laissons de côté la première observation de M. Vidal.) Il n'y est jamais question que d'amélioration plus ou moins notable. La seule qui prétende à la guérison, se trouve sous le n° 4 de Wunderlich. « Le malade, dit-il, quitte l'hôpital en très-bon état. » Le résultat se maintint-il ? voilà ce que nous ignorons. Mais en fait de maladies réputées incurables, il ne faut pas se montrer trop difficile.

A ces vingt-huit succès incomplets, qu'opposent aujourd'hui les annales de la science en l'année 1863 ? M. le professeur Trousseau dit avoir échoué une fois en ville. M. Charcot lui-même a appliqué deux fois le remède inutilement ; les deux malades ont succombé à la phthisie. Wunderlich avoue aussi deux insuccès ; M. Herschell trois ; Eisenmann 1. Total 9, non compris les nôtres. M. Duchenne et d'autres médecins nous ont dit avoir éprouvé, dans leur clientèle, des revers dont nous ne tiendrons pas compte.

Passons à la statistique fournie par nos propres observations, au nombre desquelles se trouvent quelques-unes de celles dont M. le professeur Trousseau a parlé dans ses cliniques. Prises sans opinion préconçue, et surtout en vue de la description symptomatologique et de la nature de la maladie, elles offrent des conditions rigoureuses d'impartialité. Nous n'aurons égard qu'aux cas irrécusables d'ataxie locomotrice progressive. Ceux où le nitrate d'argent a été administré, s'élèvent au chiffre de dix-sept. Nous en possédons davantage, mais la sévérité du diagnostic les récuse.

Dans l'observation n° 172, le nitrate d'argent a été administré à deux reprises : la première fois, pendant quatre-vingt-dix jours à la dose de 1/2 centigramme par jour, en ayant soin d'interrompre tous les huit jours pendant une semaine : « Pas le moindre résultat », affirme le malade ; la deuxième fois, pendant quatre mois à raison de 2 centigrammes par jour. L'amendement se réduisit à la réapparition des érections qui peut-être fussent revenues sans cela. Aujourd'hui le malade est pire que jamais.

Dans l'observation n° 170, la médication fut instituée une première fois à la Pitié, pendant six semaines, à la dose de 4 pilules chaque jour (sans doute de 1 centigramme), sans le moindre avantage. Lorsque nous prîmes son observation, à l'Hôtel-Dieu, la malade suivait depuis six autres semaines le même traitement, s'en trouvait fatiguée, et demandait à grands cris les bains sulfureux auxquels elle attachait plus d'efficacité.

Dans l'observation 224, que nous avons reproduite à propos de l'hydrothérapie, le nitrate d'argent fut porté peu à peu de 3 à 8 centigrammes pendant deux mois. Les effets furent d'abord nuls ; plus tard survint une diarrhée colliquative que rien ne put arrêter pendant huit jours, pas même la cessation du médicament. En revanche, l'hydrothérapie produisit immédiatement une amélioration considérable qui malheureusement ne progressa plus que fort peu.

Le sujet de l'observation n° 169 a pris, pendant six semaines, de 1 à 3 centigrammes de nitrate par jour. Il en est résulté un tremblement général et permanent et des coliques qui ont disparu dès qu'on a cessé l'usage du médicament, sans laisser aucune compensation.

Le malade de l'observation n° 166 a été mis à l'usage du nitrate d'argent pendant trois semaines à la dose de 1 centigramme chaque jour. L'exaspération des douleurs, l'anorexie, les coliques et la diarrhée ont obligé de le suspendre sans qu'il ait produit d'ailleurs d'effet sur la maladie. Le chlorure d'argent n'a pas été mieux supporté. « Depuis sept semaines qu'on ne m'ordonne rien, nous disait cet individu quelque temps après, je me trouve bien mieux, j'ai moins de douleurs. »

Dans l'observation n° 202, le nitrate d'argent n'a réussi qu'à produire de l'anorexie, des coliques et des tiraillements douloureux dans les membres, d'une nature particulière, accidents qui ont disparu après la cessation du médicament.

Dans l'observation n° 204, le nitrate a été administré pendant deux mois sans résultat. Les démangeaisons et un liséré gingival ont disparu. Mais des accidents étrangers à la maladie (cancer de l'utérus) ayant forcé à en suspendre l'emploi, accidents qui ont amené la mort trois semaines après, on pourrait objecter que le médicament n'avait pas donné ce qu'on pouvait en espérer.

Dans l'observation n° 172, le nitrate administré une première fois, à raison de 6 centigrammes par jour, pendant deux mois, n'a produit que de l'amaigrissement ; à la deuxième fois, pas plus de résultat.

Dans les trois observations n⁰ˢ 165, 189, 152, l'emploi du nitrate a été également infructueux.

Dans celle n° 203 M. Charcot lui-même n'a pas été plus heureux, après trois mois de traitement.

Nous n'ajouterons pas à cette liste malheureuse les observations n⁰ˢ 25, 70, 74 et 215 qui, regardées comme des ataxies progressives, ont, à ce titre, été traitées pas le médicament en vogue. Pour nous, la première est une tumeur de la base du crâne ; les deux suivantes sont de simples myélites chroniques à forme ataxique ; la quatrième est d'un diagnostic tout à fait obscur. Au surplus, le nitrate d'argent dans toutes quatre a été infructueux.

À coup sûr, ces douze cas ne sont pas douteux, aucun ne laisse place à l'illusion ; dans plusieurs même, l'emploi du nitrate a été funeste. Il nous reste heureusement quelques cas moins décourageants à leur opposer.

Dans une première observation très-instructive n° 173, le nitrate a été employé à deux reprises. La première fois, il fut porté rapidement de 1 à 10 centigrammes par jour en trois semaines, sans inconvénient, mais aussi sans le moindre bénéfice. La malade se plaignait même que la constriction en ceinture qui existait à la base du thorax s'était élevée davantage et comprenait les deux seins. Nous-même avons constaté que la limite supérieure des troubles de la sensibilité cutanée remontait plus haut après qu'avant le traitement. Les mois suivants, la maladie fit de bien plus grands progrès. La seconde fois, ce fut M. Charcot qui, un an après, reprit le médicament à la Salpêtrière où la malade venait d'être admise. La dose varia de 4 à 8 centigrammes par jour pendant trois mois et demi, sauf une interruption d'une dizaine de jours. Lorsque je revis cette femme, l'amélioration était des plus positives. Elle ne se levait pas, mais ses jambes qu'elle ne remuait plus du tout auparavant, avaient recouvré tous leurs mouvements. Ainsi d'abord insuccès, puis amélioration considérable. Mais comme le médicament n'avait été donné que pendant une vingtaine de jours la première fois, et qu'il fut continué plus de trois mois la seconde, il y a lieu de supposer qu'il avait été supprimé trop tôt ; et nous inscrivons ce cas parmi les succès sans tenir compte du premier échec.

Le second cas qui suit a été publié dans la *Gazette des hôpitaux* par M. Vidal, et rapporté par M. Matteus comme un exemple de guérison. Cette interprétation a besoin d'être discutée et atténuée. Ce sera une occasion de montrer la nécessité de s'entourer de toutes garanties, et la circonspection qu'il faut avoir avant de conclure d'une amélioration à l'efficacité d'un médicament.

OBS. CCXXIX. — *Ataxie locomotrice progressive. Publication antérieure de ce cas comme amélioration par le nitrate d'argent. Résultat douteux.*

V... (Michel), sculpteur, âgé de 45 ans, entré à l'hôpital Lariboisière, salle Saint-Henri, n° 14, dans le service de M. Pidoux, le 6 décembre 1860, et sorti pendant quelques jours, est actuellement couché au n° 16 de la même salle depuis le 6 mai 1863.

Une de ses sœurs est morte aliénée. Une de ses filles a succombé à des convulsions, à l'époque de sa première dentition ; une autre, actuellement âgée de 11 ans, est affectée depuis huit ans d'incontinence d'urine, V... est affecté d'un nystagmus latéral double congénital qui est encore aujourd'hui très-intense, bien qu'il assure que ce tic ait notablement diminué. A l'âge de 13 ans, il s'est adonné à l'onanisme, et deux ans plus tard il a commencé à se livrer à des excès vénériens. Ces abus de coït ont duré jusqu'à l'âge de 31 ans, époque de son mariage. Il a eu plusieurs blennorrhagies, mais jamais de chancre, de maux de gorge, d'éruptions cutanées, d'alopécie passagère. Il n'a jamais eu d'autre maladie. Il a toujours été impressionnable. A l'âge de 38 ans, il a été sujet à des fluxions hémorrhoïdales sans écoulement, durant trois ou quatre ans.

Souvent il rentrait, le soir, en sueur, sa chemise mouillée, lorsque éclatèrent, il y a six ou sept ans, les signes avant-coureurs de sa maladie. Ce furent des douleurs fulgurantes qu'il compare à un coup de marteau sec ou à un coup de poinçon. Elles s'étendirent successivement aux genoux, aux cous-de-pied, aux talons, aux épaules, aux coudes ; d'abord fugaces et irrégulières, elles devinrent plus fixes et ne tardèrent pas à prendre la forme d'accès irréguliers revenant tous les deux ou trois mois ou plusieurs fois par semaine. Parmi ces douleurs, les unes, superficielles, limitées, changeaient de place à tout instant et se répétaient un grand nombre de fois par minute, les autres, sourdes, continues, occupaient une surface plus grande ; d'autres enfin ressemblaient à des tiraillements, à des élancements sur le trajet du nerf sciatique.

Un an après, sa main gauche devint rouge, gonflée et douloureuse pendant quarante-huit heures. Un an ensuite, c'était le tour du pied gauche. Mais cette fois l'enflure persista ; il dut abandonner son travail et aller chercher du soulagement aux eaux de Saint-Amand. Enfin, un nouveau symptôme apparut insidieusement : la spermatorrhée, à laquelle succédèrent l'anaphrodisie et l'impuissance.

En janvier 1860, la peau des jambes, du cuir chevelu, devient d'une sensibilité exagérée, les jambes s'affaiblissent, le malade remarque que, s'il regarde en l'air, l'équilibre devient incertain et qu'il est obligé de chercher un appui. En marchant, ses jambes vont plus vite qu'il ne veut et quelquefois s'embarrassent l'une dans l'autre. Une seconde saison à Saint-Amand ne produit aucun résultat.

En octobre 1860, il entre à la Charité, service de M. Nonat, capable de marcher encore une demi-heure sans secours. C'est là qu'apparaît l'incontinence des urines et des matières fécales. Il y est traité sans résultat par les bains sulfureux et la faradisation.

Enfin, fin décembre 1860, il entre dans le service de M. Pidoux. Il ne marchait plus que de six à sept minutes de suite, appuyé sur une canne. En janvier et février 1861, la maladie fit de rapides progrès et atteignit son maximum. Les deux membres supérieurs auraient été atteints à cette époque. La plante des pieds ne sentait plus du sol que la température. La sensibilité cutanée au toucher et à la douleur paraît avoir entièrement disparu aux membres inférieurs. L'incontinence était très-fréquente ; V... dut renoncer à se lever. Deux genres de complication intervinrent cette année-là : d'abord des douleurs rhumatismales dans les deux épaules et les deux mains, provoquées par le moindre mouvement, accompagnées de faiblesse musculaire, sans rougeur, ni gonflement des jointures; puis un érysipèle de la face. V... était traité alors par les bains sulfureux et l'iodure de potassium.

Vers le mois de février 1862, la maladie commença à entrer dans une période décroissante. L'amélioration, d'abord insensible, fut manifeste en mars, m'assure-t-il. Plus marquée en mai qu'en avril, elle continuait en juin. L'incontinence avait disparu.

En juillet, M. Vidal remplace M. Pidoux et constate l'état suivant : Rien d'anormal dans la myotilité et la sensibilité des parties supérieures du

corps. Sauf le nystagmus, il n'y a pas de troubles de la vision. L'ophthalmoscope ne révèle aucune altération. L'ataxie locomotrice est bornée aux
membres inférieurs et est mise en évidence par l'occlusion des yeux. La
marche est tout à fait impossible ; mais avec le secours d'une personne et
l'aide d'un bâton, il réussit à faire deux ou trois pas, à la condition ex-
presse de regarder ses jambes. La sensibilité au toucher et à la douleur
est diminuée, surtout du côté gauche. Les douleurs fulgurantes continuent.
Pas d'incontinence.

Le traitement par le nitrate d'argent est institué et continué pendant
deux mois, hormis une interruption de dix jours, à la dose de 2 à 4 centigrammes par jour. En outre, on continua tous les deux jours les bains
sulfureux dont le malade se trouvait déjà si bien. L'amélioration devint de
plus en plus manifeste ; et voici ce que disait M. Vidal, lorsqu'au 15 octobre le traitement fut supprimé. « Les douleurs ont entièrement disparu.
La sensibilité reparaît à la plante des pieds. En se regardant marcher, il
projette moins ses jambes, et seul, en s'aidant de la rampe, il est parvenu
à monter l'escalier d'un second étage. Seul, à l'aide d'une canne, il a pu
devant nous faire le tour de la salle. Mais, sans le secours de la vue, il ne
pourrait encore marcher, ni se tenir longtemps debout. » (*Gazette des hôpitaux*, 1862, p. 505.) Pendant quinze jours, cet heureux amendement ne
se démentit pas et V... put faire, vers le 30 octobre 1862, le tour de la
salle quatre fois, sans autre aide que son bâton.

« Mais les jours froids et humides arrivaient, me raconte V..., et au
mois de novembre, je fus pris d'une rechute et je revins promptement à
mon état du mois d'avril précédent. A la fin de décembre, je ne pouvais
plus faire quatre pas sans soutien ; et en janvier, je ne pouvais plus mettre le pied à terre. Heureusement que la saison fut en avance, le mois de
février chaud et sec ; l'amélioration recommença. »

État actuel, mars 1863. — V... est grand, bien musclé, d'un embonpoint convenable, d'une bonne constitution ; sa santé générale est excellente ;
son appétit, ses fonctions digestives ne laissent rien à désirer. Les viscères
n'offrent rien d'anormal. L'intelligence est parfaite, la parole claire et
nette, les traits symétriques. Le nystagmus latéral double dont nous avons
parlé attire l'attention, mais il n'y a pas de strabisme ou d'inégalité des
pupilles ; les deux paupières s'ouvrent et se ferment avec facilité. Depuis
cinq ou six ans, la vue de ce malade se fatiguerait promptement, et depuis quatre ou cinq mois se serait améliorée à ce point, qu'aujourd'hui il
peut lire trois ou quatre fois plus longtemps qu'auparavant. Jamais de diplopie. L'audition se fait bien. Jamais de maux de tête.

Les phénomènes de sensibilité dans les membres supérieurs se réduisent aux douleurs qu'il a ressenties il y a quelques années et qui ont

disparu, à un engourdissement suspect, mais léger, siégeant dans le petit doigt gauche, et à une diminution relative presque inappréciable de la perception cutanée vers le bord interne du poignet et de l'avant-bras gauches. La myotilité est normale. Il place une épingle, met un bouton, écrit les yeux fermés, avec assurance.

Arrivons à l'étude des membres inférieures vers lesquels les manifestations de la maladie sont aujourd'hui concentrées. Lorsque le temps vient à tourner au froid, à l'humidité, ils sont le siége de fourmillements dans les orteils, qui reviennent toutes les deux ou trois minutes, et de douleurs comme des éclairs, dont les accès sont moins fréquents et se calment lorsque le malade est distrait par la conversation. Souvent il s'y joint une sorte de constriction au niveau de l'un ou des deux muscles carrés des lombes.

La sensibilité aux corps froids est partout conservée, et même accrue et pénible aux cuisses. La traction des poils est douloureuse. Le chatouillement n'est pas perçu et ne réveille aucun mouvement réflexe. Les sensations de contact sont obtuses. La plante des pieds ne perçoit nullement la consistance du sol. Le retard qu'éprouvent les sensations est très-remarquable. Ainsi au dos du pied, il est de cinq secondes; à la face antérieure des deux jambes, de quatre; à la cuisse gauche, de deux; et à la cuisse droite, d'une; tandis qu'au bras droit indemne, et même au côté interne du poignet gauche, la transmission est instantanée. Mais le phénomène de sensibilité dominant échappe à l'observation; c'est une sensation d'engourdissement qui, dans les premiers temps, n'existait qu'à gauche, et qui aujourd'hui est également développée des deux côtés.

La sensibilité musculaire à la pression et au pincement est moindre aux mollets qu'aux cuisses, moindre aux cuisses que dans les parties supérieures saines. La notion des attitudes est très-confuse. Ainsi, lorsque ayant fermé ses yeux et fléchi l'une de ses jambes, je le questionne, il répond que j'ai élevé et étendu sa cuisse.

Le volume des membres inférieurs est normal; les chairs sont fermes et sans trace d'atrophie. Jamais de crampes. Pas de tremblement rhythmique. Quelques contractures des muscles de la jambe produisant des mouvements des orteils dans les premiers instants où le pied touche le sol. La force musculaire est vigoureuse, bien qu'on puisse saisir quelque différence avec celle d'un individu sain et musclé de même, couché dans un lit à côté. En outre, il est certain qu'il y a diminution appréciable de la puissance d'extension et de flexion du pied et de la jambe gauches.

L'ataxie locomotrice est bien caractérisée. Il ne peut marcher sans le secours tout à la fois d'un infirmier et d'un bâton. Encore ne fait-il qu'une trentaine de pas, à cause de la fatigue qui en résulte, et en regardant attentivement à ses pieds. Ses jambes s'étendent sur les cuisses, se roidissent et sont lancées à droite et à gauche de la façon la plus incohérente. Vient-il à fermer les yeux, il chancelle, et tomberait immédiatement. Pourtant il parvient, couché dans son lit, à exécuter assez bien les divers mouvements indiqués.

De même que les troubles de la sensibilité, ceux de la motilité s'accroissent ou diminuent d'un jour à l'autre, selon l'état de l'atmosphère. Le froid, la menace d'une pluie, d'un orage, un grand vent font apparaître les fourmillements, les douleurs fulgurantes, les constrictions des lombes, tandis que les jambes deviennent roides et lourdes. Les trop grandes chaleurs produisent un résultat semblable à un moindre degré. Une atmosphère chaude et sèche, l'absence de nuages font aussitôt disparaître toute douleur; il se sent léger et marche tout de suite beaucoup mieux. Je l'ai vu me prédire, six heures à l'avance, un changement de temps.

Les fonctions rectales sont régulières. Un peu de dysurie, mais plus d'incontinence depuis deux ans. Les érections et les désirs vénériens tendent à reparaître depuis six mois. En ce moment le corps offre de nombreux groupes disséminés d'impétigo, qui ont apparu depuis quelques mois.

Traitement. — Bains sulfureux tous les deux jours, sans interruption, depuis deux ans et demi. C'est à eux et à la saison que V... attribue ses améliorations annuelles, en particulier celle de l'été dernier. En outre : iodure de potassium, l'année dernière, pendant six mois, et plus récemment, depuis un mois, de 50 centigrammmes à 1^{gr},50 par jour, et vin de quinquina. Nous avons vu plus haut que M. Vidal a employé le nitrate d'argent pendant deux mois, à la dose de 2 à 4 centigrammes par jour.

14 mai. — L'état du malade concorde exactement avec celui de l'atmosphère. Pendant trois semaines, il allait bien, il marchait progressivement mieux, lorsque, depuis cinq jours, le temps s'est couvert, et les douleurs, la faiblesse des jambes sont revenues. L'engourdissement de mauvais présage du petit doigt gauche est de même. Les acnés paraissent et disparaissent, et sont en moindre quantité à présent.

6 juin. — Quand il fait beau, V... peut descendre l'escalier en s'aidant de la rampe. En remontant, il a besoin en plus d'un bâton. La sensibilité revient peu à peu, sauf à la plante des pieds. Depuis son entrée à Lariboisière, il ne s'est jamais trouvé aussi bien.

9 juin. — Amélioration progressive. Plus de douleurs, et pourtant le temps est au variable, aux giboulées.

20 juin. — *Ut supra.*

25 juin. — Douches froides en pluie tous les matins sur la colonne vertébrale, à partir d'aujourd'hui. Bains sulfureux supprimés.

27 juin. — Aucun résultat.

3 juillet. — Le baigneur et le malade trouvent qu'il y a plus de sûreté dans la démarche, surtout immédiatement après la douche. Il s'est fait mal au pied en tombant il y a quelques jours, et ne peut se lever, ce qui m'empêche de contrôler ses assertions.

14 juillet. — Aucune amélioration. Cependant la douche est dirigée avec soin sur le dos et les reins, pendant dix minutes, et la réaction se fait bien.

16 juillet. — L'engourdissement augmente aux membres inférieurs; et, sur sa demande, on laisse l'hydrothérapie pour revenir aux bains sulfureux. M. Cusco éprouve une grande difficulté à examiner les yeux à l'ophthalmoscope, à cause du nystagmus congénital : congestion de la papille, qui est légèrement violacée à gauche ; autant à droite.

21 août. — Les choses ont été fort bien depuis le 16 juillet. Le temps était beau, sec. Aussi V... se lève, s'habille et fait deux fois la longueur de la salle sans le secours de sa canne. Tout à coup, ces jours-ci, le temps a changé ; les douleurs sont revenues et l'empêchent de dormir ; les jambes sont plus roides, plus faibles. De temps à autre, je trouve des indices d'une diminution de la mémoire.

21 septembre. — Anesthésie incomplète, plus intense à gauche. Analgésie plus incomplète encore. Le pincement de la peau et l'arrachement des poils déterminent presque autant de douleur qu'à l'état normal. Le pincement des muscles du mollet n'est pas perçu ; la position où se retrouve le membre après un mouvement, n'est appréciée qu'une fois sur quatre. Je perds souvent mes jambes dans mon lit, dit-il. Il marche avec son bâton deux fois la longueur du jardin, c'est-à-dire sur un terrain rugueux. Sur le parquet de la salle, il fait à peine vingt pas avec son bâton et un camarade à proximité. A l'amélioration succède en ce moment une phase d'accroissement.

12 janvier 1864. — V... est content de sa position ; il s'attendait à la voir empirer à cette époque comme les autres hivers ; mais il continue à faire le tour de la salle au bras d'un camarade, et pourrait même aller seul quelques instants. Il en conclut que, l'été prochain, sa santé entrera dans une phase décisive d'amélioration.

Les premiers indices de l'ataxie progressive chez cet homme remontent à l'année 1857. En 1859, il va passer une première saison aux boues de Saint-Armand et s'en trouve bien. En 1860, nouvelle saison à la même station sans soulagement. En décembre de la même année, il entre à Lariboisière et y voit en trois mois sa maladie s'aggraver et atteindre son maximum. Déjà il avait remarqué que les hivers étaient plus difficiles à passer. L'été eût été relativement meilleur, si un érysipèle et un rhumatisme n'étaient venus compliquer son état. L'hiver suivant, les choses allèrent mal, mais le mieux commença plus tôt et fut plus marqué que les années précédentes. De février à juillet 1862, la maladie s'améliora. Il prenait des bains sulfureux tous les deux jours. Chaque mois, assure-t-il, il y avait une différence notable en comparaison du précédent. C'est alors (premiers jours d'août) que M. E. Vidal administra le nitrate d'argent à la dose de 2 à 4 centigrammes pendant deux mois et demi, hormis une interruption de dix jours, et constata que la locomotion avait beaucoup gagné. Malheureusement le médecin avait oublié de suspendre les bains sulfureux qui, non interrompus depuis le mois de février, lui faisaient déjà tant de bien. Quinze jours après la cessation du nitrate, l'amélioration était encore plus grande. « Mais, nous dit le malade, les jours froids et humides approchant, une rechute eut lieu en novembre, et je revins rapidement à mon état du mois d'avril précédent. J'avais fait jusqu'à quatre fois le tour de la salle. En décembre, je ne marchais plus que quatre pas. » Cependant, comme l'année d'avant, le mois de février, sec et relativement chaud, fut le signal d'une nouvelle amélioration. Tout l'été fut bon. Nous le vîmes ces jours derniers (janvier 1864); il était très-satisfait, allait moins bien qu'en juillet, mais mieux qu'il ne l'espérait, et il comptait que les beaux jours prochains amèneraient cette fois sa guérison.

Devons-nous conclure? le lecteur l'a déjà fait. La marche naturelle de la saison et les bains sulfureux conservés par mégarde, ont le principal mérite dans l'amélioration qui s'est produite en septembre et en octobre. Cependant il nous a semblé que l'amendement d'août à octobre a été plus marqué que celui qui s'était opéré de mai à août sous l'influence dés seuls bains sulfureux. Est-ce à l'état de l'atmosphère ou au nitrate qu'il faut attribuer cette différence ? Dans l'intérêt de l'art, nous voulons bien l'accorder à ce dernier, et nous inscrivons ce cas sous le titre : Succès passager et probable par le nitrate d'argent.

Dans l'observation n° 138, la maladie a commencé en 1860 par les troubles de la vue et ceux de la marche tout à la fois. A son entrée à Lariboisière, en février 1863, le sujet est soumis pendant dix jours aux bains sulfureux qui l'améliorent sensiblement. On les remplace alors par le nitrate d'argent qu'on porte de 1 à 2, puis 3 centigrammes. Dans la quinzaine qui suit, les douleurs diminuent et la diplopie disparaît. Jusqu'en juillet, on voit les autres symptômes s'amender peu à peu, tout en oscillant d'une semaine à l'autre, selon l'état de l'atmosphère. Un moment se montrent de l'anorexie et de la tendance à la diarrhée. Malheureusement en juillet le malade est atteint de ténesme vésical, chaque fois qu'il prend une pilule ; et deux jours de suite il a de l'hématurie à laquelle succède une cystite. Ce que le malade a gagné se perd en peu de jours. On est même obligé de suspendre le nitrate et de donner des bains sulfureux qui font reparaître l'amélioration. Enfin, vers le milieu de septembre, on reprend le nitrate à 3 centigrammes. La dernière fois que je vis ce malade, il marchait mieux qu'il y a dix mois ; la sensibilité cutanée était totalement revenue.

En laissant de côté les accidents vésicaux auxquels il a donné naissance, le nitrate nous paraît avoir joué un rôle dans cette double amélioration. Les bains sulfureux n'eussent-ils pas mieux réussi ? Nous le croyons. Mais le repos physique et moral, le régime n'ont-ils pas aussi leur part dans les résultats ? Inscrivons cependant cette observation comme plutôt favorable à la médication préconisée par MM. Charcot et Vulpian.

Les résultats sont plus certains dans l'observation n° 160.

La maladie a débuté en octobre 1861, et c'est en décembre 1862 que le sujet est admis à Lariboisière. Pendant quatorze mois, il a été soumis au nitrate à la dose de 3 centigrammes par jour sans en avoir jamais ressenti le moindre inconvénient, sauf la coloration foncée du visage. Les premiers effets furent de diminuer les douleurs, de rendre le sommeil et de modérer les contractures des orteils lorsqu'il posait le pied à terre. Mais l'amélioration de la marche n'a commencé à être sensible que vers le huitième mois. Toutefois, pendant quelque temps, elle s'est démentie et ensuite a reparu. Aujourd'hui le résultat n'est pas douteux. L'ataxie est visible, le malade marche à peine six pas les yeux fermés ; mais à part cela, tous les autres symptômes ont disparu, et nous eussions pu mettre cette observation à côté de celle n° 222 comme exemple de guérison relative, non plus spontanée, mais due à l'intervention de l'art. En effet, nous avons posé en fait que l'incertitude de la locomotion, une fois apparue dans notre maladie, ne disparaît jamais complétement. Il est regrettable cependant que le traitement ait réclamé une année ; car on peut craindre que les conditions hygiéniques plus favorables, dans lesquelles s'est trouvé le sujet, n'aient leur part dans cette espèce de cure.

Malheureusement l'observation suivante ne présente pas d'aussi beaux résultats.

Obs. CCXXX. — *Ataxie locomotrice progressive. Nervosisme. Amélioration passagère par le nitrate d'argent, puis aggravation considérable.*

D... (Eugène), 42 ans, passementier, entré à l'hôpital Saint-Louis, service de M. Hardy, salle Henri IV, n° 3, le 28 juillet 1860, pour une urticaire, et passé de là dans le service de M. Hillairet, salle Saint-Charles, n° 16, le 13 janvier 1862.

Sa mère était très-nerveuse ; lui-même était très-irascible, et se laissait aller à pleurer pour les moindres motifs. Dans son enfance, il a souffert des privations. Il a été sujet aux épistaxis et n'a jamais eu de migraines ou d'hémorrhoïdes, mais deux fois la petite vérole. Vers l'âge de 20 ans, il eut une ulcération à la verge, non suivie, assure-t-il, d'accidents consécutifs, et pour laquelle, néanmoins, M. Ricord ordonna la liqueur de Van Swieten. En 1836, il a servi en Espagne, comme soldat, pendant quatorze mois. Jamais il n'a abusé des liqueurs alcooliques, des femmes, ni de l'onanisme. En 1848 et en 1852 il fut exposé, pendant les événements politiques, aux émotions les plus vives, et conserva une susceptibilité nerveuse à laquelle il attribue l'éclosion de sa maladie actuelle.

Il y a huit ans, c'est-à-dire en 1854, il fut pris d'accidents graves qui le retinrent dix-sept jours au lit. C'étaient : 1° des douleurs spontanées dans la profondeur des membres, prédominantes à gauche ; 2° une hyperesthésie cutanée telle, que la seule appréhension d'être touché le jetait dans des transes extrêmes. Le rétablissement fut complet, sauf quelques douleurs courtes et passagères de loin en loin. Il y a six ans, cependant, il se souvient qu'une fois il trébucha sans motif sur le trottoir et tomba.

Le véritable début de sa maladie actuelle remonte à l'année 1857. A peine, depuis cette époque, a-t-il pu travailler quelques jours çà et là. Le pied droit, qui faisait mouvoir le métier, devint faible le premier. Il apparut des fourmillements dans les orteils gauches. Puis à leur tour, les mains furent prises de formication et d'incertitude des mouvements. Les chutes sans cause devinrent de plus en plus fréquentes. Les membres maigrirent. Enfin, troubles urinaires passagers.

Bref, D... entra à l'hôpital Saint-Louis, non pour ses phénomènes nerveux qui, chose singulière, éveillèrent modérément l'attention, mais pour une urticaire chronique. Le traitement de celle-ci par les bains sulfureux, alcalins, les douches de vapeur, accrurent sa faiblesse, affirme-t-il, ainsi que son insomnie et ses douleurs devenues depuis longtemps plus vives. Dégoûté de la nourriture qu'on lui donnait, c'est à peine s'il mangeait. A cette époque (1861) l'œil gauche aurait été comme paralysé, dit-il.

État actuel, 8 janvier 1863. — D... est de taille moyenne ; son front plissé, ses traits amaigris, souffrants et mobiles, ses yeux excavés, son langage, le récit écrit qu'il me donne de ses malheurs, sa préoccupation sur son mal, ses plaintes sur toutes choses, son intelligence même, trahissent une constitution nerveuse exagérée, un esprit malheureux et hypochondriaque. La mémoire a diminué ; certains faits, certains mots lui échappent. Sa parole s'embarrasse, sa langue vacille parfois lorsqu'elle est tirée hors de la bouche. Sa vue est excellente aujourd'hui, mais il larmoie davantage à gauche. L'odorat, le goût, l'ouïe, sont également indemnes. Les deux moitiés de la face sont symétriques. Insomnie et rêvasseries habituelles. Spermatorrhée plus sérieuse qu'il y a deux ans. L'émission des urines exige un certain effort. Selles quotidiennes. Pas de céphalalgie.

Dans une étendue de douze travers de doigt, de la deuxième à la dixième dorsale environ, existe de la rachialgie se montrant aux changements de temps, lorsque le malade est irrité, mécontent, et s'exagérant par les mouvements du dos, à la pression et à la percussion. Cette douleur s'irradie de temps à autre en ceinture à la base du thorax.

Depuis cinq ans, dit-il, et notamment en ce moment, des douleurs lancinantes, soulagées par une pression profonde, reviennent tous les jours, tantôt dans une région, tantôt dans une autre, et durent de huit heures du soir à cinq heures du matin, en le privant de sommeil. Il les dépeint comme des vibrations qu'on pourrait compter, des fourmillements, des titillations.

Battements de cœur ; pas de souffle cardiaque ou carotidien. Pouls faible, régulier, à 80. Pas d'indice de tuberculisation pulmonaire.

Troubles de la sensibilité plus marqués aux membres inférieurs qu'au supérieur gauche, nuls au supérieur droit. Ainsi les corps froids sont nettement perçus, mais plus qu'à l'état normal à la jambe droite et à l'avant-bras gauche. Les attouchements simples, le chatouillement et l'arrachement des poils ne déterminent aucune sensation à la cuisse et à la jambe gauches ; tandis qu'ils sont distingués confusément à droite. La plante du pied gauche lui paraît recouverte d'une épaisse peau de pachyderme. La pression des masses musculaires est perçue partout, mais un peu moins à la cuisse et au mollet gauches.

La force musculaire est affaiblie dans tout l'organisme, notamment à l'avant-bras gauche et à la cuisse gauche, mais a encore assez de vigueur. Contractures passagères et indolentes des orteils, de loin en loin.

Les yeux fermés, dans le décubitus dorsal, D... exécute bien les mouvements qu'on lui ordonne, sauf que le membre gauche a une propension involontaire à se porter en abduction. Les yeux ouverts et debout, les pieds rapprochés, il conserve sans effort un équilibre stable ; mais s'il marche, il chancelle avec une disposition à tomber en avant, et, de temps à autre, le pied gauche s'écarte trop de sa ligne et sa pointe relevée est projetée un peu trop loin. Les yeux fermés, l'équilibration cesse entièrement ; le sujet ne peut faire deux pas sans tomber, mais n'a pas la forte agitation et les mouvements irrésistibles et étendus des grands ataxiques.

Traitement. — Nitrate d'argent, 2 centigrammes par jour en pilules.

15 janvier 1863. — 4 centigrammes par jour de nitrate d'argent. Rien de nouveau.

22 janvier. — Il est à 10 pilules par jour d'un centigramme. Depuis hier, diarrhée intense, quinze selles dans la journée. Insomnie et excita-

bilité nerveuse augmentées. Les douleurs, moins intenses, sont plus généralisées. L'appétit demeure bon. Eau de riz, sirop de coing.

29 janvier. — Diarrhée presque disparue. Sommeil meilleur ; moins d'agacement. Le point de côté et les palpitations dont il accusait l'existence depuis trois ans ne se font plus sentir depuis quelque temps. Les malades voisins qui voient leur camarade aller et venir dans la journée affirment que la marche est plus assurée depuis quinze jours. Quant à moi, je ne vois pas grand changement. Même traitement ; deux portions.

5 février. — D... qui avait entrepris de m'écrire lui-même son observation, m'avoue ne plus pouvoir continuer à cause de la grande fatigue intellectuelle qui en résulte. Nuits excellentes depuis deux jours. Même traitement : 10 pilules par jour.

8 mai. — Je n'ai pas revu D... depuis trois mois. Son traitement au nitrate a été continué avec quelques péripéties. Les pilules furent progressivement portées au nombre de 15 dans la journée ; mais après quelques essais, on dut redescendre au chiffre de 7 à cause de la diarrhée très-intense qu'elles occasionnaient. Pendant vingt jours environ, puis pendant dix jours et enfin actuellement depuis deux jours, elles ont dû être suspendues. Sauf cette diarrhée passagère, les digestions sont demeurées bonnes, bien que l'appétit soit faible.

À première vue, je trouve le malade mieux. La face est moins pâle, moins maigre. Sa démarche est plus assurée. Quand ses yeux sont fermés, il fait quelque dix pas sans trébucher, pourvu, dit-il, qu'il sache quelqu'un devant lui. À son entrée dans le service, il ne pouvait uriner qu'assis ; aujourd'hui il peut uriner debout. Les douleurs sont plus rares, moins intenses. Il dort bien. Tous les huit jours, pollution nocturne avec érection et plaisir, tandis qu'à son entrée ces deux caractères faisaient défaut. La sensibilité, diminuée au bras et à la main gauches, comparativement au côté droit, a recouvré aujourd'hui son état normal. Les sensations de température et de contact y sont perçues instantanément. L'analgésie et l'anesthésie existent encore aux deux membres abdominaux et davantage à gauche, bien que la peau de pachyderme à laquelle D... comparait la plante de ses pieds, au point de vue des sensations, lui paraisse diminuée d'épaisseur.

Malheureusement d'autres symptômes sérieux ont apparu. La mémoire est considérablement atteinte. Tous les muscles du bras gauche, notamment les interosseux des doigts, les éminences thénar et hypothénar, l'avant-bras, les biceps ont diminué de volume. Je ne trouve rien de semblable aux jambes. Les autres symptômes n'ont subi aucune modification. Aucuns troubles des sens ; ni céphalalgie, ni rachialgie ; bégayement passager lié plutôt à l'état intellectuel qu'aux organes d'articulation ; excitation nerveuse, etc. Pas de tremblement. Poussées légères et partielles d'urticaire de temps à autre.

20 mai. — Il a repris ses pilules et en est aujourd'hui à 5. Décidément sa physionomie est meilleure et sa marche plus assurée. Il me fait observer que ses souliers sont éculés, le droit bien davantage vers le côté externe, parce qu'a présent son tronc se balance à gauche et à droite alternativement pendant la marche, et qu'alors c'est le côté externe du pied renversé qui appuie sur le sol. Je le vois à son insu ; il se promène dans les cours et va droit devant lui, sans le secours de sa béquille.

2 juillet. — Il marche droit sans agitation et sans chanceler, les yeux ouverts, sans crainte de tomber, les yeux fermés. L'atrophie des éminences thénar et hypothénar n'a pas fait de progrès ; la face brunie est plus charnue. Les douleurs, jadis si atroces, ont presque entièrement disparu. La sensibilité de la plante des pieds revient des deux côtés, il perçoit la consistance du parquet. Il ne se sent plus une peau de pachyderme aussi épaisse, dit-il. L'engourdissement y est moindre. « On pourrait, me dit-il, faire des études barométriques sur mon corps. Je prévois un orage avec une certitude extraordinaire. » Mais il redoute l'hiver ; « il faudrait, dit-il, que nous soyons en mai, et non en juillet. »

Il a toujours continué les pilules, en variant les doses, et en s'arrêtant de temps à autre. Aujourd'hui il en prend 6. Elles n'occasionnent plus de diarrhée. Appétit et moral meilleurs. Coloration diffuse bleuâtre du bord gingival gauche. Les sueurs naturelles reviennent au pied.

23 novembre. — Jusqu'au 14 septembre, le nitrate a été continué et descendu vers la fin à 2 centigrammes par jour. Fatigué de l'hôpital et ne voyant plus d'amélioration nouvelle, il sortit ; mais le surlendemain, il eut une crise hystériforme, fut atteint d'un érysipèle de la face avec délire et incontinence, puis d'une rétention d'urine. Ses jours furent en danger.

Depuis lors, il est resté faible, sans sommeil et très-amaigri. L'atrophie des muscles de la main gauche se montre à droite. La sensibilité tactile de sa main, de son avant-bras gauche et de tout le membre inférieur du même côté, bien qu'améliorée, est encore très-obtuse. La main gauche serre des deux tiers moins que la droite. Elle lâche les objets et n'est plus utilisée par le malade que comme instrument de tact et de préhension. Les yeux fermés, il porte de cette main sa cuiller à son oreille et non à sa bouche. Cette incertitude semble plus le fait de la faiblesse et de l'atrophie musculaire, que de mouvements irréguliers des doigts. La marche est possible les yeux ouverts, mais très-difficile les yeux fermés. Les irrégularités et la titubation qu'on observe alors sont plutôt des troubles d'équilibration que des mouvements discordants et involontaires. Il est redevenu très-irritable et exalté. Sa tête est inclinée à gauche, comme si les muscles cervicaux de ce côté étaient moins forts que ceux du côté opposé. L'état général est mauvais. Catarrhe vésical. Pas de traitement (1).

Cette observation est une de celles que nous avons citées tant de fois comme exemple d'ataxie progressive entée sur un tempérament nerveux très-prononcé. Ce serait la forme nervosique de cette maladie. Elle a débuté en 1854 ou 1857, ce qu'il est difficile de préciser. Le traitement au nitrate, institué par M. Hillairet, a commencé dans les premiers jours de janvier 1863, et a été porté rapidement à 10 pilules de 1 centigr. par jour. La diarrhée apparut et céda aux moyens habituels. Plus tard le nombre des pilules fut élevé jusqu'à 15, mais dut être ramené à 7 et même à 3, à cause de la diarrhée très-intense qu'elles déterminaient. Plusieurs fois on dut les suspendre tout à fait. Vers juillet, l'amélioration de la marche était très-évidente, les douleurs avaient disparu. En septembre, après être descendu à 2 pilules, il demande son exeat, fatigué de l'hôpital, mais quelques jours après il rentrait pour un érysipèle à la face. Depuis lors la maladie a fait des progrès. Bien que la marche soit plus assurée et qu'il aille et vienne, les membres supérieurs se prennent de plus en plus, et les facultés intellectuelles s'altèrent.

En somme, si l'on envisage la maladie dans son ensemble, le nitrate n'en a pas arrêté les progrès. Mais si nous avons égard aux huit premiers mois seulement, et à l'état de la marche, nous constatons un effet satisfaisant. Peut-être les toniques eussent-ils mieux convenu chez un sujet aussi chétif et énervé ; mais l'action passagère du médicament employé n'en demeure pas moins.

Ainsi, une amélioration relative, mais rapide, en trois mois, avec 4 ou 8 centigrammes par jour ; une autre douteuse et passagère, en deux mois, à la dose de 2 à 4 centigrammes ; un

______

(1) Voyez l'*Appendice* pour son autopsie.

amendement, en six mois, avec 1 à 3 centigrammes, disparu après des accidents graves vers la vessie ; une guérison relative, en huit mois, à la dose de 3 centigrammes, et une amélioration très-courte après sept mois, à la dose de 1 à 10, puis de 7 à 3 centigrammes par jour. Tel est notre bilan personnel en faveur de la médication argyrique. Les trois derniers malades ont été traités pendant le plus long espace de temps qui soit à notre connaissance ; fait digne de remarque, car si l'on se fût arrêté au bout de deux ou trois mois, on se serait imaginé que le médicament avait dit son dernier mot. Aussi leur régime est-il photographié sur leur visage en caractères indélébiles. Mais, chose intéressante, le masque formé par les parties que la cravate et le bonnet d'hôpital ont mis à l'abri de la lumière, d'une coloration brun-cuivré en été, a perdu considérablement de sa nuance foncée aux premiers jours d'automne.

En somme, en réunissant tous ces résultats, nous nous trouvons avoir 54 cas, dont 33 succès et 21 insuccès, ce qui donne une proportion de 62 pour 100. Mais la majorité en a été publiée dans un but déterminé, et l'on ne peut vraiment reprocher aux praticiens un défaut de zèle quand il s'agit de relater des observations dont tout l'intérêt repose sur un insuccès. Nos observations personnelles recueillies dans un autre but que le traitement, méritent donc de peser davantage sur notre conclusion. Voici le résumé de nos 17 cas :

12 insuccès absolus (ou 16 selon l'étendue accordée à la dénomination ataxie locomotrice progressive).

1 cure relative (n° 160).
1 amélioration très-relative, mais rapide (n° 173).
1 amélioration assez marquée, mais de peu de durée (n° 138).
1 amélioration faible et très-éphémère (n° 230).
1 amélioration douteuse (n° 229).

Encore ne s'agit-il pas de guérison dans le cas où nous voudrions employer ce mot. Le seul résultat réellement impossible à constater dans ces 4 ou 5 cas, c'est l'apparition d'un état stationnaire, d'une rétrocession passagère dans le cours du traitement. Nous formulerons donc notre conviction personnelle dans les termes suivants :

Le nitrate d'argent est en général sans efficacité dans le traitement de l'ataxie locomotrice progressive. De plus, son emploi n'y est pas exempt de tout inconvénient. Il compte cependant quelques succès relatifs et passagers. En somme, le nitrate d'argent a droit à être inscrit parmi les médicaments auxquels le praticien peut recourir, faute de meilleurs, dans une maladie aussi mal partagée en agents thérapeutiques réellement efficaces.

Complétons donc son histoire et voyons à quelles doses, sous quelles formes, dans quelles circonstances, il importerait de l'administrer et comment il agit.

La dose à laquelle il faut le donner ne paraît pas définitivement fixée : Wunderlich le prescrivait d'abord par milligrammes et ne dépasse guère 4 centigrammes. MM. Charcot et Vulpian ont débuté par 1 centigramme et ont monté jusqu'à 3 ou 4. Le premier alla plus tard à 8 centigrammes chez notre n° 173. M. Pidoux a été jusqu'à 8 aussi ; MM. Gubler et Beau à 10, et M. Hillairet à 15, etc. Les améliorations ne sont pas plus communes par l'un ou par l'autre système.

La tolérance du sujet pour le médicament est bien plus importante à considérer. Chez tel, 1 centigramme donne lieu à des accidents, et l'on est obligé de diminuer la dose. M. Gubler a vu, dans une autre maladie, 1 centigramme de nitrate d'argent donner lieu aux phénomènes suivants pendant plusieurs heures : facies hippocratique, yeux excavés, nez froid et effilé, anxiété extrême, crampes très-douloureuses des mains ; le lendemain, avec 1 centigramme la même crise se reproduisit. Le surlendemain on suspendit le nitrate, il n'y eut rien. Jamais auparavant ni depuis il n'a éprouvé d'accidents analogues.

(Communication orale.) N'y a-t-il pas eu quelque circonstance ignorée? Chez tel autre, l'organisme ne se révolte qu'à 10 centigrammes. La femme de l'observation n° 173 supportait cette quantité sans inconvénient. Nous n'avons pas pu constater dans les cas que nous avons suivis jour par jour, si l'économie supportait mieux les fortes doses, selon qu'on y était arrivé lentement ou rapidement.

L'espace de temps pendant lequel il a été administré varie de trois semaines, à quatorze mois; il est, en moyenne, de trois mois pour les cas heureux. Il est donc recommandé de ne pas se laisser arrêter par les accidents qui surviennent dans les premières semaines, et d'insister longtemps; chez ce même n° 173, le nitrate a échoué une première fois, la médication n'ayant duré que trois semaines, et a réussi plus tard à peu près aux mêmes doses au bout de trois mois. Si chez nos malades n°s 138 et 145, on eût renoncé au traitement de bonne heure, le nitrate eût été condamné à tort, car l'amélioration n'apparut que vers le sixième ou huitième mois.

Les effets physiologiques du nitrate d'argent, les uns locaux, portent sur la muqueuse gastrique et intestinale, les autres généraux, portent sur le tégument externe et le système nerveux; ils sont immédiatement consécutifs à l'ingestion et passagers, ou bien ils sont permanents. Voici les effets qu'ont notés MM. Charcot et Vulpian sur leurs cinq premières malades : « Elles éprouvaient, disent-ils, peu de temps après l'ingestion de chaque pilule, au bout d'une heure par exemple, des fourmillements, de petits tressaillements dans diverses parties du corps, mais principalement et quelquefois même à peu près exclusivement, dans les membres affectés. Ces sensations pénibles étaient différentes des douleurs fulgurantes habituelles. Ces phénomènes cessaient complétement après avoir persisté pendant deux ou trois heures en moyenne. Dans plusieurs cas, en outre, des éruptions lichénoïdes et prurigineuses, accompagnées de violentes démangeaisons, se sont montrées peu de temps après le commencement du traitement sur toute la surface du corps, principalement sur les membres. Une sensation d'ardeur plus ou moins pénible siégeant à la région épigastrique, s'est montrée chez un malade quelques instants après chaque ingestion de nitrate d'argent; mais bientôt la tolérance s'est établie et les douleurs n'ont plus guère reparu qu'aux époques où la dose du médicament était accrue. »

Nous ajouterons à cette liste d'autres symptômes : Quelques malades accusent, une demi-heure après avoir pris leurs pilules, un peu de ténesme du col vésical; nous croyons que cette influence spéciale détermine une irritation assez soutenue pour amener à la longue un catarrhe vésical. Le n° 138 avait des envies violentes d'uriner chaque fois qu'il prenait des pilules; il eut deux jours de suite de l'hématurie et ensuite de la cystite. La dysurie, ordinaire dans la maladie, pourrait rendre compte de ces accidents; mais la fréquence chez ceux qui ont été soumis au nitrate, milite en faveur de la cause adjuvante que nous indiquons. Le n° 166, de son côté, ressentait des douleurs violentes après l'administration de sa pilule. Quelques individus éprouvent de la constipation à une petite dose, tandis que d'autres, à la même, et presque tous à une dose élevée, sont pris d'une diarrhée légère ou très-grave. Signalons encore l'embarras gastrique que fait disparaître d'ailleurs un vomitif, et l'anorexie simple qui cède à une goutte de Baumé à chaque repas.

Une des objections faites à l'emploi du nitrate d'argent est la coloration basanée ou bleuâtre qu'il laisse après lui. Cette coloration se manifeste à la sertissure des gencives et à la face interne de la lèvre inférieure principalement, puis sur toute l'étendue de la peau, avec une nuance plus foncée sur les parties exposées à la lumière. Chez quelques individus, elle apparaît de bonne heure ; chez d'autres, après qu'on a abandonné le traitement, ou bien elle ne se montre pas du tout. Le laps de temps pendant lequel le sujet a été soumis au médicament a une influence positive, tandis que l'élévation de la dose ne nous a pas paru avoir d'importance, ce qui indiquerait qu'au delà d'une certaine dose, et dès qu'il commence à agir fortement sur la muqueuse gastro-intestinale, le nitrate n'est pas absorbé davantage.

En somme, nous conseillons, à ceux qui ne se décourageront pas, de commencer par la dose de 1 centigramme, de l'élever lentement, de ne pas dépasser 8 centigrammes, de rétrograder au moindre indice d'une intolérance du tube digestif ou de la vessie (les accidents cutanés ont une moindre portée), de l'associer au besoin à la thridace ou l'opium, et enfin, si le médicament est toléré, de ne renoncer que vers le dixième mois.

Les praticiens ont adopté le mode d'administration de MM. Charcot et Vulpian en pilules faites avec une substance inerte comme la mie de pain ou la gomme arabique. Généralement on les donne aux repas, afin qu'elles soient mieux tolérées.

Comment agit le nitrate d'argent? Quelques recherches faites par M. Cloez sur des pilules récemment préparées ont montré que les 4/5ᵉˢ au moins du sel d'argent sont décomposés et passent à l'état insoluble, principalement sous forme d'oxyde d'argent et d'argent métallique. D'ailleurs cette décomposition préalable importe peu. Les chlorures renfermés dans le tube digestif et le sang l'eussent opérée et continuée probablement dans le torrent circulatoire. D'autre part, M. Cloez a retrouvé l'argent sous forme de petits grains métalliques dans les urines; et la matière qu'on voit en taches très-foncées, irrégulières et circonscrites sous la muqueuse labiale des sujets longtemps soumis à cette médication, est vraisemblablement aussi de l'argent métallique finement divisé (1). Il est donc certain que le nitrate d'argent se décompose dans l'organisme, que la base de ce sel y subit diverses combinaisons, est absorbée et circule dans le sang, et que c'est le métal et non l'acide qui agit. Mais comment agit-il définitivement, sur le principe morbide qui engendre la maladie, ou sur les lésions nerveuses que ce principe a déterminées ? Nous n'en savons ici pas plus que les médecins du temps de Molière sur la vertu de l'opium.

Une dernière question. Parmi les formes et variétés cliniques que nous avons distinguées, en est-il auxquelles le nitrate convienne spécialement ? Parmi les tempéraments ou les diathèses sur lesquels se greffe l'ataxie progressive, en est-il qui en formulent de préférence l'indication ? Parmi les causes probables : humidité, nervosisme, etc., en est-il une qui nous sollicite dans cette voie ? Nous y avons bien réfléchi, mais sans résultat ; et c'est pourtant là que repose tout l'avenir de la médication argyrique dans la maladie qui fait l'objet de ce travail.

Le chlorure, l'iodure (obs. n° 152), le phosphate d'argent (obs. n° 144) ont aussi été expérimentés chez les ataxiques ; ce dernier avec succès, à la dose de 5 centigrammes par jour.

Voici le résumé sommaire de la plupart des observations relatives au nitrate d'argent dont nous avons parlé dans le courant de cet article.

Obs. CCXXXI. — Homme de 32 ans ; la maladie a débuté lentement après un refroidissement. La locomotion est devenue de plus en plus difficile, et depuis deux ans le sujet marche avec des béquilles. Traitement par le nitrate d'argent. Amélioration, puis rechute. (Wunderlich, rapporté dans le *Mémoire sur le nitrate*, de MM. Charcot et Vulpian, obs. n° 1.)

Obs. CCXXXII. — Homme, 49 ans, début après une suppression de transpiration des pieds. Progrès rapides. Depuis un an, démarche chance-

---

(1) Virchow, pendant cette année 1864, aurait trouvé une coloration bleuâtre semblable des reins chez des ataxiques traités par le nitrate d'argent.

lante. Administration du nitrate d'argent. 24 grains donnés du 24 octobre 1859 au 1ᵉʳ mars 1860. Amélioration remarquable, puis état stationnaire (Wunderlich, *loc. cit.*, obs. n° 2.)

Obs. CCXXXIII. — Homme de 27 ans. Début lent à la suite d'une disparition de la sueur des pieds. Marche difficile depuis deux ans. Amendement remarquable après l'administration en tout de 9 grains de nitrate d'argent. (Wunderlich, *loc. cit.*, obs. n° 3.)

Obs. CCXXXIV. — Homme, 45 ans. Début, il y a trois mois, après fatigue et refroidissement. Sensibilité obtuse et ataxie des membres inférieurs. Administration pendant quarante jours de nitrate d'argent à la dose de 1/2 à 5/6ᵉ de grain par jour. Amélioration progressive très-remarquable déjà sensible au dixième jour. Exeat en très-bon état. (Wunderlich, *loc. cit.*, obs. n° 4.)

Obs. CCXXXV. — Homme, 35 ans. Début, il y a six mois, après un refroidissement. Depuis un mois, aggravation de la paralysie ; amélioration notable par le nitrate d'argent. (Wunderlich, *loc. cit.*, obs. n° 5.)

Obs. CCXXXVI. — Homme de 48 ans. Douleurs erratiques depuis huit ans. Impuissance depuis dix-huit mois. Ataxie des membres inférieurs depuis six mois. Tout récemment, constipation, évacuations involontaires et rétention d'urine. Du 12 mars 1862 au 24 juin, le malade prend 42 grains de nitrate d'argent. Amélioration qui ne s'était pas démentie quelques semaines plus tard. (Wunderlich, *Bull. gén. thérap.*, obs. n° 1, 1863.)

Obs. CCXXXVII. — Homme, 45 ans. A la suite d'une diarrhée catarrhale, au commencement de décembre 1844, constipation, spermatorrhée, faiblesse et engourdissement des jambes. Trois mois après, la démarche est incertaine, chancelante, surtout les yeux fermés, bien que la force musculaire soit conservée; sensibilité obtuse des membres inférieurs. Parole embarrassée. Force visuelle amoindrie à gauche. Pas de douleurs. Du 8 mai au 26 octobre 1862, administration de 45 grains de nitrate d'argent ; amélioration incontestable. (Wunderlich, *loc. cit.*, obs. n° 2, 1863.)

Obs. CCXXXVIII. — Femme, 52 ans. Séjour dans un logement humide. Début à 35 ans par de la roideur et des douleurs dans les membres inférieurs. Ataxie très-prononcée de ceux-ci au bout de cinq ans. En 1855, perte de l'œil droit qui se dévie en dehors. En 1858, l'ataxie s'étend aux membres supérieurs. Amblyopie à gauche. Douleurs généralisées. Sensibilité tactile et musculaire obtuse aux quatre membres. Notion de position presque nulle. Ces symptômes sont plus marqués aux membres inférieurs qu'aux supérieurs, dans les droits que dans les gauches. Les deux papilles sont atrophiées. Coliques, diarrhée; émaciation des muscles. Traitement infruc-

Traitement infructueux par six cautères le long du rachis et électrisation. Traitement ensuite par le nitrate d'argent pendant cinquante-trois jours, à la dose de 1 à 3 centigrammes par jour, suivi d'amélioration irrécusable. (Charcot et Vulpian, *Mémoire sur le nitrate*, obs. n° 1.)

OBS. CCXXXIX. — Femme, 37 ans. A la suite d'attaques d'hystérie multipliées, il y a quatre ans, engourdissement et douleurs continues dans les mains et, trois mois après, dans les pieds. Au bout d'un an, ataxie et perte du sens musculaire aux quatre membres. Anesthésie au tact et à la douleur s'étendant des membres à la face, aux narines, à la langue, au tronc. Cécité double, mastication, parole et déglutition embarrassées. Amélioration considérable par le nitrate d'argent, administré à la dose de 2 à 3 centigrammes pendant soixante jours. (Charcot et Vulpian, *loc. cit.*, obs. n° 2.)

OBS. CCXL. — Femme de 57 ans, Début, il y a deux ans, par une période aiguë qui a duré deux mois. Douleurs dans le dos et les membres inférieurs. Ataxie de ces derniers. Diplopie et autres troubles de la vue. Des sangsues furent alors appliquées au rachis. Affusion froide ensuite sans résultat. Depuis six mois elle n'a plus quitté le lit. Actuellement force musculaire énergique. Locomotion désordonnée. Notions de position amoindries. Anesthésie tactile des membres inférieurs. Rachialgie; constipation. Extrait de belladone pendant vingt jours, de 5 à 15 centigrammes par jour, sans aucun avantage. Nitrate d'argent, de 2 à 4 centigrammes par jour, pendant cinquante jours et plus. Amélioration marquée. (Charcot et Vulpian, *loc. cit.*, obs. n° 3.)

OBS CCXLI. — Femme de 56 ans, jadis fille de service à la Salpêtrière dans une salle très-humide. Douleurs pendant trois ans dans les membres inférieurs surtout. A la quatrième année, engourdissement subit et ataxie locomotrice de la jambe gauche, et l'année suivante de la jambe droite. Sens musculaire obtus. Anesthésie au tact et à la douleur. Rien aux yeux et dans les membres supérieurs. Tous les mois depuis la ménopause elle est prise de secousses musculaires, de vomissements et d'une douleur épigastrique en ceinture. Après trente-cinq jours de traitement par le nitrate d'argent, à 2 et 3 centigrammes par jour, l'amélioration est très-sensible. (Charcot et Vulpian, *loc. cit.*, obs. n° 4.)

OBS. CCXLII. — Femme, 46 ans. Hystérique. Début il y a quinze ans, après avoir habité deux ans un logement humide. Douleurs et ataxie dans les membres inférieurs. Diplopie passagère qui a disparu depuis. Il y a sept ans, la marche était impossible. Après quatre mois d'électrisation, elle sortit de la Pitié améliorée. Aggravation. Des cautères la soulagent encore. Nouvelle aggravation, suivie encore d'amélioration par l'électricité. En 1862, l'ataxie est limitée aux membres inférieurs qui sont anesthésiés et dont le sens musculaire est un peu atteint. Fourmillements suspects dans les doigts. Constriction thoracique. Du 29 avril au 5 juin, la malade prend 2 centigrammes de nitrate d'argent par jour. Amélioration remarquable. (Charcot et Vulpian, *loc. cit.*, obs. n° 5.)

Obs. CCXLIII. — Homme, 47 ans. Début il y a cinq mois. Engourdissement et douleurs dans les jambes. Constriction thoracique. Impuissance génitale. Puis troubles de sensibilité et de coordination dans les membres inférieurs. Ataxie des mains, dès qu'il veut saisir un objet. Amblyopie. Traitement par le nitrate d'argent pendant deux mois et demi, à raison de 1 centigramme et demi à 2 centigrammes par jour, additionné d'aloès. Amélioration de la marche et guérison de l'amblyopie. (Herschell, *Bulletin de thérapeutique*. octobre 1862.)

Obs. CCXLIV. — Homme, 30 ans. Ataxie locomotrice progressive dont le debut remonte à six ou huit mois et caractérisée par une amblyopie persistante, un défaut de coordination des mouvements des globes oculaires et des membres inférieurs, une hyperesthésie cutanée de ces derniers et peu ou point de douleurs fulgurantes. Traitement par le nitrate d'argent porté jusqu'à 10 centigrammes par jour. Au bout de cinq à six jours, amélioration. Au bout de trois semaines, on supprime le traitement. Exeat, dans un état très-satisfaisant après six semaines de séjour. (Beau, *Bulletin de thérapeutique*, 1863.)

Obs. CCXLV. — Homme de 31 ans. Début, en 1859, par des douleurs fulgurantes dans les membres, du tremblement des jambes et de l'incertitude des mouvements. Ensuite affaiblissement de la vue sans strabisme. Diminution de la sensibilité tactile et musculaire. Impuissance. Incontinence d'urine. L'hydrothérapie et les ferrugineux amènent une amélioration notable. Le nitrate d'argent est alors administré pendant cinq semaines; puis, après quinze jours de repos, pendant six semaines. L'amélioration reprend son cours et devient plus complète. (Vidal, *thèse de M. Mattéus*, p. 37.)

Obs. CCXLVI. — W... (Marguerite), 37 ans. Hystérique. Début, il y a trois ans, par douleurs dans les bras et les jambes et faiblesse de l'œil gauche. Peu après, ataxie croissante des quatre membres. Depuis deux ans elle ne s'est pas levée. L'amaurose est complète. Il y a surdité à gauche. La sensibilité tactile est seule affaiblie aux quatre membres. L'opium à l'intérieur, le sulfate d'atropine injecté dans le tissu cellulaire ont soulagé les douleurs. La vue, l'ouïe, le mouvement se sont améliorés par le nitrate d'argent continué quarante-six jours, en plusieurs fois, à la dose de 2 à 4 centigrammes par jour. (Vulpian, *thèse de M. Edwards*, obs. n° 6.)

Obs. CCXLVII. — P... (Virginie), 49 ans. Hystérique. Cataracte opérée en 1832. Début en 1831, après un séjour de cinq mois dans une habitation humide, par fourmillements, et ataxie des membres inférieurs. Vers 1847, mêmes accidents dans les membres supérieurs. Troubles de la vue légers. Amélioration passagère par la strychnine. En 1862, amélioration de la locomotion par le nitrate d'argent employé à la dose de 2 centigrammes par jour pendant soixante-quinze jours, non compris les interruptions. (Charcot, *thèse de M. Edwards*, obs. n° 7.)

Obs. CCXLVIII. — Jeanne Milet, 57 ans. Début à 50 ans, par fourmillements dans les jambes. Depuis deux ans elle ne se lève plus. Actuellement, ataxie des quatre membres. Anesthésie au tact, disséminée à la face et aux membres. Puissance musculaire énergique. Douleurs fulgurantes, douleur en ceinture, troubles pelviens, urticaire. La belladone ne dilate pas la pupille. Amblyopie. Diplopie. Prolapsus de la paupière supérieure gauche. Le traitement par le nitrate d'argent, à la dose de 1/2 à 2 centigrammes [par jour, continué pendant huit mois, à part quelques interruptions, a produit une amélioration légère. (Charcot, *thèse de M. Edwards*, obs. n° 8.)

Obs. CCXLIX. — Homme, 38 ans, concierge. Début, en 1856, par une chute de la paupière supérieure qui a duré un mois, et de la diplopie pendant deux ans. En 1861, ataxie des membres inférieurs; anesthésie légère; surdité, traitement par l'iodure de potassium et le nitrate d'argent, ce dernier de 5 milligrammes à 2 centigrammes, avec interruptions fréquentes par suite de l'intolérance du tube digestif. L'amélioration se fait promptement, mais les rechutes également : en sorte qu'il faut sans cesse revenir aux pilules que le malade demande de lui-même. (Duchenne fils, *thèse de M. Edwards*, obs. n° 9.)

Obs. CCL. — Homme, 47 ans. Ataxie locomotrice généralisée aux membres supérieurs et inférieurs, douleurs fulgurantes, etc. Amélioration, lorsque le malade eut pris 40 centigrammes de nitrate d'argent en deux mois et demi. (Charcot, *Appendice de la thèse de M. Mattéus.*)

Obs. CCLI. — Homme. Maladie remontant à trois ans. Douleurs fulgurantes, Anesthésie. Troubles de la vue. Troubles pelviens, puis ataxie des membres inférieurs. Hydrothérapie infructueuse. Amélioration au bout de cinq mois de traitement par le nitrate d'argent à la dose de 1 à 3 centigrammes. (Charcot, *Appendice à la thèse de M. Mattéus.*)

Obs. CCLII. — Jeanne R... Femme de 51 ans. A habité un logement humide pendant deux ans. Douleurs dans le membre supérieur droit, puis dans les deux inférieurs. Ataxie des quatre membres. Amblyopie. Strabisme externe. Anesthésie cutanée, limitée à la main droite. Anesthésie musculaire. Puissance musculaire diminuée dans ce même membre supérieur droit. Traitement par cautères, électricité, puis par le nitrate, pendant soixante et onze jours, en commençant par 2 centigrammes que l'on a été obligé ensuite de descendre à 3 milligrammes par jour. Amélioration. (Vulpian, *thèse de M. Edwards*, obs. n° 5.)

Médications incidentes.

Il nous reste à dire quelques mots des indications secondaires ou incidentes qui se présentent dans le cours de l'ataxie progressive.

Elles ont trait : 1° aux maladies intercurrentes, comme la migraine, l'érysipèle, la variole, la phthisie, etc. ; 2° aux complications qui ont des relations indirectes avec la maladie principale, comme l'hémiplégie, la paraplégie proprement dite, la congestion aiguë de la moelle et du cerveau, le ramollissement cérébral, l'aliénation, la paralysie générale progressive, l'atrophie musculaire progressive ; 3° aux symptômes habituels et aux accidents directement liés à la maladie. Nous n'avons à nous occuper que de ces derniers.

Les troubles oculaires, les douleurs fulgurantes, l'insomnie, la céphalalgie, la rétention d'urine, la cystite, les eschares, sont ceux que le médecin sera principalement appelé à traiter à part.

Les douleurs sont tellement inhérentes à la maladie que la médication dirigée contre celle-ci est celle qui convient le mieux contre elles. L'un des résultats les plus prompts et les plus certains de toutes les médications générales de quelque efficacité, est, en effet, de diminuer le nombre et l'intensité des accès. Ce soulagement est pour certains sujets un tel bienfait qu'il équivaut à leurs yeux presque à une guérison. Le médecin lui-même, en présence d'une maladie dont la résistance à la thérapeutique égale celle de l'épilepsie et autres névroses, et à laquelle l'épithète d'incurable ne convient que trop, ne sait pas toujours se défendre d'une semblable disposition. Ce que nous avons appelé succès, dans les pages précédentes, était souvent synonyme de diminution ou de disparition des douleurs.

Mais aussi, par leur mobilité, leurs intermittences et leur disparition spontanée, quand le temps se met au beau ou aux approches du printemps, elles sont une source d'erreurs très-communes. Elles s'en vont et reviennent d'elles-mêmes avec une égale facilité. Nous sommes même disposé à croire qu'elles tendent à diminuer et à s'éteindre au fur et à mesure que la maladie vieillit.

Les moyens spéciaux dirigés contre elles sont : l'opium, la morphine, la belladone, l'atropine, la ciguë et le chanvre indien, puis le lactate de zinc, l'éther phosphoré, et enfin le sulfate de quinine. M. Trousseau, dans son service, accorde la préférence à la belladone, à la dose de 1 centigramme tous les soirs. M. Isnard a cependant ordonné la belladone et la morphine à dose stupéfiante, sans obtenir autre chose que les effets physiologiques. Les injections sous-cutanées au sulfate d'atropine ont réussi une fois entre les mains de M. Vulpian. Nous les recommandons lorsque les douleurs sous forme de grandes attaques se limitent à une région. Romberg préconise la pommade à la vératrine.

Mais parmi les agents les plus efficaces et les plus usités dans certaines classes de la société, il faut citer en première ligne les eaux minérales, parmi lesquelles celles de Néris, Saint-Amand, etc. Une fois le malade s'est bien trouvé des bains de valériane, à la dose de 500 grammes de racine.

L'observation n° 223 montre les services que peuvent rendre les ventouses sèches appliquées le long du rachis chaque fois que survient une crise de douleurs.

Bien entendu que les soins prophylactiques ne seront pas négligés, qu'on s'efforcera de soustraire les sujets aux causes de refroidissement et d'humidité, et, de plus, certains d'entre eux, aux émotions vives.

L'amaurose progressive, les troubles des mouvements des yeux et de la parole, la dysécie seront traités par les moyens ordinaires. M. Duchenne préconise l'électrisation localisée et déclare s'en être bien trouvé. Le séton appliqué une fois à la nuque n'a rien donné de satisfaisant dans une amblyopie. M. Herschell, sur quatre tentatives, a réussi une fois à améliorer l'amaurose par le nitrate d'argent; ce cas unique a une certaine valeur en ce sens que la paralysie de la rétine tend, une fois apparue, à s'aggraver progressivement. Quant à l'efficacité de telle ou telle méthode vis-à-vis des paralysies de la troisième ou de la cinquième paire, nous y ajoutons moins foi, ces paralysies ayant pour habitude de disparaître d'elles-mêmes après une durée variable.

La céphalalgie ne se montre assez intense et continue pour être traitée à part que dans la forme cérébrale. M. Trousseau s'est bien trouvé, dans un cas de ce genre et nous-même une autre fois, de compresses trempées dans une solution de cyanure de potassium. Le séton appliqué une fois contre la céphalée a été infructueux.

Le catarrhe vésical, si fréquent, cède assez bien à l'emploi de la tisane de bourgeons de sapin et à l'essence de térébenthine. Dans l'observation n° 172, une cautérisation au fer rouge au bas du rachis a fait aussitôt disparaître l'incontinence fécale et urinaire.

Contre l'anesthésie cutanée et l'anesthésie musculaire la faradisation superficielle et profonde a donné quelques résultats. Trois fois au moins il est dit dans nos observations que les eaux minérales ont ramené la sensibilité cutanée, le sentiment de la contraction musculaire ou la notion des attitudes.

L'insomnie, l'hématurie, les eschares au sacrum, etc., seront traitées selon les procédés ordinaires.

En résumé, si l'on songe que l'ataxie locomotrice progressive se place à côté du rhumatisme noueux, de la paralysie générale progressive, de l'atrophie musculaire progressive, de l'épilepsie, de la démence, etc., parmi ces maladies fatales dites incurables, on conviendra que les efforts dirigés contre elle ont dès à présent abouti à quelques résultats. L'hydrothérapie, les bains sulfureux, les toniques, la cautérisation au fer rouge le long du rachis, les ventouses, l'électricité, le nitrate d'argent tour à tour, ont donné des succès relatifs ou tout au moins ont soulagé. Et cependant la connaissance de cette maladie est toute récente, cette connaissance était très-imparfaite, et les praticiens, dans le choix de leurs médicaments, ont dû procéder presque au hasard. L'avenir de la thérapeutique de l'ataxie est en effet dans ce choix. L'ataxie locomotrice progressive a des raisons de se développer multiples ; à chacune de ces raisons correspondent des indications différentes et sans doute des méthodes diverses. Discerner l'indication, choisir la méthode, tel est le rôle du médecin. C'est dans cette direction que doivent porter les études thérapeutiques à venir.

Qu'on nous permette de résumer la conduite que nous conseillons aujourd'hui.

En premier lieu, le médecin s'occupera du régime, de la quantité d'exercice à prescrire et des conditions d'humidité à éloigner. En second lieu, il s'adressera à ceux des symptômes qui, par leur nature, incommodent le plus le patient. En troisième lieu, il attaquera la maladie elle-même par des moyens différents, selon la constitution du sujet et la forme qui se présente.

Aux sujets impressionnables, hypochondriaques ou hystériques, il ordonnera les antispasmodiques, les calmants, les bains et par-dessus tout l'hydrothérapie, dont les succès se multiplieront, nous n'en doutons pas, lorsqu'on saura mieux discerner les cas particuliers où elle convient. Aux individus anémiés, en proie aux chagrins, il conseillera les toniques, l'exercice, la tranquillité morale et le séjour à certaines stations minérales. Aux rhumatisants, il prescrira, suivant l'idiosyncrasie, les bains sulfureux, les fumigations aromatiques ou les bains à l'hydrofère. Aux pléthoriques, ou mieux à ceux qui offrent les caractères de ce qu'on appelle la diathèse congestive, il donnera l'eau de Vichy, l'aloès, de façon au besoin à faire venir des hémorrhoïdes. Enfin à ceux chez lesquels le début de la maladie a coïncidé avec la suppression d'une sueur habituelle, comme cela est fréquemment relaté dans les observations allemandes, il s'appliquera à rappeler cette sueur. S'il se développe un eczéma, une migraine, des hémorrhoïdes ou tout autre phénomène tolérable de ce genre, il se gardera bien de le supprimer; peut-être deviendra-t-il l'agent d'une guérison naturelle.

Lorsque enfin le médecin ne verra dans les causes, le tempérament, les allures de la maladie, la prédominance de tels symptômes, aucune indication formulée, il songera aux puissants moyens de dérivation usités, le long du rachis, dans les affections de la moelle. Agir contre cet organe n'est malheureusement s'adresser qu'à une portion de la maladie. Mais cette portion est la plus importante, celle qui se traduit par l'ataxie locomotrice, l'anesthésie et plus tard la paralysie. En l'absence de moyens s'appliquant à la maladie dans son ensemble, il est permis de la poursuivre dans ses diverses manifestations locales. Aussi nous recommandons les cautères et le fer rouge contre l'affection de la moelle, au même titre que les moyens spéciaux contre l'amblyopie et la paralysie des nerfs moteurs oculaires. Cette réflexion montre que ce chapitre eût été bien placé après le suivant. Mais en pathologie tout se lie : si le traitement d'une maladie découle de sa nature présumée, réciproquement sa nature s'apprend quelquefois par les effets du traitement.

Quant aux agents empiriques, ils sont encore à l'étude. Parmi les moyens accessoires, bons à certaines périodes, se rangent l'électricité et les frictions stimulantes à la peau. Ces diverses médications seront variées et entremêlées selon les circonstances qui se succéderont.

Ainsi, ce n'est pas au hasard qu'il faut procéder, à l'aide d'un médicament aujourd'hui en vogue demain dans l'oubli, mais en consultant l'individu et en s'efforçant de répondre aux indications qu'il présente, à sa constitution, etc. Chaque cas est un problème différent qui ne peut se résoudre que sur place. La science pathologique et thérapeutique se borne à en résumer les données les plus importantes; l'art du praticien consiste à les appliquer.

CHAPITRE IX.

PHYSIOLOGIE PATHOLOGIQUE.

Nous avons gardé pour la fin les questions les plus épineuses et les plus controversées, c'est-à-dire celles qui se rattachent à la physiologie, soit de la maladie en elle-même, soit de son symptôme principal. Leur solution exigeait une connaissance parfaite des caractères cliniques et anatomiques qui rapprochent ou éloignent l'ataxie locomotrice progressive des individualités morbides reconnues qui la touchent, et ne pouvait être tentée qu'après le chapitre du traitement lui-même, dont les déductions contribuent aussi bien que l'étiologie à faire connaître la nature des maladies en général.

Quelle est la cause immédiate et médiate de la forme commune de l'ataxie locomotrice; quel en est le mécanisme? Quels rapports affectent les lésions et les symptômes dans l'ataxie progressive? Quelle place faut-il assigner à l'une et à l'autre dans les cadres de la pathologie. Telles sont ces questions. Il en est une autre incidente, celle de la sensibilité musculaire.

Ce chapitre se partage donc en deux parties consacrées: l'une principalement au symptôme; l'autre à la maladie.

ARTICLE PREMIER.

DU PHÉNOMÈNE ATAXIE LOCOMOTRICE.

En quoi consiste-t-il?

Il a été démontré, dans notre première partie, que les désordres de la fonction qui préside à l'équilibration, à la locomotion et autres actes de musculation volontaire, désordres étrangers à la paralysie et différents du tremblement, de la chorée, etc., se présentaient sous trois aspects différents que nous avons réduits à deux formes principales, désignées, d'après l'organe qui en est directement ou indirectement la source, sous les dénominations d'encéphalique et de médullaire.

La première, encéphalique, ou encore cérébelleuse, consiste en impulsions insolites ou en un trouble simple du sens d'équilibration, sans pour cela qu'il y ait défaut de coordination des mouvements. Nous l'avons rencontrée dans les affections du cervelet et de ses annexes, dans l'hydrargyrisme, l'alcoolisme, la syphilis, dans les affections vermineuses, dans l'hystérie.

L'autre forme, ou médullaire, si fréquente et d'une physionomie si caractéristique que nous l'avons aussi appelée commune, ou ataxie locomotrice proprement dite, a été notée d'abord dans ces mêmes maladies, y compris celles opérant par action réflexe, puis et surtout dans les affections dites myélites chroniques. Dans ce dernier groupe et au point de vue de ce symptôme, nous avons reconnu : 1° des ataxies idiopathiques, dont l'histoire est fort obscure ; 2° des myélites chroniques méritant de conserver ce nom, quoique à forme ataxique ; 3° enfin, une espèce hier inconnue, l'ataxie locomotrice progressive. Or, c'est dans cette dernière que cette forme commune est le mieux caractérisée et le plus accessible à l'analyse. Dans les autres elle revêt le même aspect, mais moins net. L'étudier, dans l'ataxie progressive en particulier, c'est donc apprendre à la connaître dans tous les cas où elle se présente.

Nous avons insisté, dans la première partie, sur la forme encéphalique, autant que le permettaient les documents dont la science dispose. Dans ce chapitre, nous allons compléter cette étude en nous occupant exclusivement de la forme commune, habituelle.

On se souvient de la longue description clinique et exempte de toute déduction théorique que nous en avons donnée page 222 et suivantes. On se rappelle qu'inconnue au dos et à l'abdomen, douteuse au cou et rare à la face, elle ne commence à se caractériser qu'aux membres supérieurs, mais ne l'est réellement qu'aux membres inférieurs, notamment aux cuisses, où se réunissent un grand nombre de muscles pour associer leurs contractions et exécuter des mouvements étendus multiples et complexes. Il en résulte que, pour analyser et arriver à comprendre le phénomène, il faut s'adresser aux membres inférieurs et ne s'occuper des supérieurs qu'après en avoir acquis déjà une certaine connaissance. C'est ce que nous avons fait.

Chez un ataxique qui met pied à terre, plusieurs phénomènes musculaires attirent l'attention : c'est le spasme des orteils au contact d'un plancher froid, la contracture des muscles qui s'efforcent d'immobiliser les articulations, l'impossibilité de coordonner les mouvements, et enfin l'exagération de ce désordre par l'occlusion des yeux. Ce défaut de coordination est le phénomène auquel s'applique exclusivement l'expression ataxie locomotrice.

Or, voici ce qui ressort pour nous de notre description précédente et d'épreuves diversement répétées. Ce résumé eût dû peut-être faire suite à cette description, mais il nous a paru plus utile de le mettre ici. J'engage le praticien à en contrôler les points saillants au lit même du malade :

1° Le désordre en question ne se produit pas spontanément quand le sujet est au repos absolu. Il n'apparaît pas davantage lorsque celui-ci se déplace avec précaution en ne se servant que des membres supérieurs sains, sans imprimer la moindre contraction aux muscles des membres malades. En revanche, il éclate dans l'instant même où la volonté vient à s'adresser aux muscles des régions atteintes, sans même que l'attention ait à intervenir.

2° Le désordre ne se limite pas aux muscles excités, ni à l'acte voulu. Il se propage rapidement à tous les muscles d'un même groupe, d'un même segment de membre et même aux deux membres. La plus faible contraction volontaire ou d'apparence involontaire, comme celles qu'on opère sans s'en douter dans la station verticale ou dans le phénomène de l'effort, suffit et devient le point de départ d'un désordre de plus en plus étendu. Cette irradiation est facile à concevoir. La contraction d'un muscle n'est efficace qu'à la condition d'avoir l'une de ses extrémités fixée; pour cela d'autres muscles interviennent, qui, à leur tour, réclament un point d'appui. Ainsi le mouvement appelle le mouvement.

3° Mais plus le malade s'efforce de ramener la régularité, plus son attention et sa volonté interviennent, et plus le désordre s'exagère. De là un véritable délire des muscles, pour me servir de l'expression de M. Bouillaud, une musculation irrésistible, pour employer celle de M. Roth, une sorte de chorée ou de convulsion qui s'apaise d'elle-même dès que l'individu se résigne et s'abstient.

4° Le résultat de cette musculation irrésistible éveillée par la volonté, de cette série de contractions convulsives est le défaut de coordination des mouvements, dénomination excellente, mais qui se borne à constater un fait : le sujet ne pouvant plus se faire obéir des muscles, ni adapter leur jeu au but qu'il se propose, et débordé en quelque sorte par l'émission de sa volonté, ne sait plus marcher ni se tenir debout.

En somme, aux yeux du praticien, le phénomène peut se formuler en ces termes : *Activité musculaire irrésistible et désordonnée, mise en jeu à l'occasion des volitions.*

On se demande alors en vertu de quelle considération les auteurs en font une perversion, une aberration plutôt qu'une exaltation fonctionnelle ; le résultat est bien une perversion de la marche et de l'équilibration ; la succession irrégulière des mouvements sans but est aussi une perversion. Mais le fait réduit à sa plus simple expression, est une exaltation, soit de l'action musculaire, soit de l'action nerveuse. Le muscle ne se contracte pas autrement, il se contracte trop.

Il faut avouer qu'on en peut dire autant de la convulsion hystérique ou épileptique regardée en général, ainsi que les contractures, comme de l'hyperdynamie, pour me servir du mot de M. Andral. Mais les troubles musculaires de l'hystérie et ceux de l'ataxie ont plus d'un point de contact. Dans la première, il y a perversion fonctionnelle aussi bien que dans la seconde; dans la deuxième, il y a exaltation aussi bien que dans la première. Dans l'hystérie, l'excitation initiale part du plexus solaire, des nerfs ophthalmiques, de l'utérus, ou quelquefois de l'encéphale; dans l'ataxie, l'incitation vient de la volonté. Dans la première, la convulsion générale ou partielle s'épuise lentement; dans l'autre, elle s'apaise aussitôt que l'incitation cesse. Ce n'est pas un parallèle que nous voulons faire. Il y a des différences entre la crise d'ataxie et la crise d'hystérie, comme il y en a entre celle-ci et la crise d'épilepsie.

Nous tenons simplement à dire, qu'assistant à la lutte qui se passe chez un ataxique avancé qu'on vient de poser à terre en le soutenant sous les bras, on est porté à trouver que l'ataxie locomotrice ressemble à un phénomène convulsif, et mieux encore à une série d'actions réflexes désordonnées.

L'analyse est plus difficile, et la résultante que nous venons d'en donner moins palpable, lorsque, au lieu d'examiner l'ataxie très-intense aux membres inférieurs, on l'y étudie peu développée, ou bien aux membres supérieurs.

Dans ce dernier cas, le phénomène prend de bien moindres proportions et est mal caractérisé, ou, s'il est accentué, se complique de paralysie incomplète. Ce qui, aux mains, rend l'appréciation plus difficile, c'est l'apparition, pendant les divers actes de préhension, de petites secousses musculaires distinctes, d'apparence spontanée. On y est moins frappé de cette sorte d'exaltation musculaire si évidente aux membres inférieurs ; en revanche, le caractère convulsif y est parfois encore plus visible.

Quant à l'ataxie faible ou très-faible des membres inférieurs, lorsqu'une fois on s'est pénétré des caractères que nous venons d'assigner à l'ataxie très-accusée, on les retrouve tout de suite, et ils deviennent un guide certain dans les cas douteux. On voit, par exemple, les jambes être lancées par moments (toujours à l'occasion des volitions), projetées comme par une force étrangère (*with a jerk*, pour me servir d'une heureuse locution, souvent usitée dans les observations anglaises). Pour les nuances les plus légères, l'épithète *brusque* convient surtout.

En somme, l'ataxie locomotrice proprement dite se manifeste sous forme d'une activité musculaire très-exaltée, que met en jeu la volonté, mais que celle-ci est impuissante à gouverner. Les mouvements désordonnés qui en résultent ont l'apparence de convulsions d'ordre réflexe ou involontaires, et persistent aussi longtemps que dure l'incitation.

M. Trousseau nous paraît avoir eu la même pensée sur quelques-uns de ces points. « Les désordres musculaires de l'individu atteint de la maladie de Duchenne, dit-il, sont identiques avec ceux existant dans la danse de Saint-Guy ; et sont spasmodiques au même titre..... Si, avec les mains, nous embrassions la cuisse de la femme n° 23, salle Saint-Bernard, nous sentions les muscles frémir sous notre étreinte, et le pied se mouvoir avec une violence et une célérité extraordinaires à l'insu et malgré la volonté contraire de la malade. »

La seconde question que nous avons à résoudre est celle-ci : De quoi dépend l'ataxie locomotrice dans l'ataxie progressive ; autrement dit, quelle en est la cause physiologique ? Si nous y parvenons, nous saurons en même temps de quelle nature est, en définitive, ce bizarre phénomène. La première explication proposée est de M. Duchenne.

Depuis Galien, on admettait que, pendant les mouvements volontaires, certains muscles se contractent, tandis que leurs antagonistes restent inactifs. Le médecin de Pergame ne reconnaissait d'action simultanée que pour maintenir les positions fixes, par exemple, pour immobiliser une jointure, et permettre aux autres muscles de trouver un point d'appui. M. Duchenne s'est élevé contre cette doctrine. « J'ai démontré expérimentalement, dit-il, que tout mouvement volontaire des membres et du tronc est le résultat d'une double excitation nerveuse, en vertu de laquelle les deux ordres de muscles qui possèdent une action contraire (fléchisseurs et extenseurs), sont mis simultanément en contraction, les uns pour produire ce mouvement, les autres pour le modérer. » A cette espèce de solidarité musculaire, il donne le nom d'*harmonie des muscles antagonistes*.

D'autre part il est admis, sur l'autorité de Bérard, que la volonté commande, non pas au muscle mais à l'acte, c'est-à-dire aux divers muscles qui concourent à la fois à cet acte. M. Duchenne, laissant le mot contractions synergiques, lui préfère celui d'association musculaire, instinctive ou volontaire, et conclut que l'ataxie locomotrice est due à un trouble fonctionnel de l'harmonie des antagonistes d'abord, et de l'association musculaire ensuite.

Cette hypothèse ingénieuse ne résout rien. Il reste à savoir pourquoi l'harmonie et l'association ont cessé d'exister, et pourquoi la volonté n'est plus obéie.

Les malades, qui expliquent à leur manière ce qu'ils éprouvent, et mettent parfois le médecin, par hasard ou instinct, sur la voie de la vérité, attribuent, eux, leurs troubles de coordination, tantôt aux douleurs fulgurantes et rhumatoïdes, tantôt à la faiblesse musculaire, tantôt à l'engourdissement qu'ils éprouvent en général à l'époque où apparaissent ces troubles. Nous nous arrêterons à deux de ces idées : à l'affaiblissement musculaire, bien que, dans notre définition de l'ataxie locomotrice, nous ayons avancé qu'elle n'en dépendait pas; et à l'engourdissement, ou pour mieux dire, aux diverses manières dont se présente l'anesthésie dans notre maladie.

Rapports de l'ataxie locomotrice avec la paralysie.

L'ataxie locomotrice, longtemps confondue avec la paralysie véritable, ne pourrait-elle, après tout, en être qu'un mode de manifestation? Une telle question serait immédiatement résolue si nous acceptions sans réserve l'opinion de Todd, et surtout la formule absolue de M. Duchenne sur l'ataxie locomotrice.

Mais certaines de nos observations, consignées dans notre première partie sous le titre de *Myélites chroniques*, et choisies en vue précisément de montrer la gradation des troubles de la locomotion, de la paralysie légère à l'ataxie légère, puis mieux caractérisée, autorisent à première vue quelques doutes. Ainsi dans des cas où l'on n'ose pas se décider pour l'ataxie et où il existe un peu de paralysie, se trouvent mentionnées : l'incertitude de la marche, la titubation, la brusquerie des mouvements, apparaissant dans la station verticale et par l'occlusion des yeux. Mais, à côté, on en trouve de plus nets. Dans l'observation n° 66, on voit à une jambe une paralysie légère sans ataxie et à l'autre une ataxie légère sans paralysie. Au fur et à mesure qu'on avance dans les pages suivantes, l'ataxie se caractérise davantage, devient très-intense, tandis que la paralysie reste en arrière ou fait défaut. Aussi dès cette première partie, avons-nous conclu que les deux phénomènes, parfois très-difficiles à séparer dans leurs nuances faibles, parfois réunis, sont tout à fait indépendants.

Cette démonstration est complétée dans la seconde partie. Souvent, il est vrai, nous y avons reproduit des observations dans lesquelles il y avait affaiblissement de la myotilité, ou même paralysie incomplète. Mais, plus souvent encore, il y a été question d'intégrité de la puissance musculaire, conjointement avec des phénomènes ataxiques très-prononcés.

Loin de croire à un rapport de cause à effet entre eux, nous disons même, au contraire, que la présence de la paralysie nuit aux manifestations de l'ataxie, et que celle-ci diminue aussitôt que la première atteint un certain degré. Chez le n° 173, les progrès de la paralysie ont totalement fait disparaître l'ataxie qui, plus tard, a reparu lorsque la paralysie a rétrogradé.

L'idée que les malades se font de l'engourdissement a-t-elle plus de fondement? M. Axenfeld a défendu cette opinion, lorsqu'il a parlé de l'anesthésie profonde; mais avant de l'examiner, nous devons en dégager deux éléments qui se confondent facilement avec elle. Nous voulons parler de l'anesthésie musculaire que MM. Landry, Becquerel, Monneret un instant Jaccoud et Leyden ont invoquée, et de l'anesthésie cutanée.

De la sensibilité musculaire ; ses rapports avec l'ataxie locomotrice.

Cette étude se partagera en trois parties : la première (A) a trait aux expériences des physiologistes instituées dans ce but. Dans la deuxième (B), nous verrons par nous-même ce qu'il faut entendre par les expressions : sensibilité, sens, sentiment d'activité musculaire, notion des mouvements actifs, des mouvements passifs, des attitudes, de position, etc. La troisième (C) s'appuiera sur les données pathologiques disséminées dans ce travail.

A. — M. Claude Bernard, dont le talent d'expérimentation est si connu, écrit, en 1858, dans ses cliniques du Collége de France : « Les muscles reçoivent, outre les filets moteurs, des filets sensitifs. Par là, existe dans ces organes une sensibi-

lité particulière à laquelle on a donné le nom de *sens muscu-*
laire, sensibilité qui, permettant d'apprécier jusqu'à un certain
point l'énergie des actions musculaires, la portée d'un effort
donné, serait nécessaire pour assurer aux mouvements d'ensemble la coordination qui leur est indispensable. » L'affir-
mation est formelle : c'est la sensibilité musculaire qui assure
les mouvements d'ensemble, leur coordination. Par conséquent, son abolition s'accompagne nécessairement d'un défaut
de coordination, c'est-à-dire de ce que quelques mois plus
tard M. Duchenne désignait sous le nom d'*ataxie locomotrice*.
Voyons les preuves :

« Chez une première grenouille dont une des pattes postérieures est insensible, on tire en arrière les deux pattes postérieures : l'une des deux, celle qui a perdu la sensibilité, reste
étendue ; l'animal ne la ramène pas volontairement contre le
bassin. » (Claude Bernard, *Leçons sur la physiologie et la*
pathologie du système nerveux, 1858, t. Ier, p. 248.) Les mouvements commencent toujours par la patte saine et de celle-ci
se communiquent à l'autre par une sorte d'entraînement.

Sur une deuxième grenouille dont on vient de couper les
racines spinales postérieures lombaires des deux côtés, si l'on
excite l'une des pattes antérieures restées sensibles, « les membres insensibles s'agitent comme sans but, convulsivement,
avec moins de netteté et de précision qu'auparavant. » Si
ensuite, « on la place sur un plan, les pattes étendues, dans une
position qui ne leur est pas ordinaire, l'animal ne fait aucun
mouvement pour les ramener en flexion » (p. 259).

Ces expériences sont réitérées de diverses façons et toujours
avec un résultat analogue. Rapportons encore celle-ci : Sur une
quatrième grenouille, on coupe les racines postérieures des
quatre membres. « Dans l'eau, l'animal reste immobile et ne
se meut pas spontanément. Quand on l'excite en piquant la
tête qui est restée sensible, il fait des mouvements désordonnés

des quatre membres, mais ces mouvements ne sont pas en harmonie les uns avec les autres pour déterminer un mouvement commun, celui de natation, par exemple » (p. 251).

Mais, en coupant les racines spinales postérieures, on abolit dans les membres correspondants, et la sensibilité musculaire et la sensibilité cutanée. Comment alors faire la part de l'influence de chcune? Pour le savoir, M. Cl. Bernard enlève la peau aux quatre membres d'une nouvelle grenouille. « Remise dans l'eau, elle n'avait rien perdu de l'agilité de ses mouvements, et nageait comme à l'ordinaire. » La section des nerfs cutanés, chez un épervier et un chien, ne donna lieu non plus à aucun trouble de locomotion. Il est donc certain que c'est à l'anesthésie profonde qu'il faut attribuer les désordres des mouvements observés ; mais quels sont-ils? Dans quelques-unes de ces expériences, M. Cl. Bernard décrit les phénomènes dans les mêmes termes qu'on emploie ordinairement pour dépeindre l'ataxie locomotrice. Dans quelques autres, il est dit que le membre reste en arrière sans mouvement, et est ramené par hasard ou par une sorte d'entraînement parti du côté sain. S'il faut s'en tenir au texte, les résultats ne sont donc pas uniformes.

Mais, passons à des animaux d'un ordre plus élevé : Sur un jeune chien, on ouvre le rachis, et après s'être assuré de l'intégrité de la marche, on coupe les racines postérieures droites. « Tandis que les mouvements étaient normaux dans la patte gauche, la droite insensible était devenue traînante... elle était maintenue relevée et un peu fléchie... Lorsque l'animal courait, le membre droit ne pouvant plus suivre le gauche, restait traînant après lui; il n'était plus agité que par des mouvements incertains et sans but » (p. 255). Si l'on supprimait cette dernière phrase, nous ne verrions rien dans ce passage qui ressemble à un défaut de régularité et de direction dans les mouvements. Le membre insensible reste inerte, n'agit plus, voilà tout; absolument comme chez les hystériques atteintes de perte de la sensibilité musculaire. « Sur un autre chien, deux ou trois racines lombaires postérieures étant coupées, l'animal tenait aussi la patte dans un état de rétraction » (p. 250). Assurément ceci n'est pas de l'ataxie. Dans une autre expérience semblable, « l'animal ne pouvait plus se soutenir sur le membre droit insensible, qui était dans un état de demi-flexion. Cependant il y survenait des mouvements d'apparence involontaire, toutes les fois que l'animal se mouvait » (p. 260). Plus loin, « le membre complétement privé de sensibilité, présente une faiblesse extrême. L'animal, non-seulement ne pouvait s'appuyer sur lui; mais, quand il courait, il le traînait après lui, comme si c'était un membre inerte. Cependant il existait encore quelques mouvements, mais d'apparence involontaire et sans coordination » (p. 261).

Ainsi qu'on le voit, il est peu question chez ces chiens, de phénomènes analogues à ceux que l'on observe dans l'ataxie locomotrice et à ceux que M. Cl. Bernard a décrits chez quelques-unes de ses grenouilles. En revanche, on y trouve bien mieux caractérisée cette inertie toute spéciale des membres que ce physiologiste a également dépeinte chez quelques autres de ces animaux.

Leyden et Rosenthal ont renouvelé ces expériences sur des grenouilles. En voici le résumé que je tiens de M. Rabbinowiez, interne des hôpitaux :

1° A droite, on coupe trois racines sensitives lombaires, et à gauche, une seule. Tout d'abord, le membre droit semble paralysé incomplétement, le gauche est normal. Cinq jours après, la paralysie s'est accrue; et voici ce qu'on observe : Lorsqu'on étend la patte droite, la grenouille ne la ramène pas, tandis que la patte gauche et les deux antérieures s'agitent et résistent. Dans l'eau, le membre relativement sain reste comme d'habitude, tandis que le membre anesthésié pend étendu et comme inerte. Placée sur le dos, elle ne peut se retourner. Jusqu'ici nous ne voyons de certain qu'une inertie du membre droit, et, chose singulière, ne se produisant pas du côté où il n'y a qu'une racine de coupée.

2° A gauche, on coupe deux racines postérieures à la région lombaire ; lorsqu'on met la patte dans l'extension, l'animal la laisse dans cette attitude, à moins qu'on n'excite le membre sain ; lorsqu'on la soulève, il ne remue que ce dernier. Le saut est maladroit, parce qu'il ne ramène pas son membre insensible. D'ailleurs si ce membre a été ramené préalablement, le saut n'en est pas moins maladroit. A l'exception peut-être de ce dernier cas, ce n'est encore là que de l'incapacité au mouvement.

3° Section des racines postérieures gauches chez une troisième grenouille. Après guérison de la plaie, on constate que la force est égale des deux côtés. Défaut de précision du saut, par les mêmes raisons que précédemment.

4° Sur la même grenouille, on ampute le membre postérieur sain ; cette fois elle ne saute plus, mais elle rampe, elle ne peut plus se retourner. Une autre grenouille saine à laquelle on avait pratiqué la même amputation exécutait bien ces diverses manœuvres. Il est permis de croire que les troubles des mouvements ont été accrus ici, parce que le membre sensible, dans la précédente expérience, n'est plus là pour entraîner par imitation les mouvements du membre opposé ; mais l'impuissance déjà reconnue du membre restant ne suffit-elle pas à expliquer ces troubles? En tout cas, nous ne voyons pas dans tout cela de désordres ataxiques décrits.

5° Cette dernière expérience a pour objet de séparer des effets produits par l'anesthésie complète, profonde et superficielle des membres, ceux qui seraient particuliers à l'anesthésie cutanée. Elle est peu décisive et ne s'accorde pas avec les résultats si précis sur ce même point obtenus au Collège de

France. Racontons-la néanmoins. Sur une grenouille à laquelle déjà on a amputé le membre droit on enlève la peau du membre gauche. L'animal, très-vivace, continue à sauter, mais avec moins de précision et de force qu'une grenouille saine, et mieux que la précédente.

En somme, négligeant cette dernière, on peut déduire de ces expériences que les désordres de la locomotion observés lorsque la sensibilité non cutanée des membres est abolie ne sont pas de l'ataxie locomotrice, mais une inertie spéciale des membres, celle que nous avons vue se produire chez les chiens et chez quelques-unes des grenouilles dans les expériences pratiquées à Paris.

N'était-ce même les quelques phrases où M. Cl. Bernard parle d'un défaut de sûreté et d'harmonie dans les mouvements, phrases qui pourraient bien n'être qu'une interprétation personnelle et non une description, nous conclurions hardiment que la physiologie démontre que l'ataxie locomotrice n'est pas le fait de l'anesthésie profonde, c'est-à-dire principalement musculaire.

B. — Mais examinons pour notre compte ce sens et cette sensibilité musculaire, avec laquelle on confond à tort la notion des mouvements passifs et celle de position et d'attitude. Trois fois déjà nous y avons touché, aux chapitres : *Hystérie*, dans notre première partie ; *Symptomatologie* et *Diagnostic*, dans notre seconde, sans pouvoir y insister. D'abord cette sensibilité existe-t-elle et sous quelles formes, puis quel est son rôle ?

Les muscles possèdent trois ordres de nerfs : moteurs, sensitifs et végétatifs. Intimement combinés dans les membres, ils ne peuvent être séparés les uns des autres. A la face, au contraire, ils s'isolent; les muscles constricteurs et dilatateurs de l'ouverture buccale y reçoivent des filets du nerf facial, et d'autres filets indépendants du nerf trijumeau. Les muscles, comme la plupart des autres tissus vivants, doivent donc être sensibles. Lorsque sur soi-même on fait un pli à la peau de l'avant-bras, qu'on le pince entre ses doigts, puis qu'on prend dans ce pli une certaine quantité du muscle biceps sous-jacent, on distingue très-nettement une différence entre les sensations produites, la première par le froissement de la peau, la seconde par le froissement du muscle. Lorsqu'on sèche la peau avec soin et qu'on applique les rhéophores pleins, humides en communication avec l'appareil électrique de Rumskorf aux deux extrémités d'un muscle, la contraction est sourde d'abord, puis très-douloureuse, si l'on augmente la force du courant. Ce résultat, nié par Remak, a été mis hors de contestation par M. Duchenne. Les chirurgiens qui portent le couteau sur les muscles savent qu'ils ont une sensibilité obtuse. Le médecin qui assiste à une crampe du mollet et à l'angoisse qu'elle détermine, en doute encore moins. Lorsque le tissu musculaire est enflammé, sa sensibilité est exaspérée; il se rapproche ainsi de la dure-mère, du col de l'utérus, des intestins, c'est-à-dire que, doué à l'état physiologique d'une sensibilité obscure, dont l'encéphale n'a qu'une faible notion, il devient, à l'état morbide, aussi excitable aux causes de douleur que la plupart des autres tissus de l'organisme.

Mais quelle est la relation de cette sensibilité qui leur est commune avec d'autres organes et qu'on appelle générale, avec la contractilité et les diverses opérations de la locomotion, et les muscles n'auraient-ils pas un autre mode de sentir? Là repose toute la discussion.

Bien que Darwin, en 1801, et Yellowy, en 1812, aient touché à cette question, c'est à Ch. Bell qu'on attribue l'honneur de l'avoir posée en 1822. S'appuyant sur l'anatomie et sur une observation relatée dans notre première partie sous le n° 53, il conclut à l'existence d'un sixième sens, le sens musculaire qui donne la notion de l'état de relâchement ou de contraction des muscles. Gerdy, en 1846, ignorant ce que le physiologiste anglais avait dit, lui donne un nom plus précis, le sentiment d'activité musculaire. M. Landry, en 1852, croyant aussi être le premier à le mentionner, l'appelle à son tour le sens d'activité musculaire. De son côté, M. Duchenne, tout en reconnaissant une sensibilité électro-musculaire et une sensibilité des muscles au pincement, admit, en 1853, une nouvelle propriété, la conscience musculaire, dénomination qu'en 1861 il changea en aptitude motrice indépendante de la vue. Quant à l'expression de M. Bourdon, instinct locomoteur, il semble qu'il ait eu en vue la faculté quelle qu'elle soit, qui préside au jeu des muscles, plutôt qu'une propriété du système musculaire lui-même. Que penser de tout cela?

Procédons par l'analyse de ce qui se passe à l'état normal.

Qu'un individu sain fasse, les yeux fermés, le signe de la croix, ou, ce qui est plus démonstratif, trace dans l'espace avec son index étendu les caractères et les mots qu'on lui dicte, il a le sentiment et la preuve qu'il est capable de diriger ses mouvements avec précision, de les terminer et de les changer brusquement. Que, dans les mêmes conditions, il veuille attirer à lui un objet résistant, lever un poids ou renverser un obstacle, il a encore la conscience de sa force et de la quantité qu'il en déploie. Croit-il la résistance faible, il contracte ses muscles modérément; s'aperçoit-il qu'elle est plus grande, il y revient avec une puissance proportionnée qu'il accroît ou diminue à volonté. C'est cela qu'on est en droit d'appeler le sentiment de la contraction musculaire. Nous y reviendrons tout à l'heure.

Lorsqu'on exécute un mouvement les yeux fermés, le sensorium acquiert la notion de son accomplissement, de sa terminaison, de la distance à laquelle il s'est terminé, et, par conséquent, déjà de la situation nouvelle et approximative qu'occupe le membre qui vient de se déplacer. Cette notion comprend trois phases correspondant au commencement, au milieu et à la fin du mouvement, et a des sources multiples, ainsi que nous allons le voir.

Le sentiment de la contraction musculaire entre tout d'abord dans la connaissance du phénomène. L'individu ayant conscience du degré de contraction de ses muscles, et du moment où cette contraction se termine, est forcément tenu de savoir aussi quand ce muscle n'agit plus, dans quel instant relativement il a cessé d'agir, et dans quel endroit le membre a dû s'arrêter. Donc le sentiment précédent nous apprend tout au moins l'état de mouvement ou de repos de nos membres.

D'autres éléments adjuvants, extrinsèques au tissu musculaire, concourent à cette notion du mouvement. Les muscles, en s'allongeant et se raccourcissant dans leur gaîne aponévrotique, en se gonflant et se durcissant, froissent les troncs nerveux voisins. Ce premier point est de médiocre importance, car l'encéphale rapporte toujours l'impression à la périphérie du nerf, et la rattache aux fonctions habituelles de ce point périphérique. Les surfaces articulaires glissent l'une sur l'autre, et donnent la connaissance de ce glissement, confuse mais apprise par une longue habitude. Que l'on trace dans l'air des caractères comme il a été dit, lentement et le bras nu, de façon à éviter le frôlement problématique de l'air et celui des vêtements, on sentira, dans l'articulation scapulo-humérale, huméro-cubitale, ou radio-carpienne, une impression assez nette qui vous indique les déplacements du levier osseux. Dans les mouvements alternatifs de flexion et d'extension, un anatomiste distingue presque le crochet cubital rentrant par un ressaut dans sa petite cavité à la face postérieure de l'humérus.

Que, les yeux fermés et dans le silence du cabinet, on fléchisse lentement ou brusquement les doigts, on sentira, à la face dorsale des jointures, la peau se tirer, se tendre, tandis qu'à la face palmaire, on a la sensation inverse de son relâchement. Ces alternatives sont très-nettes, pour le repli des commissures digitales, lorsqu'on écarte ou rapproche les doigts. Dans le mouvement d'opposition du pouce, on sent ainsi les plis palmaires se former et augmenter. Le contact même de deux surfaces cutanées voisines, comme la face interne du bras et le thorax, le haut de la face antérieure de l'avant-bras et le bas de la face antérieure du bras, vient en aide sans qu'on y songe. Enfin, en fermant et redressant la main, on distingue une sensation profonde toute particulière, bien franche, dont il est assez difficile d'affirmer la nature, mais qui, par son siége, se rattache rationnellement aux frottements des tendons dans leur gaîne, au froissement des aréoles du tissu cellulaire sous-cutané, au tiraillement des tissus fibreux et résistants de la région, et même à la pression des épiphyses osseuses contre les parties qui les recouvrent. Dans l'extension forcée de la main, c'est dans la moitié inférieure de la paume que cette sensation confuse a son maximum. Dans sa flexion forcée, c'est à la face dorsale.

Comme on le voit, les sensations, extrinsèques aux muscles que l'on rencontre dans les mouvements volontaires à côté du sentiment d'activité, sont vagues mais nombreuses. Isolées, elles sont d'autant moins appréciables que l'habitude nous les fait négliger. Réunies, elles acquièrent une valeur qui va de pair avec le sentiment d'activité.

Continuons notre analyse. Fermez encore les yeux, et priez quelqu'un de déplacer vos membres, de remuer vos doigts avec toutes les précautions pour diminuer l'importance du contact de sa main; à votre insu même, s'il est possible. Efforcez-vous alors d'écarter les impressions attachées à ce contact, et observez en quoi les sensations fournies pendant ces divers mouvements et qui vous avertissent de leur exécution, diffèrent de celles que vous éprouviez tout à l'heure lorsque vous opériez les mêmes mouvements volontairement. Ce sont les mêmes sensations identiquement ; il n'y manque que la conscience d'avoir agi soi-même.

Nous avons vu que le sensorium sait à quel moment le mouvement a cessé, et à quelle distance il s'est arrêté. Constatons encore que les rapports nouveaux que le membre affecte alors, soit avec d'autres parties du corps, soit avec les objets environnants, sont en partie reconnus à l'aide des mêmes éléments accessoires. Ainsi, en vous réveillant un matin, demandez-vous où votre pied repose. Voici le raisonnement rapide et instinctif que vous tenez. Sachant que la jambe est étendue sur la cuisse par le degré de tension qu'éprouve la peau de la région poplité, sachant que la cuisse est écartée de l'autre ou de la verticale du corps soit par la quantité de tiraillement de la peau à la racine du membre, soit par le non-attouchement de sa face interne avec celle de la cuisse opposée, et ayant appris par l'expérience comment est le membre dans ces conditions, vous vous souvenez, et concluez que votre pied est dans telle direction et probablement en tel point. La certitude vient après avoir remué un peu, et reconnu les objets qui le touchent, les rugosités du drap, la consistance du bois, la mollesse du matelas, l'atmosphère chaude du lit.

Nous ne reviendrons pas sur le rôle adjuvant dans cette opération des parties tendues ou relâchées profondément, ligaments articulaires, etc. La conservation de la sensibilité cutanée en est aussi une des conditions. Ainsi deux ou trois de nos ataxiques, qui se trouvaient avoir un membre profondément anesthésié et incapable d'apprécier sa position, et l'autre peu ou pas anesthésié, n'étaient avertis des attitudes de celui-là que dans une seule circonstance : c'est quand par hasard la jambe sensible croisait l'autre et en sentait la chaleur. Il suffit en effet que l'espèce de sensibilité qui, dans l'ataxie progressive, s'éteint la dernière, c'est-à-dire celle de température, persiste, pour qu'un sujet cependant anesthésié au tact et à la douleur reconnaisse immédiatement que vous tirez sa jambe hors du lit, rien qu'à l'impression de froid qu'elle ressent.

Si nous nous sommes fait comprendre, on a dû remarquer qu'il est nécessaire d'établir une distinction entre les mouvements actifs et passifs, entre la notion de repos et celle de position. Les considérations qui sont vraies pour l'un de ces phénomènes ne s'appliquent pas nécessairement à l'autre.

Lorsqu'on imprimait aux doigts d'une personne une série de mouvements, elle en appréciait l'étendue et la variété, et les rapportait à la région et aux organes qui en étaient le siége (mouvements passifs) ; si d'autre part, on interroge, comme le dit M. Trousseau, une personne fort intelligente mais complétement étrangère aux notions de physiologie et d'anatomie, et si on lui demande quel est le siége du mouvement d'extension et de flexion des doigts qu'elle exécute, elle le place non à l'avant-bras, mais exclusivement dans les mains, où elle sent les parties glisser les unes sur les autres (mouvements actifs). Quelle différence y a-t-il entre ces deux cas ? Une seule. Dans le premier, le mouvement actif, l'individu possède en sus la notion intérieure d'avoir commandé le mouvement et d'en avoir mesuré l'étendue, c'est-à-dire le sentiment de la contraction musculaire. Donc, pour étudier les sensations adjuvantes des mouvements actifs, il n'y a qu'à négliger cet élément spécial, et pour cela, à s'adresser aux mouvements passifs ou provoqués qui les présentent toutes au même degré, hormis ce dernier. Ces sensations, on les connaît à présent, elles résident dans les articulations, la peau, les ligaments fibreux, le tissu cellulaire, et peut-être bien aussi dans les muscles, sans toutefois qu'elles y jouent une plus forte part.

Il découle de ces considérations qu'il existe cinq ordres de phénomènes ou propriétés sensitives en rapport avec les actes locomoteurs : 1° une sensibilité musculaire générale que personne, je crois, ne conteste ; 2° un sentiment d'activité et de repos des muscles et des degrés intermédiaires ; 3° une sensation ou notion complexe des mouvements passifs; 4° une notion des mouvements actifs, résultant de l'association du sentiment d'activité et de la notion complexe des mouvements passifs; 5° une dernière notion complexe, celle de position ou d'attitude des membres relativement à nous et relativement aux objets extérieurs.

La troisième de ces sensations ou notions, réduite à elle-même dans les mouvements passifs, surajoutée au sentiment d'activité dans les mouvements actifs, dépend de toutes les sensibilités dont jouissent les organes profonds, mobiles ou élastiques, les surfaces articulaires et les téguments. Celle de position est la résultante des notions de relâchement, de tension, ou de pression de tel ou tel ligament, etc., acquise, lorsque le mouvement vient de se terminer, et des rapports nouveaux qu'affectent les téguments avec les objets et les parties du corps contiguës.

Ces deux notions, dont l'altération est assez souvent mentionnée dans les observations d'ataxie progressive, ne dépendent donc pas exclusivement de la sensibilité musculaire, mais appartinnent à ce que nous avons désigné sous le nom de sensibilité mixte. L'anesthésie cutanée, l'anesthésie profonde non musculaire, et l'anesthésie musculaire concourent à les abolir. Il n'est donc pas étonnant qu'elles soient assez fréquemment altérées dans notre maladie, de même que la sensibilité à la pression des Allemands qui, elle aussi, est d'origine mixte.

Revenons au sentiment d'activité. Lorsque la personne intelligente dont nous parlions, étrangère à toute notion anatomo-physiologique, plaçait le siége de la flexion et de l'extension des doigts dans ces organes, elle semblait ne percevoir que les impressions mécaniques qui s'y passaient, mais nullement la constriction qui s'opérait dans l'avant-bras. Est-ce à dire que le sentiment d'activité musculaire n'appartient pas au muscle? Non. Cela démontre seulement ce qui a déjà été prouvé, savoir : que dans les mouvements actifs, il existe deux ordres de sensations : l'une, toute mécanique, que le malade rapporte à l'endroit où elle se produit, c'est-à-dire dans les doigts qui se meuvent, l'autre dont le genre et le siége lui échappent.

Müller, qui avait déjà fait la remarque que les personnes qui ignorent la situation des muscles, ne soupçonnent même pas que le mouvement des doigts s'accomplit dans l'avant-bras, s'exprime ainsi à propos du siége de ce sentiment d'activité : « Il n'est pas certain que l'idée de la force employée à la contraction musculaire dépende uniquement de la sensation. Nous avons une idée très-exacte de la quantité d'action nerveuse partant du cerveau qui est nécessaire pour produire un certain degré de mouvement... Il serait très-possible que l'idée du poids et de la pression, dans le cas où il s'agit soit de soulever, soit de résister, fût, en partie au moins, *non pas une sensation dans le muscle*, mais une notion de la quantité d'action nerveuse que le cerveau est excité à mettre en jeu. » . Carpenter, plus hardi, le place dans le cervelet, et Dunn précise même le corps denté. M. Trousseau, comme Müller, pense que l'élément psychique n'y entre que pour une partie. Quant à nous, nous dirions aussi qu'il est synonyme de sentiment de la quantité de fluide nerveux émise et de sa répartition appropriée à l'acte voulu, si nous n'avions ordinairement constaté chez nos ataxiques, l'abolition simultanée de ce sentiment d'activité et de la sensibilité des muscles à l'électricité et au pincement.

Nous venons de voir que les notions de mouvement passif et même de position résultent de sensations principalement extrinsèques au muscle. Nous avons vu aussi que la notion propre au mouvement actif n'éveille pas de sensation dans le muscle qui l'opère. Mais au commencement de cet article nous avons reconnu l'existence dans les muscles de nerfs sensitifs et d'une sensibilité, obtuse à l'état physiologique, plus développée dans certaines circonstances pathologiques. Alors, dans quel but ces nerfs et cette sensibilité auraient-ils donc été créés ?

Une première explication vient à l'esprit : c'est qu'ils sont chargés là, comme dans les viscères, dans les os, de faire connaître les besoins et les souffrances des organes aux centres végétatifs, de compléter ce vaste réseau nerveux, siége des actions réflexes, régulatrices des phénomènes de nutrition, etc. ; en un mot, de sauvegarder la solidarité et l'harmonie entre les différentes parties de l'organisme. Mais, dira-t-on, les nerfs végétatifs sont spécialement destinés à ce rôle, et les muscles en sont munis.

Une autre pensée est que la sensibilité se révèle dans les muscles comme dans une foule d'autres tissus sous un mode inconscient, ou du moins d'une autre façon qu'à la peau, dans les articulations. Est-ce que chaque nerf n'apporte pas à l'axe cérébro-spinal sa sensation spéciale, différente des sensations cutanées et articulaires que les physiologistes prennent pour terme de comparaison parce qu'ils les connaissent mieux ? Les nerfs optiques, cutanés, les nerfs des bronches, de la vessie, ceux de l'estomac, du foie, des ovaires, apportent des sensations diverses, suivant les fonctions de l'organe d'où ils arrivent : les unes s'appellent lumière, froid, besoin de respirer, d'uriner ; les autres ne se prêtent à aucune formule.

Le seul genre de sensation commun à tous les organes, à tous ou presque tous les nerfs sensitifs, est celui de douleur ; il existe dans les muscles. Lorsque nous parlions, il y a quelques pages, des sensations produites par la pression, l'électrisation, la section, la crampe, obtuses à l'état physiologique, plus ou moins accrues dans l'état pathologique, il n'était question que des impressions musculaires connues du sensorium sous le nom de douleurs. Celle de fatigue, c'est-à-dire d'exercice musculaire exagéré, rentre dans la même catégorie.

Quant à la sensation qui serait spéciale aux nerfs musculaires, comme celle de lumière est spéciale au nerf optique, elle échappe à nos formules, à nos interprétations..... ou plutôt, je me trompe, cette sensation spéciale, c'est précisément celle d'activité musculaire dont nous avons reconnu l'existence certaine, et dont le siége seul nous avait échappé. Mais si cela est, dira-t-on, pourquoi le sensorium ne rapporte-t-il pas la sensation à l'endroit où se fait l'impression, c'est-à-dire dans le muscle ? Nous ne voyons pas que cela soit nécessaire. L'esprit rapporte les impressions modérées de son et de lumière non à l'œil ou à l'oreille, mais dans la direction d'où elles lui paraissent venir.

Les résultats auxquels nous arrivons ainsi par une analyse minutieuse de ce qui se passe à l'état normal sont parfaitement conformes aux données générales de la physiologie. Les expériences sur les animaux que nous avons résumées et les faits pathologiques dont il va être question s'accordent aussi avec eux.

Donc, pour revenir à l'influence de la sensibilité sur les mouvements, il nous est acquis : 1° que les muscles possèdent deux modes de sensibilité, l'un dit général qui se vérifie par le pincement et l'électrisation, l'autre que les auteurs appellent avec raison sentiment d'activité ; 2° que la notion des mouvements passifs et celle de position ne dépendent ni de l'un ni de l'autre, mais d'une sensibilité mixte, portant sur toute la profondeur des membres, dont la sensibilité musculaire, il est vrai, fait partie.

Mais quel est celui qui est particulièrement en rapport avec les actes de locomotion ? Sans doute celui d'activité, à moins que les deux modes ne diffèrent au fond que par l'interprétation que leur donne le *sensorium commune*, et ne répondent après tout qu'à une seule et même propriété des muscles.

Et au lit du malade, quel est celui qui s'altère dans les

diverses circonstances où l'on a parlé d'anesthésie musculaire ; les deux modes persistent-ils et s'abolissent-ils simultanément ? A la peau, où existent également deux modes de sensibilité (sinon trois), l'un général répondant à la douleur, l'autre spécial répondant à la fonction du toucher, on les voit s'affecter indépendamment l'un de l'autre. Par analogie, on devrait croire que les muscles se comportent de même. Cependant, et quoique la question ne soit pas définitivement résolue, notre opinion est, au contraire, que les deux modes de sensibilité musculaire sont conservés, diminués et abolis dans le même rapport.

« Toujours, dit M. Duchenne, j'ai vu la paralysie de la sensibilité électro-musculaire marcher de pair et parallèlement avec la paralysie du sens musculaire de Ch. Bell. » Quant à nous, nous avons trouvé la sensibilité au pincement de muscles et le sens d'activité diminués ou abolis proportionnellement. Cependant quelques lignes çà et là, dans plusieurs observations étrangères s'élèvent contre notre appréciation, et c'est ce qui nous fait dire que la question n'est pas définitivement résolue. Néanmoins dans les pages qui vont suivre, où nous verrons ce qu'enseigne la pathologie sur le genre de troubles de la locomotion amenés par l'anesthésie musculaire, nous confondrons sous une dénomination commune les deux modes de sensibilité.

C. — Les états morbides qui contribuent à éclairer notre problème sont : la paralysie du sentiment d'activité musculaire de MM. Landry et Duchenne et précisément l'ataxie locomotrice progressive.

La première a déjà fixé notre attention aux pages 60 et suivantes. Nous pensons y avoir démontré que les troubles de locomotion qu'elle présente ne sont pas de l'ataxie locomotrice. Ailleurs, à la page 389, nous avons dit qu'ils consistaient en une paresse, une inertie spéciale des membres survenant lorsque les yeux sont fermés. Dès que le malade cesse de porter le regard et en même temps son attention vers le membre affecté, ce membre glisse et tombe le long du corps sans mouvement. La contraction musculaire commencée se continue quelquefois automatiquement. Ordonne-t-il un mouvement, il s'imagine l'avoir exécuté, tandis qu'en réalité le membre n'a pas bougé. En un mot, ce qu'on observe chez l'homme dans la paralysie du sens musculaire, c'est ce qui se passe chez la plupart des grenouilles et chez les chiens auxquels les physiologistes précédemment cités ont coupé les racines spinales postérieures. La physiologie et la pathologie s'accordent donc sur ce point. En effet, l'abolition d'un mode de sensibilité dont les rapports avec la locomotion lui ont valu la dénomination très-appropriée de sentiment d'activité musculaire devait produire une inactivité, une inertie toute spéciale, simulant la paralysie du mouvement, plutôt qu'une exaltation musculaire.

Ce que nous venons de dire suffit à prouver que l'ataxie locomotrice ne dépend pas d'une abolition de la sensibilité musculaire. Il en est d'autres preuves tirées de la maladie qui fait l'objet principal de ce travail.

Sur cinquante cas d'ataxie progressive, vingt fois il y avait parallèlement défaut de coordination des mouvements, notable et anesthésie musculaire. Mais vingt-deux fois, c'est-à-dire plus encore, la sensibilité des muscles vérifiée par le pincement, l'électricité ou par l'observation des mouvements actifs, était parfaitement normale. Les noms des auteurs qui ont signé ces observations, Friedreich, Leyden, etc., et le soin avec lequel sont relatées les épreuves qu'on a fait subir aux malades, ne laissent pas pour la plupart le moindre doute. Sept fois, nous avons constaté nous-même l'absence d'anesthésie musculaire. Donc, s'il est vrai que l'anesthésie et l'ataxie se montrent quelquefois en même temps dans un même membre, et que cette réunion soit l'indice d'un degré avancé de la maladie, il est également incontestable que l'une n'est pas nécessaire à l'autre.

Mais arrêtons-nous un instant sur un phénomène étrange et encore inexpliqué qui est commun aux deux maladiés précédentes et aux paralysies du mouvement en général, mais qui y est inégalement développé. Nous voulons parler de l'exagération des troubles de la locomotion par l'occlusion des yeux.

A l'état normal, nous nous dirigeons mal sans le secours de la vue, parce que nous n'avons plus la notion exacte du rapport des objets extérieurs. C'est à l'aide d'un bâton que l'aveugle arrive à connaître son chemin et à marcher droit. Dans l'opération dont nous avons parlé, qui consiste à tracer dans l'espace et les yeux fermés des caractères avec l'index étendu, le doigt s'écarte fort peu de son but, et les mouvements ne sont qu'un peu moins précis.

Chez les individus faiblement paralysés des membres inférieurs, le défaut de précision des mouvements existe à la lumière, mais est plus manifeste dans l'obscurité. Ils peuvent se tenir, traîner les jambes et faire quelques pas ; mais viennent-ils à clore les yeux, la paralysie semble s'exagérer. Ils chancellent subitement et tomberaient s'ils ne les rouvraient.

Chez les ataxiques, le phénomène est analogue, quoique modifié par la nature des désordres qui leur sont propres : l'incertitude de la marche, l'impossibilité de coordonner s'accroît dès que la vue n'intervient plus. L'influence est d'autant plus marquée que l'ataxie est plus intense. Cependant elle n'est pas constante. Nous avons vu plusieurs fois l'occlusion des yeux accroître fort peu et, une fois surtout, ne pas accroître du tout l'incertitude des mouvements.

C'est dans la paralysie hystérique du sens musculaire que le phénomène acquiert son plus haut degré de développement, notamment dans cette variété que M. Duchenne appelle paralysie de la conscience musculaire. Le mouvement est normal quand le malade le suit du regard, et nul quand les yeux sont fermés. On en conclut que la vue supplée au sens musculaire et le remplace au besoin. Aussi, chez les animaux dont un des membres est totalement privé de sensibilité, la patte anesthésiée reste pendante, inerte, et ne se déplace que par hasard ou sollicitée par le mouvement qui s'opère dans la patte saine. Ils n'ont pas comme l'homme l'intelligence de détourner la tête et de voir ce que leur membre devient.

A quoi attribuer ce phénomène ? Est-ce à l'anesthésie musculaire, faible dans les paralysies ordinaires, variable dans l'ataxie progressive, forte dans la paralysie essentielle de la sensibilité musculaire, ou bien à l'anesthésie profonde qui supprime les notions de position et dont on ne peut affirmer l'absence dans les divers cas précédents ?

Faut-il en induire qu'il existe dans les muscles une propriété supplémentaire qui aurait échappé à notre analyse, une aptitude motrice indépendante de la vue, comme le veut M. Duchenne, et susceptible de diminuer ou de s'éteindre pathologiquement dans les maladies que nous venons d'indiquer ?

Cette propriété se rapprocherait-elle de la sensibilité générale ou de la sensibilité spéciale des muscles ? Très-souvent dans l'ataxie progressive les troubles de la locomotion s'accroissaient considérablement par l'occlusion des yeux, lors même qu'après des examens réitérés nous inscrivions dans l'observation : pas d'anesthésie musculaire, notion des mouvements actifs normale. Du reste l'admission toute provisoire de cette nouvelle propriété ne nuirait pas à notre conclusion que l'anesthésie des muscles n'est pas cause de l'ataxie locomotrice. Il serait peu logique qu'à son plus haut degré, l'abolition de cette propriété produisît une absence de mouvement (paralysie du sens musculaire), et à un moindre degré une exaltation de mouvement (ataxie locomotrice).

Quoi qu'il en soit de cette question non résolue, voici comment se résume notre étude sur la sensibilité musculaire.

La physiologie, aussi bien que la pathologie, prouve que l'intégrité de la sensibilité musculaire est nécessaire à l'exercice régulier des fonctions locomotrices ; l'abolition de cette propriété est suivie d'une sorte de paralysie, d'une inertie toute spéciale. Mais la première ne dit pas et la seconde nie formellement que l'anesthésie musculaire soit la cause prochaine de l'ataxie locomotrice.

Des rapports de l'anesthésie cutanée avec l'ataxie locomotrice.

La sensibilité cutanée étant plus facile à explorer chez l'homme et à enrayer isolément chez les animaux, son influence sur la production des phénomènes ataxiques sera moins longue à établir que la précédente.

Les faits défavorables à la thèse que nous allons soutenir sont les suivants : Heyd (de Tubingen) ayant anesthésié localement et à divers degrés la plante des pieds avec du chloroforme, aurait constaté que les oscillations dans la station verticale, c'est-à-dire les difficultés d'équilibration, s'accroissent en raison directe de l'insensibilité produite. C'est dans le *tabes dorsalis* que ces oscillations seraient le plus étendues. Les expériences d'Eigenbrodt, rapportées par Leyden, sont plus importantes. Ce physiologiste aurait vu la section des nerfs cutanés des pieds apporter dans la station et la marche une grande incertitude.

Leyden lui-même et Rosenthal, dans leur cinquième expérience, ont vu, chez une grenouille à laquelle ils avaient enlevé la peau de tout un membre et retranché le membre opposé, les mouvements et notamment le saut, être un peu moins agiles, moins adroits que ceux d'une grenouille, prise pour terme de comparaison, à laquelle ils s'étaient contenté d'amputer un membre.

Mais les expériences de M. Cl. Bernard, antérieures à celles-ci et exécutées dans de meilleures conditions, nous paraissent les réfuter. Sur un animal du même genre il a enlevé la peau des quatre membres à la fois ; la grenouille continuait à sauter et à nager comme d'habitude. Chez un épervier, ensuite, il a coupé les filets cutanés de la serre, en haut et derrière le métatarse : les mouvements de cette serre restèrent normaux. Chez un chien, même résultat après section des nerfs cutanés qui se rendent aux quatre pattes.

Passons aux faits pathologiques : nous n'avons qu'à résumer ce qui a été développé page 194 et suivantes.

Sur 109 cas d'ataxie locomotrice progressive, 15 fois l'anesthésie était légère et 18 fois nulle. Les partisans de la doctrine que nous combattons ont peu tenu compte de ces 15 cas et récusent la valeur des seconds, objectant qu'avec plus d'attention on eût trouvé une modification quelconque de la sensibilité des téguments. Nous l'admettons avec eux pour quelques-uns, mais non pour tous, et un seul cas d'ataxie locomotrice proprement dite pris dans notre maladie ou en dehors d'elle, avec intégrité absolue de cette propriété cutanée suffit à prouver que l'ataxie n'est pas l'expression immédiate de l'anesthésie. Or, nous-même, après avoir épuisé tous les moyens d'investigation, nous avons trouvé plusieurs fois une sensibilité parfaite au tact, à la douleur et au froid, sans la moindre perversion, le moindre retard de transmission alors que l'ataxie locomotrice était assez accentuée. Le malade affirmait sentir comme avant sa maladie, tant à la surface des jambes et des mains qu'à la plante des pieds, où comme on le sait, l'anesthésie apparaît en premier lieu et disparaît en dernier. Rappelons notamment les observations n°s 222, 138, 160, etc. Nous ne voulons pas dire que personnellement nous ayons vu l'anesthésie manquer dans tout le cours de la maladie, mais seulement qu'à plusieurs reprises elle n'avait pas encore apparu ou avait disparu sous nos yeux, l'ataxie étant présente.

D'ailleurs, il existerait dans les cas inscrits sans anesthésie un peu de retard dans la transmission ou quelque autre perversion de sensibilité, on serait obligé d'écarter un peu plus les points du compas explorateur, ainsi que le pensent MM. Leyden, etc., que leur cause ne serait pas davantage gagnée.

En effet, et nous étendons l'argument à l'anesthésie musculaire, si le défaut de coordination dépendait de l'une ou de l'autre, l'intensité du phénomène serait rigoureusement proportionnée à l'une d'elles ou aux deux réunies. Or, s'il est des cas où anesthésie cutanée et musculaire et ataxie sont rassemblées et développées à un haut degré, et d'autres où elles sont simultanément peu caractérisées, il en est aussi, et ceux-là en majorité, dans lesquels il n'y a aucun rapport entre l'anesthésie et l'ataxie.

Il suffit d'avoir énoncé cette proposition pour que quiconque a vu plusieurs ataxiques se rende à l'évidence. Ce qui a été cause sans doute de l'opinion ci-dessus, c'est que l'ataxie considérable coïncide en général avec une anesthésie complète, sauf peut-être aux agents thermoscopiques, et qu'alors l'insensibilité des téguments ajoute aux désordres de locomotion spéciaux, la maladresse, l'incertitude qui lui est propre.

Nous jugeons inutile dans cet examen de faire intervenir les cinq cas d'ataxie idiopathique consignés dans notre première partie, dans lesquels tout se borne aux désordres de la locomotion. Pour nous il est amplement démontré, sans retour possible, que l'anesthésie cutanée n'est pas la cause directe de l'ataxie.

Rapports de l'ataxie locomotrice avec l'anesthésie profonde ou mixte.

Revenons à l'opinion généralement répandue chez les ataxiques, que leurs désordres de locomotion proviennent de l'engourdissement. On se souvient qu'à la page 178 nous avons hésité à faire de ce sentiment spécial, un phénomène de sensibilité voisin des fourmillements et des douleurs, et qu'un peu plus loin, page 208, nous avons fini par le rattacher à l'anesthésie mixte.

Cette anesthésie mixte porte, disions-nous, sur tous les tissus des membres superficiels et profonds, et comporte par conséquent un certain degré d'anesthésies musculaire et cutanée, avec lesquelles on la confond facilement ; aussi dans les pages qui précèdent avons-nous tenu à nous débarrasser de ces derniers éléments. C'est à elle qu'appartiennent encore la perte de notion des attitudes et des mouvements passifs, l'anesthésie des os, des articulations, etc., et l'insensibilité à la pression des téguments des Allemands. C'est elle qui est en cause et non l'anesthésie des muscles dans cette expérience où Yellowy, venant à plonger une lancette dans la pulpe du doigt, constatait une absence complète de sensibilité dans cette partie.

Eh bien, cette anesthésie complexe dont les divers synonymes employés sont : anesthésie mixte, commune, générale ou profonde, ou *cœnesthésie*, et qui se révèle de tant de façons différentes, ne serait-ce pas elle qui engendre l'ataxie locomotrice ? C'est l'opinion de M. Axenfeld, esprit éminemment judicieux, et c'est en effet la plus soutenable de toutes les opinions émises jusqu'à ce jour.

Rappelons quelques-uns des faits déjà exposés. Le sentiment d'engourdissement n'apparaît jamais à la première période de l'ataxie progressive. Il est le phénomène précurseur habituel de la deuxième période, et existe alors même que l'exploration la plus minutieuse des téguments et des muscles ne décèle aucune modification appréciable de la sensibilité. En règle générale, il est très-intense quand l'ataxie est prononcée, et moindre quand celle-ci, au contraire, l'est peu. Jusqu'ici donc tout est favorable au rôle que lui assignent les malades.

Mais il y a des exceptions : quelquefois l'engourdissement est léger, bien que le défaut de coordination soit considérable et qu'il n'y ait pas d'anesthésie cutanée et musculaire certaine. Deux fois il nous a paru qu'il manquait, l'ataxie locomotrice existant. Et deux fois enfin l'engourdissement très-net, quelques mois auparavant, et alors bien apprécié, bien décrit par les malades, a disparu peu à peu et totalement, sous nos yeux en quelque sorte, quoique l'ataxie ait persisté. Donc celle-ci n'était pas causée par l'engourdissement, qui est une des manières de se traduire de l'anesthésie profonde.

D'un autre côté, il n'y avait pas d'ataxie locomotrice ou musculaire de la main, dans ces cas où Yellowy plongeait sa lancette dans la pulpe du pouce et percutait le nerf cubital, mais une absence de mouvement.

Quant à la notion des mouvements passifs et des attitudes, elle persistait dans plus de la moitié de nos observations, l'ataxie locomotrice étant bien caractérisée.

Enfin, contre certaines affirmations allemandes, nous déclarons avoir vu plusieurs fois la sensibilité à la pression être absolument intacte à la plante des pieds, c'est-à-dire le malade sentir le sol comme à l'état normal, et ne pas avoir à la plante des pieds de sentiment de coton, de caoutchouc, de laine, de voile, etc., alors que l'incertitude de la station et de la marche était très-évidente. (Obs. nos 138, 160, 222.)

Nous sommes ainsi en mesure de répondre aux lignes suivantes de M. Axenfeld : «Désormais, toute observation dans laquelle il n'a pas été tenu compte de l'état de la sensibilité profonde ne devra être acceptée qu'avec une réserve extrême; et les faits où manque cette constatation indispensable sont tout à fait insuffisants pour nous faire admettre que l'ataxie puisse se montrer en l'absence de toute perturbation de la sensibilité....» (Axenfeld, *Des lésions atrophiques de la moelle*, *Arch. gén. de méd.*, 1863 ; t. II, p. 470). Certainement, dans nos n⁰ˢ 138, 168 et 222, tous les indices que nous avons donnés d'une altération superficielle ou profonde de la sensibilité manquaient, et cependant l'ataxie locomotrice était très-caractérisée.

Dans ces expériences, où l'on a tranché les racines spinales postérieures, la sensibilité profonde, à coup sûr, était supprimée en même temps que celle des muscles et des téguments. Et pourtant, dans plusieurs, il est certain que les troubles de la locomotion observés n'étaient pas de l'ataxie locomotrice. Dans ces cas de paralysie hystérique, prétendue limitée à la sensibilité musculaire ou à celle-ci et à la sensibilité cutanée, la sensibilité profonde était également altérée. Et cependant encore il n'y avait pas d'ataxie locomotrice. Donc l'anesthésie profonde, la *cœnesthésie* n'est pas cause de l'ataxie.

Une dernière remarque, qui s'adresse à la fois à tous les symptômes qui apparaissent dans le cours de l'ataxie progressive, en même temps et dans les mêmes régions que l'ataxie locomotrice : les anesthésies cutanée, musculaire et profonde, seraient constantes et accompagneraient rigoureusement l'ataxie, que l'influence de l'une ou l'autre sur la production des troubles de locomotion ne serait pas encore prouvée. Ces anesthésies, aussi bien que l'ataxie, sont, en effet, des manifestations diverses d'une lésion commune des cordons postérieurs, susceptible de les produire toutes parallèlement.

En résumé, puisque aucun des symptômes qui apparaissent dans l'ataxie progressive, côte à côte avec l'ataxie locomotrice, ne rend compte de la production de ce symptôme; puisque celui-ci existe isolément, non-seulement dans certaines ataxies idiopathiques que nous avons jugé inutiles de faire intervenir dans ce débat, mais encore dans quelques cas de la maladie qui nous occupe; puisque la réunion même des trois symptômes : anesthésie cutanée, anesthésie musculaire et anesthésie profonde, ne prouverait pas non plus qu'ils sont la cause immédiate de l'ataxie locomotrice, cherchons cette cause ailleurs.

Où, à quels organes s'adresser de préférence?

Aux muscles? Nous avons résumé les apparences sous lesquelles se présente au praticien le phénomène ataxie locomotrice dans les divers termes suivants : *activité musculaire irrésistible*, à l'occasion des volitions; *exaltation musculaire*, d'où l'impossibilité à la volonté de gouverner les contractions; *convulsion* se rapprochant des actions musculaires réflexes désordonnées. De là le droit, dans l'ataxie progressive, de se servir des mots ataxie musculaire, quand on n'a égard qu'à la manifestation périphérique. Mais cette hyperdynamie n'atteint pas les muscles individuellement; elle porte sur plusieurs, sur tous ceux d'un membre. La maladie est donc dans un point qui commande à tous à la fois. D'ailleurs l'électro-acupuncture, la galvanisation à travers les téguments ne décèlent ni un excès, ni une diminution de la contractilité; ce qui prouve que l'exaltation constatée ne réside pas dans les muscles mêmes.

Aux nerfs, aux plexus? Mais leurs filets constituants ne s'anastomosent pas; ils sont aussi indépendants à quelques centimètres des trous de conjugaison qu'à leur terminaison. Jamais on n'a vu l'ataxie locomotrice se limiter aux muscles animés par le sciatique, par exemple.

C'est donc plus haut, dans un organe central susceptible de présider directement ou indirectement à cette fonction complexe de la locomotion dont les muscles des membres , considérés isolément, par groupes ou dans leur ensemble, sont les agents périphériques; en un mot, c'est aux centres nerveux : encéphale ou moelle.

Sous l'empire des expériences de MM. Flourens et Bouillaud, il était fort naturel à M. Duchenne de supposer que l'ataxie progressive et, par conséquent, la forme d'ataxie locomotrice qu'il y observait, avaient leur raison d'être anatomique et physiologique dans le cervelet et les pédoncules cérébelleux. L'observation n° 214, qui a contribué à le pousser dans cette voie, pouvait l'égarer; aujourd'hui, ce praticien a renoncé à son idée première, et, bien que peu disposé à voir dans sa maladie une affection chronique de la moelle, il a cédé comme tout le monde devant les faits. De l'aveu général, l'encéphale n'est donc pas en cause dans la question que nous agitons.

Bien entendu que nous réservons les cas d'ataxie locomotrice que nous avons rencontrés sous trois formes distinctes dans les affections du cervelet. Les deux premières s'éloignent totalement de l'ataxie commune ou proprement dite que nous étudions dans ce chapitre. Les quelques faits relatifs à la troisième sont trop mal décrits dans les observations pour que nous en tenions grand compte.

D'ailleurs la découverte à la moelle de centres de coordination desquels relèverait l'ataxie des membres, ne détruirait pas ce qui a été dûment prouvé pour le cervelet. Les deux organes peuvent régner parallèlement.

Rapports de l'ataxie locomotrice avec les fonctions de la moelle.

Arrivons donc à la moelle épinière qui, depuis longtemps, se désigne si bien à nos recherches que, dès notre première partie, nous avons donné à la troisième forme d'ataxie l'épithète de médullaire. Là, en effet, sans avoir égard à une maladie que nous ne connaissions pas encore, l'ataxie progressive, nous avons conclu, d'un grand nombre d'autopsies, que la cause physique apparente de l'ataxie locomotrice venait d'une altération occupant une grande étendue des cordons postérieurs. Plus loin, dans la seconde partie, cette lésion a été décrite avec détail, et nous avons établi qu'elle était la phase avancée d'un *proeessus* morbide inconnu. En ce moment, c'est de la cause physiologique dont nous sommes en quête. Pour y arriver, résumons l'état de nos connaissances sur la moelle, ses cordons et ses racines, et voyons si, procédant par exclusion, nous ne parviendrons pas à quelque résultat.

C'est à Charles Bell que revient l'honneur d'avoir démontré le rôle des racines postérieures. Sa découverte est définitivement acquise à la science. Les racines antérieures transmettent aux muscles les excitations motrices, les postérieures ramènent des extrémités les impressions sensitives. Le physiologiste anglais, entraîné plus loin, crut un moment que les faisceaux correspondants de la moelle jouissaient des mêmes propriétés, puis renonça à cette opinion. M. Longet la reprit et réussit à la faire adopter ; mais l'édifice laborieusement construit sur les fonctions des cordons s'écroula en quelques années sous les coups de MM. Brown-Sequard, Schiff, Chauveau, Broca, etc. Des expériences plus délicates remirent tout en question, sauf ce que Ch. Bell avait dit des racines.

La substance grise centrale, dont l'usage était parfaitement inconnu auparavant, est devenue le véritable cordon de communication entre le cerveau et le bout central des nerfs rachidiens.

Quant aux cordons blancs sur lesquels on se croyait fixé, l'incertitude règne encore sur leurs fonctions. Ils se composent, dit-on, de deux ordres d'éléments nerveux : les uns longitudinaux ou propres, les autres transversaux ou plus ou moins obliques, qui continuent les racines spinales, antérieures et postérieures jusqu'à la substance grise. Celles-ci n'étant que les racines prolongées, doivent jouir des mêmes propriétés. En effet, lorsqu'on excite les fibres transversales isolément au sein de la substance blanche, ce qui est possible à la région cervicale, d'après Stilling, l'animal donne des signes de douleur, si l'on opère sur les régions postérieures, et exécute des mouvements périphériques, si l'on s'adresse aux antérieurs, comme si l'on eût agi sur les racines elles-mêmes. Quant à la substance blanche intermédiaire, c'est-à-dire aux cordons proprement dits, si on l'excite isolément, l'animal ne bouge pas et ne trahit aucune sensation. A quoi servent-ils donc ? Nous attendons la réponse exacte des physiologistes. Notons cependant que la substance grise elle-même, qui évidemment est l'organe de transmission des volitions et des impressions, demeure aussi insensible aux excitants que les faisceaux blancs.

Voyons ce que dit la pathologie sur les rapports de la paralysie et de l'anesthésie avec l'altération des cordons ; nous ne saurions mieux faire que de reproduire le résumé suivant d'un savant dont la France, l'Angleterre et les États-Unis revendiquent alternativement les travaux :

« La paralysie est un symptôme essentiel de toute altération de la substance grise. » Ceci était facile à prévoir :

« La paralysie est un symptôme essentiel de toute altération des cordons antérieurs, sauf à la partie supérieure de la région cervicale. La paralysie n'est le symptôme d'une altération des cordons latéraux qu'à la partie supérieure de la région cervicale, et probablement pas dans le reste de leur étendue. » Ces deux propositions impliquent l'absence d'unité pathologique et sans doute physiologique de certains cordons dans toute leur longueur. Par analogie, et bien que les mêmes faisceaux ne soient pas en cause, elles permettent de présumer que la propriété médullaire (s'il y en a une) dont l'ataxie serait le trouble, ne siége pas uniformément tout le long du cordon lésé. Nous avons vu combien l'ataxie est caractéristique aux membres inférieurs, et au contraire combien elle est suspecte aux supérieurs. Cette remarque en donne peut-être l'explication.

Continuons : « La paralysie n'est pas un symptôme essentiel de l'altération des faisceaux postérieurs » ; c'est-à-dire, si nous avons bien compris, que tantôt elle existe, tantôt elle n'existe pas.

N'oublions pas la structure complexe des cordons, composés de prolongements des racines et d'une substance propre longitudinale. Une maladie peut donc frapper le tout en masse, par exemple une blessure, une compression, un ramollissement général et aigu ; ou bien choisir ses éléments, respecter les prolongements des racines, ou en comprendre une quantité de filets variables, d'autant mieux que, très-inégalement obliques, ceux-ci atteignent la substance grise après un trajet tantôt court, tantôt long. On conçoit, au moins théoriquement, qu'une dégénérescence lente s'attaquant aux éléments anatomiques, comme celle qui est presque pathognomonique de l'ataxie progressive, puisse faire ce choix dans les commencements de la maladie. De là des symptômes variables, bien qu'en apparence le même tissu soit compromis.

« L'anesthésie, dit plus bas M. Brown-Sequard, est un symptôme de l'altération de la substance grise (il y a simultanément paralysie). L'anesthésie n'accompagne pas les altérations bornées à l'un ou à l'autre des cordons antérieurs ou postérieurs. L'anesthésie (l'importance de ce point nous engage à le rappeler) est la conséquence nécessaire de l'altération des racines postérieures. »

« L'hyperesthésie enfin est un indice de l'altération des cordons postérieurs. »

Sachant que ni la paralysie, ni l'anesthésie n'expliquent l'ataxie locomotrice, bornons-nous à constater ces assertions sans nous y arrêter ici. La moelle possède une troisième propriété, la plus intéressante peut-être, le pouvoir excito-moteur. Avant d'y insister, voyons les théories proposées sur ce qu'on a appelé le pouvoir coordinateur de la moelle, et insistons sur le rôle que M. Brown-Sequard assigne aux cordons postérieurs en particulier.

Todd le premier a fait un pas dans cette voie. Sous l'influence sans doute des idées régnantes sur les fonctions du cervelet, et n'étant qu'à moitié satisfait des doctrines de MM. Flourens et Bouillaud, il place la propriété de coordination des mouvements des membres inférieurs dans les cordons postérieurs de la moelle. « Le cerveau, dit-il, se compose de segments réunis entre eux par des commissures longitudinales. La moelle est manifestement partagée en un nombre de ganglions constituant chacun un centre d'innervation pour les parties correspondantes du corps. Ces portions doivent être réunies également par des commissures longitudinales semblables. Si l'on admet la nécessité de ces fibres pour assurer l'harmonie d'action entre les segments multiples de l'encéphale, il y a de bonnes raisons de croire à leur existence dans la moelle pour y assurer aussi leur unité de fonction. »

Plus loin, il dit qu'il y a deux interventions dans le phénomène de la station et de la marche : l'une encéphalique et volontaire qui commande à l'acte, l'autre médullaire et instinctive qui coordonne. Cette dernière serait une action réflexe qui aurait pour point de départ le contact de la plante du pied avec le sol.

M. Debrou, selon M. Isnard, a proposé de son côté, de reconnaître dans la moelle un ou plusieurs centres chargés de la coordination des mouvements, autres que ceux de la respiration, dont le centre, de l'aveu de tous, est dans le bulbe rachidien.

M. Brown-Sequard résume ainsi les symptômes qu'entraîne une altération profonde des cordons postérieurs dans toute leur étendue : « Accroissement de la sensibilité du tronc et des membres aux impressions du toucher, au pincement, à la piqûre, aux excitations galvaniques et aux variations de température. Abolition ou grande diminution des mouvements réflexes. Toute espèce de mouvements volontaires sont possibles et plus ou moins bien exécutés dans le lit. La station et la marche sont impossibles, par suite, dit-il en continuant sa pensée dans une note, de la perte d'action réflexe, de l'existence de la sensibilité morbide et de l'altération des sensations dirigeantes (*guiding sensations*) venant des muscles. Ces altérations sont dues à deux causes : l'une est la perte d'action de quelques-uns de ces conducteurs altérés pendant leur passage à travers les cordons postérieurs, pour atteindre la substance grise ; l'autre est l'exagération morbide de la sensibilité de ceux des conducteurs qui arrivent directement de la substance grise sans séjourner dans les cordons. » Ces conducteurs, ce sont les prolongements intra-médullaires des racines postérieures.

Ailleurs le même auteur répète que dans les altérations limitées aux cordons postérieurs, mais occupant toute leur épaisseur et toute leur longueur, ou au moins la totalité du renflement lombaire, il y a impossibilité de se tenir et de marcher, à cause de la perte d'action réflexe des membres. Tandis que dans les altérations limitées à une petite étendue des mêmes cordons, les mouvements volontaires sont conservés, ainsi que les actions réflexes dans les parties situées au-dessous.

Nous avons donné textuellement ces passages à cause de leur importance. Évidemment l'auteur songe au phénomène ataxie locomotrice et à la maladie ataxie progressive, et en explique les conditions à son point de vue. Plusieurs points nous frappent.

Le premier point est l'étendue verticale considérable qu'il donne à l'altération des cordons postérieurs pour que les phénomènes en question se produisent : résultat auquel nous-même, nous étions arrivé par un autre procédé, avant de connaître son opinion, c'est-à-dire en opposant, page 108 et suivantes, dix observations de lésions circonscrites des cordons postérieurs à quarante-six observations et plus de lésions étendues de ces mêmes cordons.

MM. Vulpian et Philippeaux ont fait quelques expériences qui ont été citées à l'appui de cette façon de voir. Sur des chiens, ils ont pratiqué une première section transversale limitée aux cordons postérieurs, sans obtenir d'effets marqués sur le mouvement. Puis ils en ont pratiqué une seconde, de 3 à 10 centimètres plus haut : l'animal a perdu immédiatement la faculté de se tenir dressé sur ses pattes devenues inertes. À notre avis, ces expériences n'enseignent rien sur l'ataxie; il n'y est fait mention que d'une inertie semblable à celle que produit la paralysie de la sensibilité musculaire et profonde. Elles ne reproduisent pas les conditions de notre maladie. On sait, en effet, que des fibres nerveuses passent des cordons dans la substance grise, y séjournent plus ou moins et en ressortent plus haut et plus bas, pour rentrer dans les mêmes cordons ou d'autres. Or, deux sections espacées peuvent tomber de façon à laisser intacte la continuité physiologique de la moelle, au moins en partie. Dans l'ataxie progressive, la dégénérescence, en occupant une grande longueur, interrompt bien autrement cette continuité. Peut-être qu'en multipliant et éloignant davantage les sections on eût obtenu des troubles ataxiques de la locomotion.

La première expérience de Leyden et Rosenthal que nous avons rapportée, se rapproche un peu de la précédente. Les désordres du mouvement existèrent du côté où il y eut trois racines postérieures de coupées, et firent défaut du côté où il n'y en eut qu'une. Mais ce qu'on observa n'était pas non plus de l'ataxie, et les objections précédentes leur sont à plus forte raison applicables. Donc, nous persistons, en nous appuyant du texte de M. Brown-Sequard et par-dessus tout de nos recherches personnelles, à considérer l'altération, quelle qu'elle soit, des cordons postérieurs dans une grande hauteur comme la circonstance anatomique nécessaire à la production de l'ataxie locomotrice.

Le deuxième point qui nous a frappé, est le rôle qu'il attribue : 1° à la perte de la sensibilité de direction, c'est-à-dire du sens d'activité musculaire; 2° à l'hyperalgésie ou hyperesthésie. Nous savons ce qu'il faut penser de la première. L'anesthésie musculaire est un symptôme de l'ataxie progressive parallèle à l'ataxie locomotrice. Mais elle manque dans la moitié des cas et n'est pas la cause du défaut de coordination.

Quant à cette hyperesthésie, elle est l'exception, et nous n'avons pas eu à lui consacrer un alinéa spécial dans notre symptomatologie. La sensibilité cutanée du n° 230 était si exagérée qu'il redoutait le moindre attouchement. C'était au début, lorsqu'il n'y avait encore ni ataxie, ni trouble de la vue, ni trouble pelvien, etc. D'autres sujets se souvenaient qu'à une certaine époque, l'endroit de la peau correspondant aux douleurs fulgurantes était très-sensible au toucher. Dans l'observation n° 174, il est question d'hyperesthésie cutanée de toute une jambe. Souvent nous avons rencontré une anesthésie au tact et une hyperalgésie modérée, en même temps qu'un retard dans les sensations; nous les avons rangées avec les perversions de sensibilité. Donc, sauf les douleurs qui durent des années, et sont si constantes, nous ne voyons pas, du moins à la période où règne l'ataxie locomotrice, qu'il y ait une sensibilité morbide exagérée, mais tout au contraire une anesthésie qui est la règle. Nous n'acceptons pas, par conséquent, la double condition invoquée par l'illustre physiologiste pour expliquer les désordres du mouvement.

Mais si nous avons bien saisi l'esprit de ses leçons, c'est le pouvoir réflexe qui vient en première ligne dans la production du phénomène. Il est diminué et aboli lorsqu'une grande longueur des cordons postérieurs est altérée, atrophiée. Todd déjà avait dit que les actions réflexes intervenaient dans le phénomène de la marche. Deux assertions aussi nouvelles, émanées de telles autorités, doivent être prises en considération. Nous allons non-seulement les examiner, mais les développer et voir ce qui en peut ressortir pour la solution du problème que nous poursuivons.

Les phénomènes réflexes ou automatiques, ou, pour nous servir d'un synonyme de Todd, les actions nerveuses d'ordre physique signalées par R. Whytt en 1764 et Prochaska en 1784, sont certainement les plus communs de l'organisme.

Prochaska partage le système nerveux en trois portions : le cerveau et le cervelet, en rapport avec la faculté de penser ; la moelle spinale et allongée, ou *sensorium commune*, et les nerfs. Dans la moelle se développe ce que depuis on a appelé la force excito-motrice ; et c'est à cet organe que s'adressent les incitations propres à la mettre en jeu. Ces incitations arrivent des nerfs périphériques ou de l'encéphale, d'où deux ordres d'actions réflexes, les unes inconscientes, les autres conscientes, (*vel animâ insciâ, vel animâ consciâ*). Les actes organiques appartiennent presque tous au premier ordre, ainsi que Marshall Hall depuis s'est appliqué à le démontrer avant que les acquisitions récentes sur la contractilité des vaisseaux capillaires, ne soient venues confirmer et étendre ce qu'il avançait. Les actes de la vie de relation et en particulier la locomotion rentrent dans le second ordre ; la volonté ne serait qu'un incitateur du pouvoir excito-moteur de la moelle, au même titre que les incitations qui de la périphérie atteignent cet organe, sans remonter plus haut.

Si donc toutes les actions musculaires sont le produit d'une incitation de la moelle, même celles que la volonté ordonne, l'expression action réflexe est bonne, mais insuffisante. Celle d'action automatique ou, comme le propose Todd, d'action nerveuse physique, serait préférable; elle impliquerait ce qui constitue réellement leur caractère pathognomonique, c'est-à-dire que l'encéphale n'y joue aucun rôle, ou qu'un rôle accessoire.

Cet exposé nous permettra de comprendre ce qui a lieu dans les phénomènes de la locomotion, tout au moins de ceux qui ont un caractère automatique (1). Un individu qui se promène le soir, plongé dans ses réflexions, ne trébuche pas à moins de rencontrer un obstacle imprévu. Nous nous souvenons de nous être une fois par une nuit sombre, sur un chemin inégal, endormi et même d'avoir rêvé, sans avoir cessé de marcher à toutes jambes. Le somnambule se dirige sans hésitation, quelquefois avec une adresse et une sûreté vraiment surprenantes. On marche comme on respire. Dans l'un et dans l'autre cas, tantôt la volonté intervient, accélère ou dirige le mouvement, tantôt elle est absolument passive, et les fonctions n'en continuent pas moins avec une égale régularité. Dans ce dernier cas, c'est un phénomène automatique ou réflexe, on l'appelle aussi habitude.

Quoique nous n'adoptions pas la pensée de Todd dans tous ses détails, nous devons donc reconnaître que si l'encéphale intervient dans la marche, il n'intervient pas toujours; par conséquent on doit croire que, dans les conditions ordinaires, l'action périodique de l'encéphale et l'action permanente de la moelle se prêtent un mutuel secours. La moelle présiderait à la progression simple et automatique, l'encéphale aux chan-

---

(1) M. Axenfeld, dans une revue clinique sur le *tabes* insérée dans les *Archiv. gén. de médecine*, parle «des actes automatiques ou réflexes de la locomotion. »

gements de direction et à tout ce qui est du ressort de la pensée. Chacun ainsi reste dans ses attributions ; la moelle fait marcher quand l'encéphale s'occupe d'autre chose. Mais celui ci vient-il à désirer, à commander, la moelle se charge de l'exécution et la coordonne. Ainsi se résout incidemment la question pendante : pourquoi toutes les fibres qui constituent les nerfs ne remontent pas jusqu'au crâne. C'était inutile. (1).

Or, action réflexe et action coordonnée sont synonymes à l'état normal. Chez les chevaux dont on a coupé la moelle, on a remarqué que piqués à la fesse, ils agitent la queue comme s'ils voulaient chasser une mouche. Je me rappelle, dit M. Bourillon, avoir vu et observé avec curiosité un canard décapité et marchant presque avec son allure habituelle pendant une minute. Un de ses amis aurait vu deux fois le même fait. Les actes de la respiration, les actes du vomissement, de la déglutition, le clignement des paupières sont d'autres exemples de mouvements réflexes coordonnés. Le phénomène de l'effort est un acte semi-automatique et parfaitement coordonné. Il

(1) Depuis que ces lignes ont été écrites, un ouvrage cité plusieurs fois dans le cours de ce travail, (*Lectures on Paralysis of the lower extremities*, by Brown Sequard, Philadelphia, 1861) a été traduit en français. L'auteur, dans une introduction empruntée aux leçons de M. Rouget, traite de la pyhysiologie des actions réflexes. Nous y avons remarqué les passages suivants : « Dans la marche ordinaire, l'attention et la volonté n'interviennent que *pour mettre le balancier en mouvement, ou pour l'arrêter..... Quand les conditions de la marche changent inopinément, le réveil brusque de l'attention et de la volonté nous montre bien qu'elles n'étaient pour rien dans la direction et la coordination des mouvements qui se succédaient régulièrement tant que les conditions restaient les mêmes.* » Quelques lignes plus bas, à propos « des mouvements réflexes ambulatoires », l'auteur parle de malades qui, pendant la marche, sont « contraints de substituer au pouvoir réflexe l'action de la volonté ».

P. S. Au moment où ces pages s'impriment, un livre vient de paraître intitulé : *Les paraplégies et l'ataxie du mouvement.* Nous y avons jeté un coup d'œil rapide. Dans la troisième partie, consacrée à l'ataxie, M. Jaccoud défend ce que nous venons de soutenir sur la part que prennent l'encéphale et la moelle au phénomène de la marche. L'opinion d'un esprit aussi distingué corrobore donc notre manière de voir.

en est de même de la série d'actes qui constituent l'éternue-
ment. Si les physiologistes n'ont pas plus insisté sur ce caractère fondamental, c'est que les actions musculaires qu'ils prennent habituellement pour exemple chez l'homme, sont simples,
resserrement de la pupille, mouvement antiperistaltique, etc.

Que la structure normale de la moelle se trouve donc altérée
dans une longueur suffisante, comme dans l'ataxie progressive,
et son pouvoir excito-moteur troublé, la volonté, ne trouvant
plus l'intermédiaire chargé de régler l'exécution de l'acte, ne
sera plus que l'occasion d'une action musculaire anormale,
irrégulière, en un mot désordonnée. Plus la volonté insistera,
plus le désordre s'exagérera. Si le pouvoir réflexe n'est que
faiblement diminué, on retrouvera encore quelques vestiges
de coordination; s'il est tout à fait éteint, les mouvements
n'auront plus aucun sens, ce sera le délire musculaire, les
jambes de pantin. Les contractions exagérées et sans but, qui
se produiront dans ces conditions, ressembleront aux actions
réflexes morbides, c'est-à-dire seront toutes convulsives.

La cause physiologique des désordres musculaires, que nous
avons décrits précédemment à titre de manifestations de la
forme commune de l'ataxie locomotrice, serait donc l'altération de la propriété coordinatrice de la moelle, c'est-à-dire du
pouvoir réflexe que précisément on tend, dans ces derniers
temps, à localiser dans les cordons postérieurs. Leur cause
occasionnelle serait tantôt la volonté elle-même, s'adressant
librement et directement aux parties malades de la moelle, et
tantôt ces incitations involontaires qui s'irradient de proche en
proche, des parties saines aux parties altérées de cet organe.
Dans le résumé déduit de notre description clinique, que nous
avons donné des caractères de l'ataxie locomotrice aux membres inférieurs, c'est-à-dire là seulement où il est bien caractérisé, tout s'accorde parfaitement avec cette manière de voir.

Les développements dans lesquels nous sommes entré à

propos des opinions de Todd et Brown-Sequard, nous amènent ainsi au résultat vers lequel nous tendions déjà au lit du
malade , par le simple examen des phénomènes en question.
Nous leur reconnaissions alors un caractère spasmodique et
une grande ressemblance avec les actions musculaires réflexes.
Par une autre voie, nous voici arrivé à en faire des actions
réflexes mal coordonnées et, à un degré plus avancé, nullement coordonnées.

En résumé, après de longues recherches, il nous demeure
acquis que l'ataxie locomotrice proprement dite ou forme
commune, celle qui appartient à l'ataxie progressive, ne dépend, ni de l'affaiblissement de la puissance musculaire, ni
de l'anesthésie musculaire, ni de l'anesthésie cutanée, ni de
l'anesthésie mixte, mais bien de la moelle altérée anatomiquement dans une grande longueur de ses cordons postérieurs,
et physiologiquement dans son pouvoir coordinateur, mieux
connu sous le nom de pouvoir réflexe. Ainsi s'explique un fait
qui nous a frappé : pourquoi l'ataxie, très-caractérisée et
très-intense aux membres inférieurs, l'est si peu aux supérieurs ? C'est que le pouvoir réflexe de la moelle décroît de
bas en haut, et que son intervention dans les actes de musculation n'est absolument nécessaire que dans les phénomènes
d'équilibration et de progression.

ARTICLE II.

RAPPORTS DES SYMPTÔMES ET DES LÉSIONS DE L'ATAXIE LOCOMOTRICE
PROGRESSIVE.

Toutes les questions que comportait le symptôme fondamental de l'ataxie progressive étant épuisées, et si je ne m'abuse,
résolues, reportons-nous davantage à la maladie. Les symptômes
et lésions y intéressent par ordre de date les nerfs crâniens et
la moelle. Nous procéderons dans le même ordre. Pour ce

dernier organe nous n'aurons à nous arrêter qu'à deux des symptômes qui correspondent aux trois propriétés de la moelle : la motricité, la sensibilité et le pouvoir réflexe. Les rapports de l'ataxie locomotrice avec les lésions ont été traités, tant à la page 106 et suivantes que dans le précédent article.

Rapports des troubles fonctionnels et des lésions des nerfs crâniens.

Les nerfs qu'on a trouvés, à l'œil nu ou au microscope, plus ou moins atteints sont l'olfactif, l'optique, les trois moteurs oculaires, l'hypoglosse et le pneumo-gastrique. Les troubles fonctionnels qui ont été signalés à la tête, sont la paralysie des muscles oculaires, des muscles de la face, certaines roideurs des masseters, l'ataxie du visage, la cécité, la surdité, la diminution du goût, la dysphagie, le nasonnement, l'altération de la voix, de la parole et même quelque chose de suspect dans les mouvements de la respiration. C'est donc cinq autres nerfs sur lesquels il est permis de supposer qu'un jour ou l'autre et avec de l'attention on trouvera une lésion, savoir : le trijumeau, le facial, l'auditif, le glosso-pharyngien et le spinal. Un premier fait ressort de cette double énumération : c'est que pas une des douze paires crâniennes n'échappe à l'influence morbide.

Mais les altérations trouvées sur les sept premiers nerfs ci-dessus ne sont pas également importantes. Sur le nerf optique elles sont presque constantes et très-avancées ; sur les autres elles sont rares et mal caractérisées. Pourquoi cette différence, puisque pour ne comparer que les lésions du nerf optique et celles des moteurs oculaires, les troubles fonctionnels qui leur correspondent sont également fréquents ? Les allures des symptômes l'expliquent parfaitement.

Le simple affaiblissement de la vue est quelquefois temporaire, mais l'amblyopie, une fois apparue, disparaît rarement, elle reste stationnaire, ou, ce qui est la règle, elle s'aggrave et se déclare à l'autre œil, jusqu'à ce que la vue soit totalement perdue. La dégénérescence grise et l'atrophie ont donc le temps de se développer et de se confirmer jusqu'à ce que toute rétrocession leur soit impossible; ou mieux, l'amblyopie augmente et ne s'en va plus, parce qu'elle est la traduction de la dégénérescence progressive du nerf, qui non-seulement s'accroît sur place, mais s'étend de proche en proche dans la direction des corps genouillés.

La diplopie, le strabisme, le prolapsus de la paupière se comportent tout différemment. Ils éclatent soudainement et s'en vont de même ou en peu de temps, après avoir duré dix jours, une ou deux années au plus. Quelquefois ils sont encore plus éphémères et ne se montrent qu'à certains moments de la journée. Ils reviennent une ou plusieurs fois à la première période de la maladie ou à la deuxième, et laissent après eux rarement assez de traces pour que le clinicien découvre leur existence antérieure, si le malade ne l'en avertissait. Or, l'absence de troubles fonctionnels indique l'absence de lésions sérieuses. Ainsi se trouve expliquée la rareté à l'autopsie des altérations des nerfs moteurs oculaires ou leur faible degré. La cause des symptômes était une congestion qui s'est dissipée sans rien laisser.

Parmi les autres nerfs crâniens, les uns, sous ces rapports, se rapprochent du nerf optique, les autres des moteurs oculaires. Le nerf hypoglosse tiendrait le milieu.

Les douze premières paires ne sont pas les seules atteintes. Trois fois au microscope on a trouvé quelques altérations dans les troncs ou filets nerveux des membres. Légères et exceptionnelles, ces altérations n'éclairent en rien l'origine des symptômes observés dans les membres. Ceux-ci relèvent exclusivement, comme nous l'avons vu pour l'ataxie, de la lésion des cordons postérieurs. Dans les nerfs crâniens, c'est l'inverse;

les symptômes correspondent physiologiquement aux propriétés immédiates du nerf lui-même, et anatomiquement aux lésions exclusivement périphériques qui s'y trouvent. Ainsi les nerfs optiques donnent lieu à l'amaurose, non parce qu'ils viennent des tubercules quadrijumaux qui rationnellement font partie de la moelle, mais parce que leur bout orbitaire est atrophié. Les moteurs oculaires, qui par eux-mêmes ne jouissent pas de la propriété de coordonner, mais de celle de transmettre le mouvement, produisent la paralysie et non l'ataxie. Ce qui prouve une fois de plus, s'il était besoin d'y insister, que l'ataxie locomotrice n'est pas l'essence de la maladie.

Ainsi symptômes et lésions s'accordent parfaitement dans les nerfs crâniens suffisamment étudiés jusqu'à ce jour.

Des rapports de la paralysie avec les lésions de la moelle.

A la deuxième période de notre maladie, la force musculaire est intacte dans la majorité des cas, sans que cela soit aussi remarquable que l'ont dit MM. Todd et Duchenne. A cette deuxième période et à plus forte raison à la troisième, elle est souvent affaiblie. A la troisième, enfin, les mots paralysie incomplète et même complète sont quelquefois applicables. De quoi dépendent ces différences ?

L'intégrité plus ou moins réelle de la puissance motrice s'explique tout naturellement par le siége propre de la maladie dans les cordons postérieurs, à l'exclusion des antérieurs dans les cas exempts de complication. Mais les raisons de son altération ne sautent pas immédiatement aux yeux.

Il y a quelques années, la mention d'une paralysie dans un cas d'altération limitée aux cordons postérieurs de la moelle eût été rejetée sans examen, comme inadmissible. Aujourd'hui M. Brown-Sequard dit que la présence et l'absence de paralysie se rencontrent également dans ces conditions. Mais par quel mécanisme ? Les prolongements transversaux et obliques des racines spinales postérieures qui font partie de ces cordons postérieurs ne sont pas en cause. Les fibres longitudinales de ces mêmes cordons ont peu de chance d'avoir une influence directe sur le mouvement. La substance grise et les cordons latéraux offrent certaines probabilités. M. Brown-Sequard professe que la paralysie accompagne nécessairement la destruction de la première et probablement aussi celle des seconds.

On est donc en droit d'expliquer l'altération notable de la puissance musculaire par l'envahissement des cornes grises postérieures et de la partie postérieure des cordons latéraux.

Malheureusement les observations avec autopsie dans lesquelles cet envahissement a été reconnu, à l'œil nu ou au microscope, laissent fort à désirer au point de vue de la constatation clinique de la force musculaire. Ce qu'il faut attribuer à l'opinion répandue par M. Duchenne, à l'insuffisance des moyens ordinairement employés pour la vérifier, et enfin au peu de compte qu'on tient des degrés de paralysie incomplète. Nous-même ne sommes arrivé qu'un peu tard à nous affranchir de l'idée régnante et à découvrir une altération de la myotilité là où nous n'y songions pas auparavant.

Dans l'observation n° 203, les mouvements des membres inférieurs dans le décubitus dorsal étaient très-restreints quoique ataxiques et par moment presque nuls. Eh bien, M. Cornil a trouvé les parties superficielles des cordons latéraux atteintes au voisinage des cordons postérieurs.

C'est surtout sur ces cas de paralysie, comme notre n° 173, complète au point de faire disparaître l'ataxie, qu'il serait intéressant d'être édifié. Cette paralysie absolue ne serait-elle pas un des modes habituels de terminaison, lorsque le malade n'est pas emporté prématurément par un accident intercurrent. MM. Isnard et Teissier y ont songé. Le symptôme s'expliquerait alors très-rationnellement par l'extension de proche en proche de la dégénérescence grise aux cornes grises et de là aux cordons latéraux et antérieurs. N'avons-nous pas vu, dans une autre maladie dont l'histoire est à faire, la dégénérescence grise éclater tout à la fois dans les cordons antérieurs et dans les postérieurs, et même envelopper complétement la substance grise. N'est-il pas probable même que cette maladie et l'ataxie progressive se réunissent, se combinent à l'occasion, donnant ainsi lieu cliniquement à un tout complexe dont l'observation n° 121 serait un exemple.

Des rapports de l'anesthésie avec les lésions de la moelle.

Les troubles de sensibilité sont les douleurs fulgurantes, l'engourdissement, la perte du sens musculaire, et la perte du sens du tact et de la douleur. L'anatomie pathologique jette-t-elle quelque jour sur leur production ?

Les lésions intra-rachidiennes se composent de l'atrophie grise des cordons postérieurs et de celle de leurs annexes, les racines postérieures. Lorsque l'altération occupe toute l'épaisseur des uns, elle est avancée dans les autres; mais si une bonne partie des cordons est épargnée, la lésion des racines est moindre, faible ou même nulle. Le degré d'atrophie de celles-ci diminue plus vite en s'élevant que l'altération des cordons et est toujours en retard sur elle à la même hauteur. Jamais on n'a rencontré, dans les autopsies faites avec soin, la dégénérescence bornée aux racines, tandis que 7 fois les observations ne relatent sa présence que dans les cordons et 4 fois précisent qu'elle n'existait que dans ces cordons, les racines étant saines. Dans l'observation n° 205 la dégénérescence n'ayant pas encore apparu dans les cordons, les racines postérieures étaient saines. Il est donc certain que l'altération de la moelle précède celle des racines, ainsi que l'indiquent les symptômes.

En effet, si l'engourdissement accompagne généralement

ou devance d'un peu les troubles de coordination, l'anesthésie cutanée et surtout l'anesthésie musculaire modérée ou forte ne viennent qu'après.

Voici l'explication que nous proposons du premier de ces phénomènes. Les cordons de la moelle se composent d'éléments différents; les uns longitudinaux ou propres, insensibles aux excitants; les autres, transversaux, émanés des racines postérieures. Il est difficile de concevoir l'altération des premiers, c'est-à-dire des cordons proprement dits sans que les seconds soient compromis. Or l'engourdissement, c'est-à-dire cette anesthésie obscure, et généralisée dans toute l'épaisseur du membre, dépendrait de ces fibres sensitives intra-médullaires, atteintes les premières.

Quant à l'anesthésie cutanée et musculaire que l'on peut considérer comme un degré plus avancé de l'anesthésie mixte ou comme l'un de ses éléments plus caractérisé, elle dépendrait de l'extension consécutive de la maladie aux racines spinales postérieures, c'est-à-dire à des organes dans lesquels les propriétés sensitives sont mieux déterminées.

Les douleurs, généralisées ou bornées aux membres inférieurs, ne s'expliqueraient-elles pas aussi par l'irritation des filets transversaux d'abord, puis des racines spinales, avant que ces filets ne soient assez altérés pour donner lieu, au lieu des douleurs, soit à l'engourdissement, soit à l'anesthésie confirmée.

Ainsi les troubles fonctionnels suivants : douleurs, engourdissement et anesthésie, seraient les indices de phases anatomiques correspondantes, les premières de congestion ou d'excitation, la dernière de destruction ou d'atrophie.

Nature de la lésion des nerfs crâniens et de la moelle.

Il nous reste à aborder le côté le moins avancé de la question, le côté histologique. Quel que soit l'organe que nous envisagions, nerfs ou moelle, c'est la même altération, c'est-à-dire : 1° à l'œil nu, une coloration grise, semi-transparente, une diminution de volume et de consistance de la substance blanche ; 2° au microscope, la dégénérescence granuleuse des tubes nerveux, la résorption de leur contenu, le ratatinement de leurs parois et une hyperplasie des éléments normaux du tissu conjonctif, en un mot une atrophie à ses diverses périodes.

Mais une atrophie ne vient pas seule ; elle succède à un travail quelconque dans les capillaires, à une phlegmasie, à une modification des tissus vivants qui ne se remplacent et ne se détruisent plus comme à l'ordinaire. Plus d'une considération milite en faveur de cette première phase anatomique. D'abord les symptômes, preuves irrécusables d'une modification morbide quelconque dans l'organe auquel ils correspondent. Ainsi, à ne considérer que ce qui se passe du côté de la moelle, ces douleurs qui, pendant des années, se montrent çà et là dans un membre supérieur, dans les inférieurs, puis de nouveau dans l'un des premiers, pour finir par se fixer dans les derniers peu de temps avant le moment où vont apparaître l'engourdissement et l'ataxie, ne sont-elles pas l'indice d'un travail généralisé dans l'axe spinal, sans siége précis d'abord, puis d'une fixation du mal dans le renflement lombaire. Les symptômes oculaires, précédant la deuxième période de plusieurs années, ne sont-ils pas aussi un motif de croire que la maladie agit d'une façon obscure sur la moelle, comme elle le fait d'une façon évidente sur les nerfs optiques et moteurs oculaires.

Les douleurs, dans l'observation de M. Gubler, remontaient à plusieurs années, les indices positifs de la maladie, c'est-à-dire les troubles oculaires à 3 ans et enfin les preuves d'un travail certain vers la moelle, c'est-à-dire l'anesthésie e l'ataxie à 6 mois ; et cependant à l'autopsie on trouva les lésions habituelles dans les nerfs optiques, mais rien encore de visible dans les cordons postérieurs. La deuxième période anatomique n'était pas arrivée.

Le microscope surprend une partie des phénomènes de cette première phase dans les capillaires sanguins altérés et autour d'eux. Des traces de congestion actuelle se voient au voisinage de la dégénérescence grise, dans les parties en apparence saines.

Tout à l'heure nous rappelions que, dans les nerfs optiques où la maladie a une marche continue et progressive, on trouve généralement l'état anatomique correspondant à une période avancée; tandis que, dans les nerfs oculaires, où la maladie apparaît par intermittence, dure peu et revient plusieurs fois, on trouve, par exception, une coloration grisâtre, un ramollissement incertain ou une injection, mais plus souvent absolument rien. Si l'atrophie constituait toute la maladie, certes elle eût laissé dans ces nerfs des traces de son passage, et n'eût pas rétrogradé aussi rapidement et presque complétement. Non? avant l'atrophie il existe une première période, qui est la maladie proprement dite et la cause des désordres.

Mais quelle est la nature de cette lésion à deux périodes? Il y a plusieurs années, on n'eût pas hésité; on aurait affirmé une myélite chronique; les preuves d'un travail vasculaire antérieur eussent suffi. Les opacités de la pie-mère qu'on rencontre à l'autopsie, eussent fortifié cette doctrine que bon nombre de savants professent encore. Mais les travaux des histologistes sont venus tellement bouleverser les vues simples de Hunter, Meckel et Andral, sur les inflammations, qu'il est difficile aujourd'hui de s'arrêter à une conviction. M. Axenfeld et quelques auteurs proposent d'en faire une phlegmasie spéciale chronique de l'ordre des affections cirrhotiques. Ce serait une cirrhose, ou, pour se servir d'une autre expression voisine, une sclérose de la moelle; c'est possible, mais, en tout cas il faudrait admettre que cette phlegmasie chronique et interstitielle frappe tout le système nerveux à la fois, à la façon d'une diathèse.

Nature de la maladie ataxie locomotrice progressive.

Quant à nous, nous nous bornerons à constater qu'il s'agit d'une lésion de nutrition, d'une dégénérescence s'attaquant à tout le système nerveux, avec une prédilection marquée pour les nerfs crâniens et les cordons postérieurs de la moelle ; dégénérescence qui est un effet et qui n'a rien d'essentiel. A l'égard de la maladie envisagée d'une manière générale, nous ne nous servirons ni du mot de diathèse, ni de celui de maladie constitutionnelle, auxquels feraient songer quelques exemples d'hérédité ; nous constatons seulement les faits. Le rhumatisme frappe le tissu fibreux en général, la goutte s'adresse aux articulations et aux reins ; l'atrophie musculaire progressive se prend aux muscles et aux racines spinales antérieures ; de même le principe de l'ataxie locomotrice progressive atteint les nerfs périphériques en général, les nerfs crâniens en particulier, les cordons postérieurs de la moelle par-dessus tout. Quant à sa cause première, est-elle dans les chagrins, les fatigues, l'humidité, la misère, l'abus des plaisirs vénériens, l'anémie, ou seulement une prédisposition organique ? nous ne pouvons le dire au juste. Toutes ces conditions ont leur part dans l'éclosion de la maladie. Il est acquis cependant que l'âge mûr et le sexe masculin y sont plus prédisposés.

Nous ne discuterons pas l'hypothèse qui donne un point de départ périphérique à la maladie. De même qu'une immobilité prolongée des membres inférieurs amène une atrophie en masse de la moelle, comme Hutin et M. Cruveilhier en rapportent des exemples ; de même, dit-on, les phénomènes de l'ataxie éclatent à la périphérie et entraînent consécutivement l'atrophie des cordons postérieurs. Cette idée trouve quelque appui pour ce qui concerne les nerfs crâniens, où évidemment l'altération est centripète, sans jamais cependant avoir atteint la moelle jusqu'à ce jour. Mais elle est inacceptable pour le tronc et les membres. Les altérations qu'on a trouvées dans les nerfs des membres, sont insignifiantes ; celles des racines postérieures sont relativement considérables ; celles des faisceaux postérieurs de la moelle sont plus avancées et plus complètes encore. L'intensité de la lésion décroît donc au contraire des extrémités vers le centre et est centrifuge. Le seul fait favorable à cette doctrine serait l'observation n° 205. L'ataxie locomotrice existait depuis six mois, et les racines et cordons postérieurs étaient encore exempts de lésion ; mais, à cet exemple unique, on peut en objecter quarante contraires.

L'ataxie locomotrice progressive, en somme, devrait être regardée comme une maladie générale à part du système nerveux, si l'on s'en tenait aux nombreux cas où les troubles fonctionnels et les altérations des nerfs crâniens sont évidents (obs. n°ˢ 176, 203, etc.).

Mais quelque trente cas, les uns avec autopsie, les autres sans autopsie, s'opposent à une interprétation aussi absolue et tendent à en placer le siége fondamental dans la moelle, reléguant ainsi sur un plan secondaire les altérations périphériques des nerfs (obs. n°ˢ 202 et 173, etc.).

Nous avons, en effet, montré que les variétés morbides comprises dans le groupe des maladies dites myélites chroniques, sont forts multipliées et que, entre les myélites chroniques ordinaires à forme paralytique, les myélites chroniques ordinaires à forme ataxique et l'ataxie locomotrice progressive, il existe, au point de vue clinique, une foule d'intermédiaires qui en établissent la gradation et la parenté et défendent entre elles toute démarcation fixe trop absolue.

Nous avons aussi montré que la dégénérescence grise n'est

pas spéciale à l'ataxie progressive et qu'il est notamment une maladie, entrevue peut-être par M. Cruveilhier, dans laquelle une dégénérescence identique, à l'œil nu et au microscope, éclate primitivement dans les cordons antérieurs aussi bien que dans les postérieurs; maladie dont la marche et la gravité offriraient une étroite analogie avec celles de l'ataxie progressive (obs. n°ˢ 118 et 119). D'autres fois cette altération qui, limitée aux cordons postérieurs, s'appelle en clinique ataxie progressive, traverse les cornes grises postérieures et le sillon collatéral postérieur, dépasse les cordons latéraux et fait le tour de la substance grise retirant ainsi à la maladie, la dénomination qui lui convenait à son origine (obs. n° 121). L. Turck, n'a-t-il pas vu cette même altération se développer dans la moelle, au contact d'une gibbosité osseuse, etc., et se propager de bas en haut, dans une grande étendue limitée aux cordons postérieurs (obs. n°ˢ 122 et 123) ?

La clinique d'une part et l'anatomie pathologique de l'autre s'accordent donc à rapprocher notre maladie des affections chroniques de la moelle spinale.

Les faits nous ramènent ainsi aux idées que nous avons émises dans notre première partie, au chapitre ataxie locomotrice considérée comme symptôme des maladies de la moelle, c'est-à-dire à rejeter l'essentialité de l'ataxie progressive , après avoir penché un instant à l'admettre.

Concluons que la maladie qui nous occupe est un nouvel exemple de la solidarité pathologique des diverses parties d'un même système organique, et que le principe qui l'engendre, tout en frappant essentiellement les cordons postérieurs de la moelle, s'adresse aussi à d'autres parties du système nerveux, en particulier aux nerfs crâniens et par exception (ou comme complication) à l'encéphale et aux cordons antéro-latéraux. Que l'ataxie locomotrice progressive est, parmi les affections multiples, confondues sous le nom plus ou moins exact de myélites chroniques, une espèce particulière précédée de troubles des nerfs crâniens, dont la description à part n'est autorisée que par la fréquence et les connaissances précises que nous en possédons.

Que, le caractère fondamental sur lequel s'appuient les droits de l'ataxie progressive au titre d'entité, savoir : la présence de troubles vers les nerfs crâniens antérieurs ou parallèles aux symptômes produits par l'altération de la moelle, se retrouvant dans d'autres affections chroniques de la moelle (obs. n°ˢ 132 et 133), il n'y a pas lieu d'appliquer à l'ataxie progressive l'épithète d'entité.

Est-ce à dire qu'il faille la priver d'une dénomination propre ? Non certes. D'abord, parce qu'il importe de dégager nettement de ce groupe encore si vague des myélites chroniques, l'espèce actuelle sur laquelle nous sommes fixé, hormis sur la nature intime de son processus pathologique. Ensuite parce qu'une dénomination, quelle qu'elle soit, consacre une acquisition à la science.

Mais quel est le nom le plus approprié ? Six au moins ont été proposés.

Todd a dit : Il existe deux formes de *paraplégie*, la deuxième est la *forme ataxique*. L'association de ces deux mots est insuffisante, en ce sens qu'elle se borne à rappeler les symptômes qui se montrent aux membres inférieurs, et qu'elle laisse de côté les troubles des nerfs crâniens si caractéristiques.

Hufeland, Steinthal, Romberg, emploient l'expression de *tabes dorsalis*. Mais avant eux, elle avait cours dans une autre acception. Après eux encore, elle s'applique, en Allemagne, à diverses affections de la moelle, dont quelques-unes subaiguës, d'autres sans troubles oculaires, d'autres sans ataxie. Malgré la belle description de Romberg, elle est demeurée un terme générique aussi mal défini que notre mot myélite chronique. De crainte de confusion, nous la rejetons. Aux choses nouvelles il faut des mots nouveaux.

Wunderlich s'est servi de la dénomination *paralysie spinale progressive*. Bien qu'elle convienne parfaitement à certains traits de notre maladie, et en rappelle avantageusement une avec laquelle elle a la plus grande analogie, la paralysie cérébrale progressive avec ou sans aliénation, nous ne l'adoptons pas, parce que plusieurs autres affections sont déjà désignées sous ce nom.

Leyden, M. Axenfeld et quelques autres l'appellent *atrophie grise des cordons postérieurs*. Mais cette définition est trop anatomique et se circonscrit trop à la moelle. Bien que nous aussi, nous en fassions une maladie de cet organe, nous ne voudrions pas qu'on oubliat le caractère fondamental qui, avec l'ataxie et à meilleur titre, la sépare des autres espèces.

M. le professeur Trousseau, afin de rendre justice au savant qui l'a signalée en France, l'a baptisée du nom de *maladie de Duchenne*. Mais il entraine trop formellement l'idée d'une entité. D'autres, d'ailleurs, seraient en droit de réclamer. Puis M. Duchenne, travailleur infatigable, s'est attaché à tant d'autres maladies de l'appareil locomoteur qu'on ne saurait plus, comme on l'a dit, de laquelle il est question.

Nous avons rencontré l'expression *ataxie musculaire progressive*. Elle ne nous déplait pas. Cependant nous lui objectons que le phénomène auquel elle fait allusion n'a pas sa raison d'être dans le muscle. Celui-ci est l'instrument, mais la cause est dans la moelle. Ce n'est pas la fonction musculaire qui est troublée, c'est la fonction locomotrice ou mieux coordinatrice.

Reste l'*ataxie locomotrice progressive* proposée par M. Duchenne. La dénomination n'est pas parfaite, comme il le déclare lui-même; elle est trop longue; elle n'emporte pas avec elle l'idée des troubles des nerfs crâniens qui la précèdent ou l'accompagnent. Elle accorde trop d'importance à un phénomène qui n'est bien caractérisé qu'aux membres inférieurs. Cependant c'est elle que nous adoptons parce qu'elle est la moins mauvaise, et que nous ne voudrions pas charger la pathologie d'un nouveau synonyme. L'épithète progressive est vraie, quoiqu'on en ait dit et bien que souvent la maladie demeure stationnaire pendant de longues années.

CHAPITRE X.

CONCLUSIONS GÉNÉRALES.

I. — L'ataxie locomotrice ou ataxie de la fonction locomotrice est un phénomène morbide appartenant aux centres nerveux et à ce titre un symptôme commun à bon nombre d'affections chroniques. Elle est continue ou passagère et affecte trois formes : l'une consiste en impulsions insolites de tout le corps ; l'autre en un trouble simple d'équilibration ; la troisième en un désordre *spécial* de la coordination des mouvements, désordre qui, à son plus haut degré, revêt un caractère convulsif.

II. — Les deux premières formes, rares dans la pratique, sont d'origine encéphalique. La troisième, très-commune et d'une physionomie très-caractéristique est d'origine médullaire ; c'est à elle qu'il conviendrait, pour la précision du langage, de réserver l'expression ataxie locomotrice proprement dite (1).

III. — L'ataxie locomotrice progressive a été entrevue en Allemagne, parmi les espèces multiples du *tabes dorsalis*, et même décrite assez nettement par Hufeland, Steinthal, Wunderlich, Romberg. En Angleterre, Todd en a signalé avec précision l'une des formes. M. Duchenne, en France, en a tracé la description clinique la plus complète à cette époque (1858).

IV. — L'ataxie locomotrice progressive est une espèce morbide détachée du groupe des affections dites myélites chroniques. Les connaissances précises que nous possédons sur elle, sa fréquence dans la pratique, l'importance de sa lésion anatomique, la réunion de ses deux caractères cliniques fonda-

(1) Cette conclusion, formulée dans le cours de notre travail, ne se trouvait pas répétée ici dans le manuscrit déposé à l'Académie.

mentaux : troubles fonctionnels primitifs des nerfs crâniens et ataxie locomotrice ultérieurement, autorisent sa dénomination et sa description à part.

V. — Ses lésions anatomiques occupent : 1° la périphérie des nerfs crâniens ; 2° les cordons postérieurs de la moelle, dans une grande partie de leur longueur ; 3° les racines spinales postérieures ; 4° les nerfs des membres par exception : c'est une atrophie des tubes nerveux avec hypertrophie des éléments intermédiaires. Elle représente le degré avancé d'une phase morbide qui, jusqu'ici, a échappé à nos sens et à nos formules.

VI. — L'ataxie locomotrice progressive se fond souvent avec les autres affections dites myélites chroniques. Elle touche quelquefois à la paralysie générale. Deux de ses modes de terminaison sont : l'aliénation et la paralysie. A ses côtés est une maladie dont l'histoire est à faire, dans laquelle la dégénérescence grise frappe le cerveau, les nerfs crâniens, les cordons antérieurs plus ou autant que les postérieurs, sans que l'ataxie locomotrice fasse partie de ses symptômes. Le mot entité n'est donc pas applicable à l'ataxie locomotrice progressive.

VII. — La cause première qui engendre l'ataxie locomotrice progressive s'adresse à tout le système nerveux avec prédilection pour la moelle, comme la dégénérescence calcaire s'adresse à tout le système vasculaire avec prédilection pour les valvules du cœur. En faisant de l'ataxie progressive une maladie de la moelle, nous imitons les cliniciens qui, dans ce dernier cas, voient surtout l'affection du cœur.

VIII. — L'ataxie locomotrice progressive se présente sous trois formes : la première, complète ou commune, dans laquelle les troubles des nerfs crâniens se montrent des années avant ceux des membres ou en même temps ; la deuxième fruste ou paraplégique, dans laquelle ils font défaut. (Quelquefois l'ophthalmoscope ou l'autopsie viennent montrer inopinément qu'ils existaient.) La troisième, cérébrale, caractérisée par des symptômes cérébraux surajoutés.

IX. — La marche de la maladie n'est pas fatalement progressive : elle offre des états stationnaires de longue durée, et même quelques rétrocessions spontanées. Les symptômes médullaires sévissent en général d'emblée, et plus ou moins visiblement aux quatre membres. La troisième période, synonyme de période avancée, a pour symptôme principal l'altération de la puissance musculaire. Il n'existe jusqu'à ce jour aucun exemple de guérison d'une ataxie locomotrice progressive irrécusable. La mort survient par une maladie intercurrente.

X. — Le médecin peut soulager, suspendre les progrès ou améliorer. Son rôle sera donc actif : en premier lieu, il jugera des indications et s'arrêtera, selon l'individu, à l'hygiène, aux toniques, à l'hydrothérapie, aux bains sulfureux, aux eaux minérales, aux révulsifs sur le rachis, etc., qui, appliqués à propos, lui donneront chacun des succès. En dernier lieu, il s'adressera aux agents empiriques, c'est-à-dire, faute de mieux, au nitrate d'argent. L'ataxie locomotrice progressive se refuse à une médication uniforme et, jusqu'à ce jour, ne possède aucun spécifique.

XI. — L'ataxie locomotrice, dans l'ataxie locomotrice progressive, ne coïncide pas nécessairement avec une intégrité de la puissance motrice. Elle n'y dépend, ni de l'affaiblissement musculaire, ni de l'anesthésie cutanée, ni de l'anesthésie musculaire, ni de l'anesthésie mixte.

XII. — Les muscles sont doués de deux modes de sensibilité : l'un général, appréciable à l'électricité, au pincement, au bistouri, lorsqu'ils sont le siége d'une inflammation, etc. ; l'autre spécial (ou sensorial), qui est le sens d'activité musculaire. La notion des mouvements passifs et la notion de position, de même que la sensibilité à la pression, dépendent d'une sensibilité complexe, à laquelle concourent tous les tissus du membre.

XIII. — La marche, à l'état physiologique, est soumise, comme la respiration, à deux influences : l'une qui commande, périodique; l'autre qui exécute et coordonne. La première est la volonté, la deuxième est le pouvoir réflexe de la moelle. L'ataxie locomotrice se produit lorsque le pouvoir réflexe est altéré, diminué.

XIV. — L'ataxie locomotrice proprement dite n'a de physionomie vraiment caractéristique qu'aux membres inférieurs. Ses effets, aux membres supérieurs, se rapprochent de ceux qu'y déterminent le tremblement, la paralysie incomplète et l'anesthésie cutanée. C'est que le pouvoir réflexe ou coordinateur, dont l'ataxie locomotrice est le trouble fonctionnel, est physiologiquement moins développé dans la portion brachiale que dans la portion lombaire de la moelle.

APPENDICE

L'année 1864 n'a pas vu paraître, sur les diverses questions que nous venons de traiter, autant de travaux et d'observations que les années qui l'ont immédiatement précédée. Nous allons rapidement faire connaître ceux qui ont été publiés le plus près de nous.

M. Duchenne a produit deux mémoires, non compris d'admirables photographies des lésions histologiques de l'ataxie progressive.

L'un deux (1) est intitulé : *Mémoire sur le diagnostic des affections cérébelleuses et de l'ataxie locomotrice progressive.* Nous l'avons lu avec intérêt. L'auteur, renonçant à des idées qu'il soutenait depuis 1858, et que nous avons combattues dans ce travail, déclare « qu'il est des caractères distinctifs, tirés des désordres de la locomotion, qui permettent de reconnaître les affections cérébelleuses de l'ataxie locomotrice progressive. » Pour le démontrer, il compare la démarche des individus pris de boisson avec les troubles d'équilibration observés chez les malades atteints d'affections cérébelleuses, et finit par conclure que l'individu malade par le cervelet a la démarche d'un homme ivre, tandis que l'ataxique proprement dit ressemble à un danseur de corde, projette ses jambes, craint de tomber, etc.

Nous sommes heureux de voir des études faites parallèlement aux nôtres, aboutir au même résultat. Il y a cependant quelques différences entre nous. D'abord, M. Duchenne, en désignant ce qu'il décrit chez le premier, sous le nom de *titubation vertigineuse*, s'en rapporte entièrement aux malades, ou

----

(1) *Gazette hebdomadaire de médecine*, n°s 19 et 31; 1864.

mieux aux gens réellement ivres, lesquels attribuent aux vertiges les oscillations qu'ils éprouvent. Nous, au contraire, en employant la périphrase : trouble simple du sens de l'équilibration (sens étant employé au figuré comme le fait Romberg), nous ne nous confions qu'à l'impression personnelle que nous a laissé le phénomène. Ensuite M. Duchenne, s'appuyant sur deux cas avec et deux cas sans autopsie, pose des conclusions radicales, tandis que nous, avec 26 ou 27 cas, nous nous bornons à celles-ci (voy. les *Archives de la Société médicale d'observation*, 1864, et la page 27 de ce travail). « On observe, dans les affections du cervelet, trois genres de désordres d'équilibration et de locomotion : le premier, et le plus commun, se présente isolément ou combiné aux autres genres et consiste en impulsions insolites de tout le corps, auxquelles le sujet résiste tant bien que mal ; le second est ce défaut simple d'équilibration sur l'utilité duquel nous tombons d'accord avec M. Duchenne pour le diagnostic différentiel de l'ataxie progressive et des affections du cervelet ; le troisième n'est autre que l'ataxie locomotrice proprement dite ou commune, dont l'existence y repose sur des observations qu'il n'est pas encore possible de récuser. » (Obs. n° 11.)

L'autre mémoire (1), a pour objet les phénomènes oculo-pupillaires dans l'ataxie progressive. Ces phénomènes comprennent le resserrement et la dilatation de la pupille. Le premier serait fréquent et alors continu dans l'intervalle des crises de douleurs fulgurantes. L'auteur en cite trois exemples dans deux desquels on observait, en outre, une injection de la conjonctive avec chaleur, douleur, etc. La dilatation se montrerait, au contraire, pendant les accès de douleurs qui se produisent dans les membres et s'accompagnerait d'une diminution dans la vascularisation de la conjonctive. Les deux mêmes observations et une troisième viennent à l'appui de

____

(1) *Gazette hebdomadaire* du 19 février 1864.

cette seconde assertion. M. Duchenne ensuite s'attache à expliquer le premier de ces phénomènes, c'est-à-dire le resserrement et conclut à une altération probable du grand sympathique cervical. Il restait à le prouver anatomatiquement; c'est ce que tenta M. Donezan, médecin aide-major au Val-de-Grâce.

Le sujet de son observation (1), atteint depuis six ans d'ataxie locomotrice progressive, offrit dans les derniers mois de son existence une série de symptômes insolites ressemblant à ceux d'une congestion cérébrale. C'était des pertes subites de connaissance, l'intelligence obtuse, du strabisme interne à droite, un resserrement de la pupille, une tendance de la conjonctive à se congestionner, de l'affaiblissement de la vue du même côté, des accès comateux convulsifs, de l'incohérence dans les réponses. Plus tard, le côté droit de la face rougit, s'excorie, la conjonctive se tuméfie et tous les symptômes s'accroissent. A l'autopsie, on trouva une injection des vaisseaux de la pie-mère, un épaississement de l'arachnoïde sur leurs parcours, les lésions habituelles des cordons postérieurs de la moelle, et, enfin, une raréfaction considérable des éléments nerveux du filet de communication du ganglion cervical supérieur (avec le ganglion moyen sans doute)? Des nerfs optiques, il n'est rien dit.

Il n'est pas douteux qu'une partie de ces accidents ne dépendent de l'altération des méninges; mais il est non moins probable que les troubles vasculaires de la joue et de la conjonctive sont le fait de l'altération du grand sympathique. Quant au resserrement de la pupille, il peut s'expliquer par l'une ou par l'autre.

Cette observation, bien que ne prouvant pas sûrement ce qu'a avancé M. Duchenne, démontre donc que la portion cervicale du grand sympathique n'échappe pas à la règle que nous

<hr>

(1) *Gazette hebdomadaire*, n° 19, 1864.

avons posée pour les douze paires crâniennes de Willis, et comme elles, est le siége de poussées morbides dans le cours de l'ataxie progressive.

Dans le même travail, M. Duchenne s'empare de l'autopsie pratiquée par M. Gubler à l'hôpital Beaujon (obs. n° 205), et en déduit que la dégénérescence grise des cordons postérieurs de la moelle n'est pas nécessaire à la manifestation symptomatique de l'ataxie locomotrice (l'auteur veut dire de l'ataxie locomotrice progressive).

Que la dégénérescence grise ne soit pas absolument nécessaire à la production du symptôme ataxie locomotrice, c'est notre avis. Ce phénomène apparaît dans quelques névroses, d'une façon passagère, par un mécanisme réflexe, en un mot, dans des conditions qui excluent l'idée d'une lésion. Cette dégénérescence est un état anatomique avancé, qui exige un travail préalable occupant une longueur équivalente des cordons postérieurs, travail auquel on est également en droit de rapporter les désordres de la locomotion.

Mais de là à refuser que l'atrophie des cordons postérieurs, dans une grande partie de leur longueur, ne soit, à une époque ou à une autre, l'un des caractères les plus certains de l'ataxie locomotrice progressive, il y a loin. M. Duchenne, à ce propos, confond bien des choses : d'abord l'ataxie locomotrice symptôme et l'ataxie locomotrice progressive maladie, nous n'y reviendrons pas ; ensuite les troubles fonctionnels et lésions des nerfs crâniens avec les troubles fonctionnels et lésions de la moelle. Je m'explique.

La maladie que nous a signalée en France cet habile observateur, a anatomiquement deux siéges distincts (au moins) et cliniquement deux périodes. Elle commence, en général, par s'attaquer à la périphérie d'un ou de plusieurs nerfs crâniens et par s'y traduire par les troubles fonctionnels correspondants. Puis, deux ou trois ans après, elle atteint la moelle dans une plus ou moins grande étendue, généralement d'abord, dans sa portion lombaire, donnant lieu dans les membres inférieurs à divers symptômes de paraplégie, notamment à l'ataxie locomotrice. Pour apprécier le rapport des lésions aux symptômes, il faut, par conséquent, tenir compte de la région envahie et du moment où ont apparu les signes qui indiquent cet envahissement ; autrement dit, il faut, si l'on considère les lésions des nerfs optiques, n'avoir égard qu'aux troubles de la vue et, si l'on considère les lésions du renflement lombaire de la moelle, s'en tenir aux symptômes paraplégiques. C'est ce que ne fait pas M. Duchenne lorsqu'il compare les nᵒˢ 205 et 202 et qu'il trouve qu'au point de vue des lésions médullaires dont il s'occupe, la maladie a duré quatre fois plus chez le premier que chez le second. Voici la vérité. Chez le nᵒ 205 (sans lésion médullaire), les indices de l'éclosion de la maladie à la moelle remonte à six mois ; chez le nᵒ 20? (avec lésion médullaire), ils remontent à deux ans (sinon quatre). Or, les faits, ainsi rétablis sous leur véritable jour, ne font-ils pas venir à l'esprit que si les lésions ont manqué chez le premier, c'est qu'elles n'ont pas eu le temps de se produire. Une première preuve, c'est que l'altération, absente à la moelle, était très-caractérisée dans les nerfs ou bandelettes optiques dans lesquels la maladie régnait depuis trois ans. Pour seconde preuve, nous avons dû rechercher dans trente-six de nos observations, les plus claires à cet égard, à combien de temps avant l'autopsie remontaient les symptômes observés dans les membres inférieurs, c'est-à-dire l'engourdissement, la faiblesse et l'incertitude de la locomotion que les sujets confondent et accusent à la fois. Voici nos résultats :

11 fois les symptômes paraplégiques avaient duré plus de dix ans.

9 fois ils avaient duré plus de cinq ans.

9 fois plus de deux ans.

6 fois deux ans environ.

1 fois une année.

Ce dernier cas est celui de M. Gull ; la maladie venue brusquement, à marche subaiguë, s'accompagnait de vomissements, etc.

Or, chez le malade n° 205 sans lésion, les indices de l'affection médullaire remontaient à six mois ; c'est donc le seul cas dans lequel l'autopsie ait été pratiquée à une époque aussi rapprochée du début des accidents médullaires. Il tend donc à établir que l'altération des cordons postérieurs demande pour se développer un laps de temps dépassant six mois. La rapidité d'une évolution pathologique n'étant pas nécessairement la même dans tous les cas, il se pourrait, en outre, que ce n° 205 fût précisément un exemple d'évolution retardée.

Plus loin, M. Duchenne, à mon sens, commet une autre erreur, mais c'est à la distinction sur laquelle repose sa troisième période qu'il faut s'en prendre. Il dit que chez ce n° 205 la maladie était arrivée à sa dernière période. Comment ? la maladie occupe depuis trois ans la périphérie des nerfs crâniens, elle vient à éclater à la moelle et parce qu'elle frappe presque à la fois les renflements lombaire et brachial, elle serait parvenue à sa dernière période : c'est inadmissible lorsqu'on sait que de longues années, vingt ans peut-être, sont encore réservées au malade, les accidents intercurrents mis à part.

En somme, l'autopsie de M. Gubler ne condamne pas la doctrine qui fait de la dégénérescence grise des cordons postérieurs, l'altération médullaire propre à l'ataxie locomotrice progressive ; la lésion habituelle des nerfs optiques n'est pas en cause, elle existait ici. Mais elle concourt à démontrer que cette dégénérescence grise n'est que la seconde période d'une première phase anatomique, susceptible de produire divers symptômes paraplégiques, notamment l'ataxie locomotrice.

Cette autopsie exceptionnelle nous est donc agréable comme à M. Duchenne, mais nous l'interprétons autrement.

Parmi les questions discutées au congrès médical de Lyon de cette année, se trouvait la suivante. « Peut-on, dès aujourd'hui, admettre dans le cadre nosologique, à titre d'entités morbides, les diverses affections paralytiques, récemment décrites sous le nom de paralysie agitante, ataxie locomotrice, etc. » Notre travail y répond pour l'ataxie. Nous eussions regretté de n'avoir pu nous y rendre, si une voix plus autorisée que la nôtre ne se fût chargée d'y défendre les opinions que nous aurions émises. M. le professeur Teissier, à l'époque où nous écrivions ce volume, représentait l'idée à laquelle est consacrée notre première partie. Voici la manière dont il s'est exprimé, selon M. Meynet, médecin de l'Hôtel-Dieu de Lyon (1) : « L'ataxie locomotrice est un symptôme commun à plusieurs névroses et maladies du système nerveux : hystérie, alcoolisme, affections du cervelet, etc ; c'est dans cette voie qu'on devra l'étudier à l'avenir, c'est-à-dire comme on étudie le symptôme paralysie... Cependant il existe une affection bien déterminée, caractérisée par un groupe constant de symptômes, par une lésion spéciale et toujours identique des cordons et des racines postérieures de la moelle... »

Une autre communication a été faite par M. Bouchard, interne distingué des hôpitaux de Paris, dont nous allons d'abord rappeler un travail antérieur très-intéressant (2).

Une femme ayant succombé à la pellagre dans le service de M. Baillarger, M. Bouchard reconnut au microscope, dans toute l'étendue de la moelle, une raréfaction des éléments nerveux dont il fit une sclérose commençante, c'est-à-dire la lésion à ses débuts que nous avons rencontrée dans toutes les autop-

---

(1) *Union médicale de Paris*, 1864.
(2) *Comptes rendus des séances de la Société de biologie*, 1864.

sies d'ataxie progressive moins une et dans plusieurs cas d'une maladie innominée dont les observations n°ˢ 118, 119 et 121 sont des exemples. « Les tubes nerveux ne se touchent plus comme à l'état normal, dit-il, et sont circonscrits, surtout dans les cordons postérieurs et latéraux, auprès des cornes grises postérieures et le long des vaisseaux, par de petits espaces clairs où l'on voit plus de noyaux que d'ordinaire et un grand nombre de corps amyloïdes. »

La prédominance dans les cordons postérieurs de cette lésion commençante n'expliquerait-elle pas, ajoute-t-il, la présence de l'ataxie locomotrice dans la pellagre signalée par Hameau et Billod. Le premier, en 1829, écrivait les lignes suivantes : « Un symptôme très-remarquable (dans la pellagre), c'est un défaut d'équilibre dans les muscles locomoteurs, de telle sorte que, pendant que le malade a réellement assez de force pour marcher d'aplomb, il éprouve tout à coup des tremblements des membres, et il tombe. Il peut se relever lui-même et parcourt encore, s'il veut, un certain espace sans rien éprouver, puis il tombe de nouveau. » M. Billaud, qui avait le mot propre à sa disposition, est plus catégorique dans une note lue à l'Académie des sciences (séance du 27 octobre 1862). « Cette même paralysie pellagreuse, dit-il, s'accompagne dans quelques cas d'un sentiment de traction en arrière, et dans quelques autres d'un défaut de coordination dans les mouvements qui tend à l'assimiler à l'ataxie locomotrice de M. Duchenne (de Boulogne). Ce caractère m'a paru frappant dans deux cas observés pas moi. »

M. Bouchard, poussant plus loin ses recherches histologiques, étudia alors la dégénérescence grise dans tous les cas où elle se présente à la moelle. Ses conclusions que voici confirment plusieurs des opinions que nous avons émises dans le cours de cet ouvrage. « Il est, dit-il, trois variétés de sclérose : 1° une sclérose en plaques; 2° une sclérose rubanée occupant le plus souvent les cordons postérieurs, quelquefois les cordons antèro-latéraux; 3° une sclérose diffuse. Dans cette dernière variété, la moelle peut être malade dans presque toute son étendue, mais non dans toute son épaisseur. La sclérose rubanée des cordons postérieurs, n'est autre chose que la lésion qui produit la maladie de Duchenne ou le *tabes dorsalis* de Romberg. La sclérose rubanée latérale répond à un ensemble de symptômes encore peu connus, mais dans lesquels prédominent exclusivement la paralysie du mouvement; les cordons antérieurs n'ont jamais été vus atteints tout seuls de sclérose. Quant à la sclérose mixte, elle répond à ces cas dans lesquels le diagnostic hésite entre l'ataxie ou la paralysie. En dernière analyse, ces lésions peuvent finir par se confondre sous le nom de myélite chronique. L'ataxie ne serait qu'un accident géographique de la sclérose. »

Comme nous le disions, pages 73 et suivantes, la pathologie de la moelle est en pleine révolution. Nous avons insisté sur ce que, dans bon nombre de ses maladies, on observe des troubles fonctionnels subordonnés à l'altération du tissu même du nerf dans sa portion périphérique, son bout médullaire demeurant sain. Nous avons détaché du groupe des myélites chroniques une espèce fort commune dans la pratique, l'ataxie progressive. D'autres espèces collatérales attendent. L'anatomie les découvre, la clinique les entrevoit. Quelle parenté physiologique et histologique, y a-t-il entre ces espèces et l'ataxie progressive, entre la paralysie générale progressive et l'ataxie progressive, etc. Comme on le voit, l'horizon s'élargit sans cesse.

Le sujet de l'une de nos observations personnelles, le n° 230, amélioré un instant par le nitrate d'argent, et que nous avions laissé allant de plus en plus mal, a succombé dans le cours de cette année, dans le service de M. Piorry, à la Charité. La rareté, relative encore, des autopsies publiées sur l'ataxie progressive nous invite à profiter de cet appendice pour la donner. Elle nous a été obligeamment communiquée par M. le docteur Chalvet.

Le cerveau et le cervelet offraient une pâleur considérable, qui ne permettait pas de mettre en doute un état d'anémie profonde de ces organes. La substance grise des circonvolutions diminuée d'épaisseur, mesurait deux millimètres de moins qu'à l'état normal. Les ventricules, couches optiques, corps striés, cervelet, pédoncules, protubérance, et le bulbe étaient sains.

La moelle offrait un point ramolli au niveau de la cinquième vertèbre dorsale. Les tubes nerveux, vus au microscope, y étaient fragmentés et amincis. La portion de moelle située au-dessus était normale. La portion située au-dessous, comparée avec une moelle saine, était très-anémiée et d'une manière générale paraissait atrophiée.

Les cordons postérieurs n'étaient altérés qu'au-dessous du point ramolli. Les tubes nerveux y étaient entourés de granulations amorphes, et on y voyait une quantité énorme de corpuscules amyloïdes. Les racines postérieures étaient atrophiées, atteintes de dégénérescence grise et ramollies comme ces cordons au même niveau.

Les racines des nerfs crâniens étaient saines tant à l'œil nu qu'au microscope. Malheureusement leur extrémité périphérique, la seule qui dans ces conditions offrait quelque probabilité d'être atteinte, n'a jamais, je crois, été examinée.

La mort semble être survenue par une infection purulente consécutive à une néphrite. Il y avait de petits abcès dans les deux reins.

Cette anémie de l'axe cérébro-spinal en entier et cet amincissement de la substance grise des circonvolutions, sur lesquels insiste M. Chalvet, n'ont été notés jusqu'ici à notre connaissance, dans aucune des autopsies. Elles s'accordent avec les symptômes que nous avons observés du vivant du sujet.

La présence de l'altération, seulement dans les parties des cordons postérieurs et dans les racines postérieures sous-jacentes à l'endroit ramolli, est également fort intéressante. Elle nous remet en mémoire une idée qui nous est venue plusieurs fois, à savoir : que certaines ataxies progressives dont la cause appréciable remonte à une action traumatique exercée sur le rachis, pourraient bien n'être qu'une altération, des cordons postérieurs, de proche en proche et consécutive à une lésion primitive, localisée et accidentelle de la moelle. Cette observation, tout d'abord, semble favorable à cette hypothèse; mais le début de la maladie y a été long et insidieux, et les caractères du ramollissement ne permettent pas de le faire remonter à plusieurs années. Mais dans nos observations n°s 123, 124 et 125, étrangères à notre maladie et conformes aux recherches de L. Turck, c'est au-dessus et non au-dessous de la lésion primitive, que l'altération s'est développée ; l'altération y était bien celle de l'ataxie progressive, mais ce n'était pas cette maladie, puisque l'un de ses symptômes les plus caractéristiques, l'ataxie locomotrice, manquait. L'autopsie ci-dessus n'appuie donc pas cette idée et le ramollissement y était sans doute accidentel ; ce serait un exemple des complications intercurrentes dont nous avons parlé page 285.

Attirons enfin l'attention sur le genre de mort, c'est-à-dire sur la néphrite et l'infection purulente qui lui a succédé, causes plus communes de mort chez les sujets atteints d'ataxie progressive, qu'on ne se l'imagine.

Ces jours-ci (14 décembre 1864) un ouvrage de M. Jaccoud vient de paraître intitulé : *Les paraplégies et l'ataxie du mouvement*. La troisième partie, étrangère, dit l'auteur, au plan général de son travail, aborde plusieurs des questions que nous avons traitées.

Dans l'historique, M. Jaccoud passe en revue la plupart des travaux publiés en Allemagne sur le sujet depuis 1827, n'oubliant que Hufeland, qui cependant, mieux que tout autre, a signalé l'ensemble des caractères de la maladie à laquelle plus tard on devait donner le nom d'ataxie locomotrice progressive (1).

(1) La 4° édition du *Manuel de médecine pratique* de Hufeland, traduit par Didier, à laquelle nous avons emprunté le passage cité page 137, est précédé d'un avant-propos de Hufeland, daté de Berlin, 1836.

Pour l'Angleterre, il ne s'arrête qu'à Gull, bien que Todd auparavant ait parfaitement indiqué les paralysies par défaut de coordination, avec intégrité de la puissance musculaire. Sa conclusion est que les diverses circonstances de la maladie décrite par M. Duchenne étaient toutes connues avant l'année 1858, y compris les désordres dans la sphère du grand sympathique.

Relativement à l'influence du pouvoir réflexe de la moelle sur le mécanisme de l'ataxie locomotrice, M. Jaccoud adopte les idées de M. Brown-Sequard, mais plus complétement que nous. On en jugera par les passages suivants : « C'est dans la locomotion naturelle que l'influence des actes réflexes éclate avec la plus entière évidence ; en fait, leur intervention est puissante à ce point, qu'elle dispense du contrôle incessant de la volonté.......... La marche est une opération purement mécanique, accomplie par la moelle ; le rôle de la volonté se borne à commander et à arrêter le mouvement.............. La coordination motrice est subordonnée, en tant qu'opération volontaire, à l'intégrité du sens musculaire et accessoirement à l'intégrité du sens tactile ; en tant qu'opération involontaire et mécanique, elle résulte des irradiations spinales et de la motricité réflexe............ Ataxie du mouvement signifie abolition du sens musculaire, perturbation dans les irradiations spinales et dans les actes réflexes. Si l'ataxie est complète, toutes ces conditions seront présentes, si l'ataxie est incomplète, quelqu'une d'entre elles pourra manquer. »

Nous avons donné les raisons et les observations qui nous font refuser à l'anesthésie cutanée et à l'anesthésie musculaire un rôle obligé dans la production de l'*ataxie complète* (pour nous servir de l'expression de M. Jaccoud, sur laquelle nous reviendrons tout à l'heure). M. Jaccoud, il est vrai, convient aujourd'hui que la sensibilité des muscles explorés par le pincement et l'électrisation a plusieurs fois été trouvée normale.

Mais, ajoute-t-il, ces procédés ne répondent qu'à la sensibilité générale et non à celle qui regarde la locomotion. Nous le voulons bien : pour connaître la sensibilité spéciale des muscles, il faut commander divers mouvements les yeux fermés, faire tirer et soulever divers poids, ainsi que nous l'avons dit plusieurs fois. Eh bien, il existe bon nombre d'observations dans lesquelles ces épreuves ont prouvé l'intégrité du sens musculaire aux membres ataxiques. M. Jaccoud ne conteste pas l'épreuve des poids, il a même pratiqué des expériences de ce genre sur six ataxiques chez lesquels le sens musculaire fut trouvé altéré. Ces expériences portaient sur les membres inférieurs, et nous le reconnaissons, elles sont plus précises que les nôtres sur ces mêmes membres. Mais aux supérieurs, les procédés sont plus simples, il suffit de placer divers poids dans la main du sujet. Eh bien, encore, la conservation du sentiment de pesanteur a été notée sur des membres supérieurs ataxiques par nous-même et par d'autres. Nous persistons donc à nier l'influence immédiate de l'anesthésie musculaire en particulier, sur la production de l'ataxie, sans refuser cependant qu'elle ne puisse accroître la maladresse des actes de préhension et l'incertitude de la marche.

M. Jaccoud, dans son livre, abandonne l'expression ataxie locomotrice pour celle d'ataxie du mouvement. Pourquoi ce changement? La dénomination ataxie locomotrice veut dire ataxie de la fonction locomotrice (du corps en masse ou des membres en particulier) et répond par conséquent admirablement aux phénomènes spéciaux que M. Duchenne, suivant en cela la pensée de M. Bouillaud, et ensuite MM. Trousseau, Teissier, etc., ont décrits. Il n'y avait donc pas lieu de changer l'expression; et la première faute en est à M. Duchenne qui, en se servant indifféremment des termes ataxie locomotrice et ataxie musculaire, n'a pas remarqué qu'ils n'avaient pas la même signification. D'ailleurs ces oscillations de langage sont

communes dans notre sujet; ataxie locomotrice, ataxie musculaire, défaut de coordination, ataxie du mouvement, y sont
pris tour à tour comme synonymes. La preuve que pour
M. Jaccoud sa nouvelle dénomination est synonyme d'ataxie
locomotrice, c'est qu'il y a deux ans (1), sous le titre *Ataxie
musculaire* pris pour équivalent de *Ataxie locomotrice*, il
défendait les mêmes idées (identité de la paralysie du sens
musculaire et de l'ataxie) qu'aujourd'hui, sous le titre *Ataxie
du mouvement.*

Mais laissons les mots pour la pensée. Là encore il y a
discordance entre le sens rationnel de : ataxie du mouvement
et ce que l'auteur comprend sous ces mots, de même qu'il y
a discordance entre ce qu'il décrit et l'ataxie locomotrice proprement dite. Je m'explique : Ataxie du mouvement signifie
désordre, aberration, et comprend nécessairement le tremblement, la chorée, les convulsions, etc., qui réellement sont de
l'ataxie des mouvements. Cette expression est mauvaise puisque M. Jaccoud ne l'applique qu'à une portion de ce qu'elle
désigne. Voici, en effet, ce qu'il en dit :

« L'ataxie est constituée par l'abolition complète ou incomplète de la coordination normale des mouvements volontaires. »
Les conséquences auxquelles l'entraîne cette définition sont
incidemment un exemple du danger que nous signalions page 7
de prendre pour synonymes les expressions ataxie locomotrice
et défaut de coordination.

Plus loin, en effet, il décrit trois sortes d'ataxie : la première, complète, que nous admettons avec lui; la deuxième,
incomplète, par défaut de coordination volontaire; la troisième,
incomplète, par défaut de coordination automatique. Dans la

---

(1) Nous avons cité M. Jaccoud, page 194. C'est à l'article suivant que cette
citation eut été mieux placée. En effet, c'est l'influence de l'anesthésie d'une
manière générale, et de l'anesthésie musculaire en particulier, que cet auteur a
défendu, il y a deux ans.

deuxième, « le malade, dit-il, ne peut diriger aucun mouvement, ni en adapter les qualités d'étendue, de force et de direction au but voulu, à moins qu'il ne les contrôle incessamment par la vue. La démarche est donc hésitante, *elle n'est point irrégulière*; elle est gênée et maladroite dans son ensemble, elle n'est point altérée dans les mouvements partiels qui la composent; elle est lente et inhabile, elle n'est point *saccadée ni désordonnée.* » En un mot, M. Jaccoud applique le mot ataxie aux phénomènes spéciaux à la paralysie du sens musculaire. Il n'est donc pas étonnant que plus haut il veuille faire de cette paralysie l'une des conditions nécessaires à la production de l'ataxie locomotrice. Quant à sa troisième forme, elle se rencontrerait dans l'hystérie et serait le fait des contractions involontaires qui surviennent chaque fois que la plante des pieds pose sur le sol. Rappelons à ce propos, que les malades atteints d'ataxie progressive offrent souvent, et principalement le matin, des contractures de ce genre dans les orteils; mais nous avons eu le soin d'écarter ces phénomènes, accidentels et inconstants, de ceux qui constituent l'ataxie.

Ainsi M. Jaccoud réunit trois ordres de phénomènes sous le nom d'ataxie du mouvement, trois ordres de phénomènes dissemblables. Voyant son point de départ, nous ne sommes étonné que d'une chose, c'est qu'il n'y range pas encore la maladresse des mains et l'incertitude de la marche, provenant de l'anesthésie des téguments ou d'un léger degré de paralysie, deux circonstances qui amènent aussi une certaine difficulté de coordination dans les mouvements volontaires. De ces trois ordres de phénomènes, il en est un seul qui répond à la réunion des mots ataxie et locomotrice, le premier, celui qu'il appelle ataxie complète.

L'expression n'existerait pas qu'il faudrait l'inventer, car il est impossible de ne pas séparer des phénomènes qui, au lit du malade, se traduisent, l'un, par une exaltation musculaire, l'autre, par une inertie musculaire. Je n'en veux pas d'autres preuves que ce passage de l'auteur : « *Voilà deux ataxiques;* je les fais placer dans le décubitus dorsal, et je leur demande à tous deux de porter en dehors et en haut la jambe droite. Les deux malades exécuteront le mouvement; *mais l'un écartera le membre avec régularité et mesure, et l'arrêtera à temps pour ne pas atteindre les assistants;* chez l'autre, la jambe sera subitement détachée avec une brusquerie violente, et sans que le patient en soit maître, elle sera lancée énergiquement dans la direction commandée, mais au delà du but voulu, de sorte qu'elle pourra bien, dans sa projection rapide, frapper les observateurs. »

En somme, nous refusons le mot ataxie du mouvement et nous n'acceptons pas la signification nouvelle que M. Jaccoud donne à l'ataxie locomotrice, nous ralliant ainsi au langage de MM. Trousseau, Hipp. Bourdon, Vigla, Oulmont, Teissier, Axenfeld, Charcot et Vulpian, etc. Nous maintenons, en effet, le fait suivant : c'est que tout médecin qui, sans idée préconçue, examinera un ataxique type comme nos nᵒˢ 202, 165, 166, etc., restera convaincu qu'en dehors de l'incertitude des mouvements produite par la paralysie véritable, de la titubation des gens ivres, de la démarche des paralytiques généraux, de la maladresse qu'occasionne l'anesthésie des téguments, des phénomènes spéciaux attribués à la perte du sens musculaire et qui pourraient bien tenir à l'anesthésie mixte; en dehors encore des convulsions cloniques ordinaires, du tremblement, de la chorée, de la simple agitation musculaire; en dehors enfin de ce que nous avons désigné sous les noms de première et de seconde forme d'ataxie locomotrice, il est un trouble de locomotion *spécial, caractéristique, se reconnaissant presque à première vue*, auquel il convient de réserver un nom et une place à part dans la sémiologie. Que dans ses manifestations périphériques on l'appelle de l'ataxie musculaire, dans son ensemble il mérite le nom d'ataxie locomotrice. Admettre la triple acception de M. Jaccoud et prendre le mot ataxie comme synonyme de défaut de coordination serait méconnaître ce phénomène et peut-être bientôt le rayer de la pathologie générale.

Un article du même ouvrage a trait à l'ataxie diphthéritique déjà signalée par Eisenmann. L'auteur y donne une observation personnelle d'ataxie locomotrice avec intégrité de la puissance musculaire, anesthésie et diplopie, guérie en quatre semaines par les toniques et les bains sulfureux. Ce fait et quelques autres tirés du mémoire de M. Maingault sur les paralysies diphthéritiques se rapprochent de ceux que nous avons donnés dans les chapitres III et IV de notre première partie et de l'ataxie pellagreuse dont nous venons de parler.

En somme, l'ouvrage en question est une œuvre de science fort remarquable qui nous initie aux idées qui se développent depuis quelques années en Allemagne sur la *sclérose spinale postérieure* ou *sclérose méningo-spinale*. Cette dernière dénomination en effet est celle vers laquelle l'auteur incline pour désigner ce que nous avons appelé ataxie locomotrice progressive, en partie pour ne pas changer une expression qui a déjà passé dans nos traités classiques. Elle ne nous convient pas en ce qu'elle se borne à désigner la lésion médullaire et fait oublier ce qu'il y a de plus remarquable dans le *tabes* et l'ataxie progressive, le caractère qui contribue le plus à lui imprimer un cachet particulier, savoir l'altération de la périphérie des nerfs crâniens (sclérose optique, etc.) ou les troubles fonctionnels correspondants. Il est vrai que notre très-distingué confrère est peu inclin à admettre notre maladie et n'indique les troubles de la vue, la diplopie, etc., que rapidement, en ajoutant qu'ils font souvent défaut.

En effet, sur 125 cas les désordres fonctionnels des nerfs

crâniens ou leur altération ont manqué 28 fois. Mais parmi ces 28 cas il peut y en avoir où ces désordres aient existé bien qu'on n'ait pas su les découvrir. Quelques-unes de nos observations montrent des lésions des nerfs optiques constatées soit à l'ophthalmoscope, soit à l'autopsie, alors qu'après un interrogatoire sur le vivant on avait conclu à leur absence. On a droit aussi de s'étonner que l'altération des nerfs crâniens ait été si rarement notée à l'autopsie, lorsqu'en revanche les troubles sont si fréquents sur le vivant. Mais en parcourant les observations, on peut voir que trop souvent ils n'ont pas été examinés, ou bien qu'on s'est contenté de regarder leur bout central, celui qui reste sain. Ne sait-on pas aussi que, tandis que sur les nerfs optiques la maladie éclate franchement et progresse d'une façon continue, sur les nerfs moteurs oculaires en général, elle est passagère et ne donne pas le temps à une lésion persistante de se produire. Mais les symptômes trahissent l'état de maladie d'un tissu, d'un organe aussi sûrement que l'œil nu et le microscope et comblent ainsi cette lacune.

Nous ne contestons pas cependant, que les manifestations de la maladie sur les nerfs crâniens ne fassent quelquefois défaut lorsque l'ensemble des symptômes et leurs allures indiquent clairement la même maladie, moins ces manifestations. Mais quelle est l'espèce morbide qui n'offre pas de formes frustes, et quel est le médecin qui la niera parce qu'il lui manque tel ou tel caractère, même important ?

L'absence de trouble des nerfs crâniens, dans la minorité des cas d'ataxie locomotrice progressive, n'est donc pas une raison suffisante pour rejeter son existence clinique comme maladie à part : derrière l'ensemble de ses symptômes, on saisit un lien commun, on entrevoit une influence morbide dont l'action ne se spécialise pas exclusivement sur la moelle ; et c'est en vertu de ce lien certain, de cette influence générale que nous admettons l'unité du tout (nous ne disons pas l'entité) et la réalité de la maladie.

Il est d'autres points sur lesquels nous regrettons de ne pas être d'accord avec l'auteur *Des paraplégies et de l'ataxie du mouvement*, par exemple sur la nature des désordres de locomotion propres aux paralytiques généraux. Nos dissidences proviennent en général de la signification particulière qu'il donne au mot ataxie. Nos documents d'ailleurs se trouvant tous reproduits *in extenso* ou sommairement dans le cours de ce travail, le lecteur sera toujours à même de remonter à nos sources et de les apprécier à son gré.

BIBLIOGRAPHIE

HIPPOCRATE. — Œuvres, trad. Littré. Des maladies, lib. II, chap. 19,
t. VII. Paris, 1851.

BONETUS. — Sepulchretum. Genéve, 1699, lib. I, sect. 13, obs. 1.

LEWIS. — Essay upon the Tabes dorsalis. London, 1758.

SAUVAGES. — Nosologie méthodique, trad. par Gouvion, vol. IX, p. 40.
Lyon, 1772.

PERCY. — On the Lues venerea, gonorrhæa et tabes dorsalis. Dissertatio.
London, 1787.

DARWIN. — Zoonomie, t. I, sect. 14, § 7. Of the sense of extension,
1re édit. London, 1801.

NASSE. — Beispiele von Muskelanesthesie (Zeitschr. für psychische Aerzte,
1822).

BOUILLAUD. — Expériences pour réfuter la théorie de Gall sur les fonctions
du cervelet (Archiv. génér. de méd., 1827).
— Nosographie médicale, t. V, p. 317 et suiv. Paris, 1846.
— Leçons sur l'hémorrhagie cérébelleuse (Union médicale, 1859,
t. II, p. 535).

FLOURENS. — Recherches expérimentales sur le système nerveux. Paris,
1825; 2e édit., p. 133. 1842.

G. HORN. — Diss. de Tabe dorsuali. Berolini, 1827.

PH. HUTIN. — Atrophie de la moelle (Nouvelle Bibl. médic., t. I,
p. 32. 1828) et Pathologie de la moelle (Bulletin de la Société
anatomique. Paris, 1827, p. 157).

OLLIVIER (D'ANGERS). — Traité des maladies de la moelle. Paris, 1827.
3e édit. Paris, 1837.

LALLEMAND. — Recherches anatomo-pathologiques sur l'encéphale et ses
dépendances. Paris, 1830.

ANDRAL. — Précis d'anatomie pathologique, vol. I, p. 570. Paris, 1829.
— Clinique médicale, t. V, 4e édit. Paris, 1840.

MÜLLER (J). — Handbuch der Physiologie, 1833-1840; traduit de l'allemand par Jourdan. Paris, 1845; 2e édition française par E. Littré.
Paris, 1851, t. I, p. 751.

MONOD. — De quelques maladies de la moelle. Bulletin de la Société anatomique, p. 56. 1832.

HUFELAND. — Médecine pratique, trad. de Didier, t. I, p. 460. Paris, 1838.

ABERCROMBIE. — Diseases of the Brain and spinal Cord, 3° édit. Edinburgh, 1836.

CH. BELL. — The Hand, its mechanism and vital endowments, chap. 9. London, 1834.

CRUVEILHIER. — Anatomie pathologique du corps humain. 32ᵉ livr. Paris, 1833, in-folio.

E. H. WEBER. — De pulsu, resorptione, auditu et tactu. Leipzig, 1836.

BELFIELD-LEFÈVRE. — Recherches sur la nature, la distribution et l'organe du sens tactile. Thèse de Paris, 1837.

BRACH. — Ueber einen nicht hinlänglich beobachteten Punkt aus der Physik der Nervenheilkunde in Preussen. 1840.

ROMBERG. — Lehrbuch der Nervenkrankheiten. Berlin, 1840; 3ᵉ édit., 1857. Traduction anglaise par Sieveking. London, 1853. On anesthesie of muscular sense, t. I, p. 225. On tabes dorsalis, t. II, p. 395.

CARPENTER. — Human physiology, 5ᵉ édit., p. 735. London.

JACOBY. — Exemplum tabis dorsualis epicrisi ornatum. Berolini, 1842.

LONGET. — Anatomie et physiologie du système nerveux, t. 1, p. 324 et 351. Paris, 1842.

TODD. — Cyclopœdia of Anatomy and Physiology of the nervous system, vol. III, p. 721. London, 1847.

LANDOUZY. — Traité de l'hystérie. Paris, 1846.

STEINTHAL. — Hufeland's Journal, Juli und August 1844.

GERDY. — Des sensations et de l'intelligence, p. 151. Paris, 1846.

ROTH. — Histoire de la musculation irrésistible. Paris, 1850.

LEGENDRE. — Mémoire sur la symptomatologie du ténia (Archiv. génér. de méd. 1850).

LANDRY. — Recherches sur les sensations tactiles (Arch. gén. de méd.), Paris, 1852.

— De la paralysie du sentiment d'activité musculaire (Monit. des hôpit., 1855).

WUNDERLICH. — Progressive Spinal-Paralysie in Handbuch der Pathologie und Therapie. Berlin, 1853.

— Erfolg der Behandlung der progressiven Spinal-Paralysie durch Silber-Salpeter (Archiv der Heilkunde, 1861).

DUCHENNE (DE BOULOGNE). — Mémoire sur la conscience musculaire (Acad. des sciences, séance du 10 décembre 1853).

— Mémoire sur l'ataxie locomotrice progressive (Arch. gén. de méd., décembre 1858 à avril 1859. Paris).

— Traité de l'électrisation localisée, p. 389, 424, 547 et suiv. 2ᵉ édit. 1861.

Décès. — Du défaut de coordination dans les affections du cervelet (Bulletin de la Société anatomique, 1856).

Dalton. — On the cerebellum as the centre of coordination of the voluntary movements (American Journal of med. sciences, 1856).

Gull. — Guy's Hosp. Reports. 32 obs. of paraplegie. London, 1856 and 1858.

Türck (Ludwig). — Ueber die Degeneration einzelner Rückenmarksstränge (Sitzungsberichte der k. k. Akademie zu Wien, naturwissenschaftliche Classe). Wien, 1856.

Rokitansky. — Ueber Bindegewebs - Wucherung im Nervensysteme. Wien, 1857.

Bernard (Cl.). — Leçons sur la physiologie et la pathologie du systéme nerveux, t. II, p. 246 et suiv. Paris, 1858.

Virchow (R). — Pathologie cellulaire, trad. par Paul Picard, p. 235. Paris, 1861 (13e leçon, 3 avril 1858).

Hillairet. — Mémoire sur l'hémorrhagie cérébelleuse (Archiv. génér. de méd., 1858).

Oppolzer. — Die Krankheiten des Rückenmarks und seiner Hüllen (Spitalzeitung 1859, n° 21).

Bennett. — Principles and practice of medecine. Edimburgh, 1859.

Briquet. — Traité de l'hystérie. Paris, 1859.

Maingault. — De la paralysie diphthéritique. Paris, 1859.

Bouchut. — De l'état nerveux aigu et chronique. Nervosisme. Paris, 1860.

Brown-Sequard. — Lectures on physiology and pathology of the nervous system. 1860.

— Lecture on Paralysis of the lower extremities. Philadelphia, 1861.

— Lectures in medical Times and Gazette. London, 1863.

Roberts. — British and foreign medico-chirurgical Review, p. 212. London, 1861.

Remak. — Galvanothérapie, Berlin 1868; trad. de Morpain, Paris, 1860.

Marcé. — Des altérations de la sensibilité (Thèse de concours d'agrégation. Paris, 1860) .

Sizaret. — De la nature et du siége de certaines paralysies isolées de la sensibilité (Thèse de Strasbourg, 1860).

Sellier. — De l'anesthésie musculaire (Thèse de Strasbourg, 1860).

Trousseau. — De l'ataxie locomotrice progressive (Leçons dans l'Union médicale, 1861).

— Clinique médicale de l'Hôtel-Dieu, 1re édit., p. 181 et 821, Paris, 1862. ; 2e édit. Paris, 1865, t. II, p. 505-549.

Bourdon (Hipp.). — Études cliniques et histologiques sur l'ataxie locomotrice progressive (Arch. gén. de médecine, 1861.)

BOURDON (HIPP.). — Nouvelles recherches cliniques et anatomiques sur l'ataxie locomotrice progressive (Arch. gén. de méd., 1862).

SOCIÉTÉ MÉDICALE DES HÔPITAUX, Séances de la — (Union médicale 1862, n° 65).

GRISOLLE. — Traité élémentaire et pratique de pathologie interne, 8ᵉ édit., t. II, 1862.

BOURILLON. — (Thèse de Paris) Physiologie du cervelet, 1861.

GROS ET LANCEREAUX. — Maladies nerveuses syphilitiques. Paris, 1861.

ZAMBACO. — Maladies nerveuses syphilitiques. Paris, 1861.

R. LEROY (D'ÉTIOLLES). — Des paralysies des membres inférieurs ou paraplégies. Recherches sur leur nature, leur forme et leur traitement. Paris, 1856.

BAILLARGER. — Association de l'ataxie locomotrice et de la paralysie générale (Archiv. des mal. mental., p. 425. 1861 ; *idem* : Annal. méd. — Psychol., janvier 1862).

MONNERET. — Traité élémentaire de pathologie générale, t. III. Paris, 1861.

TÉISSIER. — De l'ataxie musculaire (Gazette médicale de Lyon, 1861).

HEYD. — Der Tastsinn der Fussohle als Aequilibrirungsmittel des Körpers beim Stehen (Dissertation inaugurale, p. 211. Tübingen, 1862).

MARCET. — Chronic Alcoholic Intoxication. London, 1862.

BOUCHARD. — Nouvelles recherches sur la pellagre. Paris, 1862.

DUJARDIN-BEAUMETZ. — De l'ataxie locomotrice (Thèse de Paris, 1862).

LEVEN ET AUGUSTE OLLIVIER. — Recherches sur la physiologie et pathologie du cervelet (Archives générales de médecine, 1862).

ORDONEZ. — Comptes rendus de la Société de biologie, 1862.

CHARCOT ET VULPIAN. — Sur un cas d'atrophie des cordons postérieurs de la moelle (Gazette hebdomadaire de médecine, 1862).

— Mémoire sur le nitrate d'argent dans l'ataxie progressive (Bulletin de thérapeut. méd. chir. Paris, 1862).

JACCOUD. — Sur l'ataxie musculaire (Gazette hebdomadaire de médecine, n° 8, 1862).

ISNARD. — Union médicale, 1862.

BANG. — On Ataxie and Tabes dorsalis (Bibliothek for Lœger, analysé dans Dublin's Quarterly journal of med. sc., 1862).

TAYLOR (CH.). — British med. journal, may 24, 1862.

CARRÉ (MARIUS). — De l'ataxie locomotrice progressive (Thèse de Paris, 1862).

ORTET. — De l'ataxie locomotrice (Thèse de Paris, 1862).

EDWARDS. — Anatomie pathologique et traitement de l'ataxie locomotrice progressive (Thèse de Paris, 1863).

Matteus. — Traitement de l'ataxie locomotrice progressive (Thèse de Paris, 1862).

Lanoix. — Thèse de Paris, 1863.

Ruhle. — Klinische Mittheilungen : 1° Rückenmarksverrenkungen. Greifswalde, 1863.

Goltz. — Centralblatt f. d. med. Wissensch., n° 18, 1863.

Axenfeld. — Pathologie de Requin, t. IV, p. 338 et 672. Paris, 1863.
— Lésions atrophiques de la moelle (Arch. gén. méd. Paris, 1863).

Pihan-Dufeillay. — Journal de médecine Nantes, 1863.

Rindfleisch (E.). — Histol. Detail zu der grauen Degeneration von Gehirn und Rückenmark (Virchow's Archiv, n° 26, p. 471. 1863).

Friedreich. — Ueber degenerative Atrophie der spinalen Hinterstränge (Virchow's Archiv für pathologische Anatomie, n° 26 et 27, 1863, trad. dans les Arch. gén. méd. de Paris, 1863).

Eisenmann. — Die Bewegungsataxie. Wien, 1863.

Leyden. — Die graue Degeneration der hinteren Rückenmarksstränge. Berlin, 1863.

Voir les indices bibliographiques annexées à chaque observation.

Supplément.

Duchenne de Boulogne. — Mémoire sur le diagnostic des affections cérébelleuses et de l'ataxie locomotrice progressive (Gazette hebd., n° 19 et 31, 1864).
— Recherches cliniques sur l'état pathologique du grand sympathique dans l'ataxie locomotrice progressive (Gaz. hebd., n° 8 et 10, 1864).

Donezan. — Observation d'ataxie musculaire progressive (Gaz. hebd., n° 19, 1864).

Lasègue. — De l'anesthésie et de l'ataxie hystérique (Arch. gén. de méd., 1864).

Voisin (Aug.). — Phénomènes oculo-pupillaires dans l'ataxie locomotrice progressive (Gaz. hebd., n° 38, 1864).

Meynet (Paul) — Compte rendu du congrès médical de Lyon (extrait de l'Union médicale, 1864).

Bouchard. — Observation de pellagre (Compte rendu des séances d'août de la Soc. de biologie, 1864).

Wunderlich (C. A.). — Nouvelles observations sur l'action curative du nitrate d'argent dans la paralysie spinale progressive (Archiv der Heilkunde, 1864).

Salomonsen (L. W.). — On progressive Motor Ataxy from Bibliothek for Lœger, trad. dans Dublin quarterly Journ. of med. sc., november 1864.

Jaccoud. — Les paraplégies et l'ataxie du mouvement. Paris, 1864.

TABLE DES OBSERVATIONS

(1) L'expression *trouble d'équilibration* ou *trouble simple d'équilibration* que nous employons ici et dans le cours de ce travail, répond à ce que M. Duchenne vient d'appeler *titubation vertigineuse* et M. Jaccoud *titubation cérébelleuse*.

TABLE DES MATIÈRES

FIN DE LA TABLE DES MATIÈRES.

Paris. — Imprimerie de E. MARTINET, rue Mignon, 2.